U0265332

新编
儿童急性白血病
药物治疗学

New
Compilation of
Pharmacotherapy for
Pediatric Acute Leukemia

吴梓梁　主编

清华大学出版社
北京

内 容 简 介

本书主要围绕儿童白血病,系统地论述了儿童急性淋巴细胞性白血病、儿童急性髓系白血病、儿童急性早幼粒细胞性白血病、混合表型白白血病等常见白血病,儿童难治性白血病、费城染色体阳性及类费城染色体阳性白血病、肉瘤性白血病、继发性白血病、儿童中枢神经系统白血病、睾丸白血病等特殊类型白血病,以及唐氏综合征白血病、低增生性白血病、先天性白血病、婴儿白血病等少见儿童白血病的病因、诊断与治疗,并对儿童白血病治疗提出创新方案,并量化评估恶性肿瘤效价比指数。本书适合儿科、血液科和肿瘤科的医护人员阅读、使用和参考。

本书封面贴有清华大学出版社防伪标签,无标签者不得销售。

版权所有,侵权必究。举报:010-62782989,beiqinquan@tup.tsinghua.edu.cn。

图书在版编目(CIP)数据

新编儿童急性白血病药物治疗学 / 吴梓梁主编 . —北京:清华大学出版社,2023.10

ISBN 978-7-302-62055-6

Ⅰ.①新… Ⅱ.①吴… Ⅲ.①小儿疾病—白血病—急性病—药物疗法 Ⅳ.① R733.710.53

中国版本图书馆 CIP 数据核字(2022)第 192701 号

责任编辑: 孙　宇
封面设计: 吴　晋
责任校对: 李建庄
责任印制: 宋　林

出版发行: 清华大学出版社
　　　　　网　　　址:https://www.tup.com.cn,https://www.wqxuetang.com
　　　　　地　　　址:北京清华大学学研大厦 A 座　　邮　　编:100084
　　　　　社 总 机:010-83470000　　　　　　邮　　购:010-62786544
　　　　　投稿与读者服务:010-62776969,c-service@tup.tsinghua.edu.cn
　　　　　质量反馈:010-62772015,zhiliang@tup.tsinghua.edu.cn

印 装 者: 小森印刷(北京)有限公司
经　　销: 全国新华书店
开　　本: 210mm×285mm　　　　　**印　张:** 23.75　　　　　**字　数:** 572 千字
版　　次: 2023 年 10 月第 1 版　　　　　**印　次:** 2023 年 10 月第 1 次印刷
定　　价: 178.00 元

产品编号:097327-01

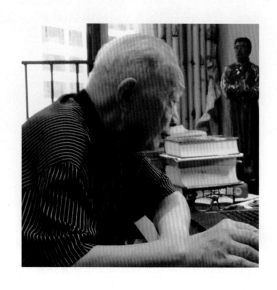

吴梓梁，江西鄱阳人，主任医师，广州医科大学终身教授。1959年毕业于中山大学医学院，1961年中山医学院儿科研究生毕业，1982—1985年在美国洛杉矶加州大学洛杉矶分校（UCLA）担任客座副教授。曾担任广州医学院第一附属医院儿科主任和儿科血液病研究室主任。曾任中华医学会广东分会副会长、中华医学会广州分会副会长、中华医学会广州分会名誉副会长、国务院政府特殊津贴通讯评委、国家自然科学基金通讯评委、广东省职称评审委员会委员。首批国务院政府特殊津贴专家，荣获国家级、省部级、厅市级医学科技进步奖20余项，发表论文160余篇。

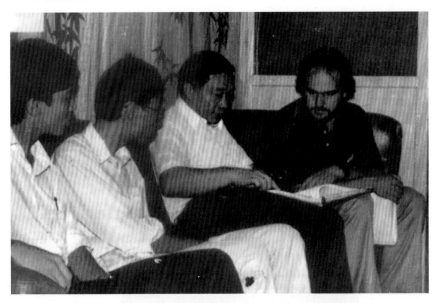

1987—1988 年，广州医学院与美国新英格兰医学中心互派留学生，吴梓梁教授（左三）与来自美国的 Alvarno Galindo 博士，进行博士后研究，并完成了"中国广东籍新生儿红细胞 G6PD 缺乏基因频率的研究"

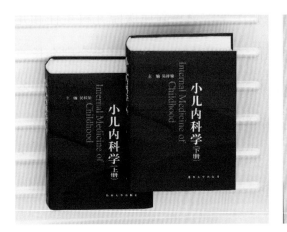

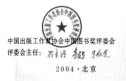

《小儿内科学》荣获第十四届中国图书奖

编 委 会

主　　编　吴梓梁　广州医科大学附属第一医院

编　　委　（以姓氏笔画为序）

叶铁真　广州市妇女儿童医疗中心

汤永民　浙江大学医学院附属儿童医院

汤静燕　上海交通大学医学院附属上海儿童医学中心

何　萍　广州医科大学附属第一医院

陈德晖　广州医科大学附属第一医院

林勇平　中国医学科学院肿瘤医院深圳医院

罗学群　中山大学附属第一医院

周敦华　中山大学孙逸仙纪念医院

谢晓恬　同济大学附属同济医院

赖永洪　广州医科大学附属第三医院

学术秘书

马林威　南方医科大学外国语学院

其他参编人员

（以姓氏笔画为序）

王东侠　河北医科大学附属廊坊市中医医院

刘　英　中国人民解放军总医院

刘　静　广州医科大学附属第一医院

刘卫娟　广州医科大学附属第一医院

刘凤英　广州医科大学附属第一医院

刘嫣媚　广州医科大学附属第一医院

杨　艺　广州医科大学附属第一医院

李春霞　广州医科大学附属第一医院

吴泽霖　广州医科大学附属第一医院

何新荣　中山大学附属肿瘤医院

邹亚伟　广州医科大学附属第一医院

沈亦逵　广东省人民医院

张　辉　上海交通大学医学院附属上海儿童医学中心

张文艺　河北医科大学附属廊坊市中医医院

张晓莉　中山大学附属第一医院

邵　霞　广州医科大学附属第一医院

柯志勇　中山大学附属第一医院

湛洁谊　广州医科大学附属第一医院

温丽云　广州医科大学附属第一医院

蓝淑玲　南方医科大学南方医院

黎庆恩　广州医科大学附属第一医院

前　言

医学知识来源有三，第一种是医学专业书刊。其中，医学书本知识可分为两大类，一类是指导对疾病的具体知识，这是一般的知识，是广大医学前人、国内外医务工作者的经验结晶，是主要的学习资源，这是"授之以鱼"；另一类是给读者一种创新思维方法，启发读者思维，举一反三，这属于"授之以渔"。一本好的医学著作，可让工作繁忙的医师得到事半功倍的受益。本书编者力图对后者做一次尝试，向广大医师提供目前最有效的化疗方案，帮助医师高效地从书中学到改进疾病治疗效果的科学方法。第二种是从老一辈言传身教中学习。学习他们对待患者的态度、处理疾病的认真细致及正确的思维方法。第三种是从患者身上学，不同患者得同一种病，其表现也会大不相同；同一患者在疾病的不同时期，不但表现不同，用药的剂量也会相差很大，而且疾病的变异性、新的病种不断被发现等，这就需要从过去同类疾病中找规律，举一反三，抓住主要矛盾，进行针对性诊治。这种知识，可以从上述的思维方法中汲取。

医师服务的对象是患者，人的生命是最宝贵的。人民将这重任托付给医师，医师首先就要有良好的医德。医德体现在平时所说的全心全意为患者服务，一切为了患者。这是医师的天职，从实习医师开始，就要学习全面掌握病情，全面了解患者的情况，用药及检查是否恰当，有无误诊误治（当然这点很难避免），有问题需要及时请示上级医师或查找资料，直至问题解决为止，这是对一名合格医师的基本要求。

本书是将编者从医大半个世纪的经验与体会，特别是创新的思维方法与实践经验保存下来，留给广大年轻医师，以造福于人民。因此本书的特点是实用、全面、易懂、创新，每章节内容都是临床上用得上或可能碰到的问题，内容紧密联系临床实际，不生搬硬套，不夸夸其谈，不谈论没有临床意义的高深理论，力争为每位读者、每位医师提供快速解决问题的方法和思路。

从书本上学，就要有一本好的专业书，可以从中快速学到有用的知识。当医师的不读书，是对患者不负责的表现；编写医学著作，不结合临床实践，是对读者不负责任的表现。

医师读书的目的是解决临床上的诊治问题，若书本内容与疾病的诊治无关，那对医师的工作有何裨益？所以，实用是评估一本专著质量的主要指标，编书、写论文，要反对内容和格式上的"洋八股"。所谓洋八股，是内容上基本有个框架：罗列国内外大量无突破性数据；与临床诊治无关的基因突变，或检测影响预后的各种因素，用作者的病例，一一对照研究，并列出多种多样的图表，读者看得眼花缭乱，有的不知所云。因为样本不同，数据肯定各异，难以突出重点，容易淆乱视线。故医师的时间很宝贵，特别是大城市的大医院，日常疲于应付手头工作，最需要好书推荐。怎样评估一本好书，应针对书名，贯彻以下四个方面，编者命名为编书四大原则：实用（内容已叙述如上）；全面，凡与书名有关内容均有涉及；易懂，不故弄玄虚，把复杂的内容简单化；创新，写书要有编著者本人的创新内容，不能全是引用检索的资料，加上作者无突破性的结果。关于创新，在本书的附录Ⅰ及附录Ⅱ有详述。

　　本书力图做到以上各点，但由于编者年老体弱，力不从心，虽经多年推敲，仍难完善，敬请谅解。

　　近十年来，急性白血病领域存在争论不休的两个问题，一是对化疗与骨髓移植（简称移植），准确地称造血干细胞移植的不同看法；二是急性淋巴细胞白血病（ALL）的危险度分型问题。对于移植在急性白血病治疗方面的地位，编者在 2013 年 3 月 3 日接受《广州日报》采访时进行了详细表述，此问题目前已获共识（详见附录Ⅱ）。对于 ALL 危险度分型问题，编者在 2011 年内蒙古呼伦贝尔举行的"全国儿童血液与肿瘤学术会"上做的"儿童急性白血病化疗策略调整的思考"的专题报告，指出了我国历届全国儿童血液与肿瘤学术会上提出的"儿童急性淋巴细胞白血病诊疗建议"，高危 ALL 标准过于粗糙，治疗强度难以做到个体化原则，往往因治疗强度不足而复发，建议增加超高危 ALL 一项；对于低（标）危患者，编者在 2005 年杭州"全国儿童血液与肿瘤学术会"上，建议成立全国非高危 ALL 经济方案协作组（详见第 16 章），此问题目前已获共识。

吴梓梁

目　录

第3篇 治疗与护理

第4篇 各 论

第5篇 特殊类型儿童急性白血病

第6篇 儿童少见白血病

附 录

第1篇

总　论

第 1 章

概　述

儿童急性白血病是起源于骨髓造血干细胞异常增生而引起的血细胞恶性肿瘤性疾病（俗称血癌），是儿童恶性肿瘤中发病率最高的一种，也是儿童时期死亡的主要原因之一。其过去被认为是不治之症，目前已成为绝大多数病例仅通过单用药物（化疗）便可完全治愈的肿瘤疾病。

人们对白血病的认识已有 100 多年的历史。历史上人类对白血病最早的认识是在 1827 年，法国医师维尔波（Velpeau）描述了一位 63 岁的花匠，临床表现为腹胀、发热、乏力，住院不久即死亡的患者，后经尸检发现肝脾有明显肿大，黏稠的血液上有白色脓样的白膜。1845 年，德国的鲁道夫·菲尔绍（Rudolf Virchow）等对死于白血病的患者进行病理解剖，但当时他们并未认识到患者是死于白血病，而认为是血液中的脓样物质所致；1846 年，菲尔绍（Virchow）与富勒（Fuller）才正式以白血病的病名报告了白血病患者。1877 年德国医师埃利希（Ehlich）对白细胞进行分类，并于 1889 年提出了急性白血病的概念；以后才有了各种血细胞白血病的发现。我国最早关于白血病的报道是 1937 年由北京协和医院邓家栋教授报告的。邓教授是我国血液界的鼻祖，最早由他主编的《临床血液学》是我国血液界的权威专著，一直再版至今。

自 1948 年法伯（Farber）首次使用氨甲蝶呤（MTX）治疗白血病以来，人类对白血病化疗的认识只有 70 多年的历史。

氨甲蝶呤自治疗一例儿童急性白血病并取得良好疗效后，人类才认识到，可以用化疗的方法治疗白血病。但在此后相当长的时期内，对此病的治疗探索进展并不大。我国对于儿童急性白血病的化疗进行了长期的临床研究，直至 20 世纪 70 年代，从北京儿童医院胡亚美院士开始，儿童急性白血病化疗取得了 5 年无事件生存率（EFS）74% 的好成绩。近 20 多年来，在我国政府的大力扶持下，随着科学技术的快速发展、对此病认识的不断提高，我国广大医疗工作者得以普遍开展白血病的化疗研究。在美国圣裘德（St. Jude）儿童研究医院肿瘤科主任裴正康（Ching-on-Pui，中国工程院外籍院士）及中国香港中文大学威尔士亲王医院儿科主任李志光两位教授的支持与建议下，我国儿童急性白血病的诊治水平不断提高，化疗方案不断改进，使得儿童急性白血病尤其是急性淋巴细胞白血病（acute lymphoblastic leukemia，ALL）的 5 年生存率（临床治愈）已接近或达到国际先进水平。不像早年只求得缓解，现在已发展到要求治愈，特别是儿童急性白血病，很可能成为单用化疗就可完全治愈的第一个恶性肿瘤。绝大多数儿童 ALL 患者，经过 2~3 年的系统治疗后便可像正常人一样学习、工作、结婚、生子。20 世纪 80 年代后期，在急性早幼粒细胞白血病（acute promyelocytic leukemia，APL）的治疗上，上海第二医科大学附属瑞金医院王振义院士领导的研究小组，用全反式维甲酸（all-trans-retinoicacid，ATRA）诱导分化治疗 APL 及导致白血病细胞走向分化和凋亡的三氧化二砷（arsenic trioxide，ATO）治疗，取得了举世公认的成绩。另外，笔者首创使用超大剂量阿糖胞苷冲击治疗（剔除易治 APL 外）儿童急性髓性白血病（acute myeloid leukemia，AML），取得了单用化疗 5 年无事件生存率达 80%，达到国际上单用化疗 AML 的最高水平。

（吴梓梁）

参考文献

WU Z, WU Z, ZOU Y, et al. A chinical report on high-dose cytarabine therapy for children with acute myeloid leukemia[J]. Mol Clin Oncol, 2022, 17(5): 156.

第 2 章

影响儿童急性白血病预后的因素

儿童急性白血病是血液恶性肿瘤性疾病，绝大多数需要正规的西医治疗才能治愈，移植只能作为极少数病例的补充治疗。在我国，由于完全配型髓源供者缺乏、不良作用较大、急性白血病易于复发等原因，故目前基本否定；其他更先进的治疗方法，如免疫治疗、靶向治疗，目前白血病基因芯片，可测出细胞水平不能测出的白血病染色体易位、白血病相关癌基因突变。但这些先进的诊治方法，由于价格昂贵，还不能推广应用，特别是在发展中国家更是如此，故以化疗的前景最为可观。

要提高患者的就诊率及依从性，还要医、护、患三者紧密配合。在发展中国家，还要考虑患者的经济支持能力。以下详述影响儿童急性白血病预后的多种因素。

一、儿童急性白血病诊疗建议的应用

中华医学会儿科学分会血液学组及《中华儿科杂志》编辑委员会定期制定《儿童急性白血病诊疗建议》（以下简称"建议"，详见第 16 章），是我国儿童急性白血病诊疗工作的指导性文件。自中华医学会儿科学分会血液学组及《中华儿科杂志》编辑委员会 1983 年在广西北海共同制定"建议"以来，山东荣成（1998）、四川成都（2004）及北京（2014）分别制定了"建议"，前三次"建议"均存在对高危急性淋巴细胞白血病治疗强度不足，导致复发率增加；标（低）危病例，治疗强度过强，导致部分不必要的化疗相关性死亡，或因经济原因，本可用较少的费用可能治愈而放弃治疗的问题。只有第四次"建议"，加上经济方案的应用，才基本上解决了上述存在的问题，并与国际接轨，体现了方案的先进性。第四次诊疗建议，强调了早期治疗反应评估对提高疗效的重要性，提出了危险度的调整原则，调整了治疗方案，有利于临床医师对高危 ALL 患者实施符合病情的化疗方案。由于认识到加强阿糖胞苷和氨甲蝶呤在 ALL 治疗的重要作用，逐渐加大了两者的治疗剂量。低、中危组取消了维持期间的加强化疗，而高危组则加强了巩固和早期强化治疗，尤其是巩固治疗阶段，增加阿糖胞苷的剂量。这种化疗强度的加强，对高危，特别是对超高危 ALL 患者无疑是非常必要的。但也要注意，这样强度的化疗，应在患者家属有足够的经济支持、治疗机构有先进的诊疗条件及丰富的医护经验下才能进行，否则可能会增加化疗相关性死亡。此"建议"不足之处，是尚未将超高危 ALL 另列一项，以致高危 ALL 范围、危险度差异过大，不利于更有针对性的用药。笔者改良 ALL CCLG-2008 STUDY：HONG KONG 方案，为广州医科大学附属第一医院儿科 ALL2012 方案 GYYALL2012 方案，对此做了必要的补充（详见第 16 章）。

笔者体会,处理患者时,同一危险度的白血病患者中,病情不完全相同,家属经济承受能力不同,医师可考虑采用不同强度的方案。另外,同一患者在不同阶段,其对药物的耐受性不同,故每次制订方案,都必须根据过去的治疗反应、病情[特别是微量残留病(MRD)]的检查(见第6章)、家属的经济承受能力的不同,不断调整化疗方案。如对经济困难的患儿,采用治疗强度太强的方案,因无经济能力进行后续有效的治疗,必会增加化疗相关性死亡。如此,违背了医师的责任,医师的责任是治好患者,不是单纯治病,临床各科在不同程度上都存在这种情况,应引起临床医师注意(详见附录Ⅱ)。

二、提高患者的就诊率及依从性

临床上经常碰到的问题是患者家属因经济原因放弃治疗。笔者认为,主要有以下3个方面的原因:一是受了传统观念影响,认为白血病为不治之症,但目前医疗知识普遍得到提高,信息发达,因这种原因放弃的属极少数;二是经济原因,由于媒体误导,导致人们将白血病治疗等同于移植,而移植的费用是他们难以承担的天文数字(详见前言);三是由于患儿得的是超高危白血病(见第16、17章),需要强化疗治疗,费用更高,难以继续治疗。对此情况,医师应积极为患者找寻渠道,寻求经济资助,如继续治疗可能成功,但患者确因经济原因难以继续治疗,则应如实地向家属解释,最后以家属意见为主。更主要的是要不断改进化疗方案,使患者既医好疾病,又可减少诊治费用,看得起病、看得好病,这才是提高患者就诊率的基础。

三、熟练应用化疗药物并根据病情做出及时的调整

要取得化疗的最大效果,应对化疗药物的应用有较深刻的认识,还需要在应用过程中进行不断改进。白血病的化疗药物种类繁多,本文仅对较常用且重要的药物(阿糖胞苷和氨甲蝶呤)详加介绍,并叙述笔者对其改进的内容(详见第9章)。

四、医、护、患三者紧密配合,是化疗成败的关键

儿童急性白血病的治疗,同其他恶性肿瘤一样,虽以医疗措施为主,但要医护配合,以及医患配合,才能取得最好疗效(详见第15章)。特别是在防治化疗并发症方面,心理安抚、营养支持、消化道黏膜损伤的防治、院内感染的防治等护理工作,至关重要。怎样调动患者与疾病做斗争的积极性,特别是大龄患者,对疾病预后的正确认识,起到极为重要的作用。要让患者知道,儿童急性白血病可以治愈,且治愈率高,尤其是急性淋巴细胞白血病,除极少数超高危病例外,在治疗白血病有经验的单位,90%以上的病例可以治愈;急性白血病治愈后,一般没有后遗症,可正常生活与工作。在白血病治疗中,患者建立信心、配合治疗将起到重要的作用。

五、患者的经济支付能力

如上所述,经济原因往往是阻碍患者得不到充分治疗的主要原因,故为患者节省费用十分必要,应根据患者家属的经济情况及患者的病情,准确用药,要尽量为患者节省各种不必要的费用,不必

按常规办事。我国治疗白血病，比发达国家治疗白血病更加困难，不能照搬发达国家化疗方案，要避免不必要的检查与用药。

笔者等在无选择的情况下，仅用氨甲蝶呤、泼尼松口服治愈 1 例术后儿童原发肠道 B 淋巴母细胞性淋巴瘤患者（见附录Ⅱ）。

为患者节省医疗费用，笔者特制定量化评估恶性肿瘤效价比指数（此指数暂命名为"吴氏指数"，见附录Ⅲ）。

（吴梓梁）

参考文献

［1］杨士元，李齐嶽，朱杏民，等.小儿急性白血病诊疗建议（修订草案）[J].中华儿科杂志，1987，25（3）：177-179.

［2］顾龙君，孙桂香.小儿急性淋巴细胞白血病诊疗建议（第二次修订草案）[J].中华儿科杂志，1999，37（5）：3.

［3］中华医学会儿科学分会血液学组，中华儿科杂志编辑委员会.儿童急性淋巴细胞白血病诊疗建议（第三次修订草案）[J].中华儿科杂志，2006，44（5）：392-395.

［4］中华医学会儿科学分会血液学组，《中华儿科杂志》编辑委员会.儿童急性淋巴细胞白血病诊疗建议（第四次修订）[J].中华儿科杂志，2014，52（9）：641-644.

第 3 章

流 行 病 学

　　儿童急性白血病与成人白血病一般以 14 周岁为分界线，在国外也有以 18 周岁为分界线，我国少数对白血病诊疗水平较高的医院，也有收治到 18 周岁的患者（笔者所在科室收治过个别的超过 14 周岁），1 周岁以内（有的指生后 18 个月以内）的白血病归为婴儿白血病。但从预后的意义来说，2 岁以下发病的患者，其预后一般均较差，也可归为婴儿白血病。

　　我国过去对此病的发病率没有准确的统计，近年来，由于我国对危害人民重大疾病的重视，已统计到我国白血病的自然发病率约为 3/10 万，每年新发现的儿童恶性肿瘤中，儿童急性白血病为 30 000 ~ 40 000 例，其中 8 岁以下的儿童约占 50%，男童发病数多于女童。其中 ALL 约占 2/3，急性非淋巴细胞白血病（acute non-lymphocytic leukemia，ANLL），也称急性髓系细胞白血病（AML）约占 1/3。近年来，儿童急性白血病有发病率增加的趋势，这可能与下列多种因素有关：一是环境因素，我国近年来工业环境污染、食品真菌感染、家庭装修等带来的化学致癌物释放增多；二是随着社会发展，医疗卫生事业不断进步，儿童急性白血病的诊疗水平不断提高，即便是基层医院，也能对该病做出正确的诊断，从而造成该病发病率的相对增加。目前尚未发现该病有明显的遗传性。

一、病死率与死亡率的区别

（一）含义不同

（1）死亡率表示每年每千人中的死亡人数，通常指普通死亡率（即总死亡率）。如某地 2017 年死亡率为每千人死亡 1 人。

（2）病死率表示受治患者中死亡的频率。如狂犬病病死率 100%，即感染狂犬病的患者 100% 死亡。

（二）计算方式不同

（1）死亡率 = 某年内死亡总人数 / 同年平均人口数 ×1000‰。

（2）某病病死率 = 死于某病患者数 / 某病治疗人数 ×100%。

（三）评价指标不同

（1）死亡率是评价公众健康状况的一种指标。

（2）病死率是用来反映医疗质量无效性的指标之一。

二、发病率和患病率区别

（一）含义不同

（1）发病率表示一定期间内（一般为1年）某人群中发生某病新病例的频率。如某地2018年流感65岁以上人群中发病率为1%，即某地65岁以上人口中，2018年新发生流感的频率为1%。

（2）患病率又称现患率或流行率，指某特定时间内某病的现象（新、旧）病例数与同期平均人口数之比。如某地2018年慢性病患病率达23%，指2018年某地慢性病新旧病例之和占人口数的比例为23%。

（二）计算方式不同

（1）某病的发病率＝（1年内累积报告某病发病的人数÷该年内暴露于该病的致病环境因素下可能发病的平均人口数）×100%。

（2）时点患病率＝某一时点一定人群中现患某病新旧病例数／该时点人口数（被观察人数）×100%。

（3）期间患病率＝某观察期间一定人群中现患某病的新旧病例数／同期的平均人口数（被观察人数）×100%。

（三）获得方式不同

（1）发病率主要是根据病例报告而获得。如报告制度不健全，诊断技术不高，则误诊、漏诊病例很多时，影响其准确度。

（2）患病率是横断面调查得出的疾病频率，调查时间不能拖得太长，一般应在1个月至数月内完成，不得超过1年。

（吴梓梁）

第 4 章

病 因 学

一、先天性因素

染色体异常细胞遗传学及分子生物学分型：

1. 染色体数量改变　常见 $2n < 45$ 的低二倍体和 $2n > 50$ 的高超二倍体。

2. 染色体结构改变　4 种常见的与预后相关的染色体易位及其形成的融合基因：① t（12；21）（$p13$；$q22$）/TEL-AJ（ETV6-RUNX1）；② t（1；19）（$q23$；$p13$）/E2A-PBX1（TCF3-PBX1）；③ t（9；22）（$q34$；$q11$）/BCR-ABL1 以及基因重排；④ t（4；11）（$q21$；$q23$）/MLL-A。其中以 t（4；11）（$q21$；$q23$）/MLL-A 最常见。

二、环境因素

近年来，由于社会的进步、人民物质条件的改善，儿童急性白血病的发病率不断提高，说明白血病的发病与环境因素有着密切关系。这可能与下列多种因素有关：环境污染、病毒感染、放射（非必要，早期孕妇应避免做放射检查）、某些药物（如苯、氯霉素、保泰松、乙双吗啉及细胞毒药物等）等。以下主要叙述后天环境因素对儿童急性白血病发病的影响。

（一）电磁辐射

不少文献发现电磁辐射与白血病发病之间的关系，结论不尽相同，这可能与研究的样本数量、暴露测量的方式不同有关。

1. 医疗辐射

多数研究认为，围生期父母接受低剂量诊断性射线或超声检查不会增加儿童急性白血病的危险性。迈纳特（Meinert）等的研究表明，母亲职业暴露于 X 线对儿童急性白血病发病无影响，而受孕前父亲接受 X 线检查，却会增加其子女白血病发病的危险性。一般医疗 X 线检查，除早孕（妊娠前 3 个月）的孕妇应避免外，对正常人辐射量甚微，不会造成伤害，但全身 CT 扫描（PET-CT），其辐射量较大，除非高度怀疑恶性肿瘤而不能准确定位，否则不宜使用 PET-CT。

2. 日常公共环境辐射

有研究观察了交通密集以及主要公路或加油站附近的儿童肿瘤发病情况，结果都显示白血病发病率有所上升，但是差异没有显著性。说明少量的环境苯暴露对儿童急性白血病的发病可能并无多大影响。白俄罗斯 1986 年（切尔诺贝利事件前），1987 年，1994 年，1995 年儿童急性白血病的发病情况，显示发病率并没有明显增加，离子辐射能否增加儿童急性白血病发病的危险性，目前尚无定论，其原因可能与辐射暴露的时间、剂量有关。

3. 电子产品辐射

有研究认为，短期大剂量辐射量接触，比长期小剂量辐射量接触，其危险性更为明显。日常应用的手机、平板电脑等电子产品的微波辐射极弱，对人体不会造成伤害。但是由于儿童处于发育期，大脑对手机等辐射的吸收量比成年人多 60% 以上，英国专家经过长时间的研究后发现，手机电磁场会大大地削弱儿童脆弱的免疫系统，它反过来又降低了儿童对电磁场不良影响的抵抗力，严重者可致癌。

（二）杀虫剂

陈迪迪等（2014）的研究结果表明，室内杀虫剂（主要为驱蚊剂、灭蟑螂剂）的使用可能会增加儿童患急性白血病的危险，并且存在一定的剂量反应关系，即随着使用频率增加，发病危险性也会增加。在儿童 0～3 岁，随着驱蚊剂和灭蟑螂剂使用频率的增加，儿童患白血病的危险性增加。

杀虫剂对儿童急性白血病的影响仅与室内使用有关，而与室外使用关系不大。他们发现，婴儿急性白血病的发病与家庭使用灭蚊剂有关。安东尼奥（Antonio）等表示父母职业暴露于杀虫剂能增加儿童急性白血病发生的危险性。在怀孕期间暴露于家用杀虫剂的母亲中，婴儿白血病的风险增加。并且家中灰尘样本含有除草剂也与 8 岁以下儿童患 ALL 风险增加有关，具有显著的剂量反应趋势。但是 Aleka Kyriakopoulour 表示儿童急性白血病与父母职业暴露无关。可见，杀虫剂的暴露可能是儿童急性白血病的一个致病因子，但因暴露的时间、地点和方式不同而异。有研究认为，母亲接触油漆可增加儿童急性白血病发病的危险性。受孕前不久、怀孕期间和（或）出生后暴露于油漆会增加儿童急性白血病发生的风险。研究表明，生活在核设施附近，大量暴露在石油、苯、溶剂等环境中，以及小时候暴露于家庭油漆等都与儿童患白血病有一定程度的关联。

（三）父母吸烟

研究表明，儿童患 AML 与父亲吸烟之间存在显著关联，但母亲孕前、孕中或孕后吸烟与儿童 AML 无明显关联，似乎仅限于西班牙裔儿童。也有研究表示父亲吸烟与儿童患 ANLL 有关。母亲暴露于环境烟草烟雾和 ANLL 之间存在统计关联。

（四）药物

药物导致白血病的报道比较多，但对象主要是成年人。母亲孕期用药与儿童出生后患癌症存在关联，其中包括白血病。但斯莱特（Slater）等分析了 443 位患白血病患儿的临床数据，发现母亲孕期服用违禁药物与儿童患白血病没有显著关联。母亲使用激素会影响儿童非淋巴细胞白血病的发展。在怀孕前、后或怀孕期间使用激素型避孕药可能导致每约 50 000 名暴露儿童中增加 1 例白血病。

（五）酒精

孕期饮酒是儿童急性白血病发病的危险因素，主要是增加了儿童患 AML 的危险。但不同研究的结论不同，这可能与酒的品种、饮酒量等因素有关。

（六）病毒感染

四川大学华西公共卫生学院犹忆等报道，儿童 2 年内感冒史，是儿童急性白血病的危险因素。而儿童呼吸道感染绝大多数由病毒引起，有关儿童急性白血病与病毒感染的关系已得到证实。服用鱼肝油等维生素是儿童急性白血病的保护因素。鱼肝油富含维生素 A，可刺激机体免疫系统，调动机体抗癌的积极性，抵抗致病物侵入机体。使用氯霉素是儿童急性白血病的危险因素，可能是氯霉素具有强烈的骨髓抑制作用，它能造成染色体断裂、空泡样变等。

病毒感染可能是呼吸道感染和不明原因急性发热的重要原因。而急性髓母细胞白血病患者和复发患者病毒感染率最高。人类嗜 T 淋巴细胞病毒 -1（human T-cell lymphotropic virus type 1，HTLV-1）在成人白血病发病的关系已得到证实。

（七）自身免疫性疾病

一些研究显示，自身免疫性疾病如类风湿关节炎（rheumatoid arthritis，RA）、系统性红斑狼疮（systemic lupus erythematosus，SLE）的一、二级家族史是婴儿 ALL 的危险因素，部分自身免疫性疾病容易合并白血病的发病数多于没有自身免疫性疾病家族史的。自身免疫性疾病患者，也有可能转化成白血病。笔者曾见过由自身免疫性疾病转化成恶性淋巴瘤的病例。

（八）其他

出生体重过重或过低、孕妇年龄过高或过低，也可能成为易患白血病的因素。10 ~ 17 岁儿童和超重儿童患 Ⅲ 级白血病的风险较高。10 ~ 17 岁儿童的存活率较差，但出乎意料的是，在这个年龄组中，超重儿童的存活率往往更高。

（吴梓梁）

参考文献

［1］陈迪迪，张妍，施蓉 . 室内杀虫剂暴露与儿童急性白血病发病的关系 [J]. 上海交通大学学报：医学版，2014，34（2）：5.

［2］张妍，朱莎，高宇，等 . 农药暴露与儿童急性白血病关系的病例 - 对照研究 [J]. 中华预防医学杂志，2011，45（1）：41-46.

［3］ANTONIO H, PABLO M. Linking pesticide exposure with pediatric leukemia: Potential underlying mechanisms[J]. Int J Mol Sci, 2016, 17(4): 461.

［4］METAYER C, COLT J S, BUFFLER P A, et al. Exposure to herbicides in house dust and risk of childhood acute lymphoblastic leukemia[J]. J Expo Sci Environ Epidemiol, 2013, 23: 363-370.

［5］BAILEY HD, METAYER C, MILNE E, et al. Home paint exposures and risk of childhood acute lymphoblastic leukemia: findings from the childhood leukemia international consortium[J]. Cancer Cause Control, 2015, 26(9): 1257-1270.

［6］ONYIJE F M, OLSSON A, BAAKEN D, et al. Environmental risk factors for childhood acute lymphoblastic leukemia: An umbrella review[J]. Cancers (Basel), 2022, 14(2): 382.

［7］METAYER C, PETRIDOU E, ARANGURÉ J M, et al. Parental tobacco smoking and acute myeloid leukemia: The childhood leukemia international consortium[J]. Am J Epidemiol, 2016, 184(4): 261-273.

［8］MATTIOLI S, FARIOLI A, LEGITTIMO P, et al. Tobacco smoke and risk of childhood acute non-lymphocytic leukemia: findings from the SETIL study[J]. PLoS One, 2014, 9(11): e111028.

［9］HJORTH S, HEMMINGSEN C H, BÉNÉVENT J, et al. Maternal medication use and childhood cancer in offspring-systematic review and considerations for researchers[J]. Am J Epidemiol, 2021, 190(11): 2487-2499.

［10］SLATER M E, LINABERY A M, BLAIR C K, et al. Maternal prenatal cigarette, alcohol and illicit drug use and risk of infant leukaemia: a report from the Children's Oncology Group[J]. Paediatr Perinat Epidemiol, 2011, 25(6): 559-565.

［11］HARGREAVE M, MØRCH LS, ANDERSEN K K, et al. Maternal use of hormonal contraception and risk of childhood leukaemia: a nationwide, population-based cohort study[J]. Lancet Oncol, 2018, 19(10): 1307-1314.

［12］ORSI L, RUDANT J, AJROUCHE R, et al. Parental smoking, maternal alcohol, coffee and tea consumption during pregnancy, and childhood acute leukemia: the ESTELLE study[J]. Cancer Cause Control, 2015, 26(7): 1003-1017.

［13］LATINO-MARTEL P, CHAN D S, DRUESNE-PECOLLO N, et al. Maternal alcohol consumption during pregnancy and risk of childhood leukemia: systematic review and meta-analysis[J]. Cancer Epidemiol Biomarkers Prev, 2010, 19(5): 1238-1260.

［14］犹忆, 吕行, 范肖肖, 等. 遗传与环境因素与儿童白血病的 Meta 分析 [J]. 预防医学情报杂志, 2012, 28（8）: 4.

［15］WOOD D J, CORBITT G. Viral infections in childhood leukemia[J]. J Infect Dis, 1985, 152(2): 266-273.

［16］BANGHAM C R, COOK L B, MELAMED A. HTLV-1 clonality in adult T-cell leukaemia and non-malignant HTLV-1 infection[J]. Semin Cancer Biol, 2014, 26: 89-98.

［17］BODDU P C, ZEIDAN A M. Myeloid disorders after autoimmune disease[J]. Best Pract Res Clin Haematol, 2019, 32(1): 74-88.

［18］LØHMANN D J, ABRAHAMSSON J, HA S Y, et al. Effect of age and body weight on toxicity and survival in pediatric acute myeloid leukemia: results from NOPHO-AML 2004[J]. Haematologica, 2016, 101(11): 1359-1367.

［19］CHEN S H, JAING T H, HUNG I J, et al. High body mass index did not result in poor outcome in Taiwanese children with acute myeloid leukemia: a single-institution experience[J]. Int J Hematol, 2015, 102(1): 48-52.

第 2 篇

诊断与鉴别诊断

第5章

临床诊断

儿童急性白血病有多种类型，临床上，一般根据白血病细胞（包括原始与早幼或幼稚阶段的细胞）的形态（包括细胞核与细胞质的内容）划分，可分出各种不同类型的白血病，如 AML 以骨髓中的白血病细胞（包括原始及早幼）≥ 20%，ALL 原始及幼稚 ≥ 30% 为标准。每种类型虽然有其本身独特的临床表现，但是也有着共同的临床表现，比如发热、贫血、出血及肝脾大等。疾病的症状与体征主要在于首发的症状，即首次看病的主诉，随着病情的发展，可能出现药物引起的表现或其浸润器官的表现。本章分别叙述儿童急性白血病首发的常见表现及特殊表现。目前细胞学的研究日益精细，已发展到分子水平，如果按现代的白血病诊断要求，不同类型的白血病有不同的诊断标准。白血病的诊断可根据其临床表现、血常规及骨髓象的细胞学变化做出初步诊断。典型的病例诊断并不难，但对表现特殊的病例，则容易造成误诊或漏诊，故对白血病的鉴别诊断必须有足够的认识。对于不典型表现的白血病诊断，本篇将叙述其诊断与鉴别诊断。

一、首发为常见症状的临床诊断

（一）长期发热

长期发热指持续 2 周以上的发热，急性白血病，如未合并感染，一般为中、低热，经各种治疗无效，这是家长特别重视的症状。但儿童发热常见，多数为感染所致，特别是感冒引起的发热，不用药，休息及多饮水，3 ~ 5 d 就会痊愈。如为内脏器官感染，不仅发热时间较长，热度较高，而且有感染器官受累的表现，如肺部感染，有咳嗽、痰多、气促、烦躁不安等表现；泌尿道感染，有尿频、尿急、尿痛等表现。全身情况一般比感冒重，血常规除有白细胞计数升高外，血小板计数多无改变，少有贫血，抗感染治疗有效。由于白血病患者免疫功能降低，容易感染，常被误诊为感染性疾病。白血病的发热不同，是由于白血病的骨髓幼稚细胞过于增生，使代谢率增高、白血病细胞破坏产生致热原引起。常为不规则发热，用多种抗感染的方法治疗无效，且无器官受累的症状。

（二）贫血

贫血是由于白血病细胞的极度增生，致使红细胞及血小板的生成减少，加上溶血或出血。其贫血的程度轻重不等，多为中、重度贫血，多数伴或不伴有白细胞计数或血小板计数的改变。

（三）出血

出血的主要原因是血小板减少及功能障碍，但也涉及出凝血过程的所有方面。以皮肤黏膜紫癜、瘀斑最多见，也可有其他部位的出血，如鼻出血、消化道出血、牙龈出血及血尿，甚至颅内出血等，多数伴有贫血。

（四）白血病细胞浸润的表现

最常见的白血病细胞浸润表现，多为肝、脾、淋巴结肿大，ALL 患者的肝、脾、淋巴结肿大比 AML 患者更为常见，且肿大的程度更大。在 ALL 中，T 细胞肿大的程度比 B 细胞更重。总的来说，白血病患者的肝、脾、淋巴结一般为轻、中度肿大，肝、脾多在 3 cm 以内。但肉瘤性白血病（详见第 22 章"肉瘤性白血病"），特别是 T 淋巴肉瘤细胞性白血病，脾大更加明显，可出现巨脾。肿大的脾脏常引起腹胀、腹痛及恶心、呕吐等压迫症状。浅表淋巴结肿大常表现为颈部、腋下及腹股沟多处花生米到鸽蛋大小不等、圆而饱满、质软无触痛的肿物；深部淋巴结肿大可引起局部器官受压，最常见位于纵隔淋巴结（多见于 T 淋巴母细胞白血病）。由于肿大淋巴结压迫邻近器官，常引起器官受压的症状，如压迫食管可引起吞咽困难；压迫气管可引起呼吸困难；压迫上腔静脉可引起上腔静脉阻塞综合征，表现为"披肩状"水肿，即面、颈、上肢、肩部及上胸壁区水肿，重者波及全身，并伴胸腔积液或腹水。阻塞严重者尚有颈静脉怒张、咳嗽、声嘶、呼吸困难等，胸部静脉血流方向由上而下。同时伴有肝大、上肢静脉压显著增高，上腔静脉造影可显示阻塞部位。胸部 X 线正、侧位照片可显示肿大淋巴结。睾丸浸润表现为单侧或双侧睾丸肿大、质硬、局部皮肤颜色改变。肾脏浸润表现为水肿、少尿等。眼部浸润表现为白血病细胞浸润到眼眶的骨组织或骨膜下，并聚集成淡绿色肿块、眼球突出等称为绿色瘤（详见第 22 章"肉瘤性白血病"）。

（五）皮肤肿物

皮肤肿物多见于婴儿白血病及单核细胞白血病。婴儿白血病的皮肤肿物多见于四肢，也可见于胸背部，表现为皮肤表面隆起，无压痛。急性单核细胞白血病的皮肤肿物，多表现为隆出皮肤的紫红色斑块，分布广泛，全身均可发生，胸背部多见，如龙眼或荔枝大小，质软，无压痛。

（六）骨关节浸润

骨关节浸润是儿童急性白血病较常见的表现，比成年人多见，且儿童 ALL 比 AML 多见，其症状是由于白血病细胞浸润骨膜、关节或骨皮质。此外，还有骨髓腔压力增加或骨质溶解和骨质疏松等改变，可表现为骨痛、关节痛或病理性骨折。骨痛可呈弥漫性，亦可局限，如局限在关节则可误诊为风湿性或类风湿关节炎，骨痛常致活动受限。胸骨压痛常为白血病的特征性体征，多见于 AML。此外，白血病可发生骨髓坏死，引起剧烈骨痛、发热。白血病发生骨髓坏死可能的原因：①造血组织机械受挤；②白血病细胞毒素使骨髓屏障被破坏，骨髓微循环障碍；③造血要素吸收利用障碍；④骨髓营养不良致造血细胞生成不足。颅骨受累则表现为头颅骨包块，有的病例因骨受累明显而以活动障碍为主诉就医。骨髓检查往往只见细胞溶解，大部分为不成形细胞，难于诊断，但多次多部位骨髓检查可能获得诊断。

卢维涅（Louvigné）等自 2001 年 10 月至 2011 年 3 月在四家法国大学的医院共收治 147 名出现至少 1 个月持续性骨或关节疼痛的患儿，最终确诊 49 名 ALL 患儿和 98 名儿童患有幼年型特发性关节炎（juvenile idiopathic arthritis，JIA）。ALL 和 JIA 均可出现慢性关节和关节周围疾病、发热、肝脾大或淋巴结病、贫血和炎症标志物升高等症状。因此，以骨关节症状为首发症状起病者容易发生误诊。76.5% 出现骨骼和关节疼痛病例首次确诊均是幼年特发性关节炎，这是儿童最常见的风湿性疾病。但这往往排除其他风湿病或传染病和恶性肿瘤，如 ALL。山东中医药大学中医学院刘伟报道的 1 例表现为强直性脊柱炎症状的早期急性 B 淋巴细胞白血病，根据症状、影像学检查、家族史和血液学检查，他最初被诊断为强直性脊柱炎，但治疗无效，入院 8 d 后转至血液科，重新确诊为急性 B 淋巴细胞白血病。在儿童长期发热、贫血或出血患者中，如有骨、关节症状，应注意到白血病的可能。如同时有血常规两系或三系改变，浅表淋巴结肿大，则白血病的可能性极大，及时进行骨髓穿刺检查，可以得到及时、正确的诊断。骨髓穿刺检查是临床医师诊断 ALL 的最佳方法，尤其是当外周血涂片中没有原始细胞时。

二、首发为少见症状的临床诊断

除上述常见症状外，有以下多种症状为儿童急性白血病的首发少见症状。

（一）高钙血症

印度医学科学院罗伊（Roy）等（2019）、斯里兰卡拉玛大学迪维亚斯里（Dhivyasree）等（2018）及临沂市人民医院卢慧等（2018）、揭阳市人民医院陈喜填等（2014）各报道以高钙血症为首发表现的儿童急性白血病 1 例。

（二）肥胖

儿童肥胖病正在影响全球数以千万计的儿童。尽管患有 ALL 的儿童患者有肥胖的风险，但目前尚不清楚肥胖对 ALL 发展的潜在因果机制。中山大学附属第一医院儿科张丽丹等（2010）报道以肥胖为首发症状的中枢神经系统白血病 1 例。魏霞等（2016）通过回顾性分析 252 例 AML 的临床资料，总结分析肥胖在 AML 和 APL 的发病率，并指出肥胖不仅是 APL 的患病因素，还影响 APL 的预后和 5 年生存率。

（三）单眼前房积脓

急性髓性白血病患者中出现单眼前房积脓是非常罕见的。天津医科大学眼科中心刘新玲等（2010）报道单眼前房积脓为首发症状的儿童急性单核细胞性白血病 1 例。德国明斯特大学眼科阿尔滕（Alten）等（2013）也报道 1 例急性髓系白血病复发患者出现前房积脓。印度卡斯图尔巴医学院门多卡（Mendonca）等（2021）报道 1 例 5 岁儿童急性淋巴细胞白血病复发出现左眼发红和流泪 3 d，双眼前房积脓。

（四）腹泻、腹痛、伴发热

高达 25% 的白血病患者会出现胃肠道症状，通常在复发期间。患者出现发热、腹痛、腹泻、恶心、呕吐、腹胀和压痛。甘肃武威市人民医院王晓燕等（2016）报道了 1 例以腹痛为首发症状的急性淋巴细胞白血病。而奉化市人民医院周立等（2017）回顾分析 1 例以发热、胸腔积液为首发症状的慢性粒细胞白血病的临床病理特征。成都市儿童医院消化科刘丽荣等（2009）报道以腹泻为首发症状的急性非淋巴细胞白血病 1 例。

（五）心包积液

甘肃省武威市人民医院潘铭等（2010）报道以心包积液为首发症状的儿童急性淋巴细胞白血病

1 例。土耳其伊斯坦布尔 Goztepe 教育和研究医院艾汉（Ayhan）等（2013）报道发现 90 名儿童急性淋巴细胞白血病患者中有 23 名患儿（25.6%）在初步诊断时检测到心包积液。

（六）口腔体征

新疆乌鲁木齐第一人民医院儿童医院感染科赵冬梅等（2008）报道以皮下包块及头痛、牙痛为首发的急性淋巴细胞白血病各 1 例。韩国延世大学口腔牙周组织再生研究中心 Lim 等（2014）报道了 2 例牙龈肿大为首发症状的白血病患者。全身性疾病如白血病可在早期表现出口腔体征，这可能对诊断和治疗时机至关重要。

（七）自身免疫性溶血性贫血

山东沂水中心医院刘平毅等（2011）报道以自身免疫性溶血性贫血为首发表现的儿童急性淋巴细胞白血病 1 例。入院时，患者外周血红细胞计数、白细胞计数、血小板计数减少，骨髓象幼稚淋巴细胞占 6%，外周血未见幼稚细胞，故难以诊断白血病，应排除阵发性睡眠性血红蛋白尿（PNH），但 PNH 很少在骨髓中有幼稚细胞。而激素对自身免疫性溶血性贫血和急性淋巴细胞白血病都会有效，也难以将白血病与自身免疫性溶血性贫血鉴别，最好在第一次住院时进行骨髓流式细胞术检测，甚至染色体检查及基因分析，以探讨自身免疫性疾病与恶性淋巴细胞系增殖性疾病的关系（详见本书 23 章"继发性白血病"）。

（八）多饮多尿

山东大学山东省立医院 Li 等（2018）报道以多饮多尿为首发症状的急性淋巴细胞白血病 1 例。

（九）面瘫

神经功能缺损在白血病中很常见，但面瘫作为婴儿白血病的首发临床表现很罕见，误诊率高。四川大学华西第二医院儿童血液科王丽媛（2018）报道首发症状为面瘫的白血病 1 例，一名 10 个月大的婴儿出现面瘫和反复发热，起初被误诊为细菌性脑膜炎超过 2 个月。

（十）双侧肾肿大

印度卡斯图巴医院小儿科 - 血液肿瘤科维贾亚赛卡兰（Vijayasek haran）等（2021）报道双侧肾肿大为首发表现的急性淋巴细胞白血病 1 例。本例患儿以发热和进行性腹胀为主诉，入院后发现双肾肿大，外周血细胞计数和涂片检查无异常，骨髓免疫表型评估与急性淋巴细胞白血病一致，最后确诊为急性白血病实属少见。

（十一）其他

段翠蓉等（2021）回顾性分析 2010 年 1 月至 2020 年 3 月在湖南省儿童医院住院治疗的以肾脏损害为首发表现，最终确诊为急性淋巴细胞白血病的 9 例患儿。急性淋巴细胞白血病可累及肾脏，肾脏疾病患儿若出现白细胞计数明显升高。

遵义医科大学附属医院血液内科赖玉等（2021）回顾性分析了遵义医科大学附属医院 2019 年 7 月收治的 1 例以骨质破坏为初发表现的 ALL 患者的临床资料。该患者初诊时血常规检查无明显异常，仅以骨质破坏为初发表现，入院后复查血常规提示原始幼稚细胞升高，进一步完善骨髓象检查后明确诊断为 ALL。

中国医科大学附属盛京医院迟昨非等（2014）报道 45 例特殊首发症状的儿童急性淋巴细胞白血病患者临床分析，如表 5-1 所示。

表 5-1　特殊首发症状的儿童急性淋巴细胞白血病 45 例临床分析

初报告	数量	L1	L2	L3
骨疼痛	21	18	3	
病理性骨折	6	6		
渐进性无力	1	1		
撑植皮（skin block）	2	2		
呼吸窘迫综合征（RDS）	3	2	1	
胸腔积液，上腔静脉综合征（SVCS）	1	1		
米库利奇病（Mikulicz 病）	6	4	1	1
剧烈腹痛	1	1		
反复呕吐	1			1
血尿	1	1		
急性溶血	2	2		

（吴梓梁）

参考文献

［1］LOUVIGNÉ M, RAKOTONJANAHARY J, GOUMY L, et al. Persistent osteoarticular pain in children: early clinical and laboratory findings suggestive of acute lymphoblastic leukemia (a multicenter case-control study of 147 patients)[J]. Pediatr Rheumatol, 2020, 18, 1. https: //doi.org/10.1186/s12969-019-0376-8.

［2］GOUJON-BELLEC S, MOLLIÉ A, RUDANT J, et al. Time trends and seasonal variations in the diagnosis of childhood acute lymphoblastic leukaemia in France[J]. Cancer Epidemiol, 2013, 37(3): 255-261.

［3］MARWAHA R K, KULKARNI K P, BANSAL D, et al. Acute lymphoblastic leukemia masquerading as juvenile rheumatoid arthritis: diagnostic pitfall and association with survival[J]. Ann Hematol, 2009, 89(3): 249-254.

［4］LIU W, CHEN G, XU B, et al. Early stage acute B lymphocytic leukemia presenting with symptoms of ankylosing spondylitis (AS): A case report[J]. Medicine (Baltimore), 2020, 99(15): e19806.

［5］PERCIVAL M E, LAI C, ESTEY E, et al. Bone marrow evaluation for diagnosis and monitoring of acute myeloid leukemia[J]. Blood Rev, 2017, 31(4): 185-192.

［6］ROY K, SHARMA R, JANA M, et al. Life-threatening hypercalcemia as the first manifestation of acute lymphoblastic leukemia[J]. Indian Pediatr, 2019, 15, 56(11): 972-974.

［7］DHIVYASREE S, DHIVYALAKSHMI J, SANKARANARAYANAN S, et al. Severe hypercalcemia: a rare and unusual presentation of acute lymphoblastic leukemia[J]. J Cancer Res Ther, 2018, 14(Supplement): S1244-S1246.

［8］卢慧, 孙玮, 高冠起. 以高钙血症表现为首发症状的青少年急性白血病一例 [J]. 天津医药, 2018, 46（10）: 3.

［9］陈喜填, 夏维林, 吴桂香. 儿童急性淋巴细胞白血病合并高钙血症 1 例报道 [J]. 基层医学论坛, 2014, 18（28）: 1.

［10］DUSHNICKY M J, NAZARALI S, MIR A, et al. Is there a causal relationship between childhood obesity and acute lymphoblastic leukemia? A Review[J]. Cancers (Basel), 2020, 12(11): 3082.

［11］张丽丹, 柯志勇, 李燕虹, 等. 以肥胖为首发症状的复发性中枢神经系统白血病 [J]. 中国小儿血液与肿瘤杂志,

2010（6）：5.

［12］魏霞，朱艳，张佩，等 . 肥胖在 73 例急性早幼粒细胞白血病中的临床分析 [J]. 重庆医学，2016, 45（6）：3.

［13］刘新玲，张红，华宁，等 . 单眼前房积脓为首发症状的儿童急性单核细胞性白血病一例 [J]. 中华眼科杂志，
       2010, 46（2）：2.

［14］ALTEN F, EHLERT K, BÖHM M R, et al. Leukemic hypopyon in acute myeloid leukemia[J]. Eur J Ophthalmol,
       2013, 23(2): 252-254.

［15］MENDONCA T M, LASHKARI H P, KINI J, et al. Masquerade uveitis with hypopyon as a solitary feature of
       relapsed leukaemia in a child[J]. BMJ Case Rep, 2021, 14(5): e240485.

［16］EBERT E C, HAGSPIEL K D. Gastrointestinal manifestations of leukemia[J]. J Gastroenterol Hepatol, 2012, 27(3):
       458-463.

［17］王晓燕，李银霞 . 以腹痛为首发症状的急性淋巴细胞白血病 1 例报告 [J]. 医药前沿，2016（23）：2.

［18］周立，李绍刚，殷伟杰，等 . 以发热、胸水为首发症状的慢性粒细胞白血病 1 例 [J]. 浙江医学教育，2017, 16（2）：2.

［19］刘丽荣，谢晓丽，向梅，等 . 以腹泻为首发症状的急性非淋巴细胞白血病 1 例 [J]. 四川医学，2009, 30（11）：1826.

［20］潘铭，楚文瑛，王志冰，等 . 以心包积液为首发症状的小儿急性淋巴细胞白血病 1 例 [J]. 第三军医大学学报，
       2010, 32（17）: 1811, 1823.

［21］AYHAN A C, AYHAN Y I, TIMUR C, et al. Frequency of pericardial effusion in childhood acute lymphoblastic
       leukemia and clinical features of these patients[J]. Pediatr Hematol Oncol, 2013, 30(1): 1-6.

［22］赵冬梅，王淑红 . 以皮下游走性包块、牙痛为首发的急性淋巴细胞白血病 2 例分析 [J]. 中国误诊学杂志，2008,
       8（25）: 6275-6276.

［23］LIM H C, KIM C S. Oral signs of acute leukemia for early detection[J]. J Periodontal Implant Sci, 2014, 44(6): 293-
       299.

［24］刘平毅 . 以自身免疫性溶血性贫血为首发表现的小儿急性淋巴细胞白血病一例并文献复习 [J]. 山东医学高等
       专科学校学报，2011, 33（3）：3.

［25］LI D, LIU Q, FENG Z, et al. Nephrogenic diabetes insipidus in initial stage of acute lymphoblastic leukemia and
       relapse after haploidentical hematopoietic stem-cell transplantation: a case report[J]. Medicine (Baltimore), 2018,
       97(24): e11157.

［26］RANTA S, PALOMÄKI M, LEVINSEN M, et al. Presenting features and imaging in childhood acute myeloid
       leukemia with central nervous system involvement[J]. Pediatr Blood Cancer, 2017, 64(12).

［27］BILAVSKY E, SCHEUERMAN O, MARCUS N, et al. Facial paralysis as a presenting symptom of leukemia[J].
       Pediatr Neurol, 2006, 34(6): 502-504.

［28］WANG L, WANG Z, WAN C, et al. Facial paralysis as a presenting symptom of infant leukemia: a case report and
       literature review[J]. Medicine (Baltimore), 2018, 97(51): e13673.

［29］VIJAYASEKHARAN K, BHAT K V, VENKATAGIRI A M, et al. Bilateral massive nephromegaly-A rare presentation
       of T-cell acute lymphoblastic leukemia[J]. Leuk Res Rep, 2021, 15: 100246.

［30］段翠蓉，李志辉，寻劢，等 . 以肾脏疾病为首发表现的儿童急性淋巴细胞白血病临床特征分析 [J]. 肿瘤药学，
       2021, 11（6）：4.

［31］赖玉，高陆，任明强 . 以骨质破坏为初发表现的急性淋巴细胞白血病 1 例并文献复习 [J]. 白血病·淋巴瘤，
       2021, 30（8）：3.

［32］迟昨非，王弘，郝良纯，等 . 特殊首发症状的儿童急性淋巴细胞白血病 45 例临床分析 [J]. 现代肿瘤医学，2014,
       22（12）：3.

第6章

检　验

血常规检查是各医疗单位都能进行的，甚至农村的诊所也具备，而白血病的诊断是从血常规检查开始。白血病过去被认为是一种专业性很强，甚至被认为是不可能在基层医院诊治的疾病。基层单位一般见到患者面色不好，血常规异常，常转院治疗。在上述临床表现的基础上，可以通过一些简单的检查，初步怀疑或诊断出白血病，如同时有骨髓检查的条件，大多数情况下，可以在当地诊断白血病。白血病一般在外周血中表现为红细胞、白细胞及血小板三个系统减少（一般称"三少"），也可出现两系统减少，如白细胞计数与血小板计数减少或白细胞计数与红细胞计数减少；甚至有白细胞计数增多与红细胞计数减少、白细胞计数增多与血小板计数减少。或者是一系统减少伴外周血出现幼稚细胞。特别要注意的是，外周血淋巴细胞增多，伴贫血及肝、脾或淋巴结肿大时，要警惕有可能将幼稚细胞误判为成熟淋巴细胞而漏诊，故骨髓检查是初诊白血病的金标准。1976年，法国、美国和英国专家提出对急性白血病的诊断过于草率，目前，除 T 细胞 M3 细胞急性淋巴细胞白血病提示预后较差外，其他各型的预后差异不大。

当前国际上仍然普遍接受以形态学（M）为基础，结合免疫学（I）、细胞遗传学（C）和分子生物学（M）即 MICM 分型的诊断方法。

对于三系统减少的病例需要鉴别的病种很多，最需要鉴别的是再生障碍性贫血、噬血细胞综合征、恶性组织细胞病、骨髓增生异常综合征（myelodysplastie syndrome，MDS）、某些实体瘤及类白血病反应，这些病将于第7章鉴别诊断叙述。

有种以外周血三系细胞减少伴骨髓增生减低的白血病，白细胞分类可见到数量不等的原始及幼稚细胞；外周血三系细胞减少，骨髓增生减低，骨髓中原始加幼稚细胞在 20%~30%，称为低增生性白血病（详见第 26 章）；还有白细胞显著增加的白血病，白细胞计数多于 $50×10^9/L$，其预后较差，高于 $100×10^9/L$ 则其预后更加严重，有的超过 $300×10^9/L$ 则属高危险度患者。笔者曾收治过 1 例白细胞计数高达 $800×10^9/L$ 的大龄儿童急性淋巴细胞白血病患者，追踪 3 年仍存活（详见第 16 章）。

（吴梓梁）

第 1 节　外周血血细胞检测参数的临床意义及其在急性白血病治疗中的应用

外周血血细胞检测参数包括血液中的白细胞、红细胞、血小板的计数和分类参数，通常来自检验科的血常规检测、网织红细胞检测及血涂片显微镜检查。急性白血病是骨髓中造血干细胞的恶性克隆性疾病，外周血中通常表现为白细胞计数明显减少或增多，贫血及血小板计数减低。外周血血细胞检测作为临床最常见的测试项目之一，对筛查急性白血病、监测治疗后的疗效或不良作用、监测缓解后复发都有其重要的辅助作用。

一、外周血血细胞检测参数及其临床意义

当前的外周血血细胞检测主要在全自动血液分析仪上进行，不同原理、不同机型的血液分析仪的参数不尽相同。综合起来主要包括三个方面：①白细胞检测参数，包括白细胞计数，白细胞分类即中性粒细胞、淋巴细胞、单核细胞、嗜酸性粒细胞、嗜碱性粒细胞的百分比和绝对值，未成熟粒细胞，中性粒细胞平均体积，中性粒细胞分布宽度，淋巴细胞传导性等；②红细胞检测参数，包括红细胞计数、红细胞比容、血红蛋白含量、平均红细胞体积、平均红细胞血红蛋白含量、平均红细胞血红蛋白浓度、红细胞体积分布宽度、网织红细胞比例和计数、平均网织红细胞血红蛋白含量、有核红细胞等；③血小板参数，包括血小板计数、血小板平均体积、血小板比容、血小板体积分布宽度、网织血小板等。

（一）白细胞检测参数的临床意义

人体外周血中的白细胞根据形态特征可以分为中性粒细胞、淋巴细胞、单核细胞、嗜酸性粒细胞和嗜碱性粒细胞。白细胞是机体抵抗病原微生物、清除 / 监视体内异常细胞、维持机体内环境稳定的主要细胞防线，通过不同方式、不同机制消灭病原体、消除过敏原、参加免疫反应来保证机体健康。

1. 中性粒细胞

中性粒细胞增多可见于生理性增多和病理性增多。生理性增多包括年龄变化、日间变化、运动、疼痛、情绪变化、妊娠、分娩等；病理性增多包括反应性增多和异常增生性增多。中性粒细胞反应性增多最常见急性感染或炎症，此外在广泛组织损失或坏死、急性溶血或失血、急性中毒、非造血系统恶性肿瘤、自身免疫病等也会出现反应性增多。异常增生性增多由造血组织中粒细胞异常增生导致，常见于急、慢性白血病，骨髓增殖性疾病如真性红细胞增多症、原发性血小板增多症、骨髓纤维化等。

中性粒细胞减少既可见于一些感染如伤寒、流感等，也可见于一些自身免疫病或脾功能亢进，某些血液病如再生障碍性贫血也表现为中性粒细胞减少（典型的再生障碍性贫血表现为"三系"减

少，即红细胞、白细胞、血小板均减少）。此外，长期电离辐射或长期服用药物（如氯霉素、抗结核药等）也可导致中性粒细胞减少。

2. 淋巴细胞

生理性淋巴细胞增多常见于儿童期。病理性淋巴细胞增多可见于某些病毒或细菌感染如风疹、流行性腮腺炎、传染性淋巴细胞增多症、百日咳等。结核病时淋巴细胞的比例常升高，但总白细胞经常在正常范围内。肾移植术后如发生排斥反应，淋巴细胞的绝对值常升高。淋巴细胞性白血病、淋巴瘤等血液病也常表现为淋巴细胞增多。

淋巴细胞减低常见于长期接触放射线、使用肾上腺皮质激素以及严重化脓性感染。严重化脓性感染由于中性粒细胞绝对值显著升高，淋巴细胞相对比例降低，但绝对值仍在正常参考范围内。

3. 单核细胞

单核细胞的生理性增多见于儿童期及妊娠期。病理性增多常见于某些感染如亚急性感染性心内膜炎、疟疾、黑热病等。单核细胞白血病时，常见大量幼稚单核细胞。骨髓增生异常综合征时，单核细胞比例常升高。粒细胞缺乏症的恢复期也可见单核细胞一过性增多。某些淋巴瘤也可见幼稚单核细胞或成熟单核细胞增多。

单核细胞减少一般无临床意义。

4. 嗜酸性粒细胞

嗜酸性粒细胞的生理性变化可见于年龄变化、日间变化、运动、寒冷、饥饿及精神刺激。病理性增多常见于寄生虫感染、变态反应性疾病、高嗜酸性粒细胞综合征及嗜酸性粒细胞白血病。此外，真性红细胞增多症、多发性骨髓瘤及脾脏切除术后也可见嗜酸性粒细胞增多。肾上腺皮质激素可降低外周血嗜酸性粒细胞水平，可通过此机制测定肾上腺皮质功能。

5. 嗜碱性粒细胞

嗜碱性粒细胞增多常发生在过敏性疾病如荨麻疹、溃疡性结肠炎等；骨髓增生性疾病如真性红细胞增多症、原发性纤维化；嗜碱性粒细胞白血病比较罕见，嗜碱性粒细胞比例可在 20% 以上。

嗜碱性粒细胞减少一般无临床意义。

6. 未成熟粒细胞

目前的高端血液分析仪都可以提供未成熟粒细胞这一参数。正常人外周血中几乎无未成熟粒细胞，未成熟粒细胞常见于血液病患者。此外，也可见于急性感染（特别是严重化脓性感染）、急性中毒、急性溶血、急性失血等。

7. 白细胞群落参数

使用 VCS（体积 - 传导性 - 光散射）原理的血液分析仪还能得到另外一大类与白细胞形态相关的参数即细胞群落参数。这些参数数量众多（如中性粒细胞平均体积、中性粒细胞分布宽度、淋巴细胞传导性等），分别描述中性粒细胞、淋巴细胞、单核细胞、嗜酸性粒细胞的细胞体积、细胞传导性（描述细胞核特性如核质比、核密度等）、细胞光散射（描述细胞质特性如胞质颗粒、空泡等）等特性。联合使用这些白细胞形态学细胞群落参数的多参数分析可鉴别多种疾病，如疟疾、登革热、细菌感染、病毒感染等。

（二）红细胞检测参数的临床意义

红细胞是血液中数量最多的细胞成分，起源于骨髓造血干细胞，经多次分化发育成早幼红细胞、中幼红细胞和晚幼红细胞，晚幼红细胞脱核即成为网织红细胞。网织红细胞作为年轻的红细胞，由骨髓造血组织释放到外周血中，1~2 d 即可成长为成熟红细胞。红细胞及网织红细胞在贫血的诊断和鉴别诊断、治疗后监测及骨髓造血功能的监测等方面有着重要的临床意义。

1. 红细胞计数和血红蛋白（HGB）

全国各地区健康成年人群的红细胞和血红蛋白的差异较大，而且受年龄、性别、运动、气压、妊娠等因素的影响。红细胞计数增多可见于呕吐、腹泻、大面积烧伤、多汗多尿等造成的暂时性血液浓缩，也可见于心血管病、肺部疾病、肾上腺皮质功能亢进及某些药物引起的继发性红细胞增多。原发性红细胞计数增多主要见于真性红细胞增多症、良性家族性红细胞增多症等。红细胞计数减少常见于各种贫血，包括铁、维生素 B_6、维生素 B_{12}、叶酸等造血原料缺乏导致的贫血，原发性或继发性再生障碍性贫血，还包括慢性肝肾疾病、失血过多、溶血性贫血等。

血红蛋白减少的临床意义与红细胞计数减少相似，但在判断贫血程度上优于红细胞计数。但需要注意在大量失血或脱水情况下，血红蛋白或红细胞浓度不一定能正确反映全身红细胞的总容量。另外，当发生大细胞性贫血或小细胞低色素性贫血时，红细胞计数与血红蛋白含量可能不成比例。

2. 红细胞平均体积（MCV）、红细胞平均血红蛋白含量（MCH）、红细胞平均血红蛋白浓度（MCHC）

不同病因引起的贫血，可使红细胞形态发生不同的变化。通过检测红细胞的 MCV、MCH、MCHC 可对贫血进行鉴别诊断，见表 6-1。

表 6-1　贫血的形态学分类鉴别

形态学分类	MCV（fl）	MCH（pg）	MCHC（g/L）	病因
正常细胞性贫血	80~100	27~34	320~360	急性失血、急性溶血、再生障碍性贫血
大细胞性贫血	>100	>34	320~360	叶酸及维生素 B_{12} 缺乏引起的巨幼红细胞贫血
小细胞低色素性贫血	<80	<27	<320	缺铁性贫血、慢性失血性贫血
小细胞性贫血	<80	<27	320~360	慢性炎症

3. 红细胞体积分布宽度（RDW）

RDW 是反映红细胞体积大小的变异程度，即是反映红细胞大小均一性的指标。通过 RDW 可将贫血进行分类，见表 6-2。

表 6-2　红细胞体积分布宽度的临床意义

RDW	MCV 减低	MCV 正常	MCV 增高
RDW 正常	小细胞均一性	正细胞均一性	大细胞均一性
RDW 增高	小细胞不均一性	正细胞不均一性	大细胞不均一性

此外，RDW 可用于鉴别诊断缺铁性贫血和珠蛋白生成障碍性贫血，以及缺铁性贫血的疗效观察。

4. 网织红细胞参数

网织红细胞作为从骨髓释放到外周血中的年轻红细胞，1～2 d 即成长为成熟红细胞。因此网织红细胞的检测可更早期、更灵敏地反映骨髓造血功能的变化。目前网织红细胞的相关参数主要用于贫血的诊断、鉴别诊断、治疗监测及骨髓移植后造血功能的恢复，放疗和化疗对骨髓造血功能影响的监测，铁缺乏的诊断等。

（三）血小板检测参数的临床意义

血小板检测参数包括血小板计数、血小板平均体积、血小板压积、血小板分布宽度及网织血小板。血小板检测主要用于出 / 凝血疾病的诊断、鉴别诊断及机体出血、凝血风险的判断。

1. 血小板计数

临床上血小板计数降低是引起出血的常见原因。当血小板计数为（20～50）×10⁹/L 时，有轻度出血和术后出血症状；当血小板计数低于 20×10⁹/L 时，出血风险较高；当血小板计数低于 5×10⁹/L 时，有极高出血风险。血小板减少可分为血小板生成减少和血小板破坏 / 消耗过多。前者包括范科尼贫血、先天性白血病、恶性组织细胞病、新生儿风疹、再生障碍性贫血、单纯巨核细胞再生障碍、原发性骨髓纤维化等；后者包括原发性血小板减少性紫癜、伊文综合征、药物性及免疫性血小板减少症、新生儿贫血。此外，某些感染如 EB 病毒、流行性腮腺炎病毒、麻疹病毒、风疹病毒等也会使血小板减少。血小板增多分为原发性和继发性，原发性血小板增多原因不明，为骨髓中巨核细胞过度增生所致，常伴血小板质量异常，容易表现为出血或血栓；继发性血小板增多可见于结核、骨髓炎、结节病等感染性疾病，也可见于贫血、肿瘤等。

2. 血小板平均体积（MPV）

MPV 是血小板活化的一个指标，一定程度上反映了血小板的功能状态。MPV 高的血小板凝血功能强，反之，即使血小板计数正常，也有可能发生出血的倾向。白血病患者化疗后，血小板计数和 MPV 均降低，但骨髓抑制缓解后 MPV 率先于血小板计数恢复，待血小板计数恢复正常后，MPV 开始下降。此外，MPV 对脓毒症、心肌炎、心绞痛的诊断和监测也有其临床价值。

3. 网织血小板（PP）

PP 与网织红细胞类似，是一群年轻的血小板。网织血小板数量以及网织血小板与总血小板的比值（IPF）是骨髓抑制后血小板生成功能恢复的重要监测指标，PP 与 IPF 的升高先于白细胞计数和血小板计数的升高。临床上，当患者在外周血干细胞移植后血小板计数＜ 10×10⁹/L，但 IPF 在移植后 24～48 h 开始升高，同时患者并无感染或出血症状，可推迟预防性血小板输注的时间。

二、白细胞检测参数在急性白血病治疗中的作用

急性白血病治疗过程中，检测白细胞数量及幼稚细胞 / 原始细胞数量，对于化疗效果的监测有一定的临床意义。

（一）白细胞计数

急性白血病的化疗药物对细胞的杀伤无选择性，最大限度地杀死白血病细胞的同时也会杀伤正常的造血干细胞。赵艳辉等（2001）在研究第一疗程化疗后白细胞计数的最低值与急性白血病缓解

率及继发感染的关系时发现，第一化疗疗程后白细胞计数最低值 $\leq 0.9 \times 10^9/L$ 的患者比 $> 0.9 \times 10^9/L$ 的患者获得更好的完全缓解率和总治疗有效率，但白细胞计数最低值 $< 0.4 \times 10^9/L$ 的患者的继发感染率非常高，建议入住层流病房或隔离病房。高绍华 2009 年的研究也显示相似的结论，只是分组的白细胞切点值不同，发现第一化疗疗程后白细胞计数最低值 $\leq 1.0 \times 10^9/L$ 的患者比 $> 1.0 \times 10^9/L$ 的患者获得更好的完全缓解率。王艳妮发现急性髓系白血病（AML）患者化疗第 5 天，外周血白细胞计数 $\leq 1.25 \times 10^9/L$ 患者的完全缓解率明显高于白细胞计数 $> 1.25 \times 10^9/L$ 的患者，而其他的白细胞分类参数（如中性粒细胞、单核细胞、淋巴细胞的比例和绝对计数值）与完全缓解率无显著相关性。

（二）白细胞群落参数

目前，在临床上使用得最广泛的骨髓移植后预测粒系植活（中性粒细胞绝对计数大于 500/μL）的指标是外周血中性粒细胞绝对计数 $> 0.5 \times 10^9/L$，移植成功的患者一般可在移植后 2 周左右达到，偶尔也会延迟至 1 个月。为更早地评估骨髓移植患者粒系植活情况，邢莹等收集骨髓移植术后患者 109 例，在 DxH 800 仪器上检测从移植当天到粒系植活期间每天的血常规，并分析白细胞群落参数。发现中性粒细胞平均体积（MNV）和单核细胞平均体积（MMV）对粒系植活具有很好的预测意义，其临界值分别为 $\geq 180\,fl$ 和 $\geq 190\,fl$，分别比中性粒细胞绝对计数提前预测 $(2.2 \pm 1.3)\,d$ 和 $(2.3 \pm 1.7)\,d$。除了这两个参数外，Kahng 等发现中性粒细胞平均传导性（MNC）和单核细胞平均传导性（MMC）也可以作为预测粒系植活的指标。

（三）幼稚细胞 / 原始细胞

目前的高端血液分析仪不仅可以提供常规的白细胞五分类参数，还可提供未成熟粒细胞这一参数。只是不同原理的血液分析仪的未成熟细胞的名称不同，希森美康公司的未成熟粒细胞名称为 IG，贝克曼库尔特公司的为 EGC，西门子的为 LUC。急性白血病患者的治疗原则之一就是清除原始 / 幼稚的白血病细胞，因此，外周血的幼稚细胞清除率在一定程度上能够反映急性白血病的治疗效果。李江涛等的研究发现外周血的幼稚细胞与骨髓中的原始细胞数量呈正相关，治疗后幼稚细胞比例大于 15% 的患者有 99% 的可能性无法得到缓解。需要注意的是，不同厂家的血液分析仪检测的幼稚细胞并非完全相同，参考范围也不一致，使用时需要注意仪器的原理对参数参考范围的影响。

除了血液分析仪外，使用单克隆抗体染色技术的流式细胞术对外周血原始细胞 / 幼稚细胞的检测更精准，而且可以定量化。使用多色抗体组合检测白血病亚型及骨髓微小残留的内容不在本节讨论，但最近新发展的一套快速流式细胞术，采用 5 色 6 抗体的 CytoDiff 抗体组合试剂和智能设门方案，可在 30 min 内对外周血的原始细胞、幼稚细胞进行定量分析，极大地弥补了血液分析仪对原始细胞 / 幼稚细胞只能报警无法准确定量的不足，是对医院检验科外周血血常规检测的一个有力补充。拉孔布（Lacombe）等的研究采用快速流式细胞术（Cytodiff 试剂）监测治疗后的急性白血病患者外周血原始细胞数量，发现外周血原始细胞清除率达到 90% 的时间即 BDR 90 可作为判断患者完全缓解及长期生存率的一个重要指标。BDR 90 < 5 d 的患者长期生存率（生存时间 > 400 d）是 BDR 90 > 5 d 患者的 5 倍以上。

三、红细胞检测参数在急性白血病治疗中的作用

赵蓉等（2018）通过研究 100 例急性白血病的治疗前后的外周血红细胞参数，发现完全缓解患者的红细胞计数、HGB、MCHC 均显著性升高，而未完全缓解患者的红细胞计数、HGB、MCHC 与初诊组患者比较没有统计学差异。MCV 在初诊组、完全缓解组及未完全缓解组间无显著变化。红细胞体积分布宽度（RDW）在初诊组为 17.54±2.63，未完全缓解组为 17.03±3.51，而完全缓解组为 13.36±0.81，显著低于初诊组和未完全缓解组。

网织红细胞是年轻的红细胞，相比较于白细胞、红细胞和血小板，网织红细胞与骨髓红系造血功能的关系更密切。网织红细胞可以根据成熟度由高到低进一步细分为低荧光强度的网织红细胞（LFR）、中荧光强度的网织红细胞（MFR）和高荧光强度的网织红细胞（HFR）。王昱滨等的研究发现急性白血病化疗患者化疗后 MFR、HFR 均一直降低，化疗第 7 天降到最低，均在化疗第 14 天出现回升趋势，化疗第 21 天升高至化疗前水平；白细胞计数和网织红细胞计数于化疗第 7、14 天一直降低，化疗第 21 天出现升高。化疗后骨髓造血功能开始恢复时，未成熟网织红细胞（MFR、HFR）可以更早地在外周血中体现出来，是反映骨髓红系造血功能恢复的更灵敏指标。

四、血小板检测参数在急性白血病治疗中的作用

出血是急性白血病的常见症状及常见死亡原因之一。血小板是由骨髓中巨核细胞产生的释放至外周血的最小无核细胞成分，与凝血 / 出血密切相关。急性白血病治疗过程中需要密切监测血小板，一方面是防止血小板过低带来出血风险，另一方面血小板能较好反映骨髓中巨核细胞增生、代谢和血小板生成情况，间接反映骨髓巨核系造血功能情况。

（一）血小板计数（PLT）

陆小婵等的研究表明急性白血病患者的血小板计数明显减低，化疗后完全缓解组患者的血小板计数恢复正常，但未缓解组患者的血小板计数仍然低于正常参考范围，甚至低于治疗前的血小板水平。

（二）血小板平均体积（MPV）/ 大血小板比率（P-LCR）

MPV 反映血小板的体积，与血小板的超微结构、酶活性及功能状态密切相关，同时也代表着外周血中血小板的年龄。MPV 大的血小板成熟度低，酶等活性物质含量更丰富，代谢功能更活跃。P-LCR 表示大于 20 fl 的大血小板占血小板总数的比例，也是反映血小板活化功能的一个有效指标。骨髓造血功能正常情况下，MPV 与 PLT 呈负相关，血小板减少时，骨髓巨核细胞受血小板生成素的刺激产生体积更大的血小板。如果 MPV 与 PLT 同时持续下降，则提示骨髓造血功能受损或衰竭。急性白血病化疗过程中，MPV 增大提示骨髓巨核系造血功能开始恢复，且 MPV 的升高比 PLT 的升高早 1~2 d。

（三）网织血小板（RP）

与网织红细胞类似，RP 是年轻的血小板，细胞质中含有少量 mRNA，体积较大，蛋白质合成能力较强，止血活性较高。RP 可反映外周血中血小板的生成情况、更新速度和骨髓巨核系造血功

能的变化，是判断 PLT 生成能力的重要指标。肖淑欣等的研究发现 RP 与 PLT 在化疗后的变化趋势是一致的，但 PLT 在骨髓抑制期和骨髓恢复期没有明显差异，而 RP 在骨髓抑制期明显低于骨髓恢复期，提示 RP 可用来监测骨髓巨核系造血功能的早期恢复。

（林勇平）

第 2 节　流式细胞术在白血病免疫学标志及微量残留病中的应用

白血病微量残留病（minimal residual disease，MRD）指白血病患者经过包括干细胞移植在内的现代治疗，按目前所确定的疗效标准取得完全缓解后体内残留的少量白血病细胞状态。通常初诊时急性白血病（AL）患儿体内的白血病细胞数达（$1 \sim 4$）$\times 10^{12}$，经化疗达完全缓解后，残留的白血病细胞数为 $10^6 \sim 10^8$（小于 10^9）。MRD 在体内分布不均，同一个体不同骨髓部位内 MRD 可存在差异。MRD 是造成急性白血病复发的根源，是影响白血病患者长期存活的主要因素。

当前 ALL 缓解的概念不仅仅是细胞形态学上的缓解，而且要达到免疫学及分子学上的缓解。MRD 水平是一个独立预后因素，在治疗过程中 MRD 的动态检测有助于进一步划分危险度分型，不同时点 MRD 水平是 AL，尤其是 ALL 治疗策略调整的重要依据。研究表明，在诱导缓解第 15天，MRD 大于 0.01 或诱导缓解结束后 MRD 大于 0.0001（阳性）的患儿有较高复发率。如果患儿 MRD 水平在开始治疗后超过 4 个月持续大于或等于 0.0001，据 St. Jude 研究结果其复发率高达70%。或者在持续治疗期间，动态检测 MRD 有逐步上升趋势，预示着患儿有较大复发风险。由此可见，建立一种可靠的 MRD 检测方法必将有助于准确评估患者的缓解状态，从而有利于治疗方案的调整以及预后的判断。检测 MRD 的方法如细胞形态学、染色体分析、细胞培养、荧光杂交等敏感性低，对骨髓内白血病细胞的检测水平仅为 $1\% \sim 5\%$。因此，如何提高 MRD 检测的敏感性，以便尽量根除 MRD 是白血病诊治中的一个重点。对 MRD 的检测要求检测深度尽可能达到 $10^{-4} \sim 10^{-6}$，检测广度要尽可能覆盖绝大多数病例。

一、MRD 检测在急性白血病治疗中的意义

（一）评估发病风险的大小，早期预报白血病复发

急性白血病患儿经过治疗完全缓解（CR）后，若停止化疗或者接受不恰当的治疗，体内残留白血病细胞克隆将逐步增殖，累积一定时间后，体内白血病细胞将达到 10^{12} 以上，并出现复发的临床症状。由于 MRD 检测手段较形态学等常规手段更加敏感，当患者 MRD 检测持续阳性或负荷逐渐增多，则可判断该患者可能于近期出现复发。动态检测 MRD 有助于早期发现可疑病例并给予早期干预治疗，这样就有可能控制和消除 MRD，从而延长患者 CR 期和提高 CCR。

（二）指导缓解后治疗

由于个体差异，不同患者对化疗药物的敏感性不同，根据 MRD 结果进行个体化治疗在完全缓解后很有意义。依据个体动态 MRD 结果进行适宜的化疗，避免不足的治疗或者过度治疗，可提高疗效，减少药物累积毒性，提高长期无病生存率及生活质量。

（三）干细胞移植前后肿瘤负荷评估

自体干细胞移植和异体干细胞移植后复发的主要原因是患者体内存在残留白血病细胞，因此，MRD 的检测将有助于判断合适的移植时机，提高移植成功率，减少复发率。

（四）提供更准确的白血病缓解标准，有助于预后判断

与白血病预后相关的因素很多，目前临床判断白血病患者预后大多依赖于两大类指标：一是年龄、初诊时白细胞数量、免疫表型等宿主相关因素；二是泼尼松反应等早期治疗反应、MRD 等治疗相关因素。除了 MRD，多数因素均属于间接分析，对预后的判断并不绝对。而 MRD 检测则可直接分析患者处于何种白血病状态，通过动态、系列跟踪则可能更准确地判断患者的预后。再者，目前白血病的 CR 标准过于宽松，细胞形态学检测方法存在天然局限性，无法判断形态学 CR 时患者体内残留的白血病细胞数。通过敏感的 MRD 检测方法，期望提供更为精准的缓解标准，以制定更为精准的治疗策略。

二、白血病 MRD 检测的临床评价

自从 1985 年哈根贝克（Hagenbeek）提出 MRD 概念后，从世界各个不同研究机构所做的回顾性研究中可得出如下结论。① ALL 临床缓解早期（诱导治疗后的 1～6 个月）70% 的患者骨髓或者外周血标本 MRD 阳性；治疗中后期（7～24 个月）40% 患者 MRD 阳性；治疗末期（整个疗程结束时，一般为 3～5 年）仅有 2% 阳性。提示维持治疗对减少白血病细胞具有重要作用，为达到持续的缓解或临床治愈，须铲除白血病细胞在 10^{-4}～10^{-6} 检测水平以下。然而，少数患儿在化疗后或者异体骨髓移植缓解后，仍发现持续低水平的 MRD，对这类患者应进行进一步临床观察。也就是说，MRD 的清除需要一个过程。②治疗期间 MRD 检测持续阳性或缓解期 MRD 阳性水平逐渐增高，提示 MRD 进展有复发风险。通常较形态学方法提前 6～12 个月预示复发。③在诱导治疗结束时，MRD 呈显著高水平阳性，提示治疗过程中可能复发。④单次 MRD 阳性结果不能作为复发的信号，需要多次动态观察，进行定量分析。

绝大多数 MRD 持续阴性者得以长期无病生存，持续阳性或由阴转阳者在 2～11 个月内复发导致死亡。加强化疗将可能提前使 MRD 转阴，持续低水平阳性者属长期带瘤生存，延长化疗并强化治疗后可以转阴并获得长期无病生存。

进行 MRD 检测的关键在于：要能够准确区分正常干祖细胞和白血病细胞。正常的干祖细胞和白血病细胞抗原表达的差异可以是性质上的，也可以是数量上的，或者两者兼而有之。例如 CD34/CD19/CD21 主要表达在 B-ALL，而 CD34/CD56 主要表达在一些 AML 中。这些抗原在正常细胞偶然也能表达，但抗原表达量要比白血病细胞低得多。CD3/TdT 抗原组合在大多数 T-ALL 细胞中表达，而且目前没有发现表达在正常骨髓细胞上。抗原表达量上的差异同样可用于区别白血病细胞和表型

相似的正常细胞亚群，如在 B-ALL 的一些病例中，CD19、CD10 和 CD34 的表达比正常 B 祖细胞要高 10 倍，CD45、CD38 的弱表达同样也是某些 B-ALL 的异常表现。因此，在分析所选抗体组合的点图时，应该尽量注意正常细胞表达的空白区，这些区域出现的细胞为白血病细胞，并可预示残留白血病细胞。

B-ALL MRD 监测的细胞标志选择如下。①在正常早期 B 淋巴细胞中极少表达的其他系列抗原：CD13、CD33、CD15、CD65、CD56；②表达时相混乱的抗原：CD21/CD34；③过高或过低表达的抗原：CD19、CD10、CD34、CD58 过高表达，CD38、CD45 过低表达；④与染色体异常相关的抗原。

三、MRD 的检测方法

与正常细胞相比，由于白血病细胞具有染色体及分子异常、抗原受体基因重排、免疫表型差异等特点，给 MRD 的检测提供了可能性。有关 MRD 的研究对于监测 ALL 患者疾病发展过程，指导治疗、预报复发及预后判断等方面均有重要作用。在实际工作中选择何种技术，应根据白血病免疫表型、TCR、Ig 基因重排类型以及是否存在特异性染色体易位来综合考虑。在过去的 20 多年里，世界上已建立了多种针对 AL 的 MRD 检测方法。

（一）形态学方法

正常原始细胞与白血病细胞很难从形态上加以分辨，一般依据原始细胞及幼稚细胞百分比判断，但是该方法敏感性低，可信度差。

（二）细胞培养法

白血病细胞通过体外克隆培养，75% 含免疫球蛋白重链基因重排 CALLA 阳性 ALL 和 80% T-ALL 可获得白血病祖细胞（CFU-L），并保持白血病细胞免疫表现。但该方法影响因素太多，敏感性低，实用性有限。

（三）代谢酶测定

TdT 是淋巴细胞发育早期出现的一种 DNA 合成酶。研究发现，ALL 病例中 TdT 升高，可预测复发。但该方法敏感性及特异性均较低，临床很少应用。

（四）细胞遗传学方法

80% 的 ALL 和 90% 的 AML 患儿在初诊时可检测出染色体异常，经治疗达完全缓解后，如果骨髓检测出与初诊时相同的染色体异常，提示存在 MRD。其中，常规细胞遗传学方法敏感度只有 10^{-2}，应用价值不大。原位杂交（FISH 技术）在实际应用过程中受到非整倍体细胞（非白血病细胞）及技术误差的影响，其对 MRD 检测的敏感性只有 $10^{-2} \sim 10^{-3}$。

（五）分子生物学方法

以聚合酶链式反应（polymerase chain reaction，PCR）方法检测白血病融合基因是目前常用的 MRD 检测方法，敏感度可达 10^{-6} 数量级。以融合基因作为标志物的优点是初发时所检测到的融合基因在治疗过程中不会发生进一步的改变，可以在不同时间点进行监测。*TEL/AML*1、*BCR/ABL*、*E2A/PBX*1、*MLL/AF*4 是 ALL 中最常见的四种融合基因，已经成为儿童 ALL 从诊断到治疗的常用检测项目。

（六）分子免疫学方法

目前，流式细胞术（flow cytometry，FCM）已广泛应用于 AL 的免疫分型和 MRD 检测。FCM 可以在单细胞水平上实现对大量细胞快速、准确的多参数定量分析或分选。因此，在临床应用中，FCM 对 MRD 的检测具有明显的优势。目前，有两个主要因素影响 FCM 进行 MRD 的检测：①目标细胞与残留细胞之间在形态以及表型上的差异程度；②被应用于分析的细胞数量。在通常情况下，能被应用于检测 MRD 的细胞数不超过 10^6，在检测过程中，常 10 ~ 20 个点中就有一个特定的区域用于分析流式检测结果，因此在常规 MRD 检测中，敏感度可以达到 10^{-4}。

（吴泽霖）

第 3 节　流式细胞术在血液肿瘤疑难病例诊断中的作用

一、流式细胞术简介

流式细胞术（FCM）是集机械、电子、电磁、光学、生物学、免疫学、分子学、流体力学等于一体的复杂而精密的仪器，在细胞生物学、免疫学、血液学、肿瘤学等领域已经得到广泛的应用，其基本原理是利用细胞等颗粒成分在样本液流的连续流动状态下，借助激光激发荧光素等染料发射出各种不同波长光波，分别由不同的光通道接收器接受光信号，再通过光电倍增管将光信号放大后传送至电脑及图像处理系统处理信息，整合后形成各种图像以达到样本中细胞成分的分析的目的。样本中的细胞成分先用各种荧光抗体来标记，荧光抗体数量可由一种或十数种不等，各种荧光抗体受激光激发后所发出的不同荧光波长可被不同的荧光信号接收器所接收。荧光抗体的种类越多，所获得的数据越多，对单个细胞的分析也越细致。除荧光分析以外，流式细胞仪尚有前向散射（forward scattering，FSC）和侧向散射（side scattering，SSC）信号，前者检查细胞的大小，后者检查细胞中颗粒的多少和细胞内结构的复杂程度，因此，通过 FSC 和 SSC 就能观测到细胞的大致形态。

FCM 检测分析具有以下优点：①多色多指标分析；②分析速度快，结果报告快；③标本的多样性：有些不适合做病理学切片诊断的标本如胸腔积液、腹水、脑脊液等，也可以作为 FCM 标本进行分析；④标志物的多样性：较常规病理学免疫组织化学染色，FCM 可进行更多的标志物染色分析，且没有抗体不能用于石蜡切片的限制。

二、FCM 在疑难白血病病例诊断中的应用

采用 FCM 和多种（20 ~ 60 个）CD（cluster of differentiation）类抗体进行 ALL 免疫学诊断几乎可以取代形态学诊断，甚至可以脱离形态学而独立进行诊断。但也有少数情况例外，如细胞偏成熟，且没有抗原成分的缺失，需要结合其他诊断技术如形态学、原位杂交（FISH）、融合基因分析、基因测序分析等更为复杂的诊断技术加以综合判断。对于 AML 的诊断作用则较复杂，FCM 对大多

数 AML 能作出比较正确的诊断，特别是对 M0、M1、M2、M3、M5、M6、M7 的诊断比较有效，但对 M4 的诊断有时需要结合形态学及细胞化学染色的特点进行综合判断。当然，尽管 FCM 诊断相当有效，但有些病例的白血病细胞克隆性识别比较困难，故需要结合其他方法进行综合诊断，以防止诊断偏差。因此，当前国际上仍然普遍接受 MICM 分型的诊断方法。

除常见急性白血病诊断外，FCM 在大多数疑难血液病病例中的诊断也非常有效，并能迅速明确许多常规方法无法确诊或不能及时确诊的病例，如混合型白血病、伴有骨骼破坏的白血病或外周血常规不高、骨髓穿刺呈"干抽"现象者。

病例 1：

患儿，男，10 岁。因面色苍白 20 余天，发热 7 d 入院。全身浅表淋巴结、肝脾不肿大，外周血常规：白细胞计数 8.4×10^9/L，淋巴细胞占 65%；Hb 85 g/L；PLT 78×10^9/L，临床上怀疑为白血病。骨髓穿刺检查提示"干抽"，少量骨髓血涂片提示有核细胞减少，发现部分细胞形态异常（图 6-1）、类似于淋巴样肿瘤细胞。骨髓活检 7 d 后病理报告：ALL 可能。

外周血 FCM 分析结果：发现白血病细胞克隆，占外周血有核细胞总数的 33%，其免疫学标志为 $CD34^+$、$CD10^+$、$CD19^+$、$CD20^-$、$CD33^-$、MPO^-、$CD41^-$。根据该分析结果，外周血采集当天即确诊为普通 B 细胞型 ALL（common-ALL）。

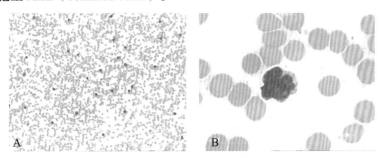

图 6-1　"干抽"骨髓血涂片瑞氏染色结果

A. ×10 低倍镜下观察结果；B. 油镜下观察结果

病例 2：

患儿，男，12 个月。因左手指关节肿胀伴发热 1 周，于 2005 年 7 月 12 日入院。体格检查：轻度贫血貌，无皮疹，双侧腮腺肥大，浅表淋巴结不肿大。肺部听诊呼吸音稍粗糙，心脏听诊无阳性发现。腹部触诊平软，肝肋下 1.5 cm，脾肋下未触及肿大。左手中指指关节肿胀。X 线摄片提示多发性斑点状骨质破坏。外周血常规：WBC 4.2×10^9/L，N 38%，L 62%，Hb 93 g/L，PLT 85×10^9/L。临床初步诊断：病毒感染，恶性肿瘤。

骨髓常规检查（图 6-2）：取材不佳，但高倍镜下见原始细胞 38%，过氧化酶（POX）阴性。诊断：①白血病；②转移性肿瘤。

骨髓液 FCM 分析结果提示，CD45：91.3%，CD33：88.2%，CD14：60.3%，CD56：50.2%，确诊为急性单核细胞白血病伴有 CD56 异常表达（图 6-3）。经 CAG（阿糖胞苷＋阿柔比星＋G-CSF）方案 1 个疗程治疗后获 CR。

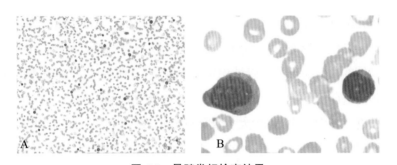

图 6-2　骨髓常规检查结果

A.低倍镜下观察结果；B.油镜下观察结果

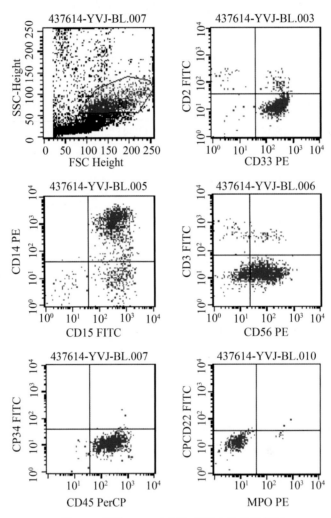

图 6-3　骨髓 FCM 主要免疫标志物分析结果

三、FCM 在疑难非霍奇金淋巴瘤诊断中的作用

FCM 不仅对急性白血病及疑难白血病能作出快速正确的诊断，而且在非霍奇金淋巴瘤（non-Hodgkin lymphoma，NHL）中也具有独到的诊断作用。

病例 3：

患儿，女，11 岁 1 个月。发现右颌下肿块半个月，于 2002 年 10 月 2 日入院。无明显发热、疼痛、消瘦、苍白、出血等，否认结核病密切接触史。体格检查：右颌下触及核桃大肿块（图 6-4），质中无压痛，右侧颈部浅表淋巴结肿大（1.5 cm×1.5 cm）。心肺无殊，肝脾不肿大。外周血常规正常。骨髓穿刺检查发现淋巴样异常细胞，占骨髓有核细胞 7%（图 6-5）。

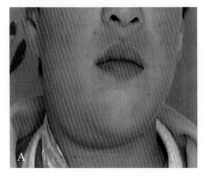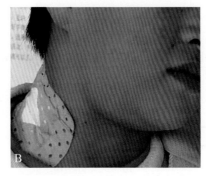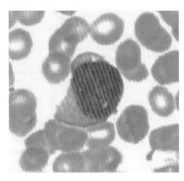

图 6-4 　颌下肿块正侧位照片　　　　　　　　　**图 6-5 　患儿骨髓穿刺检查结果**

颈部淋巴结活检做病理形态学观察及组织化学染色分析。患儿检查结果提示，淋巴结结构被破坏，见大量异型淋巴样肿瘤细胞浸润；免疫组织化学染色检查示 CD3⁻、CD20⁻、CD45RO⁻、CD23⁻、CD21⁻、Ki67⁺⁺、CD45⁺。病理诊断：淋巴瘤可能，细胞来源不明，详见图 6-6。

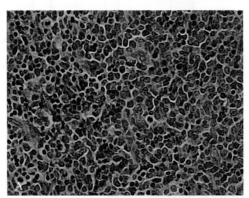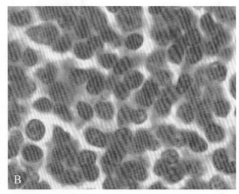

图 6-6 　患儿局部淋巴结活检检查

患儿肿块活检送 FCM 全面分析提示 CD19⁺、CD34⁺、cCD22⁺、CD45RA⁺、CD7⁺，而其他 T 细胞标志检查阴性（图 6-7）。FCM 最后诊断：B 祖细胞型淋巴瘤（相当于淋巴母细胞性淋巴瘤）。

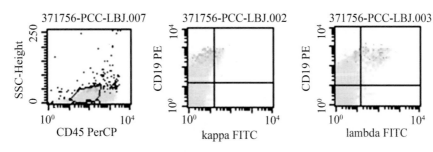

图 6-7 　患儿细胞活检组织 FCM 分析结果

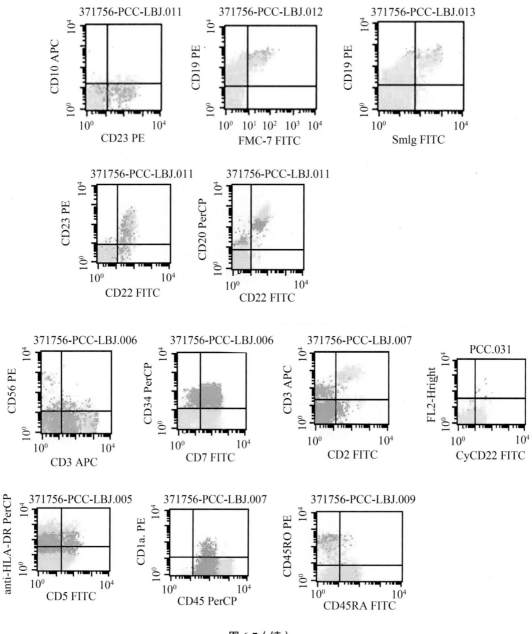

图 6-7（续）

病例 4：

患儿，女，8 岁。发现颈部肿块 1 个月，发热 1 周，于 2002 年 7 月 1 日入院。体格检查：体温 39.3℃，双侧颈部核桃大肿块数个，质偏硬，腋下、腹股沟淋巴结蚕豆大小至小核桃大小数枚，有粘连。心肺无殊。肝肋下未及，脾肋下 2 cm，质地中等。骨髓常规见幼稚淋巴细胞 6%。骨髓活检（图 6-8）结果提示，图 6-8A 示低倍镜观察，见有核细胞增生活跃；图 6-8B 为高倍镜下观察，箭头指示形态异常的肿瘤细胞，约占 6%，细胞来源未明。病理诊断考虑为恶性淋巴瘤骨髓浸润。建议做淋巴结活检。

淋巴结活检后经 FCM 分析，发现 CD45 低表达恶性克隆，CD3 阳性强度较正常 T 细胞为低，且伴有 CD2、CD5 表达缺失，$CD3^+CD5^-$ 克隆占 32.23%，CD7 阳性率占 98.97%，但 CD2 仅 12.55%。CD34 呈中等程度阳性，$CD45^+CD34^+$ 占 76.63%（图 6-9）。FCM 分析最后诊断（活检当天）：

考虑为 T 祖细胞淋巴瘤。

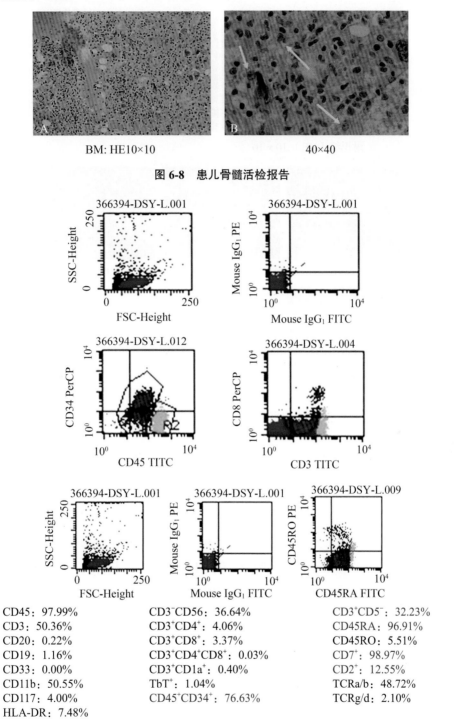

图 6-8 患儿骨髓活检报告

CD45：97.99%　　　　CD3⁻CD56：36.64%　　　　CD3⁺CD5⁻：32.23%
CD3：50.36%　　　　　CD3⁺CD4⁺：4.06%　　　　　CD45RA：96.91%
CD20：0.22%　　　　　CD3⁺CD8⁺：3.37%　　　　　CD45RO：5.51%
CD19：1.16%　　　　　CD3⁺CD4⁺CD8⁺：0.03%　　　CD7⁺：98.97%
CD33：0.00%　　　　　CD3⁺CD1a⁺：0.40%　　　　　CD2⁺：12.55%
CD11b：50.55%　　　　TbT⁺：1.04%　　　　　　　TCRa/b：48.72%
CD117：4.00%　　　　　CD45⁺CD34⁺：76.63%　　　　TCRg/d：2.10%
HLA-DR：7.48%

图 6-9 淋巴结活检组织流式细胞术分析

同时，淋巴结活检病理染色结果（图 6-10）显示，活检组织见大量幼稚淋巴细胞浸润，淋巴结组织结构消失。免疫化学染色显示：CD45⁺、CD43⁺、CD3⁺、CD34⁺/⁻、CD20⁻。1 周后，病理最后诊断：T 细胞淋巴瘤。较 FCM 分析结果报告迟 6 d。

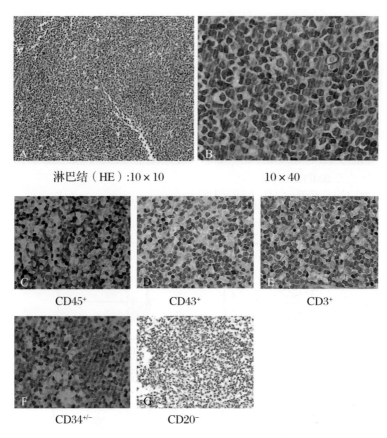

淋巴结（HE）:10×10　　　　　10×40

CD45⁺　　　　CD43⁺　　　　CD3⁺

CD34⁺/⁻　　　　CD20⁻

图 6-10　患儿淋巴结活检病理切片及组织化学染色结果

四、FCM 利用胸腔积液、腹水标本快速诊断血液淋巴系统肿瘤

临床上，部分病例因以体腔积液作为血液系统肿瘤的唯一表现，主要表现为胸腔积液和（或）腹水。此时，通常无明显浅表淋巴结肿大、皮下肿块，无骨髓浸润等情况，因而无法进行肿瘤组织的病理活检，仅胸腔积液、腹水是唯一可以得到的标本。利用 FCM 对胸腔积液、腹水中的细胞成分进行免疫标志分析，给临床及时合理处理提供第一手资料，可以获得快速的诊断。

对 41 例胸腔积液、腹水和脑脊液患儿进行了 FCM 分析（表 6-3）。

表 6-3　来自恶性肿瘤儿童胸腔积液、腹水、脑脊液的细胞形态学和免疫学资料一览表

序号	样本类型	免疫类型	FCI 诊断	细胞学检查	组织学检查	RCO 检测
1	腹水	CD19⁺, CD20⁺, CD23⁺, CD10⁻, CD5⁻, κ⁺, λ⁻	B-NHL	阳性	DLBCL	DLBCL
2	腹水	CD10⁺, CD19⁺, CD20⁺, CD23⁻, CD5⁻, κ⁺, λ⁻	B-NHL	疑似	BL	BL
3	腹水	CD10⁺, CD19⁺, CD20⁺, CD23⁻, CD5⁻, κ⁺	B-NHL	阳性	BL	BL
4	腹水	CD19⁺, CD20⁺, CD23⁺, CD10⁻, CD5⁻, κ⁺, λ⁻	B-NHL	阳性	DLBCL	DLBCL
5	腹水	CD19⁺, CD20⁺, CD23⁺, CD10⁻, CD5⁻, κ⁻, λ⁺	B-NHL	疑似	DLBCL	DLBCL
6	腹水	CD10⁺, CD19⁺, CD20⁺, CD23⁻, CD5⁻, κ⁺, λ⁻	B-NHL	阴性	BL	BL
7	腹水	CD2⁺, CD5⁺, CD7ᵈⁱᵐ, CD3⁺, CD4⁻, CD8⁻	T-NHL	阴性	T-LBL	T-LBL
8～12	腹水	CD45⁻, CD56ᵇʳⁱᵍʰᵗ, CD81⁺	NB	阴性	NB	NB
13～15	腹水	CD45⁻, CD56ᵇʳⁱᵍʰᵗ, CD81⁺	NB	阳性	NB	NB

续表

序号	样本类型	免疫类型	FCI 诊断	细胞学检查	组织学检查	RCO 检测
16	腹水	CD13⁺、CD33⁺、CD56⁺、CD34⁺、CD117⁺	AML	阳性	ND	AML
17	腹水	CD1a⁺、CD2⁺、CD7⁺、CD5⁻、CD3⁻	AML	阳性	ND	AML
18, 19	腹水	无异常		阴性	阴性	STS	STS
20	胸腔积液	CD1a⁺、CD2⁺、CD7⁺、CD3⁻	T-NHL	阳性	T-LBL	T-LBL
21	胸腔积液	CD1a⁺、CD2⁺、CD7⁺、CD3⁻、CD4⁺	T-NHL	阳性	T-LBL	T-LBL
22	胸腔积液	CD2⁺、CD7⁺、CD3⁻、CD1a⁻、CD4⁺/CD8⁺/CD8⁺	T-NHL	阳性	T-LBL	T-LBL
23	胸腔积液	CD1a⁺、CD7⁺、CD3⁺、CD2⁻、CD4⁺/CD8⁺	T-NHL	阳性	T-LBL	T-LBL
24	胸腔积液	CD1a⁺、CD2⁺、CD7⁺、CD3⁺、CD4⁺/CD8⁻	T-NHL	阴性	T-LBL	T-LBL
25	胸腔积液	CD2⁺、CD5⁺、CD3⁺、CD1a⁻、CD4⁺/CD8⁻	T-NHL	阴性	AITCL	AITCL
26	胸腔积液	CD1a⁺、CD2⁺、CD5⁺、CD7⁺、CD3⁺、CD34⁺	T-NHL	阳性	T-LBL	T-LBL
27	胸腔积液	CD1a⁺、CD2⁺、CD3⁺、CD7⁺、CD4⁺/CD8⁺	T-NHL	阳性	T-LBL	T-LBL
28	胸腔积液	CD2⁺、CD7⁺、CD3⁻、CD1a⁻、CD4⁻/CD8⁻	T-NHL	阳性	T-LBL	T-LBL
29	胸腔积液	CD2⁺、CD3⁺、CD5⁻、CD7⁻、CD4⁻/CD8⁺	T-NHL	阴性	T-LBL	T-LBL
30	胸腔积液	CD2⁺、CD7⁺、CD8⁺、CD56⁺、CD3⁻、CD1a⁻	LGL	疑似	ND	LGL
31	胸腔积液	CD2⁺、CD7⁺、CD4⁺、CD30⁺、CD5⁻、CD3dm	ALCL	阴性	ALCL	ALCL
32	胸腔积液	无异常		阴性	阴性	ALCL	ALCL
33	胸腔积液	CD19⁺、CD20⁺、CD23⁻、CD10⁻、CD5⁻、κ⁻、λ⁺	B-NHL	疑似	DLBCL	DLBCL
34	胸腔积液	CD5⁺、CD19⁺、CD20⁺、CD23⁻、CD10⁻、κ⁻、λ⁺	B-NHL	阳性	DLBCL	DLBCL
35	胸腔积液	CD19⁺、CD20⁺CD23⁻、CD10⁻、CD5⁻、κ⁺、λ⁻	B-NHL	疑似	DLBCL	DLBCL
36	胸腔积液	CD10⁺、CD19⁺、CD20⁺、CD23⁻、CD10⁻、CD5⁻、κ⁻、λ⁻	B-NHL	阳性	BL	BL
37, 38	胸腔积液	无异常		阴性	阴性	HL	HL
39	脑脊液	CD19⁺、CD20⁺、CD23⁻、CD10⁻、CD5⁻、κ⁺、λ⁻	B-NHL	疑似	DLBCL	DLBCL
40	脑脊液	CD45⁻、CD19⁺、CD34⁺、CD10⁺、CD20⁻	B-NHL	阳性	B-LBL	B-LBL
41	脑脊液	CD45⁻、CD56⁺、CD81⁺	RB	阳性	RB	RB

注：11、12、15 和 19 例的样本取于胸腔积液。

FCI，流式细胞术免疫表型分析；NHL，非霍奇金淋巴瘤；NB，神经母细胞瘤；AML，急性髓系白血病；LGL，大颗粒淋巴细胞白血病；ALCL，间变性大细胞淋巴瘤；RB，视网膜母细胞瘤；DLBCL，弥漫性大 B 细胞淋巴瘤；BL，Burkitt 淋巴瘤；LBL，淋巴母细胞淋巴瘤；ND，未测出；STS，软组织肉瘤；AITCL，血管免疫母细胞性 T 细胞淋巴瘤；HL，霍奇金淋巴瘤。

其中，病例 31 患儿肿瘤细胞标本的 FCM 分析结果提示（图 6-11），其 FSC 和 SSC 点图上发现两群淋巴细胞群（R1 和 R2）。其中，位于 R1 区内的细胞具有正常的免疫表型（CD45⁺、CD2⁺、CD3⁺、CD5⁺、CD7⁺、CD69 弱、CD1a⁻ 和 CD30⁻）以及正常的 CD4⁺/CD8⁺ 比例，流式细胞术免疫表型分析提示为正常的 T 细胞表型（上排点图）。R2 区被检测到一群异常 T 淋巴细胞，免疫表型为 CD45⁺、CD3 弱、CD2⁺、CD7⁺、CD4⁺、CD30⁺、CD69⁻、CD1a⁻、CD8⁻（下排点图），该群细胞占总有核细胞的 9.3%，具有高 FSC，类似单核细胞或粒细胞，提示该细胞群来源于 ALCL 细胞。

其中，病例 8，患儿，女，9 岁，因胸闷气急、上腹痛 7 d 入院。不发热，无贫血、出血等症状。体格检查：强迫左侧卧位，心尖区闻及 Ⅱ 级吹风样杂音。左侧呼吸音低。胸部 X 线摄片示左侧胸腔大量积液（图 6-12），CT 示纵隔 10 cm×10 cm 肿块及多处淋巴结肿大。

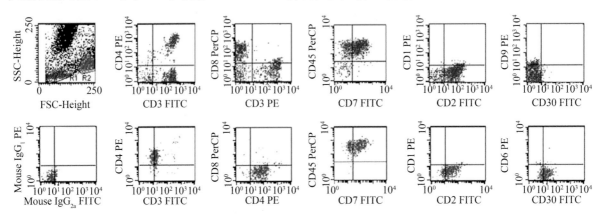

图 6-11　ALCL（病例 31）胸腔积液的流式细胞术分析

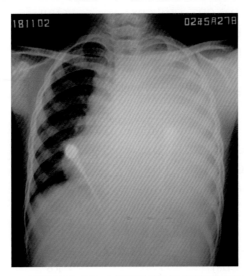

图 6-12　患儿胸部正位 X 线摄片提示左侧胸腔大量积液

患儿胸腔积液 FCM 分析结果提示：胸腔积液中找到大量 T 淋巴细胞（图 6-13），高表达 CD3、CD2、CD7、CD45、CD45RA、TCRα/β、CD38，并出现 CD4$^+$CD8$^+$ 双阳性细胞高达 95.93%，CD1a 阳性率达 68.94%，呈明显的 T 细胞克隆性（图 6-14）。FCM 最后诊断：胸腺 II 期 T 细胞性淋巴瘤。

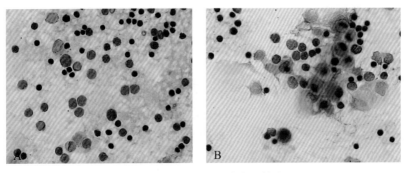

图 6-13　患儿胸腔积液病理检查

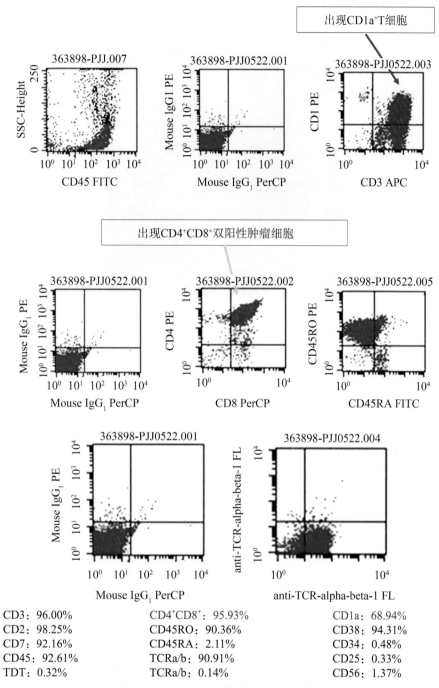

CD3：96.00%　　CD4⁺CD8⁺：95.93%　　CD1a：68.94%
CD2：98.25%　　CD45RO：90.36%　　CD38：94.31%
CD7：92.16%　　CD45RA：2.11%　　CD34：0.48%
CD45：92.61%　　TCRa/b：90.91%　　CD25：0.33%
TDT：0.32%　　TCRa/b：0.14%　　CD56：1.37%

图 6-14　患儿胸腔积液的 FCM 分析结果

该患儿经化疗 7 d 后，复查胸片显示纵隔明显缩小，胸腔积液消失（图 6-15），说明治疗反应良好。该病例证明根据 FCM 分析结果能获得更快速而正确的诊断，特别是当取不到合适的用于常规病理检查的组织标本时，FCM 仍能有效诊断淋巴瘤。

五、FCM 对间变性大细胞淋巴瘤的诊断作用

间变性大细胞淋巴瘤（anaplastic large cell lymphoma，ALCL）通常伴有高热、淋巴结肿大或肿大不明显，有时给临床治疗决策带来一定的问题。笔者单位分析了 15 例 ALCL 病例的流式细胞术

分析结果，发现所有病例 CD30 和 ALK 均呈阳性，而其他抗原则呈不同程度的表达（表6-4）。

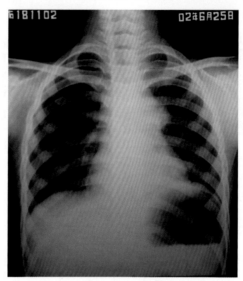

图 6-15 患儿化疗 1 周后的 X 线胸片

表 6-4 15 例 ALCL 的形态学和免疫组织化学染色结果比较

例数	性别	ALK	CD3	CD43	CD30	CD15	CD68	CD1a	EMA	EBV	组织学亚型
1	男	+	−	+	+	−	−	−	−	−	普通变异型
2	男	+	+	+	+	−	−	−	−	−	普通变异型
3	男	+	−	−	+	−	−	−	−	−	普通变异型
4	男	+	+	−	+	−	−	−	+	−	普通变异型
5	女	+	−	+	+	−	−	−	−	−	普通变异型
6	男	+	+	−	+	−	−	−	+	−	普通变异型
7	男	+	−	−	+	−	−	−	−	−	普通变异型
8	男	+	+	−	+	−	−	−	−	−	普通变异型
9	女	+	+	−	+	−	−	−	−	−	普通变异型
10	男	+	−	−	+	−	−	−	−	−	普通变异型
11	男	+	+	−	+	−	+	−	+	−	淋巴组织细胞型
12	男	+	+	+	+	+	+	−	+	−	淋巴组织细胞型
13	女	+	−	−	+	−	+	−	+	−	淋巴组织细胞型
14	女	+	+	+	+	−	+	−	−	−	淋巴组织细胞型
15	女	+	+	+	+	+	−	−	−	−	中性粒细胞丰富性

注：ALK，间变性淋巴瘤激酶；EMA，上皮膜抗原；EBV，EB 病毒。

（一）ALCL 与 HD 中 CD30 百分率的比较

图 6-16 对比分析了 15 例 ALCL 和 7 例霍奇金淋巴瘤（Hodgkin lymphoma，HD）中 CD30 的百分率。柱状图中的中央水平线代表中位数（50 百分位），柱状盒下线和上线代表 17th 和 75th 百分位。延长线最低和最高点代表 5th 和 95th 百分位。提示 ALCL 病例的肿瘤细胞上 CD30 明显呈高表达。

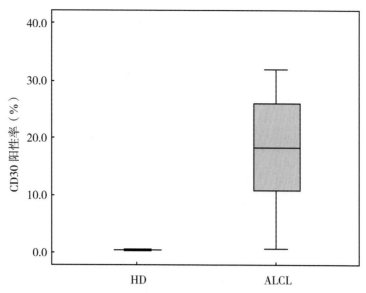

图 6-16　间变性大细胞淋巴瘤和霍奇金淋巴瘤中 CD30 百分率的比较

（二）ALCL 不同的形态学和免疫学特征

1. 病例 6

病例 6 为普通变异型。石蜡切片 HE（×200）染色图片中见部分区域有体积增大，核不规则，散在分布的肿瘤细胞（图 6-17）。

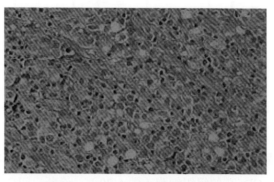

图 6-17　病例 6 形态学和免疫学特征

病例 6 淋巴结活检标本的流式细胞术分析结果显示，FCS 和 SSC 散点图显示两群淋巴细胞亚群（R1 和 R2 区）。R1 区域中的细胞具有正常免疫表型包括 CD2$^+$，CD3$^+$，CD5$^+$，CD69 弱，CD1a$^-$，CD25$^-$ 和 CD30$^-$（图 6-18 上排图）伴有正常 CD4/CD8 比例的正常细胞。R2 区域发现一群伴有异常免疫表型包括 CD3 弱，CD2$^+$、CD4$^+$、CD30$^+$、CD25$^+$、CD5$^-$、CD69$^-$、CD1a$^-$ 和 CD8$^-$（图 6-18 下排图），位于高 FSC/SSC 的位置，类似于单核细胞和粒细胞区域。提示肿瘤细胞源于 ALCL。

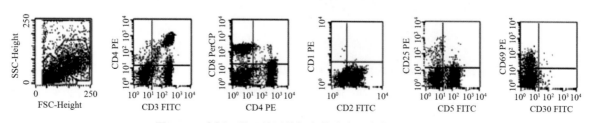

图 6-18　病例 6 淋巴结活检标本的流式细胞术分析结果

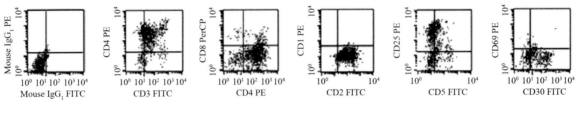

图 6-18（续）

2. 病例 9

病例 9 活检淋巴结标本流式细胞术分析结果显示，具有异常免疫表型（CD3 弱，CD2⁺、CD7⁺、CD4⁺、CD30⁺、CD5⁻、CD25⁻、CD56⁻、CD69⁻、CD1a⁻ 和 CD8⁻）的肿瘤细胞分布在大淋巴细胞区域中（图 6-19）。

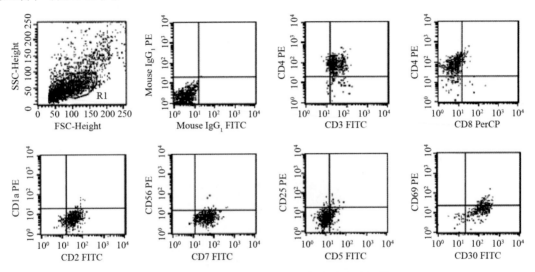

图 6-19　病例 9 活检淋巴结标本流式细胞术分析结果

3. 病例 14

病例 14 为淋巴组织细胞变异型。切片中见中等至较大体积的肿瘤细胞（箭头所示）（×200）。免疫组织化学染色结果提示 CD68⁺ 的组织细胞（图 6-20）。诊断：间变性大细胞淋巴瘤。

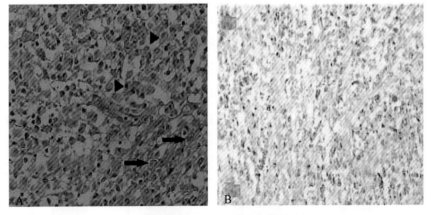

图 6-20　病例 14 形态学和免疫学特征

4. 病例 15

病例 15 为中性粒细胞丰富型 ALCL 病例。图 6-21A 切片中可见多数中性粒细胞镶嵌于形态较大的肿瘤细胞间（HE 染色，×400）；图 6-21B ALK 染色结果：肿瘤胞质呈强阳性反应；图 6-21C CD30 染色结果：肿瘤细胞膜呈强阳性反应。

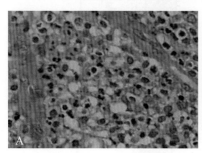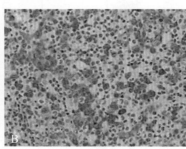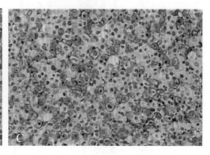

图 6-21 病例 15 形态学和免疫学特征

六、FCM 在恶性淋巴瘤诊断中的病理检查应用

一般来说，恶性淋巴瘤的诊断依赖于肿瘤组织的病理形态学观察和免疫细胞化学染色的结果，一般需要 1 周才能获得报告结果。但有时患者情况紧急，需要立刻采取治疗措施，因此，除常规病理检查以外，寻找快速正确的诊断方法一直是血液淋巴肿瘤临床的重要课题。如上所述，多色流式细胞术能快速分析和鉴定血液淋巴组织细胞的来源，因此，采用流式细胞术应该能够对血液淋巴系肿瘤作出快速诊断，为临床及时采取治疗措施提供诊断依据。

病例 9：

患儿，男，10 岁。反复腹痛伴持续高热、消瘦 1 个月余，于 2002 年 3 月 2 日入院。WBC 28×10^9/L，N 86.5%。腹部 B 超检查示不全肠梗阻。CT 示右下腹肿块伴上纵隔肿块。

外周血流式细胞仪分析结果（图 6-22）显示：外周血中 NKT 细胞明显增生，占有核细胞的 32.34%，伴有 CD5 抗原完全缺失，提示该 NKT 细胞群呈克隆性。标本活检当天 FCM 最后诊断：NKT 细胞淋巴瘤。

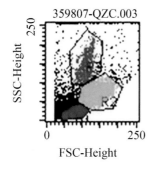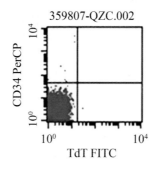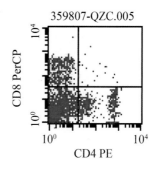

图 6-22 患儿外周血流式细胞术分析结果

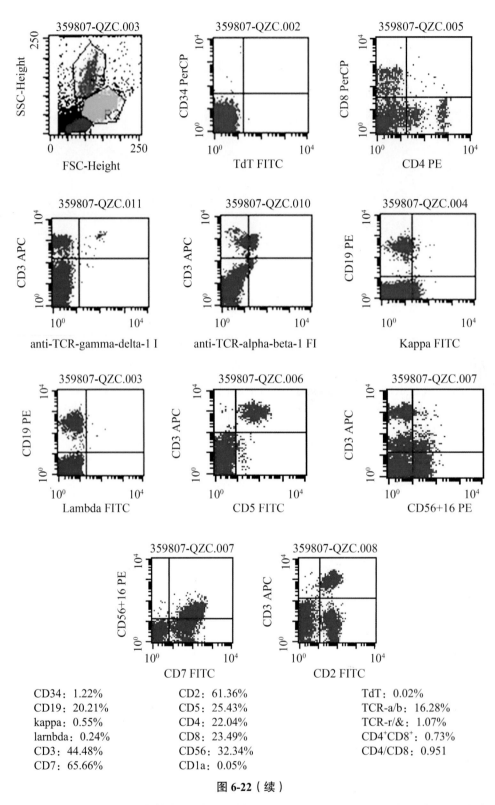

CD34：1.22%　　　　CD2：61.36%　　　　TdT：0.02%
CD19：20.21%　　　　CD5：25.43%　　　　TCR-a/b：16.28%
kappa：0.55%　　　　CD4：22.04%　　　　TCR-r/&：1.07%
larnbda：0.24%　　　　CD8：23.49%　　　　CD4$^+$CD8$^+$：0.73%
CD3：44.48%　　　　CD56：32.34%　　　　CD4/CD8：0.951
CD7：65.66%　　　　CD1a：0.05%

图 6-22（续）

　　患儿右下腹腹腔镜肿块活检做病理检查，结果见图 6-23 至图 6-26。由于病理切片中当时未行
CD56、CD57、CD16 等 NK 细胞标记染色检查，故只能诊断为 T 细胞淋巴瘤，而采用 FCM 法诊断，
可以采用许多病理检查过程中石蜡切片无法染色的标记如 CD56 等，故可以区分 T 细胞淋巴瘤还是

NKT细胞淋巴瘤。因此,流式细胞术在该例诊断显示了其较常规病理诊断更为早、更精确的诊断作用。

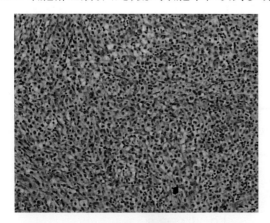

图 6-23　患儿腹腔肿块 HE 染色 (×100)

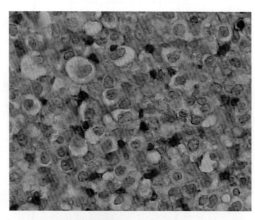

图 6-24　患儿腹腔肿块免疫组织化学染色,CD45⁺(×400)

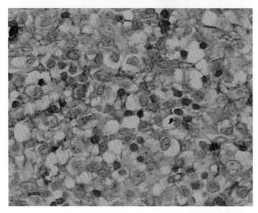

图 6-25　患儿腹腔肿块 CD3 免疫组织化学染色, CD3⁺ (×400)

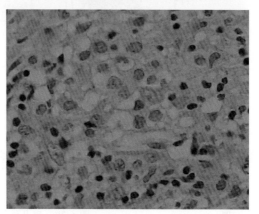

图 6-26　患儿腹腔肿块 CD20 免疫组织化学染色, CD20⁻ (×400)

病例 10:

患儿,女,2 岁。因不规则发热 1 个月入院。浅表淋巴结轻度肿大。心肺阴性,肝脾不肿大。外周血 WBC $13×10^9$/L, L 65%, N 20%, Hb 110 g/L, PLT $224×10^9$/L, 血中异常淋巴样细胞 15%, 骨髓干抽, 活检冲洗细胞作 FCM 分析, 结果见图 6-27、图 6-28。病理诊断:血涂片及骨髓活检冲洗细胞涂片见异常淋巴样细胞, 提示恶性淋巴瘤可能。

对该患儿外周血单个核细胞进行流式细胞术分析, 显示标本中存在 $CD45^{++}$、$CD3^+$、$CD5^-$ 的克隆性 T 细胞群, 该细胞群呈 $CD71^+$、$CD2^{++}$、$CD7^+$、$CD8^{++}$ 和 TCR/⁺, 而 CD4、CD33 和 TCRγ/δ 均阴性。因此, 采血当天 FCM 的最后诊断:外周 T 细胞淋巴瘤白血病。而患者外周血和骨髓活检组织均未能为常规病理学检查提供明确诊断的必要依据。

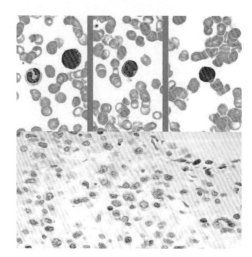

图 6-27　患儿外周血涂片

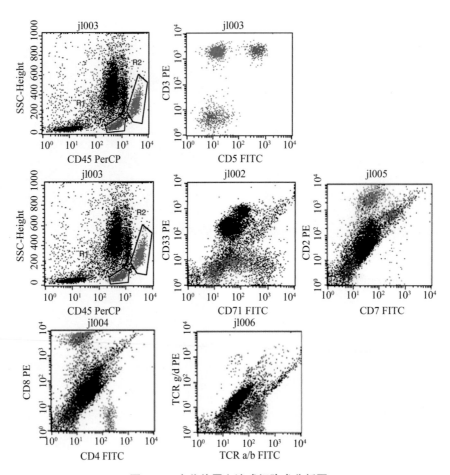

图 6-28　患儿外周血流式细胞术分析图

病例 11：

患儿，男，13 岁。因发热 10 d 伴苍白、全血细胞减少入院，患儿体重减轻，肝脾大，初次 BM 检查"正常"。肝组织活检结果见图 6-29。病理检查结果提示：发现淋巴样异常细胞浸润，考虑为恶性淋巴瘤可能。

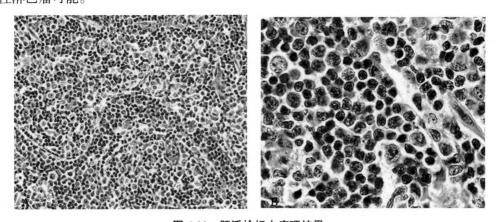

图 6-29　肝活检标本病理结果

A. HE 染色，×20；B. HE 染色，×400

为进一步明确诊断，对肝活检组织进行了多色流式细胞术分析，结果见图 6-30。结果显示，肿瘤细胞呈 CD3$^+$，TCRγ/δ$^+$，CD4$^-$，CD8$^-$，CD22$^-$ 的 T 细胞克隆性增殖。活检当天 FCM 的最后诊断：肝脾 γ/δ-T 细胞淋巴瘤。

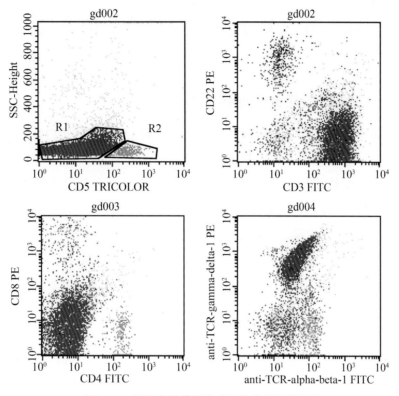

图 6-30　肝组织活检作流式细胞术分析的结果

七、总结及展望

（一）总结

（1）与常规病理学切片诊断类似，FCM 对各种 NHL 能作出正确的早期诊断，结果报告较病理报告快 6 ~ 7 d。

（2）对临床复杂、疑难的血液肿瘤性疾病，FCM 全面系统的分析有利于明确诊断；对细胞形态学不易辨认的标本如胸腔积液、腹水、脑脊液等，FCM 分析能为临床提供正确的诊断；对于常规检查认为是疑难的病例，FCM 分析可能较为合适。

（3）对于部分淋巴瘤如外周 T 细胞淋巴瘤、γ/δ-T 细胞淋巴瘤等常规病理切片难于作出确切诊断时，FCM 仍能快速明确诊断。说明 FCM 诊断恶性淋巴瘤更快、更精确，是常规病理诊断的有效补充。

（二）展望

随着多色 FCM 技术的不断提高，单克隆抗体试剂数量的不断增加和应用，相信 FCM 将在疑难血液恶性肿瘤的诊断与鉴别诊断中发挥更大的作用。

（汤永民）

第 4 节　分子生物学改变及其意义

一、急性淋巴细胞白血病分子遗传学异常

用于检测 ALL 发生及分化中的特异性靶基因有以下几种。①免疫球蛋白重链（immunoglobuline line heavy chain，IgH）基因重排：ALL 中 B-ALL 最多见，占 70% 以上。一般认为是 B 淋巴系特异性标志。分子生物学技术证明，当多能干细胞向 B 细胞分化时，最早出现的可被检测出的变化是 IgH 的重排。IgH 基因 V-D-J 片段的重排是产生抗体多样性和特异性的主要机制，不同的 B 细胞克隆发生不同类型的重链基因重排。由于恶变 B 细胞通常是一个细胞恶性增生的结果，IgH 基因重排呈单克隆，可以作为淋巴系统肿瘤克隆的特异性基因标志。检测 IgH 基因重排对于淋巴白血病、淋巴瘤等疾病的辅助诊断、微小残留白血病的检测、治疗效果的判断、复发的预测具有重要意义。②T 淋巴细胞受体基因（TCR）片段重排：其 γ、δ 基因重排特异性高，90% 以上的 T-ALL 发生 γ、δ 基因重排；40% ~ 60% B-ALL 发生 TCRγ 重排，而 70% ~ 80% B-ALL 发生 δ 基因重排。③ALL 表达相关的融合基因：在发生 ALL 演变过程中常发生特异性染色体结构改变，相应地在 DNA 水平上发生基因重排，形成特异性融合基因，融合基因或癌基因可作为 AML 患者的肿瘤标志物，进行追踪检测以指导化疗，并作为评估疗效和提示预后的指标。

ALL 常见的融合基因：

（一）*BCR-ABL* 融合基因

见于 t（9；22）（$q34$；$q11$）易位，由位于 9q34 的 *ABL* 基因与 22q11 的 *BCR* 基因相互融合而成，在儿童 ALL 中的阳性率为 3% ~ 5%。具有 *BCR-ABL* 融合基因的 ALL 多发生于前 B 或早前 B 细胞 ALL 中，其持续缓解时间短，是儿童 ALL 最差的预后标志。根据断裂部位的差异，t（9；22）可形成两种融合蛋白：P190 和 P210。在 30% ~ 50% 的成年人 Ph$^+$ 的 ALL，20% ~ 30% 儿童 Ph$^+$ 的 ALL 病例中 *BCR-ABL* 融合基因是 *p*210 型的，还有 60% 的 Ph$^+$ 的 ALL 患者的 *BCR-ABL* 融合基因是 p190 型的。

在 ALL 中，Ph 阳性和随之出现的 *BCR-ABL* 融合基因是一个预后非常差的标志，它影响着患者完全缓解率。该基因阳性的患者，可用格列卫进行治疗，并可进行疗效监测和微量残留病的检测。

（二）*E2A-PBX*1 融合基因

*E2A-PBX*1 融合基因是由 t（1；19）（$q23$；$p13.3$）易位而形成的，是由 19 号染色体上的 *E2A* 基因和 1 号染色体上的 *PBX1* 基因的融合而成。在 5% ~ 6% 的儿童 ALL 和 3% 的成年人 ALL 检测到该基因，而在前 B-ALL（胞质免疫球蛋白阳性）中 *E2A-PBX*1 基因融合的发生率约为 25%。携带有该易位的患者，其临床症状都比较重，目前比较一致的意见：伴有 t（1；19）的 ALL 患儿标准化疗的预后差；而强烈化疗后的预后良好。该基因阳性的患者，可用于疗效监测和微量残留白血病

的检测。

（三）*TEL-AML*1 融合基因

*TEL-AML*1 融合基因：见于 t（12；21）（p13；q22）易位，由位于 12p13*TEL* 基因与 21q22*AML*1 基因相互融合而成。t（12；21）（p13；q22）易位最早在 1995 年被报道。随后的报道发现这种普通遗传学无法检测的易位，是儿童 ALL 中最为常见的易位，免疫表型为早前 B 细胞 ALL。流行病学研究发现一些 *TEL-AML*1 阳性的 ALL 儿童患者在白血病发病前 5～10 年的新生儿外周血样中可以发现融合基因，这一结果提示易位可能是该类白血病发病的起始事件。几乎 25%（国内报道为 22.5%）的儿童 ALL 有该易位，主要出现在 1～12 岁的阳性患者，其中最多的在 2～5 岁。这类患者的另一个特征是白细胞计数比较低。t（12；21）阳性的患者都有较好的预后，化疗缓解率高，生存期长，复发时间较晚。该基因阳性的患者，可用于疗效监测和微小残留的检测。*TEL-AML*1 融合基因阳性是预后良好的一个独立判断指标，多数研究显示 ALL 患者的无病生存率可达 90%。

（四）*NOTCH*1 和 *FNXW*7 基因突变

*NOTCH*1 基因位于染色体 9q34，编码的蛋白作为一种跨膜受体，可参与调节正常 T 淋巴细胞的发育以及其他组织的胚胎发育。超过 50% 的原发性 T-ALL 患者白血病细胞存在 *NOTCH*1 基因突变，突变位置集中在该基因的异二聚体和 PEST 区域，突变主要发生在 26、27 和 34 号外显子。*NOTCH*1 和 *FNXW*7 的突变都可以导致 NOTCH1 信号通路的激活，在大多数 T-ALL 患者中可发现此表象。NOTCH 信号通路在多细胞生物的发育过程中起重要作用。它可以调节细胞增殖、生存以及分化，在成年人中对于 T 和 B 细胞的定向分化非常重要。*NOTCH*1 和 *FNXW*7 基因突变对于肿瘤发病机制的研究具有意义，但并不能预测儿童 T-ALL 患儿的预后。

（五）涉及 *MLL* 基因的易位

1980 年，Berger 等发现 11 号染色体长臂常与急性髓细胞性白血病（AML）-M5 相关，后来越来越多的证据表明在急性白血病（AL）中染色体 11q23 是发生变异的常见部位，11q23 异常可涉及 *MLL*、*PLZF*、*RCK* 等基因，其中混合系白血病（mixed lineage leukemia，MLL）基因最常见。*MLL* 又称髓性 / 淋巴系白血病基因，是一种转录调控因子，参与组成复杂的转录调控蛋白复合物，可见于婴儿、儿童和成年人的原发性急性髓细胞性白血病、急性淋巴细胞白血病和继发性白血病。具有 *MLL* 基因异常的白血病称为 *MLL* 相关白血病。*MLL* 相关白血病具有独特的临床和分子遗传学特征，它们大多恶性程度高，进展迅速，对常规化疗不敏感，完全缓解率低，生存期短，预后较没有 MLL 异常的急性白血病更差。

目前报道的涉及 *MLL* 染色体易位的有百余种，易位往往导致 *MLL* 基因与各种基因融合，常见的有编码核转录因子的 AF-4（4q21）、AF-9（9p2）、AF-10（10p12）、ENL（19p13）以及编码胞质蛋白的 AF-1P（1p32）、AF-6（6q27）等，形成 *MLL-AF*4、*MLL-AF*6、*MLL-AF*9、*MLL-AF*10 和 *MLL-ENL* 等融合基因。

研究表明，MLL 基因发生染色体 11q23 断裂和扩增有助于 T-LBL/ALL 的预后判断，发生 *MLL* 基因断裂或扩增的 T-ALL 预后较差，*MLL* 基因断裂组或扩增组的总体生存率低于非断裂组或非扩增组，提示 *MLL* 基因断裂或扩增可能为 T-ALL 的一种分子亚型。

　　与白血病相关的 *MLL* 易位产生了由 *MLL* 的 N 端部分与 50 多种 MLL 中一种 C 端融合而成的嵌合蛋白。*MLL* 基因重排占儿童 ALL 的 8%～10%，但在婴儿 ALL 患者可达 80%，还见于拓扑异构酶Ⅱ抑制剂引起的治疗所致病的大多数患者中。

　　MLL-ENL 和 *MLL-AF*4 融合基因主要见于 ALL 患者，*MLL-AF*4 由 t（4；11）易位产生，在 50%～70% 的婴幼儿 ALL、近 5% 的儿童和成年人 ALL 病例中可检测到。t（4，11）（q21；q23）与前 B-ALL（CD79A⁺，CD19⁺，CD10⁻，CD24⁻）相关，同时与粒系分化抗原 CD16 和 CD65 以及 NG2 抗原共表达。*MLL-AF*4 融合基因在所有 t（4；11）易位的病例中存在，也存在于相当一部分细胞遗传学没有检测到 t（4；11）易位的病例中。婴儿急性白血病患者进行 *MLL-AF*4 融合基因检测可筛选出高危患者，给予强化治疗提高生存率。*MLL-AF*4 融合基因阳性的患者，可用于动态监测微小残存病灶和复发状态，指导临床治疗。

（六）嵌合性转录因子（HOX）

　　嵌合性转录因子起源于两种不同转录因子的一部分融合产生的基因易位。HOX 转录因子与 DNA 结合，并调控参与胚胎干细胞及造血干细胞分化的基因。据细胞基因学研究，4%～7% 的 T-ALL 中涉及染色体 10q24 的易位，HOX11 正是定位在 10q24 上，并被 t（10；14）（q24；q11）易位以及 t（7；10）（q35；q24）易位激活。B-ALL 中未发现 HOX11。在现阶段的文献报道中，HOX11 高表达的儿童 T-ALL 预后较阴性者有优势。成年人中也有相似的论断。低表达的 HOX11 与阴性者差异无统计学意义。

（七）*FLT-3* 基因突变

　　研究表明，在有 MLL 重排或染色体超二倍体 ALL 的患者中 *FLT-3* 基因过度表达。*FLT-3* 是Ⅲ型酪氨酸激酶受体家族中的一员，是一种膜结合受体，可以与造血生长因子 *FLT-3* 配基结合。*FLT-3* 基因发生突变后，会导致不依赖配体的 FLT3 受体自身二聚体化，从而导致细胞过度增殖及活化。*FLT-3* 基因突变患者预后较差，且可独立于核型之外。其突变类型有两种：①内部串联重复（internal tander duplication，ITD），约 20% 的超二倍体 ALL 患者可检出 *FLT3-ITD*。②活化环中的点突变（point mutation in the activation loop，TKD），在 2.8% 的 ALL 患者可发现 *FLT-3* 基因的点突变。

（八）*SIL-TAL*1 融合基因

　　该融合基因由染色体 1p32 微缺失形成，在 26% 的儿童 T-ALL 病例和 16% 的成年人（主要是年青成人）T-ALL 病例检测到，可以用于 T-ALL 的辅助诊断。其定量检测同样可以用于疗效监测和微量残留病的检测。

（九）*IKZF*1 因子

　　*IKZF*1 因子是调控淋巴细胞分化发育的重要蛋白，是血液淋巴系统发育必需的转录因子。*IKZF*1 基因部分或完全缺失会产生功能缺陷型蛋白，并与其他功能型蛋白相互作用，影响其生物学功能。约 28.6% 的 B-ALL 患者，约 84% 的 BCR-ABL1 阳性 ALL 患者中可检测到 *IKZF*1 缺失，是 B-ALL 不良预后的标志。*IKZF*1 基因突变很少发生于髓性白血病患者中，但约 86% 的 CML 患者急淋变时可检测到 *IKZF*1 基因突变，是 CML 患者急变的重要促进因素。

（十）CRLF2 基因

CRLF2 基因位于染色体 Xp22.3/Yp11.3，在编码胸腺基质淋巴细胞生成素受体（TSLPR）存在的情况下，TSLPR 和 IL-7Ra 形成异二聚化的受体复合物并活化，启动下游的 JAK-STAT 信号通路，参与调控细胞的发育和增殖。在 B-ALL 中的总体发生率可达 7%，还见于超过 50% 的唐氏综合征 ALL（DS-ALL）患者。约 50% 的 Ph 样 ALL 患者携带 IGH@-CRLF2 或 P2RY8-CRLF2 易位，易位导致 CRLF2 高表达，是促进 JAK-STAT 通路异常活化的原因之一。除易位外，CRLF2F232C 点突变也可导致非配体依赖性的同源二聚体形成，进而促使下游信号通路异常活化。Ph 样 ALL 患者用常规方案治疗预后差，因大多数患者有 JAK 激酶通路的异常活化，应用 JAK 激酶抑制剂可帮助改善疗效。

（十一）JAK 基因

JAK 基因家族成员有 JAK1、JAK2、JAK3。约 50% 伴 CRLF2 易位的 Ph 样 ALL 患者中可检测到 JAK 基因突变，而 B-ALL 中的 JAK 基因突变也主要见于该组患者，以 JAK2 基因突变最多见，JAK 中以 R683 突变最多见。约 50% 的 CRLF2 重排伴有 JAK 基因突变，CRLF2 异常表达同时携带 JAK 突变的 ALL 患者预后差。Ph 样 ALL 患者用常规方案治疗预后差，因大多数患者有 JAK 激酶通路的异常活化，应用 JAK 激酶抑制剂可帮助改善疗效。

二、急性髓性白血病分子生物学异常

AML 的染色体结构异常，按其发生率高低排列分别为 t（15；17）、t（8；21）、inv（16q22）、5q、del（7q）、t（9；11）、del（11q）、del（12p）和 del（20q）。常用 PCR 及 FISH 实验方法分析染色体异常导致的融合基因，发现某些癌基因在染色体上的定位，不同亚型的 AML 有不同的染色体断裂点并涉及相关的癌基因。融合基因或癌基因可作为 AML 患者的肿瘤性质标志物或特异克隆性标志。

AML 患者可作如下融合基因检测：

（一）AML-ETO 融合基因

染色体易位导致 21 号染色体上 AML1 基因（acute myeloblastic leukemia one gene）与 8 号染色体的 ETO 基因（eight twenty one gene，也称为 MTG8 基因）融合形成，即 t（8；21）（q22；q22）。该融合基因主要见于急性粒细胞白血病部分分化型（AML-M2）、AML1、AML4 及 MDS-RAEB-T 中。目前认为 AML1-ETO 融合基因是 AML-M2 发生的必要而充分条件，AML1-ETO 融合蛋白是一种转录抑制因子，可抑制正常 AML1 蛋白介导功能，改变造血祖细胞自我更新及成熟过程，同时产生启动异常造血细胞增殖信号，引起白血病细胞生长。

临床意义：①见于 6%～8% 原发性 AML。M2 中阳性率为 20%～40%，在 M2b 中阳性率则达 90%；M1 和 M2 中少见，极少见于 MDS 和骨髓增殖性疾病。②AML1-ETO 阳性患者预后较好，对化疗反应较敏感，大剂量阿糖胞苷治疗效果良好，有较高 CR 率，无病生存期长。③可作为患者体内 MRD 指标，持续监测 AML1-ETO 转录水平有助于判定患者的复发风险。

（二）PML-RARα 相关融合基因

90% 以上的 APL 患者具有特异的染色体 t（15；17）（q22-23；q12-21）易位，形成融合基因

PML-RARα，即 15q22-23 中的 *PML* 基因与 17q12-21 中的 *RARα* 融合形成。由于 *PML* 基因断裂点不同，而 *RARα* 断裂点恒定，导致产生三种不同的 *PML-RARα* 融合基因异构体，即 *PML* 第 3 外显子与 *RARα* 第 3 外显子结合形成的 bcr3（S 型，短型）；*PML* 第 6 外显子与 *RARα* 第 3 外显子结合形成 bcrl（L 型，长型）；5% 的患者为变异型 bcr2。大多数临床病例以长型（55%）和短型（40%）异构体为主。*PML-RARα* 融合基因是 APL 患者特异性的分子生物学标志，其融合蛋白破坏了核体的正常结构，又通过与 PML 或其他维甲酸结合蛋白形成稳定的异二聚体，从而对野生型 PML 和 RARα 等位基因起显性负调控作用，最终导致细胞恶性转化。不同异构体分型的预后明显不同，S 型患者缓解前的死亡率及缓解后的复发率均高于 L 型。

此外，少数 APL 患者也存在其他罕见的染色体易位，如 *PLZF-RARα*，该基因由 t（11；17）（q23；q21）形成，对 ATRA 治疗不敏感；*NPM1-RARα*，该基因由 t（5；17）（q35；q21）形成，该易位使 5q35 上的 *NPM1* 与 *RARα* 基因发生重排，存在该基因者对 ATRA 敏感。

检测 *PML-RARα* 融合基因的存在与否，对 APL 的诊断、判断 ATRA 的疗效和预后复发都非常重要。*PML-RARα* 阳性强烈预示着复发的可能，而其持续性阴性则预示患者有更长的生存期。该基因阳性的患者，可用于疗效监测和微小残留的检测。

（三）*CBFβ-MYH11* 融合基因

inv（16）/t（16；16）（p13；q22）为 AML-M4Eo 的非随机染色体异常。该易位的结果是 16 号染色体长臂的 *CBFβ* 基因与短臂的平滑肌肌球蛋白重链 1（*MYH*11）基因发生重排。含 *CBFβ-MYH*11 融合基因的 M4Eo 患者预后较好。通常见于 AML-M4Eo 亚型，占总 AML 的 5%~10%，其中 20% 发生在 AML-M4Eo，少数发生在不伴异常嗜酸细胞的 M4 或 MDS，少见于 M2 和 M5。

一般情况下，AML 中出现 inv（16）/t（16；16）（p13；q22）阳性患者预后较好，完全缓解率高，大剂量 Ara-c 方案可取得良好疗效。该基因阳性的患者，可用于动态监测微量残留病灶和复发状态，指导临床治疗。

由于 16 号染色体较小以及带型的限制 inv（16）/t（16；16），难以被常规核型所检出，RT-PCR 检出融合基因成为 *CBFβ-MYH*11 诊断的重要依据。

（四）*TLS-ERG* 融合基因

TLS-ERG 是染色体 t（16；21）（p11；q22）易位时，*TLS*（16p11）和 *ERG*（21q22）形成的融合基因，可见于各型 AL，多见于年轻患者。该基因阳性的 AL 患者病情一般较重，CR 后极易复发，预后不良。

（五）*NPM-MLF*l 融合基因

该基因由 t（3；5）（q25.1；q34）易位导致位于 3q25 的 *MLF*l 基因与 5q34 的 *NPM* 基因融合形成。*NPM-MLF*1：t（3；5）（q25.1；q34）易位，在 MPS，MDS，AML（M2、M4、M6）中有发现，*NPM-MLF*l 基因多见于 AML-M4。有些融合基因者预后非常差，中位生存期少于 1 年。

（六）*DEK-CAN* 融合基因

该基因由 t（6；9）（p23；q34）易位时，由位于 9q34 的 *CAN* 基因与 6q23 的 *DEK* 基因融合而成，*CAN* 基因是产物核孔复合物的一部分，能够运送 RNA 及蛋白质穿过核膜。在 AML 中占 2%，主要为 M2 型，其次为 M4。最初描述是以骨髓中正常嗜碱性粒细胞增多为特征，20% 患者有既往 MDS 病史，多为 20 ~ 30 岁的年轻患者。初发 AL 患者及完全缓解期伴有该融合基因表达的 AL 患者对治疗反应差，生存期短，复发者 100% 死亡。

（七）MLL 相关融合基因

MLL 定位于 11q23。11q23-MLL 基因重排可见于 AML（5% ~ 8%）、ALL（7% ~ 10%）及 MDS 等恶性血液病。国外白血病协作组报道 11q23 异常的 AML 病例约 80% 为 M4/M5。11q23-MLL 重排是 AL 预后不良的独立指标，常规化疗难以缓解，缓解后易复发及平均生存期短等。

不同伙伴基因也可能提示不同的预后，通常认为占 AML 患者 11q23 异常 40% 的 t（9；1）为中危组，而其余的 11q23 异常则归为高危组。

混合性白血病基因部分串联重复突变（MLL-PLD）是急性白血病不良预后的重要标志，常见的 3 种 MLL-PTD 亚型是 e6/e2、e7/e2 与 e8/e2。10% 见于正常核型的 AML，预后较差，可用于急性白血病患者的辅助诊断与微小残留白血病的检测。

（八）MLL-AF1p 融合基因

该基因由 t（1；11）（p32；q23）易位形成，ALL、AML、MDS 中均有发现。中位生存期为 15 个月。预后与性别及分型相关，女性的中位生存期可达 28 个月，而男性为 11 个月。

（九）MLL-AF1q 融合基因

为染色体 t（1；11）（q21；q23）易位形成的融合基因，多发于 AML。关于 MLL-AF1q 的预后说法存在争论：在一项研究中，高表达的 AF1q 是一个独立的不良预后因子；另一项研究表明 MLL-AF1q 阳性的患者预后良好。是否因为 MLL-AF1q 的形成改变了 AF1q 的表达还不得而知。

（十）MLL-AF6 融合基因

t（6；11）（q27；q23）是 11q23 中常见的易位，常发生在 AML 中，特别是 AML-M4、AML-M5 中，在 T-ALL 中也有发现。预后非常差，几乎无缓解，生存期短。

（十一）MLL-AF10 融合基因

与 AML 相关，该融合基因是由 t（10；11）（p12；q23）的易位形成，主要发生于 AML-M4、M5 亚型，儿童多见，80% 的患者小于 3 岁。MLL-AF10 阳性的患者预后差，CR 期短，AML 复发率及中枢神经系统疾病复发率均明显高于非易位的患者，且多于 12 个月内复发。

（十二）MLL-AF17 融合基因

该融合基因为 t（11；17）（q23；q12-21）易位而形成，常见于 AML 中的 M4 或 M5。该融合基因阳性提示预后不好。

（十三）MLL-ENL 融合基因

由染色体 t（11；19）（q23；p13.3）易位导致形成 MLL-ENL 融合基因，其易位可见于 ALL、AML-M4、AML-M5、AML-M1、AML-M2。以小于 1 岁的婴儿多见，中位生存期为 17.6 个月。预后尚无确切说明，与年龄、免疫表型相关。

（十四）MLL-ELL

该融合基因由 t（11；19）（q23；p13.1）易位而形成，占 11q23 异常的 3.8%，为 AML 特征

性异常，以成年患者为主。白细胞计数 $20×10^9/L$，FAB 分型 M4 或 M5，免疫表型为 CD13CD33、CD14CD15、CD11、HLA-DR 表达阳性。预后不良，2 年无病生存率为 50%。

（十五）EVI-1 基因

EVI-1（ecotropic virus integration site-1）是一个原癌基因，定位于染色体 3q26。在小鼠逆转录病毒诱发的急性髓性白血病模型中，EVI-1 是病毒常见的插入位点，EVI-1 编码一个能结合 DNA 的锌指蛋白，能特异性地结合基因启动子 DNA 序列，发挥转录调节作用。其过度表达在髓性恶性肿瘤的发生和发展中起重要作用。与其表达相关的还有 MDS 和 CML。EVI-1 高表达与不良核型或复杂核型有重要关联，EVI-1 基因高表达患者的总生存期与无疾病生存期较 EVI-1 基因低表达者更短。现阶段的研究表明，EVI-1 高表达的患者的预后不良，但其机制尚未清晰。EVI-1 阳性是 AML 患者的独立不良预后因子。运用实时荧光定量 PCR 技术检测髓性白血病患者 EVI-1 基因的表达水平，对于髓性白血病患者的预后评估与 MRD 检测和治疗有重要的指导意义。

（十六）HOX11 基因

HOX11 基因位于 10q24。所编码的产物均为转录因子，通过 homeobox 区与 DNA 结合发挥作用，这些基因突变或异常表达都会引起细胞发育缺陷。可作为 MLL 基因的靶基因被激活表达。临床上 HOX11 原癌基因活化的 AML 患者化疗效果差，缓解期短，极易复发。

（十七）FLT-3 基因突变

FLT-3 属于 III 型受体酪氨酸激酶家族成员。FLT-3 的激活突变有两种：①内部串联重复（ITD），在 AML 患者中发生率为 20% ~ 35%，常见于伴有 t（15：17）、t（6，9）和正常核型的 AML 患者，在伴有 t（8，21）、inv（16）和 11q23 异常的患者中少见；②活化环中点突变（TKD 点突变），AML 患者中发生率为 5% ~ 10%，以正常核型 AML 患者多见，大约 3.4%MDS 患者、2.8%ALL 患者可发现 FLT-3 基因的点突变。研究证实，FLT-3 的上述两种激活突变在 AML 的发生及发展中起非常重要的致病作用。FLT-3/ITD 在染色体核型正常的患者中比例较高，有此突变表型的白血病患者临床预后较差，在 AML 患者的临床诊治中可作为一种常规分子检测标志，用于指导临床判断预后和残留白血病的检测，对判断治疗疗效和复发有一定意义。

（十八）NPM1 基因突变

人 NPM1 基因定位于第 5 号染色体长臂上（5q35），是一种广泛表达的磷蛋白质，常见于各类型细胞，共有 12 个外显子。NPM1 基因突变常见于 46% ~ 62% 正常核型的 AML，10% ~ 15% 核型异常的 AML。NPM1 基因第 12 号外显子突变在成年人 AML 中检出率达 25% ~ 35%，正常核型的 AML 中达 55% ~ 65%。NPM1 基因突变的 AML 对化疗药物诱导的缓解率较高，有更好的无复发生存率和总生存期，是预测 AML 预后良好的指标之一。NPM-MLF1 是由染色体 t（3；5）（q25.1；q34）易位产生的融合基因，在 MPS、MDS、AML（M2、M4、M6）中有发现，预后非常差，中位生存期少于 1 年。NPM-RARa 是由于 t（5；17）（q35；q22）易位产生的融合基因，发生于急性髓细胞白血病，见于 M3，即急性早幼粒细胞白血病，病例报道较少，儿童病例更少，其复发时间较短，预后可能不好。

NPM1 基因状态对预测 AML 患者的预后通常会受 FLT-3/ITD 的影响，两种基因状态与患者预后之间的关系如下：

好　　　　*FLT3/ITD-NPM*1+

中　　　　*FLT3/ITD+NPM*1+ 或 *FLT3/ITD-NPM*1–

较差　　　*FLT3/ITD+NPM*1–

大约 40% 携带 *NPM*1 基因突变的 AML 患者可同时检测到 FLT3/ITD，从而影响 AML 患者对化疗药物诱导的缓解效果，预后不佳。目前研究证明，NPM1 蛋白有可能成为此类患者一个治疗靶点。

（十九）*C-KIT* 基因突变

C-KIT 基因定位于人类染色体 4q11-12，为原癌基因。*C-KIT* 基因在 AML 中突变率为 5%～8%，*C-KIT* 突变可见于伴 inv（16）/t（16；16）的 M4 和伴 t（8；21）M2 患者。国内外大量研究表明，伴有 *C-KIT* 基因突变的 AML 患者常治疗缓解较慢，疾病复发风险增加。

（二十）CBF-AML

核心结合因子相关性急性髓性白血病（core binding factor-AML，CBF-AML）是指一类伴有 inv（16）（p13.1；q22）/t（16；16）（p13.1；q22）或 t（8；21）（q22；q22）异常为特征为 AML 亚型，当不发生 *C-KIT* 基因突变时预后良好。有文献报道，在 CBF-AML 患者中 *C-KIT* 基因突变率为 30%，是目前 CBF-AML 患者中最常见的一种分子遗传学异常。*C-KIT* 基因外显子 17D816 突变发生于约 10.5% 的伴 t（8，21）AML 患者中，对患者的总生存期（OS）和无事件生存期（DFS）产生不利的影响。另有证据表明，携带 *C-KIT* 基因 D816 突变的患者可能对酪氨酸激酶抑制剂（如伊马替尼）不敏感。

（二十一）*CEBPA* 基因突变

由定位于染色体 19q13.1 的 *C/EBPα* 基因编码而成。*CEBPA* 基因突变可见于 10%～20% 的 AML，多见于正常核型患者，常见于 M1 和 M2 两种亚型的 AML。*CEBPA* 基因突变的 AML 患者具有较高的完全缓解率，较好的无复发生存期和总生存率。在年龄较小的 *CEBPA* 基因突变成人 AML 患者中，标准诱导治疗后采用大剂量阿糖胞苷治疗是较好的治疗方案。

（二十二）*WT*1 基因

*WT*1 基因定位于 11p13，突变主要发生在外显子 7 和 9 上，其主要功能是调节细胞存活、增殖和分化。*WT*1 基因在多数急性白血病患者、CML 急变期和加速期患者、MDS 患者中均有过度表达，在 CML 慢性期、CLL 患者中一般表达。*WT*1 基因在 AML 患者的表达水平高于 ALL 患者。AML 中 M5 型表达水平最低，M1-M3 亚型 *WT*1 中位表达水平高于 M4-M5 亚型。初诊 AML 患者一般有较高水平水平 *WT*1 表达，经过治疗后，*WT*1 表达转阴，但在复发时其表达水平会再次增高。

本篇常规用检测的基因种类见表 6-5，AML 常见形态学、细胞遗传学、融合基因见表 6-6，有临床诊断意义的基因见表 6-7。

不利细胞及分子遗传学的特征：染色体数目 < 45 的低二倍体、t（9；22）（q34；q11.2）/BCR-ABL、t（4；11）（q21；q23）/MLL-AF4 或其他 MLL 基因重排、t（1；19）（q23；p13）/E2A-PBXl。

表 6-5　常规检测基因种类（2001—2015）

*MLL-AF*4	*MLL-AF*6	*MLL-AF*9	*MLL-AF*10	*MLL-AF*17	*MLL-AF*1P
*MLL-AF*1Q	*MLL-AFX*	*MLL-ELL*	*MLL-ENL*	*dupMLL*	*CBFβ-MYH*11
*AML*1-*ETO*	*AML*1-*MDS*1	*SET-CAN*	*DEK-CAN*	*PML-RARα*	*PLZF-RARα*
NPM-RARα	*STAT5b-RARα*	*NuMA*1-*RARα*	*PRKARIA-RARα*	*FIPIL*1-*RARα*	*NPM-ALK*
*TEL-AML*1	*E2A-PBX*1	*BCR-ABL*1	*NPM-MLF*1	*TEL-ABL*1	*E2A-HLF*
TLS-ERG	*SIL-TAL*1	*ETV6-PDGFRα*	*FIPIL*1-*PDGFRα*	*ETV6-PDGFRβ*	*EVI*1
*HOX*11	*NuP98-HOxA*9	*NuP98-HOxA*11	*NuP98-HOxA*13	*NuP98-HOxC*11	*NuP98-HOxD*13
*NuP98-PMX*1					

表 6-6　AML 常见形态学、细胞遗传学、融合基因

FAB 分型	细胞遗传学	融合基因	预后
M0	t（9；22）（q34；q11）	BCR-ABL	差
M1	t（9；22）（q34；q11）	BCR-ABL	差
	t（8；21）（q22；q22）	AML1-ETO	好
M2	t（8；21）（q22；q22）	AML1-ETO	好
	t（6；9）（p22；q34）	DEK-CAN	差
M3	t（15；17）（q22；q12）	PML-RARα	
	t（11；17）（q23；q21）	PLZF-RARα	
M4Eo	t（5；17）（q23；21），+8	NPM-RARα	
	invl6（p13；q22）	CBFβ-MYH11	好
M4/M5	t（16；16）（p13；q22）	CBFβ-MYH11	好
	t（9；11）（p22；q23）	MLL-AF9	
	t（11；19）（q23；p13）	MLL-ENL	
M6	t（8；21）（q22；q22）	AMl-ETO	好
	t（6；9）（q23；q34）	DEK-CAN	差
	Inv（3）（q21；q26）	EV11	差
M7	Inv（3）（q21；q26）	EV11	差

表 6-7　有临床诊断意义的基因

基因名称	诊断	预后
免疫球蛋白重链（IgH）基因重排	ALL B 淋巴系特异性标志	
BCR-ABL 融合基因	ALL	差
*E2A-PBX*1 融合基因	ALL	伴有 t（1；19）的 ALL 患儿标准化疗预后差；而强烈化疗后的预后良好
*TEL-AML*1 融合基因	儿童 ALL 中最为常见的易位	*TEL-AML*1 融合基因阳性是预后良好的一个独立判断指标，t（12；21）阳性的患者都有较好的预后
*NOTCH*1 和 *FNXW*7 基因突变（无提示预后，没有临床意义）	ALL、T-ALL 患者白血病细胞存在 *NOTCH*1 基因突变	不能预测 T-ALL 患儿的预后

续表

基因名称	诊断	预后
MLL 基因的易位	*MLL-ENL* 和 *MLL-AF4* 融合基因主要见于 ALL	差
嵌合性转录因子（HOX）	ALL	*HOX*11 高表达的儿童 T-ALL 的预后较阴性者有优势，预后较好
FLT-3 基因突变	ALL	差
*IKZF*1 因子	ALL 血液淋巴系统发育必需的转录因子	差
*CRLF*2 基因	ALL Ph 样 ALL	差
JAK 基因	ALL	差
AML-ETO 融合基因	AML	较好
PML-RARα 相关融合基因	AML	差
*CBFβ-MYH*11 融合基因	AML	较好
TLS-ERG 融合基因	AML	差
*NPM-MLF*1 融合基因	AML	差
DEK-CAN 融合基因	AML	差
MLL 相关融合基因	AML	差
*MLL-AF*6	AML	差
*MLL-AF*10	AML	差
*MLL-AF*17	AML	差
MLL-ELL	AML	差
*EV*11 基因	AML	差
*HOX*11 基因	AML	差
FLT-3 基因突变	AML	差
C-KIT 基因突变	AML	疾病风险高
CBF-AML	AML	差
CEBPA 基因突变	AML	好
*WT*1 基因	AML	差

注：2014 年全国制定的《儿童急性淋巴细胞白血病诊疗建议》（第四次修订）。

（邹亚伟）

参考文献

［1］ HONGQIANG SHEN, YONGMIN TANG, XIAOJUN XU, et al. Rapid detection of neoplastic cells in serous cavity effusions in children with flow cytometry immunophenotyping[J]. Leukemia Lymphoma, 2012, 53(8): 1509-1514.

［2］HONGQIANG SHEN, YONGMIN TANG, XIAOJUN XU, et al. Detection of the GD2$^+$/CD56$^+$/CD45-immunophenotype by flow cytometry in cerebrospinal fluids from a patient with retinoblastoma[J]. Pediatr Hematol Oncol, 2013, 30(1): 30-32.

［3］HONGQIANG SHEN, YONGMIN TANG, XIAOJUN XU, et al. Simultaneous cytomorphological and multiparameter flow cytometric analysis of ALK-positive anaplastic large cell lymphoma in children[J]. Oncol Letters, 2013, 5(2): 515-520.

第 7 章

鉴别诊断

第 1 节　类白血病反应

类白血病反应（leukemoid reaction）简称类白，国外于 1926 年由克伦巴尔（Krumbhaar）首先报道，我国从 1954 年开始报道，以后逐渐增多。本病是指某些因素刺激机体的造血组织引起中性粒细胞增多或者核左移，出现的类似白血病的表象。主要特征为外周血白细胞计数显著增多（一般以超过 50×10^9/L 为标准）。如外周血白细胞计数正常，外周血出现幼稚细胞，但不符合白血病的诊断标准，这时可考虑为类白血病反应，一般类白血病反应中的骨髓幼稚细胞数不超过 20%。

有的类白血病反应酷似白血病。如温州医科大学附属第二医院杨军军等报道（2008）的 1 例 3 岁不典型类白血病女性患者，临床上有发热及肝脾大，其周围血幼稚细胞达 30%，骨髓中的原幼细胞达 63%，免疫分型结果亦显示骨髓中原始加早幼粒细胞占 58%，其表型为 CD33、HLA-DR、CD15、CD13 阳性，CD10、CD19、CD5、CD7 阴性，P-GP 阳性细胞占 2.17%，其中 CD34 阳性占 1.79%。本例最后确诊为感染所致的类白血病反应。

在类白血病反应中，中性粒细胞型类白血病反应较为多见，嗜酸性粒细胞型类白血病、嗜碱性粒细胞类白血病反应、淋巴细胞类白血病反应和单核细胞类白血病反应等均极为少见。

一、中性粒细胞型类白血病反应

引起中性粒细胞型类白血病反应的常见原因有感染、中毒、肿瘤、药物、大出血、烧伤、溶血、变态反应疾病，以及其他非白血病的血液病。类白血病反应最主要的是要与白血病相鉴别，一般鉴别不难，急性白血病常无明确的原发病，主要表现为发热、苍白、出血，以及肝、脾及淋巴结肿大等全身症状，多伴有贫血、血小板计数减少、急性粒细胞性白血病的骨髓象。但有的类白血病患者，其临床表现酷似急性白血病，如刘海川（2017）报道 1 例严重铜绿假单胞菌败血症者，其白细胞计数为 1.5×10^9/L，且在血常规中出现较多的原始粒细胞及早幼粒细胞，两者共高达 0.20 以上，中晚幼粒细胞亦占 0.02 ~ 0.03，曾一度疑为急性粒细胞白血病合并铜绿假单胞菌败血症，但单纯经抗感染治疗，败血症痊愈后，血常规完全恢复正常，骨髓象无白血病表现，最后痊愈出院。如用形态学的方法难与白血病鉴别时，可应用流式细胞术加以区别。因类白血病反应引起的良性幼稚细胞增生与白血病的幼稚细胞抗原表达不同，所以，一般可以用流式细胞术区分反应性增生与白血病的恶性增生，但也有例外。

二、嗜酸性粒细胞型类白血病反应

按嗜酸性粒细胞增多的程度，可分为 3 度。一是轻度增多，白细胞分类计数中嗜酸性粒细胞占 15% 以下，绝对计数少于 1.5×10^{9}/L；二是中度增多，白细胞分类计数中嗜酸性粒细胞占 15% ~ 49%，绝对计数为（1.5 ~ 5.0）$\times10^{9}$/L；三是重度增多，白细胞分类计数中嗜酸性粒细胞占 50% 以上，绝对计数超过 5.0×10^{9}/L。

嗜酸性粒细胞型白血病过于少见，以致对其是否存在也被怀疑。有不少原来诊断为嗜酸性粒细胞型白血病者，后经证实均为嗜酸性粒细胞型类白血病反应。

三、嗜碱性粒细胞型类白血病反应

嗜碱性粒细胞增多不是独立的一种疾病，而是全身疾病在血液方面的一种表现，主要反映在外周血中的嗜碱性粒细胞增多。正常外周血的嗜碱性粒细胞，如以分类计数，嗜碱性粒细胞增多应大于 1%，如直接嗜碱性粒细胞计数，则以大于 0.1×10^{9}/L 为增多。嗜碱性粒细胞增多可见于以下情况。①感染：结核感染，特别是播散性无反应性结核感染，水痘及钩虫感染等；②炎性反应：类风湿性疾病、结肠炎等；③中毒：铅、汞、铋、锌等金属中毒；④过敏：荨麻疹等变态反应，某些食物及药物过敏，如全反式维甲酸等。

嗜碱性粒细胞型类白血病反应极为少见，但可表现为急性白血病或慢性白血病，急性者更为少见，据统计占急性白血病的 2% ~ 4.5%。慢性粒细胞型白血病一般都有嗜碱性粒细胞增多，若嗜碱性粒细胞明显增多，则提示即将发生急性变。由于嗜碱性粒细胞型类白血病反应少见，故在嗜碱性粒细胞增多时，应首先考虑其他原因引起，努力寻找其原发病，嗜碱性粒细胞增多很少有到达类白血病反应的程度。

四、淋巴细胞类白血病反应

引起儿童淋巴细胞反应性增生的原发病，以百日咳最常见。自百日咳疫苗普及后，百日咳的发病甚为少见，故不必考虑淋巴细胞型类白血病反应的可能。

五、单核细胞类白血病反应

单核细胞增多可表现为血单核细胞白血病、恶性淋巴瘤等，但甚为少见。

（吴梓梁）

第 2 节　再生障碍性贫血

一、概述

再生障碍性贫血（aplastic anemia，AA，简称再障）是一组由化学物质、生物因素、放射线及不明原因引起的骨髓造血功能衰竭，以造血干细胞损伤、骨髓脂肪化、外周血全血细胞减少为特征的疾病。主要表现为贫血、出血、感染等血细胞减少的相应临床表现。一般无肝、脾、淋巴结肿大。由于本病也是以出血、发热为主诉并在儿童时期比较多见的一种难治性血液系统疾病，故须与儿童急性白血病认真鉴别。

二、诊断步骤归纳

在符合 AA 定义的基本条件下，首先需要除外其他可能导致全血细胞下降和骨髓造血细胞减少的疾病，方能确定 AA 诊断。参照表 7-1 所示相关标准进行严重程度分型，在非重型再障（NSAA）中也需要根据成分输血指征区分依赖输血和非依赖输血者。再根据相关检测，区分先天性 AA 和获得性 AA。对于获得性 AA，需要仔细甄别可能的病因，以区分继发性 AA 和原发性 AA。可见临床完整的 AA 诊断，需要包括 AA 诊断依据，严重程度分型（SAA、VSAA、NSAA），区分先天性（具体疾病）或获得性，以及病因分类，如获得性 AA 中的原发性（病因不明）或继发性（确切病因），而不能简单地冠以"再障"，使诊断有欠完整，也不利于治疗方法的正确选择。

三、诊断依据与鉴别诊断

（一）诊断依据

AA 诊断标准为，外周血细胞下降，骨髓增生程度减低和造血细胞缺乏，并能除外可导致外周血细胞减少的其他疾病。诊断依据如下：

1. 血常规检查

显示持续性或进行性红系、粒系和血小板计数下降，多数患者血细胞三系呈同步下降，常伴有网织红细胞降低。符合 AA 诊断的外周血常规，至少符合以下 3 项中的 2 项：①血红蛋白 $< 100 \mathrm{~g/L}$；②中性粒细胞绝对计数 $< 1.5 \times 10^9/\mathrm{L}$；③血小板计数 $< 100 \times 10^9/\mathrm{L}$。但笔者认为，早期很可能仅显一系细胞减少，且必须为血小板计数减少。

2. 骨髓穿刺检查

骨髓穿刺检查是 AA 诊断的必需依据，并需要同时具备骨髓涂片和骨髓活检的检测结果。骨髓涂片多表现为三系有核细胞增生降低，红系和粒系细胞减少，其中巨核细胞明显减少或阙如，是为具有 AA 诊断关键意义的特征性表现。此外，多见成熟淋巴细胞百分率、浆细胞、肥大细胞和巨噬细胞等非造血细胞增多，也可见巨噬细胞噬血现象，出现组织嗜碱细胞也具有 AA 诊断主要参考价值。目前要求 AA 诊断和必要鉴别诊断，必须进行骨髓活检，以全面显示骨髓造血组织比例和巨核细胞情况，可避免骨髓涂片穿刺点位于"局灶增生"而发生漏诊，也有助于发现异常细胞浸润和骨髓纤维化。由于儿童不同部位造血程度存在较大差异，骨髓穿刺部位推荐首选髂骨或胫骨（年龄小于 1 岁者）。

3. 骨髓活检

骨髓有核细胞增生减低，巨核细胞减少或阙如，造血组织减少，脂肪和（或）非造血细胞增多，无纤维组织增生，网状纤维染色阴性，无异常细胞浸润。如骨髓活检困难可行骨髓凝块病理检查。

4. 除外检查

必须除外先天性和其他获得性、继发性骨髓衰竭性疾病。

（二）鉴别诊断

在确诊 AA 之前，必须除外也可能导致全血细胞下降和骨髓造血细胞减少的其他疾病，归纳主要鉴别诊断要点如下。

1. 骨髓异常增生综合征

髓性细胞出现成熟障碍和形态学异常等病态造血表现、原始细胞增多、骨髓活检见残余造血区域中网状纤维增多、染色体核型异常，以及胎儿血红蛋白（fetal hemoglobin，HBF）增高等现象，均为除外 AA，并诊断骨髓异常增生综合征（MDS）的重要证据。而 AA 也常可见红系病态造血，以及幼稚前体细胞异常定位（abnormal localization of immature precursor，ALIP），因此出现上述两种现象，并不足以鉴别 AA 与 MDS。AA 与 MDS 的具体鉴别诊断要点，详见 MDS 章节。

2. 恶性血液病

如低增生性白血病、毛细胞白血病和淋巴瘤等，均可出现类似于 AA 的全血细胞下降与骨髓增生低下。但经骨髓检查发现细胞形态学异常，以及典型肿瘤细胞免疫表型，均为与 AA 鉴别之要点。

3. 原发性免疫性血小板减少症

由于 AA 早期常可见仅血小板一系下降，英国 2009 年版《再生障碍性贫血诊断与治疗指南》（以下简称《2009 年版指南》）特别强调 AA 易被误诊为原发性免疫性血小板减少症。但是，原发性免疫性血小板减少症是由于自身抗体所致血小板破坏和减少，故表现为增生性骨髓象，并存在巨核细胞明显增多和成熟障碍，与 AA 的骨髓象差别非常显著，两者鉴别并不困难。临床也不乏误诊为原发性免疫性血小板减少症的 AA 病例报道。均提示在诊断 ITP 时，应该进行骨髓检查。

4. 阵发性睡眠性血红蛋白尿

可采用流式细胞仪检测 CD55 和 CD59 表达（需在输血之前进行），以往采用的酸溶血试验和糖水试验法，均已被建议放弃。此外，阵发性睡眠性血红蛋白尿可能与 AA 同时存在，或在病程中出现，故需要定期复查。

5. 营养性贫血

重症维生素 B_{12} 或叶酸缺乏，也可出现全血细胞下降，但常无明显骨髓增生低下。如检查发现存在维生素 B_{12} 或叶酸缺乏，需要营养补充予以纠正之后，再行诊断与鉴别。

6. 各类溶血或自身免疫性疾病

如系统性红斑狼疮可出现全血细胞下降，但抗核抗体和抗 DNA 抗体等表达阳性。由于自身抗体所致血小板破坏和减少，通常表现为骨髓代偿性增生，而罕见骨髓造血细胞明显减少。此外，各类自身免疫性疾病均存在原发疾病的特殊临床表现，均可鉴别。

7. 湿疹、血小板计数减少伴免疫缺陷综合征

除血小板计数减少之外，可伴有营养性贫血、继发溶血性贫血及严重感染。但湿疹 - 血小板计数减少 - 免疫缺陷综合征（Wiskott-Aldrich syndrome，WAS）存在血小板体积明显缩小，骨髓巨核细胞可无明显减少，并具严重湿疹和婴幼儿起病等特征，均可与获得性 AA 鉴别。

四、严重程度分型

确诊 AA 之后，目前仍然沿用卡米塔（Camitta）等于 1975 年推荐的重型再障诊断标准，主要取决于外周血三系下降程度，并增加巴西加卢波（Baligalupo）等于 1988 年提出的关于极重型再障标准。具体标准原文抄录于表 7-1。

表 7-1　再障严重程度分型标准

分型	诊断标准
重型再生障碍性贫血（SAA）	骨髓细胞百分比 < 25% 或骨髓细胞百分比 25%～50% 和 < 30% 剩余造血细胞达到下列指标的 2/3： （1）中性粒细胞计数 < $0.5×10^9$/L （2）血小板计数 < $20×10^9$/L （3）网织红细胞计数 < $20×10^9$/L
极重型再生障碍性贫血（VSAA）	其他指标一致但中性粒细胞计数 < $0.2×10^9$/L
非重度再生障碍性贫血（NSAA）	不符合 SAA

五、分类

在确诊 AA 之后，需要进行先天性 AA 和获得性 AA 分类。

（一）先天性 AA

常见疾病为范科尼贫血（Fanconi anemia，FA）、先天性角化不良（dyskeratosis congenita，DC）和伴有胰腺外分泌酶缺乏的施 - 戴综合征（Shwachman-Diamond syndrome，SDS）等。FA 常见躯体或内脏畸形，以及智力发育障碍，行丝裂霉素染色体断裂试验有助于发现与诊断部分不存在上述畸形表现的 FA。DC 存在皮肤色素沉着、趾（指）甲萎缩和发育不全、以舌苔和口腔为主的黏膜白斑等三联症。由于三联症多出现于造血功能衰竭之前，故一旦发现不明原因外周血细胞减少，或已具备 AA 诊断标准者，存在上述三联症表现，即基本可诊断为 DC，并可进行端粒长度和端粒酶等相关检测予以验证。SDS 虽无明显躯体畸形，但因多种胰腺外分泌消化酶缺乏，常致原因不明的反复和难治型腹泻，继而出现造血功能不全，是为临床表现规律特征，检测可发现存在 SBDS 基因突变或缺失。上述各类常见先天性 AA 常幼年起病，但进展相对缓慢，也可为临床诊断分类参考线索。

（二）获得性 AA

在除外先天性 AA 之后，其余病例均可归类于后天获得性 AA（获得性 AA）。

（三）病因分类

原则上能够明确找到导致 AA 的诱因，如某些药物、环境污染物或疾病（如肝炎、EB 病毒感染等）者为继发性 AA。如前所述，目前认为可能导致 AA 的药物和化学物质均未能有确切的依据，HAAA 的肝炎多为非已知的血清型肝炎，EB 病毒等感染性疾病与 AA 的关系也远未明确，故 AA 的病因很难确定。因此，绝大多数获得性 AA，当为原因不明的原发性 AA。

六、诊断相关检测项目归纳

为完成上述诊断与鉴别，分类与分型之目标，要求初诊病例的常规检测项目包括：①全血常规 + 血细胞形态。②骨髓涂片 + 活检。③肝功能与相关病毒学检测（肝炎病毒、EBV 等）。④血清维生素 B_{12} 和叶酸水平。⑤自身抗体（抗核抗体和抗 DNA 抗体）。⑥流式细胞仪检测 CD55 和 CD59。⑦细胞遗传学，如染色体核型与丝裂霉素染色体断裂试验。⑧必要的影像学检查，如胸部 X 线，以发现可能存在的感染等继发性疾病（但不能采用全身 X 线检查以图发现 FA 的骨骼畸形）；腹部 B 超，观察有无肝脾或深部淋巴结肿大，也能及时发现 FA 患儿常见的肾脏畸形（移位或缺失）。

七、治疗方法与原则

归纳《2009 年版指南》有关 AA 原发病治疗方法和原则如下。

（一）异基因造血干细胞移植（allo-HSCT）

1. HLA 全相合同胞供体移植（MSD）

成功率已达到 75% ~ 90%，具体建议简要归纳如下。①指征：年龄 ≤ 40 岁的 SAA 或 VSAA，依赖成分输血或外周血常规进行性降低的儿童 NSAA。②宜选择骨髓作为干细胞采集部位。③干细胞数量：骨髓有核细胞数 > $3×10^8$/kg；$CD34^+$ 细胞 > $3×10^6$/kg。④预处理方案：年龄 < 30 岁者，大剂量环磷酰胺（HD-CTX）50 mg/kg×4 d；抗胸腺细胞球蛋白（ATG）2.5 ~ 3.75 mg/kg×3 d；甲泼尼龙（MP）2 mg/kg×3 d（但 MP 不常用于儿童）。不主张放疗作为预处理方案的组成。⑤移植物抗缩主病（GVHD）防治：环胞霉素 A（CSA）5 mg/（kg·d），于移植前 1 d 起，持续口服 9 个月后减量，总疗程 12 个月；辅以短程 MP。

2. HLA 全相合无关供体移植（MUD）

近年来 MUD 移植的 5 年生存率已上升到 65% ~ 73%。如欧洲骨髓移植协作组报道，采用氟达拉宾（30 mg/m²×4），低剂量 CTX（300 mg/m²×4），ATG×4 作为预处理方案，短程 CSA 和 MP 预防 GVHD，2 年生存率为 73%。但《2009 年版指南》仍然认为，MUD 移植仅用于 ATG+CSA 无效者。具体建议简要归纳如下。①供体：HLA 的 I 类和 II 类抗原全相合。②患者：为 SAA 或 VSAA，且至少 1 个疗程 ATG+CSA 无效者。③预处理：对于儿童和年轻患者，拟采用上述 EBMT 的预处理方案。

（二）免疫抑制治疗

1. 标准免疫抑制治疗（immunosuppressive therapy，IST）

IST 是无合适供者获得性 AA 的有效治疗方法。目前常用方案包括抗胸腺 / 淋巴细胞球蛋白（antithymocyte/lymphocyte globulin，ATG/ALG）和环孢素（cyclosporine，Cs）。前期研究显示，ATG 联合 CSA 治疗 AA，有效率明显优于单独应用 ATG 或 CSA 的疗法。因此，SAA+CSA 已作为标准 IST。

IST 指征简要归纳如下。① SAA 和 VSAA：无 MSD 供者。② NSAA：依赖成分输血，或因 ANC 明显降低，存在严重感染倾向者。③轻症患者（无须依赖成分输血，外周血常规维持于安全水平的 NSAA），可以先行观察，根据外周血常规随访结果，再确定是否采用 IST。

2. ATG/ALG

以往国外普遍以马 -ATG（H-ATG）作为首选剂型，将兔 -ATG（R-ATG）应用于 H-ATG 无效或复发者的第二次 IST 治疗。但是由于目前 H-ATG 供应不足，且 R-ATG 和 H-ATG 的制药原理与作用靶点（T 淋巴细胞）基本相似，近期报道采用 R-ATG 作为首选剂型也能获得显著疗效等原因，故《2009 年版指南》已将 R-ATG 作为首选剂型。推荐 R-ATG 剂量为 3.75 mg/（kg·d），连续 5 d，每日剂量缓慢静脉输注 12 ~ 18 h。第一次 ATG/ALG 治疗后 3 ~ 6 个月无效，且无合适供者行造血干细胞移植的患儿，ATG/ALG 治疗应在无感染或感染控制后、血红蛋白 80 g/L 以上和血小板计数 $20×10^9$/L 以上时进行。

不良反应防治要点如下。①变态反应：治疗之前需要进行静脉过敏试验，采用 R-ATG 2.5 mg 溶于 100 mL 生理盐水中，缓慢静脉滴注 > 1 h，未见明显不良反应者方可接受 ATG 治疗。每天在输注 ATG 至少 30 min 前，需要常规输注 MP 或口服泼尼松龙［1 ~ 2 mg/（kg·d）］，以及抗组胺药物。②严重出血：ATG 治疗期间酌情输注血小板，使血小板计数维持于 > $30×10^9$/L。③血清病：ATG 治疗结束后继续应用前述剂量皮质激素，每 5 天减量 50%。出现血清病反应者则静脉应用肾上腺糖皮质激素冲击治疗。④感染：ATG 治疗后出现感染发热，须及时采用广谱强效抗生素。即使考虑为 ATG 反应所致，也必须在应用皮质激素治疗的同时，加用有效抗生素治疗。

3. CSA

每日剂量 5 mg/（kg·d），可与 ATG 同时开始。维持 CSA 血药浓度于成年人 150 ~ 250 μg/L，儿童 100 ~ 150 μg/L。强调：①近期研究表明，儿童维持高水平血浓度并未能提高疗效，但可增加不良反应发生率。②长疗程，慢减量：足量 CSA 需要服用至达到该患者的最佳疗效，并维持 12 个月以上，方能缓慢减量。每 3 个月减量 1 次，每次减量按原剂量的 10% ~ 20% 递减，以降低复发率（但每次减少的剂量，也许还应该考虑扣除，儿童可能存在随着体重增加所出现的"被动药物减量"现象）。减量期间密切观察血常规，如有波动需要慎重减量。一般 CSA 总疗程应为 2 ~ 3 年，减量过快可能增加复发风险。

不良反应与处理：主要不良反应为消化道症状、齿龈增生、色素沉着、肌肉震颤、肝肾功能损害，极少数患儿可发生头痛和血压增高，但大多症状轻微或对症处理后减轻，必要时可调换 CSA 剂型或选择其他免疫抑制剂。服药期间应定期监测血药浓度、肝肾功能和血压等。

4. 随访

接受 ATG/ALG 和 CSA 治疗的患者应密切随访，定期检查以便及时评价疗效和不良反应（包括演变为克隆性疾病如 PNH、MDS 和急性髓系白血病等）。建议随访观察点为 ATG/ALG 用药后 3、6、9 个月，1、1.5、2、2.5、3、3.5、4、5、10 年。

（三）再障治疗方法选择原则

参照《2009 年版指南》示意图，简要归纳于图 7-1：

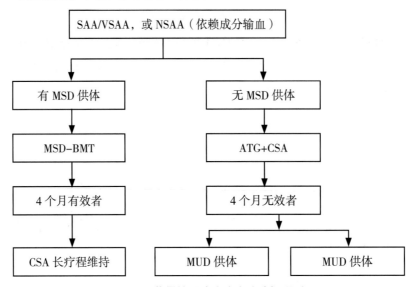

图 7-1　获得性再障治疗方法选择原则

（四）辅助措施与支持治疗

1. 成分输血

血小板输注指征为，外周血血小板计数 $< 10 \times 10^9/L$（处于感染发热状态时，血小板计数 $< 20 \times 10^9/L$）。酌情红细胞输注，以争取维持于外周血血红蛋白 HB > 80 g/L。

2. 雄性激素

疗效得到了比较充分的肯定，可明显促进红系造血，甚至可能有助于外周血三系回升，并有助于提高 ATG 的疗效。但由于雄性激素可导致比较明显的肝脏损害和男性化等不良反应，故需要谨慎使用，治疗期间需要定期复查肝功能和肝脏 B 超。可能由于受到上述不良反应的限制，故仅推荐应用于 IST 无效，或无法接受 IST 的患者。

3. 细胞生长因子

《2009 年版指南》明确指出，目前不存在安全有效，并可长期应用于治疗 AA 的细胞生长因子。因此，反对常规使用促红细胞生成素（Erythropoietin，EPO）、促血小板生成素（Thrombopoietin，TPO）和粒细胞 - 巨噬细胞集落刺激因子（Granulocyte-macrophage colony stimulating factor，GM-CSF）等细胞因子治疗 AA。粒细胞集落刺激因子（Granulocyte colony stimulating factor，G-CSF）也仅限于静脉输注抗生素或抗真菌药物治疗无效的感染病例，剂量为 5 μg/（kg·d），但如使用 1 周后未见中性粒细胞绝对计数（ANC）上升，则建议停用 G-CSF。

4. 抗感染治疗

建议采用以氨基糖苷类和 β- 内酰胺类为主的抗生素积极控制感染。广谱抗生素无效者，需要及时加用抗真菌药物。住院病例 ANC < 0.5×10^9/L 时，需要预防性口服抗生素（氨基糖苷类或喹诺酮类）和抗真菌药物（伊曲康唑或泊沙康唑）。对于近期接受 BMT 或 IST 治疗者，须行卡氏肺囊虫和病毒感染的预防性治疗。

5. 其他方面

初诊病例需要严密询问病史，一旦发现在诊断之前 1 ~ 6 个月接触过前述可疑药物或化学制剂，必须立即和永远停止使用或接触。除非特殊原因，不能接种疫苗，尤其是减毒活疫苗。但 BMT 成功者，需要接种疫苗，以助免疫重建。凡血清铁蛋白 > 1000 μg/L 者，需要选择采用合适的铁螯合剂（如去铁敏等）治疗。AA 治疗是一个长期与困难的过程，需要由医护人员、家属成员与亲朋好友共同对患者进行合适的心理疏导。

八、疗效评价标准

1. 完全缓解

中性粒细胞绝对计数 > 1.5×10^9/L，血红蛋白计数 > 110 g/L，血小板计数 > 100×10^9/L，脱离红细胞及血小板输注，并维持 3 个月以上。

2. 部分缓解

中性粒细胞绝对计数 > 0.5×10^9/L，血红蛋白计数 > 80 g/L，血小板计数 > 20×10^9/L，脱离红细胞及血小板输注，并维持 3 个月以上。

3. 未缓解

未达到 PR 或 CR 标准。

附　儿童再生障碍性贫血

虽然欧美地区儿童再生障碍性贫血（再障）的年发病率仅为 0.2/10 万 ~ 0.3/10 万，但据国外文献估计亚洲欠发达地区（包括我国）的 AA 年发病率是欧美地区的 2 ~ 6 倍，儿童处于 AA 高发年龄段。因此，虽然我国目前尚无确切的统计资料，但按上述数据推测，我国儿童 AA 的年发病率可能接近于 1.0/10 万。鉴于 AA 的自然病程比白血病长，故儿童 AA 的现患率可能并不低于儿童急性白血病。由于 AA 存在高度异质性，起病也明显受到不同人群遗传背景、生活环境和方式等因素的多方面影响，故难以获得充分的多中心大样本或前瞻性双盲研究资料，使诊疗标准的制定难度较大。中华儿科分会血液学组和《中华儿科杂志》于 2014 年所推荐的《儿童获得性再障诊疗建议》（以下简称《2014 儿童再障建议》），是在参考《2009 年版指南》的基础上，总结我国多年研究实践与成果，所制定的对于儿童 AA 规范诊治具有较大参考价值的学术性指导文件，适当归纳如下。

因目前对于 AA 发病机制的认识仍欠全面，致使研究进展相对缓慢。由于儿童 AA 治疗是一个长期的过程，患儿的疾病程度和基础健康条件均存在一定的个体差异，各地医疗资源和设施条件也有待于进一步完善。因此，临床需要密切结合患儿全身情况和当地客观条件，在确保医疗安全的前提下，参照和执行《2014 儿童再障建议》。正如《2009 年版指南》在其文末所指出的，该指南并不能作为法律文件，为临床安全性留有足够的余地。希望通过共同努力，积极开展适合于我国国情的多中心前瞻性研究，重视临床方法学的探索与改进，使我国儿童 AA 领域在受重视程度、研究投入、受众范围和疗效水平等方面，缩小与儿童急性白血病诊治研究间的差距。相信随着国内外持续探索、研究和总结，儿童获得性 AA 的治疗技术与疗效水平将会不断得到提高。

（谢晓恬）

参考文献

［1］EHRLICH P. Ueber einem fall von anamie mit bemerkungen ober regenerative veranderungen des knochenmarks[J]. Charite-Annalen,1888,13: 300-309.

［2］CAMITTA B M, RAPPEPORT J M, PARKMAN R, et al. Selection of patients for bone marrow transplantation in severe aplastic anemia[J]. Blood, 1975,45(3): 355-363.

［3］中华血液学会第四届全国再生障碍性贫血学术会议. 再生障碍性贫血诊断标准 [J]. 中华血液学杂志，1987，8（8）：封四 .

［4］中华医学会儿科学分会血液学组 . 儿童再生障碍性贫血的诊疗建议 [J]. 中华儿科杂志，2001,39（7）：400-423.

［5］MARSH J C W, BALL S E, CAVENAGH J, et al. Guidelines for the diagnosis and management of aplasticanaemia [J]. Br J Haemato, 2009, 147: 43-70.

［6］KILLICK S B, BOWN N, CAVENAGH J, et al. Guidelines for the diagnosis and management of adult aplastic anaemia[J]. Br J Haematol, 2016, 172(2): 187-207.

［7］JEONG D C, CHUNG M G, KANG H J, et al. Epidemiology and clinical long-term outcome of childhood aplastic anemia in korea for 15 years：retrospective study of the korean society of pediatric hematology oncology (KSPHO)[J]. Pediatr Hematol Oncol, 2011, 33(3): 172-178.

［8］YOUNG N S, CALADO R T. Current concepts in the pathophysiology and treatment of aplastic anemia[J]. Blood, 2006, 108(8): 2509-2519.

［9］YOUNG N S, BACIGALUPO A, MARSH J C. Aplastic anemia: pathophysiology and treatment[J]. Biol Blood Marrow Transplant, 2010, 16(1suppl): S119-S125.

［10］周妮娜，谢晓恬，乔晓红，等 . 误诊为特发性血小板减少性紫癜的儿童再生障碍性贫血临床分析 [J]. 中国儿童血液与肿瘤杂志，2011, 16（1）: 20-23, 29.

［11］李威，谢晓恬 . 中国儿童先天性角化不良的诊断与治疗 [J]. 中华实用儿科临床杂志，2017, 32（8）: 591-594.

［12］CAMITTA B M. What is the definition of cure for aplastic anemia?[J]. Acta Haematol, 2000, 103(1): 16-18.

［13］DAVIES1 J K, GUINAN E C. An update on the management of severe idiopathic aplastic anaemia in children[J]. Br J Haematol, 2007, 136(4): 549-564.

［14］ATTA E H, DIAS D S, MARRA V L, et al. Comparison between horse and rabbit Antithymocyte globulin as first-line treatment for patients with SAA: a single-center retrospective study[J]. Ann Hematol, 2010, 89(9): 851-859.

［15］中华医学会儿科分会血液学组，《中华儿科杂志》编辑部 . 儿童免疫性血小板减少性紫癜诊疗建议 [J]. 中华儿科杂志，2013，51（5）：382-384.

［16］AFABLE M G, SHAIK M, SUGIMOTO Y, et al. Efficacy of rabbit antithymocyte globulin in severe aplastic anemia[J]. Haematologica, 2011, 96(9): 1269-1275.

［17］SAMARASINGHE S, WEBB D K. How I manage aplastic anemia in children[J].Br J Haematol, 2012, 157(1): 26-40.

［18］MEYERS G, MAZIARZ R T. Is it time for a change? The case for early zpplication of unrelated allo-SCT for severe aplastic anemia[J]. Bone Marrow Transplant, 2010, 45(10): 1479-1488.

［19］XIAOTIAN XIE, WEI SHI, XIAOXUN ZHOU, et al. Comparison of rabbit antithymocyte globulin and Jurkat cell-reactive anti-t lymphocyte globulin as a first-line treatment for children with aplastic anemia[J]. Exp Hematol, 2014, 42(6): 431-438.

［20］XIAOTIAN XIE, HUIJIUN ZHAO, DAWEI QIN, et al.Pharmacokinetics and pharmacodynamics of two antithymocyte globulins in treatment of pediatric aplastic anemia[J]. Int J Clin Exp Med, 2015, 8(3): 4349-4355.

［21］谢晓恬.《儿童获得性再生障碍性贫血诊疗建议》解读 [J]. 中国实用儿科杂志，2014，29（11）：829-833.

［22］谢晓恬.《2009 年版英国再生障碍性贫血诊断与治疗指南》要点归纳 [J]. 中华实用儿科临床杂志，2014，29（3）：161-164.

［23］傅晓燕，谢晓恬，蒋莎义，等.抗胸腺细胞球蛋白治疗儿童再生障碍性贫血的临床研究 [J]. 中华儿科杂志，2011（3）：226-230.

第 3 节　儿童骨髓增生异常综合征

儿童 MDS 临床较为罕见，年发病率仅约为 0.18/10 万，远低于儿童急性白血病的（3～4）/10 万。又因 MDS 存在明显的临床异质性，故诊治研究进展相对缓慢。但随着相关探索研究的逐步深入，对于儿童 MDS 的疾病性质、诊断依据和治疗原则等方面的认识也在不断提高。2015 年，我国儿童血液病专家学组在参照《WHO-MDS 诊断分型（修订版）》（2008）中关于儿童 MDS 诊断分型标准的基础上，结合多年国内经验，集体撰写和发表了《儿童骨髓增生异常综合征诊断与治疗中国专家共识》（简称《儿童 MDS 专家共识》），是促进我国儿童 MDS 诊疗水平和相关研究的指导性文件。为了有助于《儿童 MDS 专家共识》的有效推广，本书单列章节予以重点描述。

一、疾病定义

MDS 是造血干 / 祖细胞的恶性髓性克隆性疾病，表现为难治性血细胞减少、骨髓造血细胞发育和形态异常，易演变成 AML。MDS 具有四方面特征。①疾病性质：髓性造血细胞恶性克隆性疾病；②临床表现：难治性血细胞减少，易演变成 AML；③病理特征：骨髓造血细胞病态造血；④细胞遗传学：染色体核型或拷贝数异常。

二、儿童 MDS 特殊性

MDS 的异质性较为明显，也体现在儿童 MDS 与成年人 MDS 之间存在较大差异，因此在《2008年 WHO-MDS 诊断分型》（修订版）中，为儿童 MDS 建立相对独立的诊断分型标准。成年人 MDS 发病率较高，其临床表现也常不如儿童 MDS 严重。儿童 MDS 与成年人 MDS 的主要区别见表 7-2。

表 7-2　儿童 MDS 与成年人 MDS 主要临床区别

临床特征	儿童 MDS	成年人 MDS
外周血细胞减少	≥ 2 系细胞	可仅限于一系（如红系）
骨髓细胞病态造血	≥ 2 系（髓性 / 巨核系为主）	可仅限于红系
骨髓纤维化	少见	多见
骨髓增生情况	多见降低	多见增生
特殊染色体核型	7 号染色体单体（7-）	5 号染色体短臂缺失（5q-）
特殊疾病类型	RCC	RARS
药物治疗方法	经验有限	临床报道较多

三、疾病分类分型与病例分布

（一）儿童 MDS 分类

MDS 可分为原发性和继发性两大类。原因不明者为原发性 MDS，其发病机制可能与干细胞 DNA 甲基化或某些基因突变有关，部分可能存在类似于获得性再生障碍性贫血的 T 细胞免疫介导机制。继发性 MDS 则具有确切的前驱疾病或诱发因素。虽然根据 MDS 治疗原则，两者的治疗方法基本相似，但对于继发性 MDS，必须考虑进行原发疾病的治疗以提高疗效，或积极去除某些常见营养性疾病等诱因。因此，区分原发性或继发性 MDS 具有重要的临床意义。对于原发性和继发性 MDS 的具体病例分布相关文献鲜有确切描述，但近年 Elghetany 等（2010）总结欧美和亚洲 13 国共 800 余例资料可见（表 7-3），儿童 MDS 中近 70% 为原发性，约 30% 为继发性。由于儿童 MDS 的年发病率仅为 1.8/10 万，故该文的大样本资料具有较高的临床参考价值。

表 7-3　国外（13 国）877 例儿童 MDS 分类统计

分类	例数（%）
原发性	609（68.7）
继发性	278（31.7）
药物治疗相关	66（7.4）
先天遗传病	212（23.9）
唐氏综合征	56（6.4）
范科尼贫血	26（3.0）
神经纤维瘤病	20（2.3）
家族性	18（2.1）
线粒体细胞病	12（1.4）
骨髓增生异常综合征	11（1.3）
遗传性骨髓衰竭	13（1.5）
*其他畸形	56（6.4）

注：* Down syndrome 21 三体综合征、范科尼贫血等遗传性骨髓衰竭、多发性神经纤维瘤、其他先天畸形。

（二）儿童 MDS 分型

既往儿童 MDS 分为下列 5 种类型。①难治性贫血（RA）；②难治性贫血伴原始细胞增多（vefractory anemia with excess blasts，RAEB）；③ RAEB 向白血病转化或转化中的 RAEB（refractory anemia with excess blasts in transformation，RAEB-T）；④难治性贫血伴环状铁粒幼红细胞（RARS）；⑤幼年型粒 - 单白血病（JMML）。但是，2008 年新版 WHO-MDS 诊断分型标准，已将 RA 定义为儿童难治型血细胞减少症（refractory cytopenia of childhood，RCC），将 JMML 纳入骨髓异常增生伴骨髓增生性疾病（非单纯 MDS），而在儿童 MDS 中也罕见 RARS。因此，儿童 MDS 的主要类型为 RCC、RAEB 和 RAEB-T，其标准依据为外周血和骨髓原始细胞所占百分率。根据前述国外 800 余例资料可见，上述 3 种类型所占比例均分别接近于 30%，另有少数病例无法分型（表 7-4）。

表 7-4　国外（13 国）800 例儿童骨髓异常增生综合征的诊断分型统计（%）

FAB 分型	含 CMML/JMML（n=800）	不含 CMML/JMML（n=602）
RA	17.1	29.1
RARS	1.4	2.2
RAEB	20.0	27.9
RAEB-T	17.1	24.6
CMML/JMML	34.0	—
无法分型	10.4	16.2

四、诊断标准

关于 MDS 诊断，须同时符合 ≥ 2 条临床特征，并通过必要的鉴别诊断，方能符合儿童 MDS 的诊断标准。

（一）临床特征

1. 外周血细胞减少

血细胞减少需要达到一定程度，包括中性粒细胞绝对计数（ANC）< $1.5×10^9$/L；血小板计数< $100×10^9$/L；血红蛋白< 110 g/L。因婴幼儿罕见 MDS，故该标准中的红系和粒系下限比较合理。此外，强调血细胞下降需要持续 > 3 个月以上，且原因不明。因此，需要除外儿童常见的感染或营养素缺乏，以及其他因素所导致的暂时性或持续性血细胞下降，故儿童 MDS 属于排他性诊断的疾病。

2. 造血细胞发育和形态异常

如前所述，造血细胞发育和形态异常的含义实为病态造血，其要点为骨髓检查显示造血细胞的成熟障碍和特征性形态学异常。在《儿童 MDS 专家共识》（2015）关于诊断标准的解释中，详细列举了三系细胞的各种形态学异常表现。同时，也提出明确的细胞形态学异常定量标准，即当某一系细胞所出现的形态学异常需要达到该系细胞总数的 10% 及以上，方具有诊断价值。且儿童 MDS 的诊断，需要同时存在大于或等于两系出现形态学异常。可见，儿童 MDS 细胞形态学诊断较为严格，需要有经验的血液细胞学专家观察报告，也更需要临床医师结合病理报告和诊断标准作出诊断结论。

3. 细胞遗传学异常

其特征为染色体核型检测显示，整条或部分染色体的拷贝数异常，而非儿童急性白血病常见的染色体移位等结构异常。可见于 30%～50% 的儿童 MDS，其中尤以 7 号染色单体（-7）最为常见（约占 30%）。如果传统染色体形态学检测方法难以分析，可采用特殊探针行荧光原位杂交（FISH）法或单核苷酸多态芯片（SNP-array）技术，以提高异常染色体核型检出率。

4. 原始细胞增多

需要同时计数外周血和骨髓涂片标本中原始细胞所占百分率，其增高程度为诊断分型依据。为便于临床参照，抄录分型标准于表 7-5。

表 7-5　不同类型儿童 MDS 外周血和骨髓原始细胞所占百分率

儿童 MDS 分型	外周血原始细胞（%）	骨髓原始细胞（%）
RCC	< 2	< 5
RAEB	2～19	5～19
RAEB-T	20～29	20～29

（二）必要的鉴别诊断

MDS 属于典型的排他性诊断的疾病，因此须进行必要的鉴别诊断。鉴别诊断的重点和难点，主要是 RCC 与获得性再障，RAEB 和 RAEB-T 与 AML。《儿童 MDS 专家共识》（2015）对于与再障和原发性 AML 的鉴别要点：

1. 获得性再生障碍性贫血的鉴别要点

再障的疾病性质仅为骨髓造血功能抑制，而 MDS 为骨髓病态造血伴异常增生。近年中日两国联合报道的 100 例儿童病例资料也报道，儿童再障和 MDS 的外周血网织红细胞绝对值（ARC）均值分别为 13×10^9/L 和 43×10^9/L（P=0.003），骨髓细胞增生严重降低所占病例分别为 55.2% 和 6.9%（$P < 0.0001$），可见显示骨髓抑制程度的两项重要血液学指标，再障明显甚于 MDS。如同时参照新版《国内儿童获得性再障诊疗建议》和国际再障诊疗指南，将更有助于再障与 MDS 的鉴别。归纳两者鉴别要点于表 7-6。

2. 原发性 AML 的鉴别要点

根据儿童 MDS 和 AML 诊断标准中的原始细胞百分率要求可见，前者上限为 29%，后者多 > 30%，似乎两者鉴别界限分明。结合临床特征与疾病性质，归纳可能具有参考意义的鉴别要点如下：①急性白血病起病急、进展快，而 MDS 发展到 RAEB-T 的程度需要一定病程。如能设法找到在患儿诊断前一段时间的血常规报告单，或发现其中存在无法解释的血细胞异常迹象，则提示 MDS 的可能性较大，反之则可能为 AML。② AML 具有白血病细胞极度增殖的特征，故外周血白细胞计数增高严重程度和肝脾大等肿瘤细胞负荷加重的表现更为突出。③虽然在少数情况下，AML 也可出现病态造血现象，但多限于粒系细胞，而 MDS 出现多系细胞的形态异常，且各系形态学异常细胞达到该系细胞总数的 10% 以上。④细胞遗传学异常：AML 常见染色体移位等结构异常，而 MDS 为整条或部分染色体的拷贝数异常，尤其是 7- 具有 MDS 确诊价值。

表 7-6 获得性再障与 RCC 鉴别诊断参考要点归纳

鉴别诊断参考要点	获得性再障	RCC
髓性和巨核系病态造血	无	有
外周血原始细胞	无	有
骨髓原始细胞	明显减少 / 缺乏	增多 / 不减少
网状纤维增多	无	有
染色体核型异常	无	有
骨髓增生降低程度	更为明显	不如再障
Ret 减少程度	更为明显	不如再障

五、儿童 MDS 治疗

（一）异基因造血干细胞移植

目前尚无疗效确切的儿童 MDS 药物疗法，故异基因造血干细胞移植（allo-HSCT）是目前唯一可能根治 MDS 的疗法。随着我国移植技术的显著进步，allo-HSCT 移植供体范围可包括 HLA 全相合同胞供者、非全相合无关供者，甚至仅单倍型相合的亲属供者。然而，由于各地医疗技术和条件存在一定差异，且 allo-HSCT 存在较高临床风险，故《儿童 MDS 专家共识》（2015）将 allo-HSCT 的适应证暂时限于达到一定严重程度或存在明显不良预后因素的病例，包括输血依赖的 RCC、疾病进展到 RAEB 和 RAEB-T 程度和存在 -7 或复杂核型等。

（二）免疫抑制治疗

由于 MDS 可能存在类似于获得性再障的 T 细胞免疫介导机制，故以抗胸腺细胞球蛋白联合环孢素的治疗再障的 IST，治疗 MDS 已获得一定疗效，部分病例可获得造血功能明显改善，甚至达到细胞遗传学缓解。MDS 的 IST 药物种类和剂量疗程等均与再障基本相同。但是，IST 仅限于RCC，其确切疗效和疗效的持续性，以及病例选择等问题，有待于后续开展大样本临床研究总结予以阐明。此外，各种 ATG 制剂尚未将 MDS 纳入药物说明书的适应证范围，故《儿童 MDS 专家共识》（2015）开展相关治疗前需要进行必要的告知和获取知情同意等注意事项，也值得临床重视。

（三）其他治疗

目前，一些药物疗法仅见于成人 MDS 治疗文献报道，如来那度胺（免疫调节剂）和地西他滨（去甲基化制剂）等药物，尚未见治疗儿童 MDS 的相关经验和疗效报道，故临床应用应非常慎重。在《儿童 MDS 专家共识》（2015）中，关于成分输血和感染防治等支持治疗，以及因贫血和依赖输血所致的铁负荷过重的祛铁疗法等，与其他血液病常规基本相同。对于各类造血生长因子的疗效也有客观评价和使用指征的详细描述，均可供临床参考。

六、儿童 MDS 小结

《儿童 MDS 专家共识》（2015）内容详尽，诊断与鉴别诊断所需的相关检测项目也均为常规方法，对于治疗方法也进行了符合目前客观条件的郑重推荐，故具有良好的临床可操作性。相信定能为儿童 MDS 的早期诊断和合理治疗，并促进我国儿童 MDS 相关基础与临床研究，尤其是在儿童 MDS 发病率较低的情况下，能够在统一的标准下有效开展临床多中心研究，具有重要的指导意义。

（谢晓恬）

第4节　朗格汉斯细胞组织细胞增生症

1953 年，利希滕斯坦（Lichtenstein）将一组以组织细胞浸润为主的疾病命名为组织细胞增生症 X。1973 年，Nezelof 首次通过电镜观察到病变细胞中的伯贝克颗粒（Birbeck granule）。过去因其病因不明而称为组织细胞增生症 X（histiocytosis X，HX）。1987 年，国际组织细胞学会将其统称为朗格汉斯细胞组织细胞增生症（Langerhans cell histiocytosis，LCH），为组织细胞增生症 I 型。以往依据本病的发病年龄、病变范围和临床表现分为三种类型，即韩 - 薛 - 柯病（Hand-Schüller-Christian disease，HSC）、莱特斯 - 西韦病（Letterer-Siwe disease，LS）和嗜酸性肉芽肿（eosinophilic granulomatosis，EG）。实际上三者临床表现相互关联、重叠，在婴儿和儿童的不同年龄期有不同的临床表现。可有过渡型，相互转化。尚有单器官型和难分型（或混合型）。本症主要发生于婴幼儿和儿童，男性发病明显多于女性，男女之比为（1.5～2）：1，总发病率约为 5/106。本病病因及发病机制尚不完全清楚。由于临床表现多样，其误诊率高。LCH 常致多系统受累，伴有危险器官受累者预后不佳，化疗存活率仅 20%。

一、病因及发病机制

LCH 的病因及发病机制尚不清楚。目前被认为是一种髓系来源的炎性肿瘤性疾病。也有学者认为本病与病毒感染（人类疱疹病毒 -6）及吸烟有一定关系，但均缺乏相关性研究。一般认为 LCH 是一种朗格汉斯（Langerhans）细胞（LC）的非肿瘤性增生，可能是继发性细胞免疫功能紊乱现象，为抑制性 T 淋巴细胞缺陷所致。在外来抗原作用下（如感染），LC 对异常免疫信号发生异常反应性大量增生，伴单核细胞、嗜酸性粒细胞及淋巴细胞浸润。类似于移植物抗宿主病（graft versus host disease，GVHD）或混合性免疫缺陷性疾病的组织病理学及临床表现。

（一）朗格汉斯细胞的发生和功能

1868 年，保罗·朗格汉斯（Paul Langerhans）利用氯化金染色首次在表皮组织中发现一种非色素性树突状细胞，命名为 Langerhans 细胞，是存在于黏膜、淋巴结和脾的抗原呈递细胞。4%～5% 的表皮细胞为 LC。树突状细胞（dendritic cell，DC）为抗原呈递细胞的一个分支，源于骨髓造血干细胞。作为单核 - 巨噬细胞（又称网状细胞）的一部分，LC 与交叉 DC、肠道 DC、滤泡 DC 及胸腺 DC 均有关联。LC 主要将抗原呈递给 T 细胞，在 T 细胞早期免疫反应中发挥极其重要的作用。未受抗原刺激的 LC 处于不成熟状态，其识别、结合和处理抗原的能力强，在接触抗原后，能通过

C 型凝集素及 Fc 受体等与抗原结合，通过吞噬作用将抗原吞入细胞内，将抗原加工成可被 T 细胞识别的片段，表达在细胞表面 MHC 分子上。携带抗原的 LC 在 TNF-α 及 IL-1β 等作用下，迁移至局部淋巴结的 T 淋巴区。在迁移过程中，LC 逐渐发育成熟。成熟的 LC 抗原呈递能力强，将抗原呈递给 T 淋巴细胞，产生适应性免疫应答。LC 将抗原呈递给 T 细胞后，即开始凋亡。

（二）LCH 的发病机制

1. 克隆性增生学说

LCH 的病理特征是机体免疫紊乱时受抗原刺激，导致未成熟 DC 活化、克隆增殖及局部"细胞因子风暴"。LCH 中增生的朗格汉斯细胞 CD83、CD86 和 DC-LAMP 表达降低，CD54 及 CD58 表达增强，提示这是一种不完全成熟的部分活化的树突状细胞。这种 LC 迁移至局部淋巴结抗原呈递能力减弱，GM-CSF、IL-1、IL-2、IL-3、IL-4、IL-10、TNF-α、TGF-β 及 IFN-γ 等细胞因子表达上调，可在局部引起细胞因子风暴。GM-CSF、TGF-β 及 IL-3 等细胞因子可抑制 LC 凋亡，促进其增殖，并在局部大量聚集。LCH 中，LC 抗原呈递能力减弱可导致免疫系统从固有免疫向适应性免疫转化缺陷，使得免疫系统对 LC 异常增生失去控制。有学者通过 X 染色体连锁 DNA 探针技术研究表明，LCH 患者不同病灶的 LC 是单克隆性的。

苏雷亚·萨瓦安（Süreyya Savaian）在总结近年来关于本病的相关研究基础上提出了发病机制假说。他认为，LC 在易感个体内产生缺陷，通过免疫或炎症反应导致有缺陷的 LC 克隆增生，同时通过正常的 LC 诱导免疫反应。增生的 LC 在组织中通过与其他细胞相互作用导致组织损害的发生。LC 的攻击性和免疫系统的调节共同作用本病的发展，如果 LC 攻击性强或免疫系统功能不足则损害进展，反之则损害消退。在临床上则表现出从局限性病变到多系统受累的多变的疾病类型。

2. 肿瘤学说

有研究发现这种增生的 LC 存在染色体等位基因缺失、染色体不稳定性增高，Ki-67、P53、P16 及 Bcl-2 等细胞周期蛋白及原癌基因表达上调等异常，提示 LCH 是一种肿瘤性疾病。莉嫩（Leemen）等将恶性组织细胞肉瘤病毒转入小鼠机体后，包括 LC 在内的多种组织细胞均能发生肿瘤性，也提示本病可能是一种肿瘤性疾病。遗传学研究发现，LCH 有一定的家族倾向，单卵双生子发生 LCH 较双卵双生子概率高，提示本病与肿瘤性疾病一样具有遗传易感性。本病有浸润及多系统受累特点，抗肿瘤药物治疗有效，也提示本病是一种肿瘤性疾病。但也有学者通过流式细胞术、染色体核型分析、矩阵比较基因杂交技术以及单核苷酸多态性分析等多种分子生物学技术均未发现本病有染色体、基因及细胞周期蛋白的异常，对肿瘤学说提出了挑战。而且，肿瘤学说也不能解释部分患者存在自愈的现象及 LC 处于相对成熟状态等现象。因此，肿瘤学说目前还存在争议。

（三）LCH 病理学改变

本病是一种非肿瘤性的 LC 增生。病灶部位可见 LC 外，尚有嗜酸细胞、巨噬细胞和淋巴细胞等不同程度的增生。病程进展后可呈黄色瘤样或纤维化，有局灶性坏死及出血，可见吞噬含铁血黄素颗粒的巨噬细胞。在同一器官中同时出现增生、纤维化或坏死等不同阶段病灶，全身器官皆可受累。显微镜下除组织细胞外，还可见充脂性组织细胞（即泡沫细胞）、嗜酸细胞、合体多核巨细胞、少数中性粒细胞、浆细胞、纤维结缔组织及出血、坏死等改变。上述细胞形成大小不一的结节，严重者原有组织结构消失，无分化极差的恶性组织细胞。病变发展快的部位可见单一不充脂的组织细胞，病变越久则易见充脂性组织细胞。慢性病变则见大量充脂性组织细胞和嗜酸性粒细胞，或以嗜酸性粒细胞为主，形成肉芽肿，增生的中心常见坏死。病变消退可见纤维增生，逐渐纤维化。以上几种改变可见于同一病例的不同时期或不同病变处，也可见于同一损害部位中。

二、临床表现

临床表现因受累器官多少和部位的不同而差异较大。到目前为止，除肾、肾上腺、性腺和膀胱受累未见报道外，其他脏器均可受累。可呈局灶性或全身性变化，起病可急可缓，病程可短至数周或长达数年，各亚型有相对特殊的临床表现，但可出现过渡型或重叠性表现。不同年龄患者的临床受累程度不同。发病年龄越小，受累器官数量越多，病情就越严重，随年龄增长而病变局限，症状也减轻。

（一）骨破坏

LCH 的特征性表现是骨骼破坏，可出现在病程开始或在病程进展中。骨骼为 LCH 最常见受累部位，可见于 70% 以上的 LCH 患者，任何骨骼均可受累，但以扁平骨受累最为多见，主要为颅骨破坏，其他如颌骨、乳突、长骨近端、肋骨和脊椎骨等也可受累。可为单一或多发性骨损害。颅骨病变开始为头皮表面隆起，硬且有轻度压痛，当病变蚀穿颅骨外板后，肿物变软，触之有波动感，多可触及颅骨边缘呈锯齿状。眶骨破坏多为单侧，可致眼球突出或眼睑下垂。下颌骨破坏致齿槽肿胀，牙齿脱落。发生于 6 个月以内婴儿可有早出牙早落牙现象。脊柱严重的骨损害可导致压缩性骨折。

（二）皮疹

皮疹为常见症状，约 50% 的患儿于起病早期出现。主要分布于躯干、头皮和耳后，也可见于会阴部。起病时为淡红色丘疹，直径 2~3 mm，继而呈出血性，或湿疹样及皮脂溢出样等；以后皮疹结痂、脱屑。触摸时有刺样感觉，脱痂后留有色素脱失的白斑或色素沉着。各期皮疹可同时存在，常成批出现。

（三）耳部症状

外耳道溢脓也较常见，为耳道软组织或骨组织 LC 浸润的结果。除外耳道流脓外，可伴有耳后肿胀和传导性耳聋。常呈慢性反复发作，与弥漫性耳部细菌感染很难区别，但对抗生素不敏感。CT 检查可见骨与软组织病变。

（四）淋巴结病变

LCH 的淋巴结病变可表现为三种形式：①单纯的淋巴结病变，即为淋巴结原发性嗜酸性粒细胞肉芽肿，受累者预后好；②局限性 LCH 的伴随病变，常伴有溶骨性病变或皮肤病变；③全身弥漫性病变的一部分，常累及颈部或腹股沟部位的孤立淋巴结，可有局部疼痛。

（五）内脏器官症状

肺、肝、脾及脑垂体等内脏器官也常受累，胸腺和胃肠道也是受累部位之一，合并功能衰竭约占 20%。组织细胞在肝和脾窦浸润可致肝、脾明显肿大。肝脏受累部位多在肝三角区，可为轻度的胆汁淤积到胆管严重损伤，表现为肝功能异常、黄疸、低蛋白血症、腹水及凝血功能异常，进而可发展为硬化性胆管炎、肝纤维化和肝功能衰竭。肺部病变可为全身的一部分，也可单独存在，任何年龄均可发病，但儿童期多于婴儿期，表现为轻重不等的呼吸困难，患儿常伴有咳嗽，当合并呼吸道感染时症状可急剧加重，可发生肺气肿，甚至出现气胸或皮下气肿，导致呼吸衰竭而死亡。肺功能检查为肺的顺应性下降，常为限制性损害。胃肠道病变以小肠和回肠最常见，表现为呕吐、腹泻和吸收不良，长时间可造成儿童生长停滞。

（六）其他症状

中枢神经系统（central nervous system，CNS）侵犯主要为丘脑 - 垂体区，约占 15%，表现为尿崩症，可有生长障碍（不一定有蝶鞍破坏），后者较尿崩症少见。其他的 CNS 的表现为脑积水、脑神经麻痹、共济失调、构音障碍、眼球震颤、反射亢进、视物模糊以及智力障碍等。椎弓破坏者常伴有肢体麻木、疼痛、无力及瘫痪，甚至大小便失禁。

三、临床分型

传统的分型将本病分为莱特斯 - 西韦病、韩 - 薛 - 柯病和嗜酸性肉芽肿。

（一）莱特斯 - 西韦病（急性婴儿型）

此型常见而严重，见于婴幼儿，小于 1 岁者占 70%，最小年龄 10 天。男女比例为 1.2 ∶ 1。主要侵犯内脏和皮肤。临床常见发热、特征性皮疹及肝脾大等症状。

1. 临床特点

（1）皮肤损害（真皮浅层组织浸润）：约 97% 病例反复、成批出现形态特异的皮疹，初为棕黄色或暗红色斑丘疹或结节丘疹，继而呈渗出性（湿疹样或脂溢性）或出血性皮疹，可融合成鳞片状或黄色瘤，溃烂、脓肿、结痂、脱屑伴色素沉着或留皮肤白斑，多见于躯干和颈部，四肢较少。疹前发热伴肝脾大，疹退上述症状亦缓解。

（2）肝脾、淋巴结肿大：肝脾呈中至重度肿大（> 80%），脾大较明显，少数肝功能损害，偶有黄疸、低蛋白血症、腹水和肝坏死。淋巴结肿大占 30%。

（3）骨骼缺损：骨骼破坏（15% ~ 50%）主要侵犯颅骨，其次为肋骨和四肢管状骨。颅骨肿物初为硬结，以后变软而波动，无红、热，轻压痛，吸收后头皮下凹，可触及骨质缺损边缘。

（4）进行性贫血（70%），不规则或持续、或周期性低热或高热（89%），腹泻（39%）及营养不良（48%）。

（5）呼吸道症状：肺泡渗出者症状明显（尤为间质浸润型病例），咳嗽、气促及青紫，肺部体征不明显。合并肺泡性肺气肿和肺外积气或自发性气胸等成喘憋症状。可合并感染（71%），病情常突然发作或加重。

（6）慢性难治性中耳炎（29%）。

2. 实验室检查

1）血常规：可一系或全血细胞减少，呈正色素正细胞性贫血，中度以上贫血占 57%，网织红细胞 > 0.2% 者占 38%，可发生溶血。白细胞计数 > $10×10^9$/L 者占 62%，血小板计数 > $10×10^9$/L 者占 66%，常见嗜酸性粒细胞增多。

2）免疫学异常：淋巴细胞转化功能降低，淋巴细胞 H2 受体缺乏，Ts 及 Th 减少，异常 Ig，高（或低）丙球蛋白血症。

3）骨髓象：多数有网状内皮细胞增加，LC 浸润，继发性全血减少，预后较差。

4）组织病理检查：皮疹印片、耳脓液或肿物穿刺物涂片检查，用伊红 - 亚甲蓝法染色，油镜下观察可见成堆组织细胞，其核巨大，染色质疏松，胞质淡蓝常伴泡沫（又称泡沫细胞），偶可见异形网状细胞；肿大淋巴结活检可见正常淋巴结结构被破坏，病理性组织细胞呈片状增生。

5）光镜及电镜检查：光镜下 LC 细胞平均直径 12 mm，胞质量中等，有细小粉红颗粒，空泡及吞噬现象，胞核常折叠或切迹，含 1 ~ 2 个嗜碱性核仁。透射电镜下胞体不规则，有伪足，胞质丰富，有 Birbeck 颗粒，呈网球拍状。病灶中 LC 含 Birbeck 颗粒多者预后较好。

6）X 线检查

（1）骨骼 X 线改变：呈特征性溶骨性破坏。长骨呈圆或椭圆形囊状。肋骨肿胀，骨质稀疏或囊状。扁骨呈圆形或不规则形凿穿样，大小不一，边缘锐利呈地图样。椎体扁平。

（2）胸部 X 线表现：本病由于组织细胞在肺部浸润的部位，形态和机体反应的不同，呈现多种 X 线征象（表 7-7）。X 线演变发展过程按自然病程可分为以下几期。①急性肺泡渗出晚期：吸收快；②间质浸润期：常伴小结节灶（50%）；③晚期纤维变期：莱特斯 - 西韦病之肺泡渗出和间质浸润约各占 65% 和 18%。

表 7-7 细胞组织增生症 X 的肺部 X 线征

病理改变	X 线征象
肺泡浸润渗出型	双侧散在云絮状小片阴影，呈小叶性分布如龟背状，或沿肺纹理周围分布，自肺门向外周散开类似肺水肿（非支气管肺段分布）
间质肺泡浸润型	为本病典型征：广泛分布（以肺门周围及中带为甚），稠密度不一的网结影或粟粒状，可伴小结或片状浸润。常伴小囊状阴影，易致间质肺气肿和气胸
间质浸润型	肺纹理增多、毛糙，轻度局限性细影；肺中内带低密度之细网交织影，或呈毛玻璃状，少数呈间质炎变
间质纤维性变	境界清楚之间质增厚，纹理扭曲及条束影
蜂窝肺	普遍性肺气肿，广泛分布、大小不一之小囊状阴影，可见散在点及片状病灶。易致间质肺气肿和气胸
特殊类型	肺门、纵隔淋巴结、胸腺及胸膜浸润型，肺门及纵隔淋巴结肿大，胸腺肿大，胸膜增厚

目前随着高分辨 CT（HRCT）的广泛使用，发现 HRCT 对肺部受累的 LCH，特别是单独肺损害的 LCH 的诊断价值高于 X 线，但确诊需要肺活检或肺泡灌洗液检查。HRCT 主要表现为：早期多表现为双肺内广泛分布于细支气管周围的小斑片影、磨玻璃影和小结节影，部分病灶也可融合成大片状斑片影。结节影是其早期的典型征象，多为双肺对称性分布，以中上肺叶为主，肺叶基底部及肋膈角附近也可有少量分布；结节数量不定，可多可少，结节边缘通常不规则，当伴发纤维化和囊变时这一征象更为明显；结节通常可见于小叶中央、支气管周围以及细支气管周围，多数和囊变同时存在。在 CT 上还可以看到结节向囊肿转化的过程，表现为结节中央部分密度减低。囊性病变

是 LCH 肺部最常见且最典型的征象，常表现为多发于双上肺的小囊腔，病变直径多小于 10 mm，偶尔可见较大囊腔。囊性病变好发于上肺，多为圆形或类圆形病变，少数病例可表现为不规则形，可能与周围组织形态改变有关。囊性病变壁多较薄，偶尔可见厚囊壁和结节样囊壁。细胞组织增生症 X 的肺部 X 线征如表 7-7 所示。

（二）韩 - 薛 - 柯病

韩 - 薛 - 柯病属慢性播散型，又称慢性黄色瘤。典型临床特征为骨质损害、尿崩症及突眼症三联征。多见于 2 ~ 5 岁儿童，男女比例为 2.3 ： 1。

1. 临床特点

（1）骨质缺损：最早、最常见颅骨缺损，呈囊肿状突起，软，压痛，可触及骨损边缘。下颌受累致牙齿松动脱落及齿槽脓肿。盆骨、脊柱、肋骨及肩胛骨也常受累。

（2）突眼：约占 1/3。

（3）尿崩症：约 1/2 患儿发生尿崩，可伴有生长发育障碍（垂体受浸润或蝶鞍被破坏压迫所致），但生长发育障碍者少见。

（4）其他：棕红色斑丘疹（约 > 50%），黄色瘤（25%）或出血、脂溢性或湿疹样皮疹。可有呼吸道症状和中耳炎，发热、贫血。肝脾、淋巴结肿大比莱特斯 - 西韦病轻。约 1/3 病例有典型三联症，颅骨缺损加突眼为 18.2%，颅骨缺损或突眼伴尿崩各占 9.1%，单颅骨缺损或尿崩症者分别为 29.1% 和 0.9%。

2. 实验室检查

①轻度贫血，骨髓涂片可见泡沫细胞；②皮疹或淋巴结活检，或颅骨缺损处穿刺涂片可见大量泡沫细胞及多量嗜酸性粒细胞；③骨骼及肺部 X 线表现与莱特斯 - 西韦病基本相似。本症骨骼改变常见，肺泡渗出浸润和间质浸润约占 44%。

（三）嗜酸性肉芽肿

嗜酸性肉芽肿是一种良性的骨组织内局限性成熟的组织细胞增生伴大量嗜酸性粒细胞浸润性疾病，可转变为韩 - 薛 - 柯病。多见于 2 ~ 7 岁和青少年，男女比为 3.3 ： 1。本病预后良好，90% ~ 95% 可治愈，单个病灶可自发缓解。

1. 临床特点

（1）任何骨骼均可受累，但以颅骨、四肢骨、脊椎及骨盆最常见。病灶多为单发，也可多发，患者仅骨受累部位疼痛、肿胀及压痛，椎骨受累出现脊髓压迫症，可发生病理性骨折。多无全身症状仅有低热。不少患儿在偶然如体检等的情况下或出现病理性骨折时才被发现。唯有脊椎病变的患儿，特别是发生椎弓破坏者，常伴有神经压迫症状，如肢体麻木、疼痛、无力及瘫痪，甚至大小便失禁成为疾病的主诉而就医。但脊椎病变时容易漏诊，应全面检查骨骼的变化。

（2）多发性病灶，常伴发热、畏食及体重减轻等，与韩 - 薛 - 柯病相似。偶有肺嗜酸性肉芽肿。

（3）X 线检查可见圆形的图样骨缺损。

2. 临床分型

Ⅰ型：骨骼或软组织的单部位损害，不表现器官功能异常者。

Ⅱ型：骨骼或软组织多部位（≥2个部位）损害，不表现器官功能异常者，可合并眼、耳或脊柱病变，或仅为皮肤多部位损害或有全身发热、体重减轻及生长发育落后等。

Ⅲ型：有器官功能异常者，包括肝、肺功能异常或血细胞减少。

四、诊断

LCH 诊断需要临床症状、X 线检查和病理检查三方资料互相参照，病理学检查是确诊的依据。有条件应活检送电镜找含 Birbeck 颗粒的 LC。

（一）国际诊断标准

1987 年，国际组织细胞协会将《朗格汉斯细胞组织细胞增生症病理诊断标准》分为三级诊断。①确诊：透射电镜在组织细胞内发现 Birbeck 颗粒或细胞表面 CD1a 抗原阳性。②临床病理诊断：病变组织在电镜下具有组织细胞特点，且细胞具有下述两种或以上特征，即 APT 酶染色阳性；S-100 蛋白阳性；α-D 甘露糖酶阳性及病变细胞与花生凝集素特殊结合。③拟诊（临床诊断）：指常规病理检查发现组织细胞浸润。

2009 年 4 月，国际组织细胞协会发布了《朗格汉斯细胞组织细胞增生症评估与治疗指南》。该《指南》认为，朗格素（langerin，CD207）表达阳性可以代表 Birbeck 颗粒。因此，新版指南规定，上述两者具备其中一项者可确诊。只有在颈椎的扁平椎或齿状突孤立受累的 LCH 患者，由于活检的风险大于组织诊断的需要，可以将 Birbeck 颗粒作为必需的项目。

2009 年指南的诊断标准为：

（1）初诊：病理检查光镜见典型的 LC。

（2）诊断：在光镜的初诊基础上，以下 4 项中 ≥ 2 项指标为阳性。① APT 酶染色阳性；② CD31/S-100 蛋白阳性；③ α-D 甘露糖酶阳性；④花生凝集素受体阳性。

（3）确诊：在光镜检查的基础上，以下 3 项中 ≥ 1 项指标为阳性：①朗格素阳性；② CD1a 抗原（T6）阳性；③电镜检查发现 Birbeck 颗粒。

基因诊断：目前认为 LCH 突变基因为 *BRAF V*600*E*（＞50%）；MAPK/ERK 通道如 MAP2K1/或 ARAF（10%~25%）。

（二）我国诊断标准

1. 临床表现

可具备下列一种或多种症状或体征：

（1）发热：热型不规则，可呈周期性或持续高热。

（2）皮疹：主要分布于躯干、头皮和发际。起初为淡红色丘疹，继呈出血性或湿疹样皮脂溢出样皮疹，继而结痂。脱痂后留有白斑。

（3）齿龈肿胀、牙齿松动，或突眼，或流脓，或多饮多尿。

（4）呼吸道症状：咳嗽，重者喘憋、发绀，但肺部体征不明显，呼吸道症状可反复出现。

（5）肝、脾及淋巴结肿大，或有贫血。

（6）骨损害：颅骨、四肢骨、脊椎骨及骨盆骨可有缺损区。

2. X 线检查

（1）骨骼：长骨和扁平骨皆可发生破坏，病变特征为溶骨性骨质破坏。扁平骨病灶为虫蚀样至巨大缺损，颅骨巨大缺损可呈地图样。脊椎多为椎体破坏，呈扁平椎，但椎间隙不变窄。长骨多为囊状缺损，无死骨形成。

（2）胸片：肺部可有弥漫的网状或点网状阴影，尚可见局限或颗粒状阴影，需要与粟粒性结核鉴别，严重病例可见肺气肿或蜂窝状囊肿、纵隔气肿、气胸或皮下气肿。

3. 实验室检查

（1）血常规：无特异性改变，以不同程度贫血较多见，多为正细胞正色素性。重症患者可见血小板计数降低。

（2）常规免疫检查大都正常，T 抑制细胞及 T 辅助细胞都可减少，可有淋巴细胞转化功能降低，T 淋巴细胞缺乏组胺 H2 受体。

（3）病理活检或皮肤印片：病理活检是本病的诊断依据，可做皮疹、淋巴结或病灶局部穿刺物或刮除物病理检查。病理学特点是有分化较好的组织细胞增生，此外可见到泡沫样细胞、嗜酸性粒细胞、淋巴细胞、浆细胞和多核巨细胞。不同类型可由不同细胞组成，严重者可致原有组织被破坏，但见不到分化较差的恶性组织细胞。慢性病变中可见大量含有多脂质性的组织细胞和嗜酸细胞，形成嗜酸细胞肉芽肿，增生中心可有出血和坏死。

凡符合以上临床表现、实验室检查和 X 线检查特点，并经普通病理检查结果证实，即可初步诊断。确诊条件：除上述临床表现、实验室检查和普通病理检查结果外，尚须进行免疫组化检查，如 S-100 蛋白阳性和 CD1a 抗原阳性，特别是电镜检查 Birbeck 颗粒。

五、治疗前评估

LCH 是一组疾病的总称，所囊括的各类疾病临床表现和预后差别较大。明确的临床分级和个体化治疗是提高疗效和患者生活质量的关键。1997 年，WHO 将其分为局限性、全身性、惰性、进展性 LCH 以及 LC 肉瘤。2009 年，国际组织细胞协会关于《朗格汉斯细胞组织细胞增生症的评估》的指南中对治疗前的评估增加了组织病理学和影像学的内容，使器官受累的标准更加科学、客观和全面。该指南的评估如下：

（一）"危险器官"受累的标准

（1）造血功能受累（伴或不伴骨髓侵犯）：符合以下 ≥ 2 项。①贫血：血红蛋白 < 100 g/L，婴儿 < 90 g/L（非缺铁等引起）；②白细胞计数减少：白细胞计数 < 4×10^9/L；③血小板计数减少：血小板计数 < 100×10^9/L。骨髓侵犯的定义是在骨髓涂片上证实有 CD1a 阳性细胞。

（2）脾脏受累：脾脏在锁骨中线肋缘下 > 2 cm。

（3）肝脏受累：符合以下 ≥ 1 项。①肝脏在锁骨中线肋缘下 > 3 cm。②肝功能不良：血浆蛋白 < 55 g/L，白蛋白 < 30 g/L，胆红素 > 正常值的 3 倍，γ-GT > 正常值的 2 倍，转氨酶（ALT，AST）> 正常值的 3 倍。腹水、水肿、肝结节等不是由于其他原因所致。③LCH 的组织病理学诊断。

（4）肺受累：符合以下 ≥ 1 项。①肺的高分辨率 CT（HRCT）的典型表现（如果条件许可，应用低剂量多探测器 HR-CT）；②LCH 的组织病理学 / 支气管灌洗液细胞学诊断（在 LCH- Ⅳ中，肺受累不再定义为危险器官受累）。

（二）特殊部位受累

（1）中枢神经系统受累：符合以下 ≥ 1 项。①大脑内脑膜处肿瘤样肿物；②头颅 MRI 表现的神经退行性病变：小脑齿状核、小脑、不能用类固醇激素解释的大脑萎缩；③合并临床表现的中枢神经系统病变，能用头颅 MRI 病变部位解释。

（2）颅面骨受累：眼眶、颞骨、乳突、蝶骨、颧骨及筛骨损害，或上颌窦或鼻旁窦，或颅窝损害，伴有颅内软组织受压。

（3）眼受累：眼球突出，突眼或眼眶损害，颧骨或蝶骨损害。

（4）耳受累：外耳炎、中耳炎、耳漏或颞骨、乳突或岩部损害。

（5）口腔受累：口腔黏膜、牙龈、颚骨、上颌骨及下颌骨损害。

（6）可危及中枢神经系统的损害：长期的颅骨受累（不包括穹隆受累），可使患者易患尿崩症。在多系统 LCH 患者，有颅面部，尤其是耳、眼、口受累者，在病程中易发生尿崩症。

该指南根据上述器官受累的标准，进一步对病情进行临床分类，以指导治疗。与 1987 年相比，不再考虑年龄因素，而以考虑脏器与系统受累为主，具体如下：

（1）单系统 LCH（SS-LCH）：有 1 个脏器 / 系统受累（单病灶或多病灶）。①单病灶或多病灶（＞1 个）骨骼受累；②皮肤受累；③淋巴结受累（不是其他 LCH 引流淋巴结）；④肺受累；⑤下丘脑 - 垂体 /CNS 受累；⑥其他（甲状腺及胸腺等）。

（2）多系统 LCH（MS-LCH）：有 ≥ 2 个脏器 / 系统受累，伴有或不伴有"危险器官"受累。

（3）下列定位及病变程度分类是全身治疗的指针：① SS-LCH 伴有可危及 CNS 的损害；② SS-LCH 伴有多病灶骨骼损害（MFB）；③ SS-LCH 伴有特别部位损害；④ MS-LCH 伴 / 不伴危险器官的损害。

六、鉴别诊断

LCH 应与某些骨骼、淋巴结和皮肤器官的疾病以及其他组织细胞增多症相鉴别。

（一）骨骼疾病

LCH 出现的骨骼不规则破坏、软组织肿胀、硬化和骨膜反应同样常见于骨髓炎、尤文肉瘤、成骨细胞肉瘤、神经母细胞瘤骨转移、颅骨的表皮样瘤及纤维发育不良等。颅骨的溶骨性损害、突眼以及上眼睑瘀斑往往是神经母细胞瘤的早期表现。

（二）淋巴网状系统

肝脾和淋巴结肿大，特别是颈淋巴结肿大提示弥漫性肉芽肿病，如结核及组织胞质菌病等。

（三）皮肤病

LCH 的皮肤改变与脂溢性皮炎、特应性湿疹、脓皮病、血小板减少性紫癜或血管炎等鉴别。皮肤念珠菌感染可能与本病的鳞屑样和色素脱失为其特点，皮疹压片可见成熟组织细胞。

欧洲及北美洲（European and North American）朗格汉斯细胞组织细胞增生症的鉴别诊断指南

见表 7-8。

表 7-8　欧洲及北美洲朗格汉斯细胞组织细胞增生症的鉴别诊断

受累器官	临床表现	鉴别诊断
皮肤	大疱（常出现在幼儿早期） 毒性红斑、单纯性疱疹、水痘	
	皮炎（常出现在头皮、尿布区域、腋窝，幼儿晚期） 脂溢性皮炎、湿疹	
	结节	肥大细胞增多症、幼年型黄色肉芽肿、成神经细胞瘤
	皮肤瘙痒	婴儿白血病
	出血点	疥疮
骨骼	椎骨	尤文肉瘤、坏死性骨髓炎、白血病、淋巴瘤、动脉瘤样骨囊肿、幼年性黄色肉芽肿、骨髓瘤、骨质疏松症
	颞骨	慢性化脓性中耳炎、乳突炎、胆脂瘤、软组织肉瘤
	眼眶	急性感染（蜂窝织炎）、皮样囊肿、成神经肉瘤、脂质肉芽肿病（Erdheim-Chester disease）、炎性假瘤
	其他长骨破坏	坏死性骨髓炎、骨多发性血管瘤、骨纤维结构发育不良、非典型分枝杆菌感染、成骨性肉瘤、尤文肉瘤
肺	肺结节	肺孢子虫病、非典型分枝杆菌感染、结节病、肺癌（成人）、栓塞
肝	黄疸合并高胆红素血症	慢性阻塞性胆管炎
	低白蛋白血症	代谢性疾病、肝炎、中毒（瑞氏综合征）、炎症性肠病、色素沉着病
内分泌	尿崩症	中枢神经系统生殖细胞瘤、脑下垂体炎

七、治疗

　　LCH 病情轻重悬殊，预后差异大，有不经治疗自愈的报道，但多系统受累的 LCH 病死率高。因此，综合考虑各种危险因素，采取个体化的精准治疗非常重要。

　　2004 年，法国多纳迪乌（Donadieu）等应用诊断评分标准统计了 620 例 LCH 患者，将所有患者的临床表现、体征、实验室检查、影像学检查进行评分（表 7-9），第 6、12 周进行一次评估，取最高分，其中 0～2 分占 74%，3～6 分占 16%，＞10 分占 6%。统计的 10 年病死率中，3～6 分的 10 年病死率为 4.4%，＞6 分的 10 年病死率为 43.6%，这对于临床预后判断与评估提供了数字化参考信息。

表 7-9　法国 LCH 诊断评分表

检查项目	评分标准	得分
骨痛	痛	1
	不痛	0
	压迫眼眶或脊髓	2
发热	＞38.5℃	1
	无	0
肺部	气胸	2
	肺间质病变（胸部 X 线或胸部 CT 显示）	1

检查项目	评分标准	得分
肺部	胸部 X 线或胸部 CT 显示无异常	0
	需要机械通气或肺功能检查< 50%	3
	鼻导管吸氧或肺功能检查 50%～80%	2
皮肤	无异常	0
	病变区域达 25%	2
	5%～25%	1
	< 5%	0
软组织肿瘤包括		
中枢神经系统	直径> 5 cm	2
	直径 2～5 cm	1
	直径 0～2 cm	0
结节（> 2 cm）	有	1
	无	0
肝	脐以下	2
	脐以上	1
	无肿大	0
脾	达脐以下	2
	脐以上	1
	无肿大	0
肝（转氨酶）	大于 10 倍	2
	3～10 倍	1
	小于 3 倍	0
肝（γ-GT)	大于 10 倍	3
	3～10 倍	1
	小于 3 倍	0
白蛋白	在 1 周内补充	3
	没有补充，白蛋白< 30 g/L	1
	白蛋白< 30 g/L	0
血小板（1 周内）	两次输注	4
	1～2 次输注	3
	血小板计数低，但没有输注	2

（一）放射治疗

适用于孤立的骨骼病变，尤以手术刮除困难的部位如眼眶周围、颌骨、乳突或负重后易发生骨折和神经损伤的脊椎等部位，以及早期的垂体病变。一般照射量为 5 ~ 8Gy（500 ~ 800cGy），照射后 3 ~ 4 个月骨骼缺损即可恢复。一般认为，尿崩症出现时间较久（如 6 个月以上）的患者，放疗大多无效。皮肤病变对放疗亦不敏感。针对常见的单系统病变（SS-LCH）如下：

1. 单纯骨质受累

预后较好，取决于受累骨质的部位、大小。部分单纯的骨质受累可能会自行消退，部分病骨质，在诊断中通过病理组织活检术可以达到治疗的效果。若累及承重骨、脊椎受累压迫脊髓，不可接受的畸形，难以忍受的疼痛，功能残疾等需要进行进一步的诊治。

单病灶骨组织直径大小＜ 2 cm，经明确诊断，可完整切除病变组织；单病灶骨组织直径大小 2 ~ 5 cm，行部分骨质切除术 + 病理活组织活检术，后期可予以局部病变部分甲强龙病灶内注射；单病灶骨组织直径大小＞ 5 cm，不建议行根治性全切除术，全身化疗为主。多病灶骨组织受累，最常用的治疗是化疗，类固醇激素及长春花碱的使用。

2. 单纯皮肤受累

LCH 单纯累及皮肤的发生率占 LCH 患者中的 5%，最常见于新生儿及婴幼儿，大多数可自愈。单纯独立皮肤结节，手术切除，不建议放疗。皮肤斑疹，常建议予以局部激素治疗，但疗效没有具体的数据支持。报道显示局部使用氮芥药膏对治疗皮肤 LCH 有效、安全，但由于其使用需要专业人员的指导，一直未予以推广。对于局部治疗无效或病变范围广泛，建议全身治疗，可使用类固醇激素 +/– 长春花碱，或口服低剂量氨甲蝶呤。

3. 单纯淋巴结受累

在 LCH 患者中，很少出现单纯的淋巴结受累。手术切除孤立淋巴结病变组织是唯一的治疗方法。

4. 单纯肺受累

常见于青少年及成年吸烟者。易引起严重的并发症，如气胸、肺心病等。不建议在儿童单纯肺受累 LCH 患者中进行全身化疗。若肺部疾病持续进展，建议予以低剂量激素，或联合使用长春花碱，或克拉屈滨化疗。

5. 单纯脑垂体受累致尿崩症

不建议进行全身化疗，出现疾病进展时，例如下丘脑垂体轴出现巨大肿物压迫，影响视力或肿物体积增大出现高颅压症状时才给予化疗。

（二）化学药物治疗

从 1991 年开始，国际组织细胞协会对 MS-LCH 进行了 3 个大规模、国际化、前瞻性的治疗研究，即 LCH- Ⅰ 、LCH- Ⅱ 和 LCH- Ⅲ 研究。LCH- Ⅰ 研究明确了在甲泼尼龙应用下，长春花碱（VBL）与依托泊苷（VP-16）同等有效，6 周诱导治疗反应率 49% ~ 57%，复发率 55% ~ 61%，5 年存活率 76% ~ 80%，其中无 "危险器官" 受累的＞ 2 岁患儿存活率 100%。国内应用 LCH- Ⅰ 治疗，用替尼泊苷（VM-26）代替 VP-16，总有效率 76.5%。LCH-S-98 研究对难治性和多次复发的、伴有 "危险器官" 受累的危险组 MS-LCH 的 2- 氯脱氧腺苷（2-chlorodeoxyadenosine，2-CDA，cladribine，克拉利平）单药治疗方案，诱导治疗反应率 22%，复发率 100%，2 年存活率 67%。LCH- Ⅱ 及 LCH- Ⅲ 研究将泼尼松与 VBL 作为一线诱导方案，LCH- Ⅱ 加入 VP-16，LCH- Ⅲ 加入氨甲蝶呤。LCH- Ⅱ 提高了危险组 MS-LCH 诱导治疗反应率，为 63%～71%，降低了复发率为 46%，但 5 年存活率无改善，为 74%～79%。德国 DAL-HX83/90 方案，诱导治疗反应率为 90.9%，复发率为 22.2%。LCH-Ⅳ 研究对危险组 MS-LCH 的解救方案（salvage therapy）。LCH-S-2005 研究从 2005 年 12 月开始，研究 2-CDA+ 阿糖胞苷（Ara-C）的二线治疗方案。LCH-HCT 研究从 2006 年开始，研究低强度预处理的异基因骨髓造血干细胞移植（RIC-SCT）治疗的 1～3 年的无病存活率。

在 2009 年指南中，反映了 LCH-Ⅰ、LCH-S-98、LCH-Ⅱ、LCH-Ⅲ 及 DAL-HX83/90 临床研究的结果。该指南强调：①与总疗程 6 个月的化疗相比，总疗程 12 个月的化疗可减少疾病的复发率。②在 MS-LCH 患者，不论是否有"危险器官"受累，如诱导方案 6 周治疗有效，则有很好的长期存活率。③ VBL+ 泼尼松的诱导方案已被证实有效，并且不良作用少，因此可作为所有 MS-LCH 患者的初治疗法。④如果 MS-LCH 有"危险器官"受累者应用诱导方案 6 周无效，则预后较差，需要第 2 个疗程的早期强化治疗。⑤ SS-LCH 伴有多病灶骨骼损害、特殊部位损害及可危及 CNS 的损害者，治疗后的预后好，但有 30%～50% 的复发率。这些患者有 40% 的可能发生尿崩症或其他内分泌疾病以及实质性脑病。在基底核和小脑发生实质性脑病有很大危险性。对这些患者的治疗目的是防止再发、尿崩症和永久性不良结局。

以下介绍几种国外的化疗方案供参考。

1. 2009 年国际组织细胞协会推荐方案

1）一线化疗

（1）诱导缓解。VP 方案：泼尼松 40 mg/（m^2·d），口服 28 d（4 周），第 5 周（第 29 天）起减半量为 20 mg/（m^2·d），7 d 后再减半量为 10 mg/（m^2·d），1 周后（第 36 天）停药。VBL 6 mg/（m^2·次），静脉注射，每周 1 次，共 6 次（第 1、8、15、22、29、36 天）

上述治疗评估：①无危险器官受累者，对 VP 方案"中度反应者"；②有危险器官受累对治疗有较好反应者，继用上述方案 6 周（第 43 天开始）。患者 6～12 周达 CR（或 NAD）者进入维持治疗。

（2）维持治疗。VP+6-MP 方案：泼尼松口服每周 5 天，剂量同上；VBL（剂量同上）每 3 周 1 次（第 7～52 周或第 13～52 周）；6-MP 50 mg/（m^2·d），口服至第 12 个月末（疗程结束）。

（3）解救治疗适应证：①初诊危险器官受累；②上述初次 6 周诱导治疗后危险器官受累无改善者；③ VP 方案第 2 个疗程结束后仍有危险器官受累无改善者；④无危险器官受累但 VP 方案第 2 个疗程后无改善者。均进入非危险 LCH 的二线治疗方案。

SS-LCH 组：①伴危及 CNS 损害或多病灶骨损害或特别部位损害者，应用 6 周 VP 方案，然后进入无 6-MP 的上述维持方案，总疗程 12 个月；②不伴危险器官受累者可进行局部手术治疗，如病情进展则全身化疗。

2）二线（解救方案）化疗

（1）危险 LCH 组：①难治性（正规治疗无效）；②复发伴有危险器官受累的 MS-LCH；③伴有造血功能低下的 MS-LCH。

2-CDA+Ara-C 方案：Ara-C 1000 mg/（m^2·d），静脉滴注 2 h，连用 5 d；2-CDA 9 mg/（m^2·d），静脉滴注（Ara-C 滴完后）。每 4 周应用 1 个疗程，至少用 2 个疗程。

RIC-HSCT，预处理方案：福达拉宾 + 左旋苯丙氨酸氮芥 +TBI 或抗 CD52 单抗或 ATG。

（2）非危险 LCH 的二线化疗

①病灶内注射糖皮质激素，甲泼尼龙 75 ~ 750 mg/ 次，局部病灶注射。适于不宜手术刮除的局部病灶。

② VAP 方案：泼尼松 40 mg/（$m^2 \cdot d$），口服，第 1 ~ 4 周，第 5 ~ 46 周减半量，以后逐渐减量至疗程结束（12 个月）。VCR+Ara-C 组合：Ara-C 100 mg/（$m^2 \cdot d$）×4（第 1 ~ 4 天），每天皮下注射；VCR1.5 mg/（$m^2 \cdot d$），静脉注射，第 1 天。以后第 2、5、8、12、17、23 周重复上述 VCR+Ara-C 组合。若达到 NAD 则停用；未达到 NAD 者，则每 6 周 1 次 VCR+Ara-C 组合至 NAD。

③ 2-CDA 单药治疗：2-CDA 5 ~ 6.5 mg/（$m^2 \cdot d$），静脉注射×3，每 3 ~ 4 周重复 1 次为 1 个疗程，可用 2 ~ 6 个疗程；或 3 mg/（$m^2 \cdot d$），在 5 ~ 7 天内渐加量至 13 mg/（$m^2 \cdot d$）时再用 5 d，每 3 ~ 4 周重复 1 个疗程，可用 1 ~ 6 个疗程。2-CDA 的不良作用有感染、发热、胃肠道反应、肝功能损害、骨髓抑制及免疫抑制。

④ 2- 脱氧克福霉素（2-deoxycoformycin，2-DCF）单药治疗：2-DCF 4 mg/（$m^2 \cdot$ 次），静脉滴注，每周 1 次共 8 次，然后改为每 2 周 1 次，应用 16 ~ 18 个月可达 NAD。不良作用同 2-CDA。

2. DAL–HX90 方案

LCH 的分组：①A 组，仅有骨骼病变的 SS-LCH；②B 组，软组织病变的 SS-LCH 或无骨骼病变，无脏器受损；③C 组，伴脏器（肝、肺及造血系统）受累的 MS-LCH。

1）诱导缓解（A、B 组相同）

VEP 方案：泼尼松 40 mg/（$m^2 \cdot d$），分次口服，第 1 ~ 28 天，第 29 天起减半量用 1 周后再减半量，1 周后停药。VBL 6 mg/（$m^2 \cdot$ 次），静脉注射，每周 1 次（第 15、22、29、36 天），连用 4 次，或用 VDS 3 mg/（$m^2 \cdot$ 次）。VP-16 100 mg/（$m^2 \cdot d$），静脉滴注，第 1 ~ 5 天；150 mg/（$m^2 \cdot d$）于第 15、22、29、36 天。

C 组泼尼松同 A 组：VP-16 150 mg/（$m^2 \cdot d$），静脉滴注，于第 1、8、15、22、29、36 天共 6 次，同时静脉注射 VBL。

2）维持治疗

①A 组。PE 方案：泼尼松（剂量同上）口服，于第 9、12、15、18、24 周，每周连用 5 d，共 5 周；VP-16 150 mg/（$m^2 \cdot d$），静脉滴注，每周口服泼尼松的第 1 天用，共 5 次。

②B/C 组。VEP+6-MP 方案：泼尼松 +VP-16 同 A 组；6-MP 50 mg/（$m^2 \cdot d$），口服，第 6 ~ 52 周。

3. LCH– Ⅲ 方案

目前，国外使用较多的治疗方案为国际组织细胞协会推荐的 LCH-Ⅲ 方案，该方案把多系统受累的高危和低危患者进行随机分组，并对单系统多病灶骨骼受累和特殊部位单病灶患者进行前瞻性研究。患者分成 3 组。①高危组：多系统受累且包括 1 个或 1 个以上高危器官受累；②低危组：不含高危器官的多系统受累的患者；③其他组：单系统多灶性骨损害或局部的特殊部位受累如脊柱内扩展或鼻旁、脑膜旁、眼眶周围或乳突区域的受累等，可能导致持续性的软组织肿胀。该方案 2001—2008 年的疗效，5 年 OS 在高危组的为 85%，非高危的多系统受累组 91.7%。

1）高危组（多系统受累）

由 1~2 个 6 周的初始治疗和维持治疗组成，总疗程 12 个月。

（1）A 方案

①诱导缓解。VP 方案：泼尼松 40 mg/（m² · d），分 3 次口服，持续 4 周，5~6 周逐渐减停；1~6 周的每周第 1 天静脉注射长春花碱（VBL）6 mg/（m² · d）。如经过 6 周的初始治疗，疾病仍进展，可再予 6 周的初始治疗，泼尼松 40 mg/（m² · d），分 3 次口服，每周 3 天连续 6 周；7~12 周的每周第 1 天静脉注射 VBL 6 mg/（m² · d）。

②维持治疗：根据病情于第 7 周或第 13 周开始 VP-M 方案。6-MP 50 mg/（m² · d），口服直至 12 个疗程结束；泼尼松 40 mg/（m² · d），分 3 次口服，每 3 周连用 5 d，直至疗程结束；每 3 周的第 1 天静脉注射 VBL 6 mg/（m² · d），直至疗程结束。

（2）B 方案

①诱导缓解。VP-MTX 方案：泼尼松 40 mg/（m² · d），分 3 次口服，持续 4 周，5~6 周逐渐减停；1~6 周的每周第 1 天静脉注射 VBL 6 mg/（m² · 次）。第 1、3、5 周的第 1 天在静脉注射 VBL 后用 MTX 500 mg/（m² · 次），1/10 量 0.5 h 静脉快速滴注，其余 9/10 量 23.5 h 静脉维持，同时予 2000 mL/m² 液体水化，并于 MTX 结束后 24 h 和 30 h 予 CF 12 mg/（m² · 次）解救 2 次。如经过 6 周的初始治疗，疾病仍进展，可再予 6 周的初始治疗，泼尼松 40 mg/（m² · d），分 3 次口服，每周 3 d 连续 6 周；7~12 周的每周第 1 天静脉注射 VBL 6 mg/（m² · d）。第 7、9、11 周的第 1 天在静注 VBL 后用 MTX 500 mg/（m² · 次），用法同上。

②维持治疗。VP+MTX 方案：VP 用法同 A 方案维持，MTX 20 mg/（m² · 次），每周 1 次口服直至疗程结束。

2）低危组

由 1~2 个 6 周的初始治疗和维持治疗组成，总疗程 6 个月或 12 个月。

①诱导治疗：VP 方案：泼尼松 40 mg/（m² · d），分 3 次口服，持续 4 周，5~6 周逐渐减停；1~6 周的每周第 1 天静脉注射 VBL 6 mg/（m² · 次）。如经过 6 周的初始治疗，疾病仍进展，可再予 6 周的初始治疗，泼尼松 40 mg/（m² · d），分 3 次口服，每周 3 天连续 6 周；7~12 周的每周第 1 天静脉注射 VBL6 mg/（m² · 次）。

②维持治疗：根据病情于第 7 周或第 13 周开始 VP 方案。泼尼松 40 mg/（m² · d），分 3 次口服，每 3 周连用 5 d，直至疗程结束；每 3 周的第 1 天静脉注射 VBL6 mg/（m² · 次），直至疗程结束。

3）多发性骨病和特殊部位组

6 周的诱导治疗，第 2 个疗程的诱导治疗仅给予疾病进展的患者，总疗程 6 个月。

①诱导治疗。VP 方案：泼尼松 40 mg/（m² · d），分 3 次口服，持续 4 周，5~6 周逐渐减停；1~6 周的每周第 1 天静脉注射 VBL 6 mg/（m² · 次）。

②维持治疗：根据病情于第 7 周或第 13 周开始 VP 方案。泼尼松 40 mg/（$m^2 \cdot d$），分 3 次口服，每 3 周连用 5 d，直至疗程结束；每 3 周的第 1 天静脉注射 VBL 6 mg/（$m^2 \cdot$ 次），直至疗程结束。

4. 日本 LCH Study Group—2002（JLSG—2002）方案

JLSG-2002 方案将患者分为单个系统损害组和多系统损害组，采用该方案治疗，反应好的患者两组 5 年 EFS 分别为 96% 和 78%，5 年 OS 分别为 100% 和 94%。方案如下：

1）方案 A（初诊患者的诱导治疗和维持治疗）

（1）诱导方案（每 2 周 1 个疗程，连用 3 个疗程）：

Ara-C 100 mg/（$m^2 \cdot d$），d1 ~ 5

VCR 0.05 mg/（kg·d），d1

强的松龙 2 mg/（kg·d），连用 4 周

（2）维持方案（每 2 周 1 个方案，①和②交替，维持 6 个月）：

① AVP 方案

Ara-C 150 mg/（$m^2 \cdot d$），d1

VCR 0.05 mg/（kg·d），d1

强的松龙 2 mg/（kg·d），d1 ~ 4

② MP 方案

MTX 1 mg/（kg·d），d1

强的松龙 2 mg/（kg·d），d1 ~ 3

2）方案 B（对 A 诱导方案反应不好的解救治疗）

（1）诱导方案（每 2 周 1 个疗程，连用 3 个疗程）：

DNR 35 mg/（$m^2 \cdot d$），d1

CTX 10 mg/（kg·d），d1 ~ 5

VCR 0.05 mg/（kg·d），d1

强的松龙 2 mg/（kg·d），连用 4 周

（2）维持方案（每 2 周 1 个方案，①②③交替，维持 6 个月）：

① AVP 方案

DNR 35 mg/（$m^2 \cdot d$），d1

VCR 0.05 mg/（kg·d），d1

强的松龙 2 mg/（kg·d），d1 ~ 4

② MP 方案

MTX 3 mg/（kg·d），d1

强的松龙 2 mg/（kg·d），d1 ~ 3

③ VCP 方案

CTX 10 mg/（kg·d），d1 ~ 5

VCR 0.05 mg/（kg·d），d1

强的松龙 2 mg/（kg·d），d1～5

注：JLSG—2002 疗效标准（诱导方案开始 6 周后评价治疗反应）。①反应好（GR）：症状或体征消失（其中骨损害的影像学检查可以不消失，因为骨损害在这个时间点完全吸收是不可能的）；②部分反应（PR）：＞50% 的疾病症状或体征消失，没有组织功能不全和新的损害；③无反应（NR）：＜50% 的疾病症状或体征消失，伴或不伴有组织功能不全或新的损害；④疾病进展（PD）：症状或体征进展和（或）出现新的损害。

日本 JLSG—2002 方案和 LCH-Ⅲ 方案是目前公认的疗效较好的方案，两个方案的使用均证实 VCR/VBL、Ara-C、PBL 等多药联合治疗是关键，进一步的研究认为在诱导期间增加 VCR 使用次数可能会增加疗效。对于 Arm B 诱导治疗无效的难治性患儿可能对克拉屈滨或绿法拉滨有效，也有极少数患儿需要进行造血干细胞移植治疗。目前 BRAF 抑制剂等靶向治疗已经开始进行临床试验，并取得了不错的疗效，值得进一步研究。

除以上化疗外国内有应用胸腺肽、α- 干扰素（IFN-α）或 IFN-γ、环孢素等免疫制剂对调节免疫功能、减少化疗的远期不良作用有一定效果。可选用以下制剂，在化疗期间应用。

（1）胸腺素：5 mg/d，肌内注射，连用 30 d，有效可改为每周 2～3 次，连用 6 个月。

（2）环孢素：3～6 mg/（kg·d），分 2 次，连用 6～12 个月，或与胸腺素连用。

（3）α- 干扰素：1 000 000～1 500 000 U/d，肌内注射，连用 10 周，以后每周 3 d，共 14 个月。

2009 年国际组织细胞协会指南推荐的支持治疗。①预防卡氏肺孢子虫：口服磺胺甲基异噁唑。②输注红细胞与血小板：为预防移植物抗宿主病，输注放射线照射过的血制品。输注 CMV 阴性的血制品。③集落刺激因子：中性粒细胞减少时可应用粒细胞集落刺激因子。由于朗格汉斯细胞属于单核 - 巨噬细胞系统，指南明确指出，不推荐使用粒 - 单细胞集落刺激因子。

八、疗效评定标准

（一）治疗反应标准

1. 较好反应

①完全消失：达到上述 NAD；②消退：达到上述 AD 的疾病消退。

2. 中度反应

①混合反应：一个部位有新损害，另一个部位损害消失；②稳定：达到上述 AD 的疾病稳定。

3. 恶化反应

达到上述 AD 的疾病进展。

（二）疾病状态定义

1. 非活动性疾病

无疾病证据，所有症状和体征消失。

2. 活动性疾病

①疾病消退：症状和体征消退，无新损害出现；②疾病稳定：症状或体征持续存在，无新损害

出现；③疾病进展：症状和体征有进展，或有新损害出现（孤立骨损害的患者，疾病进展表示出现新的骨病灶或其他器官病灶）。

九、预后

LCH 总体预后良好，经正规治疗的患儿，治愈率达 80%。但预后取决于危险脏器受累的数目及对诱导治疗的反应，年龄小于 2 岁不是决定预后的关键因素。危险脏器受累且对诱导治疗反应差的患者仅 20% 治愈，对这类患者采取造血干细胞移植术可提高治愈率达 40%～50%。

（周敦华）

第 5 节　神经母细胞瘤

神经母细胞瘤（neuroblastoma，NB），也称交感神经母细胞瘤、交感神经胚细胞瘤、胚性交感神经瘤。由于其临床表现如发热、骨痛、消瘦、贫血等，特别是在有骨髓转移时的肿瘤细胞，与原始血细胞难于鉴别，而且好发于儿童，故须与儿童急性白血病加以鉴别。本病为儿童期最常见的实体瘤之一。1990—1992 年上海市 14 岁以下儿童中的年发病率为 4.12/100 万人，占 14 岁以下儿童恶性肿瘤的第 5 位；美国儿童的年发病率为 8/100 万儿童，占儿童恶性肿瘤的 8%～10%。中位发病年龄为 2 岁，85% 病例见于 5 岁以下儿童，10 岁以上罕见。近年来采用手术治疗、放疗、化疗密切配合，系统治疗管理的模式，疗效较 10 年前已有明显的提高。欧美国家 I、II -a 期 NBT 的 5 年存活率达 90% 以上；II -b 期达 70%～80%；III 期 40%～70%；IV 期中，< 1 岁者为 60%，1～2 岁约 20%，> 2 岁约 10%；IV -S 期 > 80%。但多数病例瘤组织恶性程度高，进展快，早期即发生转移，预后差。

一、临床表现

（一）一般症状

NB 的临床表现多变，以发热、贫血、消瘦、四肢疼痛等非特异性症状最为常见。其他常见症状还包括颈部触及质硬、无痛性肿物，病理性骨折，胸部 X 线检查意外发现胸腔内肿物，或腹部触及包块。

（二）肿瘤压迫症状

NB 的原发部位最常见于腹部（肾上腺及脊柱旁神经节），其次为胸部（常位于后纵隔）、盆腔、头颈部，少数病例原发部位不详。与年长儿比较，婴儿期 NB 更多见于胸腔。巨大肿瘤可引起相应的压迫症状。有些特殊部位的 NB 可引起特殊症状。

1. 霍纳综合征（Horner syndrome）

由胸顶部、颈部肿瘤压迫颈交感神经所致，临床上表现为病变压迫侧：①瞳孔缩小；②上睑下垂，双侧眼大小不一等；③眼球凹陷；④面部发红，无汗。体检可见患侧锁骨上窝饱满，被肿瘤上极或肿大的淋巴结所侵占。

2. 哑铃状肿瘤（collar-button tumor）

多见于胸腔，其次腹腔的神经母细胞瘤，肿瘤通过一个或数个椎间隙侵犯椎管内（硬膜外），部分侵犯椎管内的肿瘤，再通过其他椎间隙向椎管外生长，使肿瘤呈哑铃状，故名。由于肿瘤侵犯椎管而引起脊髓受压迫的症状，临床表现为脊柱僵硬、疼痛，肌张力下降或下肢瘫痪，括约肌功能失调。X 线检查可见椎弓根及椎体侵蚀，椎弓根间隙及椎间孔增宽。MRI 检查可证实椎管内有肿块存在。

（三）转移症状

75% 的 NB 患儿初诊时已有转移症状，最常见的转移部位为淋巴结、骨髓、肝、皮肤、眼眶和骨骼等，故而出现相应症状。

（四）儿茶酚胺所致症状

部分病例可有高血压、多汗、心悸、脉频及腹泻等症状。

（五）辅助检查

1. 血常规及骨髓象

末梢血常规可示贫血，骨髓穿刺可见瘤细胞集结成团。

2. 生化检查

90% 的 NB 细胞可分泌多巴胺及去甲肾上腺素等并释放入血，引起血、尿儿茶酚胺代谢产物增高，因此测定血或尿中儿茶酚胺代谢产物香草基扁桃酸（vanillylmandelic acid，VMA）和高香草酸（homovanillic acid，HVA）是 NB 诊断及预后判断的重要指标。VMA 的儿童正常参考值为0.06 ~ 0.15 mg/24 h 尿。VMA 含量增高最多见，如两者同时增高则诊断率可达 95%，70% ~ 80% 患儿尿中 VMA 增高。NB 患者尿 VMA 阴性，可能与下列因素有关：①肿瘤起源于胸腔或脊髓背根处；② VMA 及 HVA 分泌具有昼夜节律性，故其含量与留尿方法，尿液的浓缩、稀释程度有关，并受保存方法的影响；③尿儿茶酚胺代谢产物是与尿中硫酸酯及葡萄糖醛酸结合后的总代谢物，其含量与肾结合、排泄功能有关，有时虽血清儿茶酚胺代谢产物高度积聚，但未经肾排泄，也会得出阴性结果。而血清 VMA、HVA 可确切反映儿茶酚胺的代谢水平，故测定血清 VMA 或 HVA 可提高阳性率。

此外，血清铁蛋白（SF）测定、血清神经元特异性烯醇化酶（NSE）测定、S-100 蛋白测定等对判断疾病的预后、指导化疗有重要价值。

（六）影像学检查

NB 源于未分化的交感神经节细胞，故凡有胚胎性交感神经节细胞组织的部位都有可能发生此病，其原发部位与年龄有关，见表 7-10。

NB 有早期转移的倾向，新生儿及婴儿常见肝及皮肤转移；幼儿常见肝、骨髓及骨转移，其中长骨受累最多，以股骨远端及胫骨近端为最，其次有颅骨、椎体、肋骨、骨盆。此外，尚有其他器官受累。有时原发病灶很小或隐匿，而临床以转移病灶为主。因此，影像学检查应同时注意原发瘤和转移病灶。

表 7-10 　不同年龄 NB 的原发部位

原发部位	诊断时年龄	
	< 12 个月	> 13 个月
头颈部	5%	2% ~ 3%
胸部	20%	10% ~ 15%
腹部	55%	70% ~ 75%
盆腔	5%	5%
其他（或不明）	15%	2% ~ 13%

1. X 线检查

X 线平片可见肿瘤阴影，其内有斑点状钙化。做腹膜后神经母细胞瘤静脉肾盂造影时，可见患侧肾被推向外下移位；如肿瘤侵入肾，可引起肾盂、肾盏变形或不显影；如发生骨转移，则可见溶骨性破坏、骨膜增生或病理性骨折。

2. 实时超声图像分析

NB 在声像图上呈回声不均，并可见弥漫性或局灶性强回声钙化灶，偶可表现为回声极低或无回声之边界清晰、后壁透声增强的囊性肿块。

3. CT

不仅能显示肿瘤全貌，并能确定淋巴结、肝、大血管周围及椎管内受累情况。肿瘤呈一不规则、分叶状、无包膜的密度不均的肿块，可有出血坏死的低密度区或斑点状钙化。

4. 核素检查

^{99m}Tc 全身骨扫描是早期诊断骨转移的可靠手段，较 X 线平片更为敏感。

5. MRI

较超声图像、CT 等影像学方法更为有效，且无须做脊髓造影即可显示椎管内受累情况。

6. 免疫学检查

1983 年，笔者在美工作期间，首先发现一种神经节苷脂（GD2）可作为 NB 的可靠标志物，此后，通过制备 GD2 特异的单克隆抗体，使 NB 的诊断和治疗都有了新的发展。可用 GD2 单抗制备成抗 NB 的抗体，对 NB 进行靶向治疗；对 NB 骨髓转移的诊断具有敏感性高、特异性强的特点，NB 肿瘤组织所表达的 GD2 水平，也可作为 NB 病情进展及预后判断的一个重要指标，若血中 GD2 水平高，则肿瘤的进展迅速，患者的生存期短；NB 患者治疗有效时，血中 GD2 水平下降；肿瘤复发时，血中 GD2 水平升高。我国浙江大学医学院附属儿童医院血液科汤永民建立一种快速而特异的流式细胞仪分析方法用于 NB 患儿的诊断与监测。方法：采用多色 FCM 和抗人神经节苷脂 D2 等分析抗 GD2 阳性细胞，能简便、快速、特异地检测神经母细胞瘤细胞，对 NB 患儿的诊断和微量残留病（MRD）的监测具有重要的作用。他们采用多色 FCM 和抗人 GD2 单抗 126.4、CD56、CD45 组合对 13 例 36 份 NB 标本和 24 例非 NB 标本进行检测、比较和分析。结果 NB 患儿的阳性检出率（12/13 例或 92%）明显高于非 NB 患儿的阳性检出率（0/24，$P=7.02 \times 10^{-9}$）。外周血标本的阳性检出率（17/21 份或 81%）与骨髓标本的阳性检出率（7/9 份或 78%）差异无统计学意义（$\chi^2=1.035$，$P > 0.7$），初诊病例与病理检查的诊断结果符合率达 92%。2 例随访结果表明，1 例 GD2 阳性细胞随治疗及病情进展而变化，另 1 例则确诊后 38 d 内外周血标本中始终含有 NB 细胞。结论：多色 FCM 分析 GD2 阳性细胞能简便、快速、特异地检测 NB 细胞，对 NB 患儿的诊断与微量残留病的监测具有重要意义。其方法是用血或骨髓标本加入淋巴细胞分离液后分离出单个核细胞（MNC）常规有核细胞计数并用缓冲液调整细胞浓度至 10^7/mL。染色时，先加抗人 GD2 单抗，间接免疫荧光法染色，洗后再加入 CD45 和 CD56 单抗，进行直接荧光染色。用 CellQuest 3.1 软件获取 $2×10^5$ 个细胞，贮存于计算机记忆体中待设门分析。将 $GD2^+CD56^+CD45^-$ 的细胞，定义为 GD2 阳性细胞或称 NB 细胞。

近年有学者发现，肿瘤细胞 CD44 表达阳性是 NB 预后良好的一个可靠指标。

上海交通大学医学院附属上海儿童医学中心汤静燕等（1999）认为，NB 有其灶性分布特点以及形态学敏感性较低（$1/10^2$），FCM 检测 $CD45^-$/$CD56^+$/$CD81^+$ 可定性为 NB 细胞，建议临床上影像学怀疑为 NB 患者在进行细胞学检查的同时，也可作 NB 细胞的 FCM 检测以协助诊断，在随访治疗中监测微量病灶作为评估疗效的依据。

（七）细胞遗传学检查

大多数 NB 病例具有染色体异常，可表现为双小体、均一染色区和非随机性 1 号染色体短臂缺失，双小体及均一染色区的出现与 N-MYC 癌基因扩增有关，提示病情进展，是预后不良的指标之一。婴儿期 NB，如染色体数目为高二倍体（DNA 指数大于 1），其治疗反应较好；而 DNA 指数为 1，或有 N-MYC 基因扩增者，则无论临床分期如何，均提示预后不良。年龄大于 2 岁的 NB，DNA 指数无重要的预后意义。

NB 的确诊条件如下。①具有符合 NB 特征的临床症状、体征和肿瘤病灶：诊断为 NB 者必须查明原发病灶、转移灶及病变受累范围。对可疑原发灶部位酌情进行 B 超、CT 或 MRI 等检查；对转移灶必须行骨髓检查查找 NB 细胞，骨骼可疑侵犯部位行 X 线或 CT 检查、I 或 ^{99m}Tc 放射性核素扫描等。②肿瘤穿刺或手术探查获取肿瘤组织：病理检查发现有确定无疑的小圆形 NB 细胞，并呈菊花团状聚集；或骨髓穿刺活检中存在神经母细胞聚集成菊花团状结构。鉴于 NB 细胞形态有时难以与其他小圆形细胞肿瘤及各型白血病区分，尽可能行免疫组织化学和流式细胞术进行鉴定。③生物学特性检测：24 h 尿儿茶酚胺代谢产物 VMA 和（或）HVA 显著增高。由于婴幼儿尿液收集较困难，可随机采尿测定肌酐、VMA 和 HVA，计算尿中每毫克肌酐含 VMA 和 HVA 微克数（µg/mg）。一般认为儿童每毫克肌酐中 VMA 不超过 10 µg，HVA 不超过 20 µg。

腹部肿块应与肾母细胞瘤、畸胎瘤、肾积水、恶性淋巴瘤及肠系膜囊肿等鉴别；颈部和纵隔重要部位受肿瘤压迫，可致上腔静脉综合征，应与其他肿瘤所致者鉴别；高血压可与肾脏本身疾病或嗜铬细胞瘤鉴别；骨痛应与风湿热、类风湿关节炎、骨髓炎、急性白血病等疾病鉴别；出现全身淋巴结肿大者，鉴别诊断应考虑淋巴网状系统的原发性肿瘤、急性感染性疾病、血液系统疾病等。确诊依靠病理组织学检查。神经母细胞瘤与畸胎瘤、肾母细胞瘤的鉴别见表 7-11。

1972 年，日本首先开始利用检测尿 VMA 在婴儿中筛查神经母细胞瘤，研究表明：通过筛查可发现早期病例并提高疗效，但并不能降低该病的死亡率，也不能改善其肿瘤具有不良预后的生物学特征的患者的疗效。

表 7-11　畸胎瘤、肾母细胞瘤、神经母细胞瘤的鉴别要点

因素	畸胎瘤	肾母细胞瘤	神经母细胞瘤
病程	长	短	短
肿块特点	光滑，部分囊性	光滑，实体性	坚硬，不规则
常见转移部位	良性者无	肺	骨、肝、肾、脑等
尿 VMA 检查	阴性	阴性	阳性
X 线腹平片	见骨骼或牙齿影	罕见钙化点	常见钙化点
静脉肾盂造影	肾受压移位	肾盂肾盏变形	肾受压移位或不显影
B 超检查	大部分囊性	实体性	实体性
肾扫描	肾外肿块	肾内占位病变	肾外肿块

二、临床分期

根据 NB 国际分期系统（INSS），将 NB 分为 5 期：

Ⅰ期：肿瘤位于原发组织或器官；可完全切除，伴或不伴镜下残留病灶；同侧和对侧淋巴结镜检正常。

Ⅱ-a 期：单侧肿瘤，肉眼观察肿瘤未完整切除；同侧和对侧淋巴结镜检正常。

Ⅱ-b 期：单侧肿瘤，肉眼观察肿瘤完整或未完整切除；伴有同侧区域淋巴结镜检阳性结果，但对侧淋巴结镜检正常。

Ⅲ期：肿瘤超越中线，伴或不伴区域淋巴结受累；或单侧肿瘤伴对侧区域淋巴结受累；或中线肿瘤伴双侧区域淋巴结受累。

Ⅳ期：肿瘤远处转移到淋巴结、骨骼、骨髓、肝和（或）其他器官（4S 期除外）。

Ⅳ-S 期：患儿年龄在 1 岁以内，原发部位肿瘤为 Ⅰ、Ⅱ期，虽有远处转移，但只限于肝、皮肤和（或）骨髓（不包括骨质）中之一。

目前 INSS 临床分期仍被广泛采用。为显示与原分类法的区分，常以小写阿拉伯数字表示期数。在该分期中，中线定义为脊柱，起源于一侧的肿瘤，并越过中线表示肿瘤浸润或越过脊柱对侧；如证明腹腔肿瘤向上扩散即转移到胸腔，则归类到国际 NB 3 期。4S 期的骨髓转移是指轻微受累，即恶性肿瘤细胞在骨髓活检或骨髓穿刺中小于所有有核细胞的 10%，骨髓碘苄胍（MIBG）法扫描必须阴性，而更广泛的骨髓受累应考虑为 4 期。

三、预后

多种因素可影响 NB 的预后，但其中最重要者为诊断时的年龄及分期。诊断 NB 时，年龄越小，病变范围越小，预后越好。婴儿期 NB，其肿瘤细胞 DNA 数目与化疗反应和长期预后有关，染色体数目为高二倍体者预后优于染色体数目为二倍体者。对于已发生转移的 NB，其预后取决于诊断时的年龄，年龄小于 1 岁者预后较好，反之则较差。汤静燕等（2006）对 114 例 4 期 NB 进行多因素分析结果显示，年龄 > 18 个月、血 LDH > 5 倍正常值、治疗结束时是否为 VGPR、颅内转移为显著的独立预后因素。

各种 NB 的生物学标志物已被应用于判断 NB 的危险程度，其中包括尿儿茶酚胺代谢产物、血清 SF、NSE、LDH、GD2 等。以肿瘤细胞分化程度为基础的组织学分级，也已作为判断预后的指标。目前，NB 的各种生物学和遗传学特征如核型、DNA 指数、N-myc 拷贝数、1 号染色体短臂异常、P 糖蛋白表达、神经生长因子受体 TRK-A 表达等已被证实与 NB 预后和疗效相关，例如。N-myc 扩增提示预后不良，TRK-A 的出现是预后良好的指标。现将各种影响 NB 预后的因素列于表 7-12。

表 7-12　影响神经母细胞瘤预后的因素

因素	好	中	差
原发部位	纵隔	盆腔、颈	腹膜后
分期	Ⅰ、Ⅱ-a、Ⅳ-S	Ⅱ-b、部分Ⅲ	部分Ⅲ、Ⅳ
年龄（岁）	< 1	1 ~ 2	> 2
组织学分级	一级	二级	三、四级
SF 水平	正常		升高
N-myc 拷贝数	2	3 ~ 10	> 10
1 号染色体	正常		异常
CD44	阳性		阴性
GD2	低		高

四、治疗

应该强调的是，在 NB 治疗前，应通过临床、病理、影像、生化、免疫、分子生物学等检查，对其病变范围、分期等作出完整的诊断，以制订治疗方案及判断预后。NB 的治疗强调手术治疗、放疗、化疗三者密切配合及治疗管理的系统化。治疗策略见表 7-13。

表 7-13　神经母细胞瘤治疗策略

病程	手术治疗	放疗	化疗
Ⅰ 期	立即完整切除	原则上不放疗	原则上不化疗
Ⅱ-a 期	全部或部分切除	脊髓压迫者可放疗	病理类型不良者术后化疗
Ⅱ-b 期	全部或部分切除	脊髓压迫者可放疗	病理类型不良者术后化疗
Ⅲ 期	全部或部分切除	术后放疗或不放疗	术后联合化疗
Ⅳ 期	广泛转移者化疗	术前放疗	术前 / 术后化疗，骨髓移植放疗后切除
Ⅳ-S 期		低剂量放疗	温和化疗

（一）放疗

放疗通常被应用于 NB 的治疗，其指征为：①对化疗无反应或耐药的局限性病灶；②手术治疗不能完全切除的病灶；③已发生远处转移的 NB；④Ⅳ-S 期 NB，对此期 NB 行放疗的依据是，临床上观察到Ⅳ-S 期 NB 有时对亚治疗量（400 ~ 800 cGy）的放疗有效。一般而言，放疗的照射范围包括瘤床及其周围 2 cm，多不主张全腹照射。放疗总剂量为 15 ~ 30 Gy，于 3 周内分次照射。目前多认为放疗对年幼儿的长期后遗症值得重视，须严格和合理选择适应证。

（二）手术治疗

原则上应争取完整切除肿瘤，如手术治疗遇到极大困难或患儿情况危险，可只做部分切除，在残余肿瘤部位放置银夹固定，以利术后放疗。对首次手术治疗未获成功或部分切除后经化疗、放疗使肿瘤明显缩小、术后区域淋巴结肿大、全切术后生化指标高于正常等情况，可考虑二次手术。对哑铃状神经母细胞瘤及早行椎板切除术尚有减除压迫，恢复功能的可能。

（三）化疗

化疗是儿童 NB 的基本治疗手段。常用有效药物有环磷酰胺（CTX）、异环磷酰胺（IFO）、多柔比星（ADM）、柔红霉素（DNR）、顺铂（DDP）、依托泊苷（VP-16）、替泊尼苷（VM-26）、长春新碱等。NB 对上述单药敏感，但只有联合化疗，才能达到提高长期无病生存率的目的。现将疗效较好的方案如下：

1. DDP-VP-16 方案（上海市儿科研究所及新华医院，1990 年）

12 例Ⅲ、Ⅳ期神经母细胞瘤经 2 ~ 3 个疗程即达部分缓解并予手术，术后局部放疗，再化疗 2 ~ 3 个疗程，11/12 例达 CCR4 ~ 40 个月。剂量及用法：

（1）DDP：3 mg/kg，静滴，d1、d9、d15。

（2）VP-16 或 VM-26：120 ~ 150 mg/m^2，静滴，d3、d8、d17。

以上治疗 3 周为 1 个疗程，休息 3 周，休息期间：

（1）VCR：1.5 mg/m^2，静滴，d1、d15。

（2）CTX：每次 15 mg/kg，静滴，第 2 周给药 1 次。

白细胞计数 > 3×10^9/L，再开始第 2 个疗程。

2. CTX-ADM 方案（美国 St. Jude 儿童研究医院，1991 年）

适用于Ⅱ期及 < 1 岁的Ⅲ、Ⅳ期神经母细胞瘤。剂量及用法：

（1）CTX：每日 150 mg/m^2，静滴，d1 ~ 7。

（2）ADM：每日 35 mg/m^2，静滴，d8。

以上治疗每 3 周为 1 个疗程，重复 5 个疗程。

3. SCMC—2008 NB 方案

汤燕静等于 2008 年 9 月 1 日对 1998/2002 NB 方案进行修正，制订 SCMC—2008 NB 治疗方案。确诊 NB 4 期后，先化疗约 4 个疗程（2 ~ 6 个疗程），经评估讨论后择期手术，根据治疗反应确定疗程数，化疗至非常好的部分缓解（VGPR）后 4 个疗程。2001 年之前总疗程 ≤ 18 个，2002—2008 年总疗程 ≤ 12 个，2008 年 9 月后总疗程 ≤ 10 个。治疗中经评估有可手术切除的残留病灶时行二次肿瘤清除手术。年龄 > 12 个月的患儿化疗结束后行自体骨髓移植（ABMT）1 次，对 > 2 岁患儿在治疗结束时行原发部位肿瘤放疗，剂量为扩大野 21.6 Gy，缩野 14.4 Gy。放疗结束后全顺维甲酸 120 ~ 160 mg/m^2，每个月 14 d，共 6 个月。化疗药物以环磷酰胺、蒽环类和铂类等非周期特异性抗肿瘤药物为主。中危组 OPEC、OPAC 方案交替应用，药物累积剂量（mg/m^2）：环磷酰胺（CTX）9600、多柔比星 120、长春新碱（VCR）12、依托泊苷（VP-16）640、顺铂 720。2008 年 9 月前高危组 A、B 方案交替应用，药物累积剂量（mg/m^2）：CTX 8000、异环磷酰胺 30 000、吡喃阿霉素 120、VCR 12、VP-16 2000、顺铂 500、卡铂 2200；2008 年 9 月后高危组按 CTX+TOPO、顺铂 +VP-16、CTX+ 去甲氧柔红霉素 +VCR+ 美司钠方案交替。

近期疗效：12 例（10.7%）高危患儿病情好转中，因家长考虑预后差放弃，未完成全部治疗，但仍随访。18 例患儿治疗结束前因疾病进展更改治疗方案或终止治疗并死亡；其余患儿按序完成化疗，其中 32 例家庭经济条件许可者同意在化疗结束时按方案接受了自体造血干细胞支持的超剂量化疗，18 例患儿在治疗结束后同意接受原发部位放疗。除治疗过程中家属放弃 12 例外，余 100 例患儿经综合治疗后获得 VGPR 为 62.0%（62 例），获得 PR 为 20.0%（20 例），总的初治有效率（VGPR+PR）为 82.0%（82 例）。

随访及远期疗效：治疗结束后随访未满 5 年失访 13 例，12 例放弃治疗的患儿中失访 4 例，其余随访至终点，EFS 共 23 例。中位随访时间为 78（56，120）个月，失访者中位随访时间为 16（12，32）个月。1 例在随访至 19 个月时出现膀胱内占位，性质不详，未进一步诊治。疾病进展者 27 例，VGPR 的 62 例中复发 31 例（50.0%），非明确复发死亡者 13 例（1 例术中死亡，8 例因严重并发症入 ICU 后死亡，4 例家中死亡原因不详）。中位复发时间为停药后 17 个月（5～36 个月）。31 例复发者中骨髓复发 12 例（38.7%），转移性骨骼复发 5 例，其中 2 例同时有骨骼、骨髓复发；颅内复发者 1 例；转移性局部肿块 4 例；转移性肝复发 1 例；其余 7 例均为腹部的原发灶复发；1 例为纵隔 + 腹部的原发灶复发；2 例复发部位不详。全组 2、3、5 年的 EFS 率分别为 56.2%（59/105）、40.8%（40/98）、21.1%（19/90）；完成治疗的 100 例患儿的 2、3、5 年 EFS 率分别为 58.8%（57/97）、43.3%（39/90）、22.0%（18/82）；放弃治疗的 12 例患儿的 5 年 EFS 率为 12.5%（1/8）；中危患儿的 2、3、5 年 EFS 率分别为 78.3%（18/23）、66.7%（14/21）、55.6%（10/18）；高危患儿总的 2、3、5 年 EFS 率分别为 50.0%（41/82）、33.8%（26/77）、12.5%（9/72）。

4. CTX、DDP、ADM/CTX、VP-16 方案（美国 St. Jude 儿童研究医院，1991 年）

适用于＞ 1 岁的Ⅲ、Ⅳ期及具有重要预后不良因素的Ⅱ期神经母细胞瘤。应用此方案后手术切除肿瘤，并于术后予局部放疗，再用 CTX、ADM/DDP、VM-26 或 VP-16 交替 4 个疗程。此方案可使＞ 1 岁的Ⅳ期神经母细胞瘤 4 年存活率达 27%。剂量及用法：

（1）第 1 组：CTX，$150\,mg/m^2$，静滴，d1～7；DDP，$90\,mg/m^2$，静滴，d8；ADM，$35\,mg/m^2$，静滴，d10。

（2）第 2 组：CTX，每日 $150\,mg/m^2$，静滴或口服，d1～7；VP-16 或 VM-26，每日 $150\,mg/m^2$，静滴，d8～10。

（3）第 3 组：DDP，$90\,mg/m^2$，静滴，d1；VM-26，每日 $150\,mg/m^2$，静滴，d3～5。

第 1 组于第 1、3、5 个疗程使用，第 2 组于第 2、6 个疗程使用，第 3 组于第 4 个疗程使用。以上治疗每 3 周为 1 个疗程。

5. CECA 方案（美国儿童肿瘤组，1991 年）

用此方案诱导 5～7 个疗程后对达到完全缓解或较好部分缓解者手术切除肿瘤，术后 2 周继续用同一方案化疗 3 个疗程，4 年存活率为 30%，与自身造血干细胞移植组疗效相似。剂量及用法：

（1）DDP：$90\,mg/m^2$，静滴，d1。

（2）VM-26：100 mg/m²，静滴，d3。

（3）CTX：150 mg/（m²·d），静滴，d7～13。

（4）ADM：35 mg/m²，静滴，d14。

6. 逐级增大剂量连续静滴 4 药联合方案（美国儿童肿瘤研究组，1993 年）

适用于复发性、难治性、耐药性神经母细胞瘤。经试治 40 例曾用强化疗或造血干细胞移植治疗的难治性及复发性病例，2 年存活率为 20%。此方案骨髓抑制虽较重，但为可逆性，与治疗相关死亡率为 5%。具体用法见表 7-14。

表 7-14　逐级增大剂量连续静滴 4 药联合方案（每日 mg/m²）

剂量级	DDP		VP-16		ADM		IFO		Mesna	
	剂量	天数	剂量	天数	剂量	天数	剂量	天数	剂量	天数
1	30	4	80	4	10	4	3000	2	3000	3
2	40	4	100	4	10	4	3000	2	3000	2
3	40	4	100	4	10	4	2000	2	2000	4
4	40	4	125	4	10	4	2000	2	2000	4
5	40	4	125	4	10	4	2500	2	2500	4

7. 大剂量 VP-16 及 CTX 持续滴注方案（Brown，1990 年）

适应证同 5。剂量及用法：

VP-16 以 1800 mg/m²，用生理盐水稀释成 0.4 mg/mL，以每小时 175 mL/m²，持续静脉滴注 26～69 h（VP-16 溶解后应于 48 h 内滴完）。随之以每小时 150 mL/m² 的液体水化 24 h。

在上述 VP-16 滴完后 6～12 h，CTX 以 50 mg/（kg·d）溶于 500 mL 液体中静滴 2 h 以上，连续 3～4 d（总剂量 150～200 mg/kg），每次滴完 CTX 2 h，静注呋塞米 10～20 mg，以维持化疗后 24 h 内尿量达每小时 100 mL。

在上述化疗过程中，应注意屏蔽隔离室护理、成分输血、SMZco 预防卡氏肺囊虫感染及其他化疗并发症。

8. CDVV 方案

此方案适用于Ⅲ～Ⅳ期患儿，完全缓解及部分缓解率共 74%。剂量及用法：

（1）VCR：1.5 mg/m²，静滴，d1。

（2）CTX：600 mg/m²，静滴，d1。

（3）DDP：100 mg/m²，静滴，d2。

（4）VP-16 或 VM-26：150 mg/m²，静滴，d4。

9. SCMC—2008 NB 治疗方案

汤燕静等（2014）根据年龄 ≤ 18 个月为中危组，> 18 个月为高危组。确诊 NB 4 期者应用 SCMC—2008 NB 治疗方案。

注：年龄 < 12 个月者化疗剂量减少 25%；VCR：长春新碱（每天 0.67 mg 或每周 1 次最大剂量

2.0 mg）；CTX：环磷酰胺；CDDP：顺铂；VP-16：依托泊苷；ADR：多柔比星；IFOS：异环磷酰胺；THP：吡喃阿霉素；TOPO；托泊替康；DOXO：去甲氧柔红霉素；MESNA：美司钠。

Ⅳ-S 期 NBT 的治疗：

鉴于Ⅳ-S 期预后好，有自发消退倾向，故对Ⅳ-S 期患儿治疗应采取个体化方案并针对合并症进行治疗。

（1）如肿瘤自发钙化，VMA 及 HVA、SF、NSE 值正常，可不予手术，仅给支持治疗、对症治疗，并定期随访。

（2）有进行性合并症发展（巨肝致肺、肾等压迫）或有骨髓转移及全身情况较差者，可先化疗［VCR 1 mg/（m^2·kg），静滴，CTX 20 mg/（kg·次），静滴，每周 1～2 次］或可加用放疗（150 cGy/d×3 d），但要严密庇护脊髓、肾、生殖器等器官。3～6 个月后行延期手术，术后如镜下有残留病灶或 VMA 等仍高于正常值，可酌情再化疗 3～6 个月。

以上所述，为 NB 传统的治疗措施，但其长期疗效还很不理想，要进一步提高其疗效，就需要应用靶向及免疫治疗。首都医科大学附属儿童医院陈燕飞等（2014）复习文献提出，免疫疗法被认为是较为理想的替代传统治疗方法的新疗法。与治疗 NB 相关的主要免疫疗法包括细胞因子治疗、疫苗治疗、抗体治疗及细胞疗法。免疫治疗是提高 NB 疗效的一种新方法，国外较大规模 NB 协作组的报道表明，高危、晚期 NB 患儿经辅助免疫治疗后，2 年生存率可达 40%～50%，总生存率为20%～30%。GD2 为靶向治疗的免疫疗法，对于晚期 NB 来说是个很好的治疗方法。临床Ⅱ期试验显示小鼠的单克隆 GD2 抗体 3F8 引起 40% 化疗不敏感患者的反应。为了减少小鼠抗体的免疫原性，由鼠 IgG3b14.18 可变区和 IgGl-k 恒定区构建而成一个嵌合体。这为进一步提高 NB 的长期疗效，指明了研究方向，王天有（2019）指出，目前主要根据 INSS，临床分期和 COG 风险分组情况确定NB 治疗原则。低危组进行手术治疗往往可以治愈；中危组手术切除并辅以化疗；高危组则多采用大剂量化疗，手术切除，放疗，骨髓/造血干细胞移植，基于 13-顺式维 A 酸的生物治疗，以及基于粒细胞集落刺激生物因子与白细胞介素 2（IL-2）的免疫治疗在内的联合治疗方法。

（本节承蒙汤静燕教授亲自协同编者审校，特此致谢！）

（吴梓梁）

第 6 节　噬血细胞综合征

噬血细胞综合征（hemophagocytic syndrome，HPS）也称噬血细胞性淋巴组织细胞增生症（hemophagocytic lymphohistiocytosis，HLH），曾称"噬血细胞性网状细胞增生症"（hemophagocytic reticulosis）、"反应性组织细胞增多症"（reactive histiocytosis）等，是一组由于细胞因子风暴引起的淋巴细胞、巨噬细胞增生和活化，伴随吞噬血细胞现象的一类综合征。HPS 多见于有免疫缺陷的人，少数健康人也可得病，但病情较轻。

本病首先由 Risda（1979）报道，其特征是发热，肝脾大，全血细胞减少，其他还有淋巴结肿大、肺部浸润、皮疹。多数患者有肝转氨酶增高、胆红素增高及碱性磷酸酶增高。同时可伴有凝血象的异常和低纤维蛋白原血症。骨髓和淋巴结活检可见组织细胞吞噬红细胞、血小板及有核细胞。笔者等于 1994 年首先在我国《中华传染病杂志》以"乙型肝炎合并相关性噬血细胞综合征"报道本病。该病是以组织细胞及吞噬血细胞增生为特点，由于多种潜在的病变引起淋巴细胞和组织细胞的非恶性增生，产生细胞因子风暴所导致的一种危及生命的高危炎性反应状态。其可由多种致病因素如感染、肿瘤、免疫异常、药物等因素导致单核细胞、淋巴细胞和吞噬细胞系统异常激活、增殖，从而分泌大量炎性细胞因子所引起，其病理生理基础是自然杀伤细胞（natural killer cell）活性下降或缺陷及细胞毒性 T 淋巴细胞的功能缺陷所致，详细的发病机制尚不清楚。目前国内与"噬血细胞综合征"有关的论文数以千计。

一、分类

本病依据病因可分为原发性和继发性两种类型。后者可由感染、肿瘤、免疫异常及药物所致。

（一）原发性噬血细胞综合征

原发性 HPS，或称家族性 HPS，为常染色体隐性遗传病，常无家族史，其发病和病情加剧常与感染有关。原发性 HPS 一般早期发病，70% 发生于 1 岁以内的婴儿，甚至出生时即有临床表现。多数在婴幼儿期发病，但也有迟至 8 岁才发病。成年发病亦不能排除此型。在同一家族中发病年龄相似。虽然家族性 HPS 被称作原发性的，但常由 EB 病毒（EBV）感染所诱发。原发性 HPS 具有明确的基因缺陷，其确切发病机制尚未完全阐明，相关基因已更新至 12 条。

（二）继发性噬血细胞综合征

继发性 HPS 多与病毒感染有关，常继发于感染、肿瘤，特别是恶性淋巴瘤，此外，也可见于系统性红斑狼疮等免疫性疾病及少数药物。

1. 感染性噬血细胞综合征

严重感染引起的强烈免疫反应，与 T 细胞感染及巨噬细胞活化有关，从而引起淋巴组织细胞增生伴吞噬血细胞现象。EBV-HPS 是由于 EB 病毒感染 T 和（或）NK 淋巴细胞，细胞毒性 T 淋巴细胞（CTL）及 NK 细胞失去清除被 EB 病毒感染淋巴细胞的能力，致使淋巴细胞大量活化、增殖引起细胞因子的大量释放及其级联反应，从而激活巨噬细胞，诱发巨噬细胞吞噬血细胞，导致随后出现的弥散性血管内凝血（DIC）、血管损伤。与此同时，活化的淋巴细胞浸润各器官造成免疫损伤，引起各种临床症状。HPS 常发生于免疫缺陷的人，由病毒感染所致者称病毒相关性 HPS，但其他微生物感染如细菌、真菌、立克次体、原虫等感染也可引起 HPS。其临床表现，有 HPS 的共同表现，此外，还有感染的证据。骨髓检查有良性组织细胞增生，并有吞噬红细胞、血小板和有核细胞现象。曾有报道病毒相关性 HPS 可有肾受累为主要表现，该例患儿病程中有尿沉渣检查异常，HPS 缓解后转为正常，可见马尔尼菲青霉病相关性 HPS 也可累及肾。该例抗真菌治疗 1 个月余，反复血培养及骨髓培养均阴性，患儿临床症状消失，但脾活检脾窦内仍有大量马尔尼菲青霉孢子浸润，因此，长期有效抗真菌治疗极为重要，血及骨髓培养阴性不能作为停药依据。

有的病例能检测到 EB 病毒 DNA，但 EBNA 抗体阴性，故抗体阴性并不能排除 EB 病毒感染的可能，EB 病毒是继发性 HPS 的常见病因。

2. 肿瘤性噬血细胞综合征

在儿童中，也有肿瘤相关性 HPS，可分为两大类：一类是急性淋巴细胞白血病（急淋）相关的 HPS，急淋在治疗前或治疗中可能有感染或没有感染伴发的 HPS。除急淋外，纵隔生殖细胞肿瘤（mediastinal germ cell tumor）也常发生继发性 HPS。另一类是淋巴瘤相关的 HPS，淋巴瘤常为亚临床型，没有淋巴瘤的表现，故往往误诊为感染相关性 HPS，特别是在 EB 病毒相关的淋巴瘤。

3. 免疫异常相关性噬血细胞综合征

免疫异常相关性 HPS 包括自身免疫疾病相关性噬血细胞综合征（AAHS）及免疫缺陷相关性噬血细胞综合征（IDAHS），如全身型幼年特发性关节炎（systemic juvenile idiopathic arthritis，SJIA）相关性 HPS，或称为巨噬细胞活化综合征（macrophage activation syndrome，MAS）。幼年特发性关节炎发生的噬血细胞综合征样症状群，是自身免疫性疾病的一种严重并发症。但也有学者认为，是噬血细胞综合征的一种特殊临床类型。它与 HPS 同属组织细胞增生症范围、临床表现和实验室检查有许多类似之处，故认为 MAS 本质上就是 HPS，因此，本书归入免疫异常相关性 HPS。对 MAS 的认识，不同时期有不同的看法。1976 年，布恩（Boone）在美国第一届风湿病学会会议上首次描述了 SJIA 患儿死于肝衰竭；1987 年斯蒂尔（Still）提出 Still 病具有淋巴结肿大、肝大、贫血三大特征，也可并发急剧的肝功能损害、血液系统受累、出血倾向等；1993 年拉迪斯（Ladisch）等将其命名为 MAS，并发现了单核/巨噬细胞活化的证据，其表现与 HPS 相似。此后以 MAS 命名，并在 2004 年举行的国际组织细胞病协会第二次会议，以及 2005 年美国血液病协会年会上将 MAS 单独描述，有学者建议将其分类在继发性 HPS 下。但也有不同的意见，并提出了 MAS 的特殊性：MAS 诊断标准不一定符合 HPS，以及治疗方法不完全相同，MAS 以肾上腺皮质激素为主，必要时加用环孢素，很少用到细胞毒性药物。2006 年在中华医学会召开的 "MAS 专题讨论会" 上，多数专家认为，按目前国际标准，应将 MAS 暂定为 "风湿性疾病的严重并发症"，以便与家族性噬血细胞淋巴组织细胞增多症（FHPS）以及感染、恶性肿瘤相关性 HPS 等继发性 HPS 相区别。如以风湿性疾病的严重并发症，也有难以解释的现象，因 MAS 除可见于自身免疫性疾病外，还可继发免疫缺陷、感染与肿瘤，其临床表现与其他的继发性 HPS 相似。MAS 的诱因不明，但合并 SJIA 的 MAS 患儿自然杀伤细胞功能相关基因多态性与原发性 HPS 极其相似，使其在感染时（尤其是病毒感染时）可迅速产生极相似的过度免疫应答表现，其严重肝损害、血及中枢神经损伤均与 HPS 相似，正常的 NK 细胞在体内担负着重要的免疫监视、早期抗感染和免疫调节作用。SJIA 或 MAS 患者的 NK 细胞功能低下，穿孔素基因突变及表达下调，对 $CD8^+T$ 细胞抑制能力减弱，$CD8^+T$ 细胞过度增生，大量释放炎症因子，巨噬细胞持续活化导致组织浸润和肿瘤坏死因子（TNF）、IL-1、IL-6 释放，形成 "细胞因子风暴"，导致内皮活化、脂肪酸受抑、凝血异常、重要脏器损伤，由 SIRS 或脓毒症迅速发展至多器官功能障碍综合征（MODS）、多器官功能衰竭（MOF）等都与 HPS 相似。国内首都医科大学附属北京友谊医院王昭等（2015）就将 MAS 放在 HPS 中，统计其发病率，在不同单位有不同的发生率（3%～9.3%），并提到，2012 年阿特里塔诺（Atteritano）等总结的 117 个文献中，421 例 AAHS 患者中，发现原发病为系统性红斑狼疮（SLE）患者 94 例，成人 Still 病（AOSD）患者 37 例，全身型幼年特发性关节炎（SJIA）患者 219 例，类风湿关节炎患者 13 例，皮肌炎患者 7 例，川崎病 25 例，系统性硬化症 5 例，结节性多动脉炎 6 例，强直性脊柱炎 2 例，混合性结缔组织病 1 例，结节病 5 例，干燥综合征 3 例，韦格纳肉芽肿病 1 例，白塞综合征 1 例，另外 2 例未分类。但其肝功能损害严重，特别表现为肝酶明显升高，中枢神经系统症状及凝血象的改变显著，治疗方法与 HPS 不完全相同，预后极差，又有其特殊性。典型的 MAS 表现为持续发热，肝脾和淋巴结肿大，急剧的红细胞沉降率降低和全血细胞减少，严重的肝功能损害，凝血障碍及神经系统受累。红细胞沉降率下降和高血清铁蛋白血症是 MAS 最为突出的特点之一；骨髓和其他器官发现大量具有显著噬血活性的非肿瘤性组织细胞增生。环孢素是治疗的首选药物。

国外学者研究表明，血小板的变化可作为该病活动性的一个指征。病情缓解时，首先可见到血小板计数增多；而在病情恶化时，亦首先见到血小板计数下降。

二、临床表现

本病症状多样，早期最多为发热，肝脾大，皮疹，淋巴结肿大和神经症状。HPS 在新生儿时期的表现为肝脾大、腹水、肝功能受损、凝血障碍、高胆红素血症及血色素沉着症等。

（一）发热

热型波动而持续，可自行下降。

（二）肝、脾、淋巴结肿大

肝脾大明显，且呈进行性。约有 50% 的患者有淋巴结肿大，有的出现巨大淋巴结。

（三）皮疹

皮疹无特征性，常为一过性，往往皮疹时伴高热。

（四）神经系统症状

中枢神经系统症状一般在疾病晚期出现，也可发生在早期。表现为兴奋性增高，前囟饱胀，颈强直，肌张力增强或降低，抽搐等。也可有第 6 对或第 7 对脑神经麻痹，共济失调，偏瘫或全瘫，失明和意识障碍，颅内压增高等，而非特异性颅内压增高及脑膜刺激征几乎可见于所有患儿，但明确的中枢神经系统受累却是病情严重的指标。有一组报道，在 HPS 确诊时，有 73% 的患者有中枢神经系统受累。

（五）肺部症状

肺部的症状多为肺部淋巴细胞及巨噬细胞浸润所致，但难与肺部感染鉴别。

三、实验室检查

（一）血常规

多为全血细胞减少，以血小板计数减少为明显，白细胞计数减少的程度较轻。观察血小板的变化，可作为 HPS 活动性的一个指征。病情缓解时，首先可见到血小板计数增多；而在病情恶化时，也首先见到血小板计数减少。新生儿发病者主要表现为血小板计数减少，故新生儿如无原因血小板计数减少者应疑及 HPS。

（二）脂类代谢

病程早期即可出现高三酰甘油血症，脂蛋白电泳常见极低密度脂蛋白胆固醇及低密度脂蛋白胆固醇升高，高密度脂蛋白胆固醇降低。当病情缓解时，脂蛋白可恢复正常。铁蛋白常升高，其升高水平反映疾病的严重度。

（三）脑脊液检查

脑脊液检查可见淋巴细胞增多（$5 \times 10^6 \sim 15 \times 10^6$），伴有蛋白升高，可见单核细胞，但噬血细胞少见，脑脊液亦可正常。

（四）骨髓象

骨髓检查除原发病的骨髓表现外，HPS 的骨髓象缺乏特殊性。骨髓中发现组织细胞增多及吞噬血细胞的组织细胞是诊断的主要线索，但吞噬血细胞的组织细胞不常见或在疾病晚期才出现。

在疾病早期的表现为中等度的增生活跃，噬血细胞现象不明显，常表现为反应性组织细胞增生，无恶性细胞浸润；应多次检查骨髓，以便发现吞噬现象。疾病的极期除组织细胞增多外，有多少不一的吞噬性组织细胞，主要吞噬红细胞，也可吞噬血小板及有核细胞。一般来说，HPS 以吞噬红细胞为主，病毒相关性噬血综合征以吞噬红细胞及血小板为主，所以血常规中以红细胞计数和血小板计数减少多见，白细胞计数多正常或轻微减少。一般能查到有吞噬现象的组织细胞的阳性率为75%，在疾病的早期阳性率较低。此种细胞在骨髓片的边缘或尾部较为易见。晚期骨髓增生度降低，甚至骨髓衰竭，这难与细胞毒性药物所致的骨髓抑制鉴别。有的病例其骨髓可见大的颗粒状淋巴细胞，胞体延长如马尾或蝌蚪状，这可能是 HPS 的一种特殊类型。

（五）肝功能

约有 50% 患者的丙氨酸氨基转移酶的活性可增高 5 倍。胆红素亦可增高，乳酸脱氢酶常增高，其改变程度与肝受累的程度一致。在全身感染时，可有低钠血症、低白蛋白血症及铁蛋白增多；MAS 肝酶明显增高，为其特征之一。

（六）凝血象

在疾病活动时，常有凝血异常，特别是低纤维蛋白原血症，部分凝血活酶时间延长；在有肝受损时，其凝血酶原时间可延长。

（七）铁蛋白

EB 病毒感染的程度与临床症状与乳酸脱氢酶（LDH）、β_2 微球蛋白（β_2-MG）、可溶性白介素 -2 受体（SIL-2R）及血清铁蛋白呈正相关。如治疗 4 d 后，上述指标无好转，应注意原发病的诊断及治疗方案是否要进行必要的调整。

（八）细胞因子

在家族性 HPS 及继发性 HPS 的活动期常见下列细胞因子增多：IL-1 受体拮抗因子、可溶性 IL-2 受体（sIL-2R）、IL-6、γ-IFN、TNF 和新嘌呤（neopterin）等。此外，还有自然杀伤细胞和 T 淋巴细胞活性减弱或消失，后者在家族性患者可见于各时期，而继发性者则只见于发病时。而高 γ-IFN、IL-2、IL-2 受体预后差；因细胞因子加强组织细胞活性，促发吞噬现象。

（九）细胞毒功能学检查

包括 NK 细胞功能、CD107a、穿孔素、颗粒酶、Munc13-4 等，持续性 NK 细胞功能明显下降，和（或）流式细胞学检查 NK/CTL 细胞表面上述蛋白表达水平下降，应注意家族性噬血细胞性淋巴组织细胞增生症的可能性。

（十）腹部 B 超

可明确肝、脾、腹腔淋巴结肿大情况，同时探查有无脏器实质异常及各种占位性病变，在助诊 HPS 的基础上进一步完善病因诊断。

（十一）胸部 CT

肺部受累的患儿可表现为间质性肺炎，重者也可有斑片状或大片影等肺实质受累改变及胸腔积液等表现。

（十二）头部 MRI

中枢神经系统各个部位均可受累，早期多表现为脑沟增深、增宽等软脑膜受累征象，主要为淋巴细胞及巨噬细胞浸润所致，此外还可见脑室扩张等各种脑萎缩样改变；也可有脑白质脱髓鞘及坏死等表现。

（十三）病原学检查

用于鉴别感染因素导致的 HPS，包括 EBV、CMV、HSV、HHV-6、HHV-8、腺病毒和微小病毒 B19 等抗体及 DNA 的检测，以及支原体、结核、布鲁杆菌、黑热病等相关检测。

（十四）HPS 相关性基因检查

已发现约 20 余种基因缺陷与原发性 HPS 的发病密切相关，可通过基因测序的方法予以精确测定，具体基因包括 *PRF*1、*UNC*13*D*、*STX*11、*STXBP*2、*RAB27A*、*LYST*、*SH2D1A*、*BIRC4*、*ITK*、*AP3B*1、*MAGT*1、*CD*27 等。基因检查发现有突变，应该结合 NK 活性、CD107a 表达等功能试验结合综合判断。

（十五）其他

多数患者 LDH 明显增高，此外肾受累可有血尿、蛋白尿，重者可有氮质血症；脑实质受累时脑电图检测可有异常改变。

四、诊断标准

要建立家族性 HPS 的诊断是相当困难的，常被漏诊。一组瑞典的回顾研究发现，有 50% 家族性 HPS 被漏诊。诊断困难的主要原因是：①HPS 少见，多数医师对它不熟悉；②临床表现差异很大，如只表现为脑炎或其他神经系统的症状，或只表现为慢性持续性肝炎。

1. 国内诊断标准

HPS 没有特异性的检验方法，如具备下列 5 项者，则诊断较易确定：①发热；②两系或三系血细胞减少；③脾大；④高三酰甘油血症和（或）低纤维蛋白原血症；⑤噬血细胞增多。有学者提出诊断标准为：①发热超过 1 周，热峰 ≥ 38.5℃；②肝脾大伴全血细胞减少，累及 ≥ 2 个细胞系，骨髓增生减少或增生异常；③肝功能异常，血乳酸脱氢酶 ≥ 1000 U/L 或 ≥ 正常均值 +3*s*，以及凝血功能障碍，血纤维蛋白原 ≤ 1.5 g/L，伴高铁蛋白血症 ≥ 1000 ng/mL 或 ≥ 正常 +3s；④噬血细胞占骨髓有核细胞 ≥ 2%，和（或）累及骨髓、肝、脾、淋巴结及中枢神经系统的组织学改变。有些不典型病例不能符合上述标准，如主要为脑膜受累及新生儿期发病者，其发热就不明显；同样，血细胞减少、高三酰甘油血症及低纤维蛋白原血症的表现也决定于内脏受累的严重性，有些患者上述表现可能晚期才出现。起病时，有不少患者可以无脾大，甚至没有噬血细胞现象。詹卡（Janka）报道 65 例家族性 HPS，在起病时仅有 22 例在骨髓检查时发现有噬血细胞现象，故不能凭一次的骨髓检查做出结论，而应该不断复查，以便发现噬血细胞现象。

提示诊断指征：①淋巴结肿大、黄疸、水肿及皮疹；②脑膜受累的症状和体征，脑脊液中单个核细胞增多，并有蛋白增多；③肝酶活性异常，血清铁增高，低蛋白血症，低钠血症，低密度脂蛋白胆固醇增高及高密度脂蛋白胆固醇降低；④自然杀伤细胞活性降低；⑤周围血可溶性 IL-2 受体增高；⑥肝活检表现为慢性持续性肝炎。杨颖哲等（2014）认为是否存在脾大、外周血 ≥ 两系细胞减少、高三酰甘油血症或低纤维蛋白血症及骨髓噬血现象对 HPS 的诊断意义较大。激素治疗组患儿预后较好，是否符合 HPS 诊断标准与预后相关性不大。骨髓噬血现象并非某个疾病的特异性表现，噬血细胞综合征的诊断也缺乏特异性指标，在治疗的选择上不应仅仅依靠诊断标准，而应综合考虑每个患儿的具体情况。早期开始激素治疗对预后有一定帮助。

如上所述，家族性 HPS 其自然杀伤细胞活性及 T 细胞细胞毒性降低，这在家族性 HPS 几乎都存在，它存在于疾病的整个病程中。但在继发性 HPS，上述改变仅在疾病的早期存在，后期恢复正常。日本的研究提示，血清铁极度增高提示 HPS。

2. 国外诊断标准

根据沈悌等主编的《血液病诊断与疗效标准：国外诊断标准》（组织细胞协会，2004 年修订），提出的国外诊断标准为当患者符合以下两条任何一条时可诊断 HPS。

（1）分子诊断符合 HLH：在目前已知的 HLH 相关致病基因，如 PRF1、UNC13D、STX11、STXBP2、Rab27a、LYST、SH2D1A、BIRC4、ITK、AP3B1、MAGT1、CD27 等发现病理性突变。

（2）符合以下 8 条指标中的 5 条：

①发热：体温 >38.5℃，持续 >7 天；

②脾大；

③血细胞减少（累及外周血两系或三系）：血红蛋白 <90 g/L，血小板 <100×10^9/L，中性粒细胞 <1.0×10^9/L 且非骨髓造血功能减低所致；

④高三酰甘油血症和（或）低纤维蛋白原血症：三酰甘油 >3 mmol/L 或高于同年龄的 3 个标准差，纤维蛋白原 <1.5 g/L 或低于同年龄的 3 个标准差；

⑤在骨髓、脾脏、肝脏或淋巴结里找到噬血细胞；

⑥ NK 细胞活性降低或缺如；

⑦血清铁蛋白升高：铁蛋白 ≥500 μg/L；

⑧可溶性白介素 -2 受体升高。

3. 分子生物学诊断标准

检查符合 HPS（如存在 PRF 或 SAP）。

符合以下 8 条中的 5 条：①发热超过 1 周；②脾大；③两系或三系血细胞减少（血红蛋白 < 90 g/L，血小板计数 < $100×10^9$/L），中性粒细胞绝对计数 < $1.0×10^9$/L；④血三酰甘油升高（≥ 3 mmol/L）和（或）纤维蛋白原 ≤ 1.5 g/L；⑤血清铁蛋白升高（≥ 500 μg）；⑥血浆可溶性 CD25（IL-2 受体升高 > 2400 U/mL）；⑦ NK 细胞活性下缺乏；⑧骨髓、脾、脑脊液或淋巴结发现噬血细胞现象，未见肿瘤细胞。

也有另一种 HPS 诊断标准：①分子生物学水平上诊断 HPS 或 X- 连锁淋巴组织增殖综合征；②至少符合以下 4 个表现中的 3 个：发热、脾大、血细胞减少（至少两系减少）、肝炎；③至少符合以下 4 个表现中的 1 个：噬血细胞、血清铁蛋白升高、sIL-2R 升高、NK 细胞功能缺乏或明显降低。

4. 其他支持 HPS 诊断

高三酰甘油、低纤维蛋白原、低钠血症。其中 sIL-2R 的正常水平与年龄相关，如在婴幼儿期 sIL-2R 水平最高，在青少年及成年人中 sIL-2R 水平较低。CD163 受体水平在单核 / 巨噬细胞中升高促进其吞噬血细胞作用，也支持 HPS 的诊断。

五、鉴别诊断

最容易发生紊乱的是家族性 HPS 与继发性 HPS，特别是与病毒相关性 HPS 的鉴别，因为病毒感染不但与病毒相关性 HPS 有关，在家族性 HPS 患者也常有病毒感染，而且家族性 HPS 也常由病毒感染而诱发。家族性 HPS 为常染色体隐性遗传病，常问不到家族史，更增加了诊断的难度。

（一）起病年龄

一般在 2 岁前发病者多提示为家族性 HPS，而 8 岁后发病者则多考虑为继发性 HPS。在 2 ~ 8 岁发病者，则要根据临床表现来判断，如果还难肯定，在查不到原发病时则应按家族性 HPS 处理，目前也有学者认为年龄不是诊断家族性 HPS 的绝对标准，已如上述。

（二）恶性组织细胞增生病

恶性组织细胞增生病（恶组）的鉴别，两者在骨髓片上很难鉴别，但 HPS 要比恶组常见。对于恶组的本质，现在多数人认为它是淋巴瘤的一种类型，即间变性大细胞淋巴瘤（anaplastic large cell lymphoma，ALCL），在临床上呈暴发经过、严重肝功能损害、骨髓中组织细胞恶性程度高，特别是肝、脾或其他器官发现异常组织细胞浸润，则按临床习惯诊断为恶性组织细胞病；否则应先考虑 HPS。

六、危险度分型

目前尚未建立 HPS 危险度的判断标准，但 HPS 的病情相差悬殊，不同危险度其治疗措施不一，故有必要建立一个病情危险度的分度标准，以指导临床治疗。

（一）低危（LR-HPS）

①发热：体温 38.5 ~ 39.5℃，超过 1 周，持续 1 周以内；②血细胞减少（两或三系受累）：

60 g/L ≤血红蛋白< 90 g/L，20×10^9/L ≤血小板计数< 100×10^9/L，0.5×10^9/L ≤中性粒细胞绝对计数< 1.0×10^9/L；③ 3.0 mmol/L ≤血三酰甘油（空腹）≤ 5.0 mmol/L，④ 1.0 g/L ≤纤维蛋白原≤ 1.5 g/L；⑤ 500μg/L ≤血清铁蛋白≤ 5000 μg/L；⑥脾轻度肿大；⑦无内脏受累；⑧无出血表现；⑨无家族史。

（二）中危（MR-HPS）

①发热：体温 39.5℃以上，持续 2 周以上；②血细胞减少（两或三系受累）：血红蛋白< 60 g/L，血小板计数< 20×10^9/L，中性粒细胞绝对计数< 0.5×10^9/L；③血三酰甘油（空腹）≥ 5.0 mmol/L；④纤维蛋白原≤ 1 g/L；⑤血清铁蛋白≥ 5000 μg/L；⑥脾明显肿大；⑦无内脏受累。

（三）高危（HR-HPS）

除上述与中危险度 HPS 各项指标相同外（家族史可有可无），伴有内脏受损，可有中枢神经系统症状，如抽搐、意识不清，甚至昏迷，出血明显或发生 DIC，肝酶明显升高，或有多器官功能衰竭。

七、治疗

继发性 HPS 的治疗效果取决于原发病的控制，故应积极治疗并尽快控制原发病。对 HPS 的治疗比较简单、容易，如原发病难以控制，HPS 的治疗则困难得多。由于 HPS 的病情进展迅速，在初步诊断或高度疑诊 HPS 时，应立即开始 HPS 的治疗，可根据上述 HPS 危险度的分度标准，采用不同的治疗措施。有学者用环孢素治疗家族性 HPS 取得满意效果，同样，用抗胸腺细胞球蛋白（ATG）亦可诱导缓解。对 IVIG 的应用虽然还有不同的看法，但对病毒相关性 HPS 大剂量 IVIG 则疗效显著。

常用的化疗药物有细胞毒性药物，如长青花碱或长春新碱与肾上腺皮质激素联用；或 VP-16 与肾上腺皮质激素合用，同时可进行血浆置换。有的应用 VP-16，肾上腺皮质激素，鞘内注射氨甲蝶呤及头颅照射治疗取得良好效果。有的主张在缓解时应用上述药物小剂量维持治疗。

对于家族性 HPS 患者可以环孢素、地塞米松与依托泊苷联用，可以抑制淋巴细胞与巨噬细胞的活化，加上 VP-16 与 MTX 鞘注，有可能获得长期缓解。有神经症状者可进行颅脑照射。国际组织细胞协会 1994 年提出一个治疗家族性 HPS 的 94 方案（HLH—1994），此方案包括环孢素合并肾上腺皮质激素及 VP-16，鞘注 MTX。地塞米松每日 10 mg/m^2 与 VP-16 150 mg/m^2，连用 3 周，第 4 周起减量，第 9 周起 VP-16 每 2 周用药 1 次，并加用环孢素，每日 5～6 mg/kg 口服，共用 1 年。有神经症状者，前 8 周每 2 周鞘内注射 MTX 1 次。如果是家族性 HPS，争取做异基因造血干细胞移植。如果为非家族性 HPS，则在 8 周治疗后，根据病情可考虑停止治疗。赫特（Herter）2007 年报道 113 例 15 岁以下的儿童应用此方案，3 年总生存率为 55%，FHL 为 51%；也有文献报道对继发性 HPS，在治疗原发病的基础上，大剂量丙种球蛋白联合糖皮质激素和环孢素治疗有较好疗效。

对于造血干细胞移植，尽管上述化疗可使病情缓解，有的也可有较长缓解时间，但仍不能根治家族性 HPS。菲舍尔（Fisher）等（1986）首先报道用造血干细胞移植治愈家族性 HPS 患者。对于造血干细胞移植，一定要有良好的医疗环境，训练有素、医德高尚的医护人员及充足的医疗费用的支持才能应用。

治疗 HPS，国际细胞组织学会于 2004 年在总结 94 方案的基础上，又公布了新的治疗方案（HLH—2004）。新方案将环孢素提前到第 1 天就开始应用，余同 94 方案。主要应用方法分述如下。

（一）LR-HPS 的治疗

低危 HPS 多为继发性 HPS，特别是容易控制的感染所致，可在有效的抗感染的基础上，加用地塞米松：每日 10 mg/m² 或甲泼尼龙每日 20～30 mg/kg 静脉滴注，在病情控制后，立即将剂量减半，每日递减，一般用药 10 d 左右，在无发热时，可停药。如在用药 3 d 内病情未控制，加用环孢素每日 4～6 mg/kg，如 3 d 内病情仍不能控制病情或任何一天有病情进展趋势，均应立即按 HR-HPS 治疗方案处理。

（二）MR-HPS 的治疗

在低危 HPS 治疗措施的基础上，加用环孢素：每日 4～6 mg/kg。

依托泊苷：150 mg/m²，2 次 / 周，共 2 周，后 1 次 /2 周，共 6 周；有神经系统症状或脑脊液异常者，加氨甲蝶呤与泼尼松龙二联鞘注，第 3 周开始，1 次 / 周，共 4 次。鞘内注射：第 3～6 周，1 次 / 周。维持治疗（9～40 周）。如在治疗中，原发病及 HPS 均好转，则不必按上述疗程，可以逐渐停用 VP-16；如继发于肿瘤，肿瘤本身的化疗不应中止，同时 VP-16 按时进行。如上述治疗均无效，则应考虑为家族性，有可能时进行造血干细胞移植。

（三）HR-HPS 的治疗

按治疗方案（RLH—2004）早期治疗阶段（8 周）。地塞米松：每天 10 mg/m²，每 2 周剂量减半，第 7 周每天 1.25 mg/m²，第 8 周减停；依托泊苷：150 mg/m²，2 次 / 周，共 2 周，后 1 次 /2 周，共 6 周；环孢素：每天 4～6 mg/kg（注意血药质量浓度监测），连服 1 年；有神经系统症状或脑脊液异常者，氨甲蝶呤与泼尼松龙二联鞘注，第 3 周开始，1 次 / 周，共 4 次。鞘内注射：第 3～6 周，1 次 / 周。维持治疗阶段（9～40 周）：除环孢素继续口服外，VP-16 150 mg/m²，静脉注射，1 次 /2 周，共 1 年；Dex 每天 10 mg/m²，3 d/2 周，共 1 年。有器官功能衰竭时，见本书第 6 章第 5 节"化疗所致严重并发症的防治"。如上述治疗均无效，则应考虑为家族性，有可能时进行造血干细胞移植。

与 HLH—1994 相比，从治疗开始到 HSCT 的时间更短（根据年龄和性别调整后的 P=0.020），HSCT 的神经系统改变在 HLH—1994 和 HLH—2004 分别为 22% 和 17%（使用 HLH—1994 纳入标准）。在 5.2 年的随访中，369 名接受 HLH—2004 治疗患者中有 230 名（62%）存活（56%～67%）。

八、预后

家族性 HPS 患者在应用化疗后则大大改善预后。有的患者经化疗后能存活 9 年以上，但只有造血干细胞移植才能治愈家族性 HPS。HPS 未经治疗者病死率高。与死亡相关的危险因素有低血小板计数、低血红蛋白、严重的神经系统受累、DIC。而严重低蛋白血症、凝血功能障碍、液体扩容均可诱发肺出血及 DIC。

（吴梓梁）

参考文献

［1］FISCHER A, CERF-BENSUSSAN N, BLANCHE S, et al. Allogeneic bone marrow transplantation for erythrophagocytic lymphohistiocytosis[J]. J Pediatr, 1986, 108(2): 267-270.

［2］HENTER J I, HORNE A, ARICÓ M, et al. HLH—2004: Diagnostic and therapeutic guidelines for hemophagocytic lymphohistiocytosis[J]. Pediatr Blood Cancer, 2007, 48(2): 124-131.

［3］BERGSTEN E, HORNE A, ARICÓ M, et al. Confirmed efficacy of etoposide and dexamethasone in HLH treatment: long-term results of the cooperative HLH—2004 study[J]. Blood, 2017, 130(25): 2728-2738.

第 7 节　恶性组织细胞增生症

恶性组织细胞增生症（malignant histiocytosis，MH）简称恶组，是组织细胞及其前身细胞进行性恶性增生引起的一种全身性疾病。1939 年，英国病理学家斯科特（Scott）及罗伯·史密斯（Robb Smith）首先报道 4 例，根据病理及临床表现认为是一种独立的疾病，有别于霍奇金病。由于过去大多数病例是在尸检时始确诊，1959 年，我国血液学奠基人之一、国际知名血液病专家、浙江医学院附属第一医院郁知非教授总结报道了 4 年内所见的 18 例，并提出骨髓检查对本病临床诊断具有重要价值，使之生前确诊成为可能。1964 年在天津召开全国第一次血液学学术会议上，决定将本病改称为恶性网状细胞病（malignant reticulosis），并定出临床诊断标准。1972 年，Liao 等则称其为恶性组织细胞增生病。本书沿用传统的"恶组"名称。

一、临床表现

（一）全身非特异性症状

一般急性起病，表现为发热、畏寒、盗汗或多汗、疲乏、衰弱、消瘦、面色苍白、头晕、头痛、黏膜和（或）皮肤出血。肝、脾肿大，尤以脾大明显，淋巴结早期可以不肿大，但晚期多数肿大。少数患者可出现黄疸。

（二）局部症状

除全身非特异性症状外，部分患者可表现为某些局部症状为主。

1. 呼吸道症状

呼吸道症状表现为咳嗽、胸痛、胸腔积液。肺部 X 线呈网状结节，或绒毛状浸润，或有胸腔积液。

2. 消化道症状

消化道症状表现为腹痛、腹泻、腹部包块、肠梗阻、肠出血、肠穿孔等。

3. 神经系统症状

神经系统症状可表现为瘫痪、癫痫、颅内出血等。

二、实验室检查

（一）血常规

典型的表现是周围血呈现红细胞、白细胞及血小板三系减少，但在疾病的早期，贫血可能不明显，晚期患者有较明显的贫血。网织红细胞正常或轻度增高；白细胞计数早期可以正常、增高或降低，后期多数降低；血小板计数多数降低。周围血中有时可见幼稚的红细胞或幼稚粒细胞；有时在周围血的浓缩细胞中可找到恶性组织细胞或异常的单核细胞。

（二）肝功能

不少患者有肝功能异常；有黄疸的患者，其胆红素增高。

（三）骨髓检查

骨髓检查是诊断本病的主要根据，骨髓细胞常呈显著增多，各系正常造血细胞都很丰富，有多少不一的恶性组织细胞（5%～90%），不典型的单核细胞和吞噬各种血细胞的巨噬细胞。对诊断恶组有诊断价值的组织细胞为多核巨细胞和异常组织细胞，前者表现为胞体巨大，可达 20～40 μm，形状不规则、畸形、核卵圆或不规则、核膜厚而清晰、核染色质粗网状、核仁常较明显、核浆比例高、胞质嗜碱性，常有空泡，有的胞质中出现嗜天青颗粒。此外，还可见到单核样或淋巴样组织细胞，但这些组织细胞也可见于其他疾病，故单纯见到这些细胞不能诊断恶组。同样，吞噬血细胞的组织细胞也不能作为诊断恶组的依据。

三、分型

根据恶组细胞浸润部位的不同，临床上可有不同的表现，从病理累及部位来看可累及造血组织（最常见），又可累及非造血组织，因此临床表现多种多样。根据恶组的临床表现，卡扎尔（Cazal）将其分为内脏型、皮肤型和儿童型，但认为儿童与成年人临床差异不大。又提出病变主要累及造血组织称普通型，主要累及非造血组织则称特殊型。有关特殊型提法更多，如皮肤型、胃肠型、肺型、肾型、神经型、多发性浆膜炎型、肠穿孔型、巨脾及脾自发破裂型、慢性复发型等。也有学者认为其临床表现多样，难以某型概括，临床与病理对照也不尽一致，认为分型对预后意义不大。对待分型国内目前尚无统一意见。此外，有学者提出根据病程分急性和慢性（1 年以上为慢性），由于慢性很少见，大多数病例发病急、病程短，故临床上未强调急、慢之分。

四、诊断及鉴别诊断

（一）临床诊断

1964 年全国血液学学术会议上对恶组提出了下列诊断标准：

1.骨髓或肝、脾、淋巴结的涂片或切片中出现不正常的网状内皮细胞，并带有各种血细胞被吞噬现象（各种细胞的形态特点如上述）。

2.以下两点可供诊断参考，但没有特殊意义。

（1）临床上常出现高热、衰竭、消瘦、苍白、脾大等症状，有时可有出血、黄疸等，少数患者可有短时间的缓解，但其预后均不佳。

（2）周围血三系细胞减少，但早期白细胞计数可以不降低，血片中没有或有网状内皮细胞和（或）不典型的单核细胞，偶尔亦可出现幼稚的粒细胞和有核红细胞。

不典型原恶组没有周围血三系减少，但是出现白细胞计数增多，且以中性粒细胞为主，血小板计数也没有减少。一般诊断恶组，除临床上有长期发热及外周血三系减少，肝、脾、淋巴结肿大等非特异性表现外，需要在骨髓或淋巴结中找到多核巨细胞和（或）异常组织细胞，但有时需要多部位多次骨髓检查才能发现。刘智慧等报道的 3 例婴幼儿恶性病例，生前经多次骨髓或淋巴结检查均未查到典型的恶组细胞，但在死后获得正确诊断。因此，在有全身症状及体征均怀疑为恶组时，骨髓中又有组织细胞增多，就应怀疑到恶组的可能，如未找到对诊断恶组有意义的细胞，应多次进行多部位的骨髓及淋巴结活检，以求确诊。

（二）鉴别诊断

恶组的临床表现多为非特异性，很多感染性疾病及其他肿瘤、血液病都可能出现恶组相似的临床表现。骨髓中出现数量不等的组织细胞，有时亦可出现不同程度的异常组织细胞，这种情况称为反应性组织细胞增生症（反应组）（reactive histiocytosis）。恶组与反应组的鉴别见表 7-15。特别要与 HPS 鉴别。HPS 本质上是一种特殊类型的反应性增生，属单核 - 巨噬细胞系统的良性疾病。其特点为分化成熟的组织细胞增多，具有活跃的吞噬血细胞现象，并引起一系列临床病理改变。目前认为，下列指标对两者鉴别具有一定意义：①中性粒细胞碱性磷酸酶活性仅在良性增多时升高。②血清中血管紧张素转化酶升高。③组化染色检查见巨噬细胞中大量 α- 抗胰蛋白酶。上述几项指标可作为恶组筛选试验。④恶组血清铁蛋白明显高于正常人和反应性组织细胞增多症者。⑤恶组某些病例有特异性染色体异常，有利于确立诊断，如 t（2；5）（p23；q35）断裂点在 17p13、17p 和 1 号部分三体（lqter-lp11）和涉及 lp11 的易位。

表 7-15 恶组与反应组的鉴别诊断要点

鉴别点	恶组	反应组
病因	病因不明	有原发病，如感染、其他肿瘤、风湿性疾病药物、其他血液病
临床表现	起病急，凶险，进展快	较慢，进展一般不快，病情视原发病而异
	持续高热，进行性贫血	症状随原发病而异，与恶组部分或全部相似
体征	消瘦衰竭，肝脾大，血象三少，可有出血，肝、脾、淋巴结常有不同程度的肿大	随原发病而有不同的体征
骨髓象	具有异常组织细胞和（或）有各种形态的组织细胞增多核巨细胞，同时伴有各种形态的组织细胞增生，没有或很少异形地伴有或不伴血细胞被吞噬现象	有明显的血细胞被吞噬现象，有较多分裂象
	有较多分裂象	分化较成熟，很少出现分裂象
	白细胞 NAP 常显著降低	NAP 常高于正常
	碱性磷酸酶、血清铁蛋白明显升高	
预后	治疗反应差，预后不良	视原发病而定
		治疗反应及转归随原发病而异

　　此外，主要从以下几个方面鉴别：①反应组半数以上可以找到原发病，包括感染、结缔组织病或肿瘤等，而恶组没有。②血清铁蛋白：恶组明显高于反应组。③中性粒细胞碱性磷酸酶活性：反应组大多增高，而恶组的阳性率和积分均极低。④骨髓细胞学检查：反应组细胞分化较成熟，很少出现分裂象，噬血现象明显，儿童尤甚；认为与其有较强的反应性有关（现在认为这多数属于噬血综合征），治疗后重复骨穿变化大，异常组织细胞消失快。而恶组细胞分裂差，有较多的核分裂象，噬血细胞较少见，重复骨穿异常组织细胞渐增多。⑤对肾上腺皮质激素的治疗反应：反应组治疗后 2 ~ 3 d 体温可能正常并可短期停药，而恶组反应差，即使体温下降，也不能降至正常或下降后又复上升，且连续应用逐渐失效。对于怀疑恶组又不能排除反应组者应积极寻找原发病，重复多次骨髓穿刺及进行其他相关检查，以免误诊。

　　此外，有如下几种以发热、肝脾大为主要表现的免疫性疾病须加以鉴别。

　　（1）幼年型特发性关节炎或 Still 病：本病除高热、肝脾大外，尚有皮疹、关节肿痛、血白细胞计数明显增多且以中性为主，与本病不同；其次，类风湿关节炎中的费尔蒂（Felty）综合征，也可表现为发热及肝脾大、中性粒细胞减少，但有明显的关节炎正常。

　　（2）其他弥漫性结缔组织病：如系统性红斑狼疮、干燥综合征、肌炎、皮肌炎、血管炎等。在这一类疾病中，弥漫性网状内皮系统增生常见于干燥综合征，本病有典型的眼干、口干等，以及抗核抗体阳性，均与本病不同；结节性多动脉炎有腓肠肌痛、肾受累和体重进行性下降；韦格纳肉芽肿病应有呼吸道坏死性肉芽肿、肾小球肾炎和累及其他器官的血管炎三联征表现，也与本病不同。

　　（3）结节性脂膜炎：可有发热、肝脾大，皮下结节，病理可见脂肪坏死。

　　（4）下腔静脉异常：如白塞综合征可因下腔静脉阻塞导致肝大，但本病应有皮肤黏膜损害。

（吴梓梁）

第 3 篇

治疗与护理

第 8 章

治疗原则

　　儿童白血病最常见的是 ALL。AML 相对较少，其中以急性粒细胞白血病部分分化型（M2a 型）、急性早幼粒细胞白血病（M3 型）较多，急性粒 - 单核细胞白血病型（M4）、急性单核细胞白血病（M5 型）次之，其他类型的 AML 甚为少见。ALL 的治疗方案基本相同，治疗效果及预后最好，其 5 年无病生存率可达 90% 或更高。在 AML 中，过去以 M3 型最为凶险，常在早期因并发 DIC 而死亡。自应用维甲酸及三氧化二砷以来，其预后大为改观，5 年存活率远高于其他类型的 AML。除 M3 型 AML 外，其余 AML 化疗方案基本相似。M4 及 M5 型的 AML，在诱导治疗后，加用 L-ASP 可以增强疗效。单用化疗治疗 AML，其 5 年无病生存率最好的也只有 60% 左右，大多数还在 30%～50%。笔者单位自 2001 年以来，首创超大剂量阿糖胞苷冲击疗法治疗除 M3 外的 AML，其 5 年无病生存率达 77.4%，可见儿童白血病的治疗效果与合理用药有关。要做到合理用药，提高儿童白血病疗效，就要遵循以下一些治疗原则。

一、早期强烈化疗是儿童急性白血病取得长期生存的基础

　　早期是指诱导治疗后的巩固及加强两大阶段，主要内容是联合治疗。在用药方法上，要做到强烈、足量、逐渐减弱，坚持 2.5～3 年（个别的要更长）的治疗，达到治愈的目的。对于诱导治疗，过去认为诱导治疗的目的是使骨髓的细胞从极度增生状态，明显降低其增生度，使骨髓的幼稚细胞数 < 5%，这是完成治疗的第一步。主张诱导治疗阶段加强化疗强度，认为越早使患者得到有力的化疗，其效果越好。现在认为，患者早期对药物的耐受性较差，诱导治疗强度过强容易发生化疗相关性死亡，并且由于骨髓抑制时间过长，妨碍后期的化疗进行。因此，目前主张，降低诱导治疗的化疗强度，在标危急淋，诱导治疗不用柔红霉素。而诱导后的巩固治疗及早期强化，则要加强化疗强度。笔者认为，患者在巩固治疗期，得到的化疗强度越强，其复发的危险就越低，对于高危险度的患者，在患者能耐受的情况下，用最大的剂量（特别是对儿童白血病最敏感的阿糖胞苷），尽可能多地杀灭白血病细胞，达到清除性杀灭骨髓细胞的标准，还要在巩固、预防髓外复发及早期强化期等阶段加大化疗强度。当然随着化疗强度的增加，药物的不良作用也增加，这就需要非常有力的支持治疗做后盾，以避免化疗相关性死亡，做到这点就为治愈打下了有力的基础。

二、长期维持治疗是减少白血病复发的必要条件

与其他的大多数恶性肿瘤一样，急性白血病需要较长期的维持治疗。急性白血病患者虽经早期系列的强化治疗，但大多数患者（特别是高危险度患者）体内仍存在有大量的微量残留病（详见第6章第3节），如未进行足够时间的维持及定期的加强治疗，难免后期复发。维持治疗的时间，一般是男孩3年，女孩2.5年。有些治疗有反复的患者，维持治疗的时间可能还要延长，否则可能导致复发。

三、按型治疗原则

众所周知，ALL 与 AML 的治疗效果不同，但其治疗的原则却一样，即都要进行诱导治疗，诱导后的巩固治疗、髓外白血病的预防性治疗，以及早期与晚期的维持治疗。AML 一般认为不进行晚期的维持治疗。但笔者发现，晚期的定期强化是必要的，否则容易复发。由于两种白血病对化疗药物的敏感性不一，产生对药物的耐受性不同，因此，其治疗方法有很大的差异，即所用药物的种类、剂量及治疗的着重点有很大的差异，这将会在具体化疗方案中体现。

对于 ALL，根据高危、中危及标危分型治疗（最好能分得更细，加上超高危，可能会更加精确地适合临床的应用）。在没有用实验方法检测白血病细胞对药物的敏感性及耐药性的情况下，目前只能根据化疗后观察其对药物的反应，包括白血病细胞清除及骨髓抑制情况，以及微量残留病的变化情况，以判断患者对该药的反应，而适当调整用药方式及剂量。不同的白血病细胞负荷状态，要应用不同强度的化疗方案。除少数难治的 AML（见第20章）及易治的 M3 型 AML 与 Down 白血病外，其他各型 AML 危险度的差别，不像 ALL 那么明显。小样本研究可以不介意其危险度的影响，大样本研究可能看出不同危险因素显示出疗效的差异性，但也未见不同危险度 AML。笔者首创的超大剂量阿糖胞苷冲击治疗儿童 AML 取得突破性进展，不但证明可用化疗征服这种难治性急性白血病，而且证明改进用药剂量及给药方法后可取得明显的治疗效果（见第17章）。对低增生性白血病患者，采用一般通用的化疗方案很可能导致严重的骨髓抑制，并产生难以控制的感染并发症，故需要用较弱的化疗方案。

四、个体化治疗原则

个体化治疗是有效治疗白血病的最基本原则。最科学而理想的个体化治疗，是根据每个患者的白血病细胞生物学特性决定用药，如测定药物的遗传多态性，白血病细胞对药物的敏感性，多药耐药性、药代动力学、分子药理学、药物毒理学、微量残留病的检测等。目前我国多数医院还不具备以上条件，那就只能凭可能有的条件，通过循证医学的检索，加上临床经验用药。另外，还要注意潜在的不良作用，如过多使用 VP-16 或环磷酰胺，可能会发生第二肿瘤及影响患儿成年后生育功能的危险。又如，过多应用柔红霉素（累积剂量超过 450 mg/m²，亦有认为超过 300 mg/m²）可造成不可逆性心脏损害，故不可盲目用药。

广大临床工作者所掌握的个体化治疗，还是从临床资料判断，这才最符合我国国情。尽管如此，

个体化治疗也有一定的章程可循，不能因为个体化治疗破坏了总的治疗原则，违背了总的化疗策略，从而在治疗上显得杂乱无章，无从评估某种方案的作用和特点。总的来说，经过学术会议制订的化疗方案，是最符合病情的，只是在不同的个体存在不同情况时，需要在药物剂量或用药方式上加以调整。故白血病的个体化治疗，就是以全国建议的化疗方案为基础，以患者所特有的个体情况为依据进行调整的治疗方法。

（一）根据病情用药

这是个体化治疗的第一个重要原则，也是最主要的用药依据。就是说在选择方案时，医师要根据患者的病情加以慎重考虑最适合患者的化疗方案。

（二）根据患者对药物反应用药

这是个体化治疗的第二个重要原则。同一种类型的白血病患者，不同的患者对药物的反应不同，有人对药物很敏感，有人却不太敏感，这就要通过用药后才能判断。因此，在开始用某种药或化疗方案时，可以用常用的剂量及常用的给药方式，在得到患者的用药反应后，再根据用药反应决定其继续用药的剂量及给药方式。如对药物敏感者，可用以前的剂量或增加剂量；如骨髓抑制较重或较久，则应减少剂量或改变给药方式，如间歇用药；对药物不敏感者，如患者用药后，既没有药物的正作用，也没有出现其他患者所常见的不良反应，这时可以加大剂量及采用连续用药的方式，如始终不敏感，则可能对某药或方案已产生了耐药性，而要换药甚至改变化疗方案。

（三）根据病期用药

同一患者在不同病期，对同一种药物的反应也不同。如在患病的初期，其对药物的耐受性较好，病情也有此需要，用药的剂量要大，没有足够的剂量很难达到应有的治疗作用；反之，在治疗的后期，患者已经持续缓解 1 年以上，就不需用早期应用的剂量，否则容易产生严重的骨髓抑制，发生不应有的药物相关并发症。

（四）根据患者的经济情况用药

我国治疗儿童白血病的一个显著特点，就是患者大多数为自费，而且绝大多数家庭都很难负担白血病化疗所需的昂贵医护费用，故在我国治疗儿童白血病不能完全按病情需要用药，还应根据患者的家庭经济承受能力，调整用药的品种、剂量及用药方式。如果患者的家庭经济承受能力差，而应用了本来应该用的较强化疗方案，因此产生了较严重的并发症，患者因无力支付昂贵的支持治疗费用，可能会因并发症而死亡。对家庭经济承受能力较差的患者，在病情许可下，可采用较缓和的方案，尽管其治疗效果可能会比较强的方案较差，但风险会小，最后治疗成功的可能也许更大，这需要有经验的医师进行判断。所以在制订化疗方案时，要特别慎重考虑患者家属的经济能力的问题。

（吴梓梁）

第 9 章

抗急性白血病常用药物

一、烷化剂类药物

（一）作用机制

烷化剂是指能使细胞中 DNA 或蛋白质分子的氨基、巯基、羟基和磷酸基等起烷化作用的物质，是最早问世的抗肿瘤化学药物。烷化剂能与细胞的重要生物学成分发生作用，使这些细胞成分不能在细胞代谢中起作用，细胞组成出现变异，影响细胞分裂，并引起细胞死亡。

（二）常用药物

1. 环磷酰胺

儿童急性白血病治疗中最常用的药物是环磷酰胺（cyclophosphanide，CTX）。该药物在体内转化为磷酰胺氮芥及丙烯醛，使 DNA 变性并阻止 DNA 复制，为细胞周期非特异性药物。

1）体内过程：口服后易被吸收，血浆半衰期为 4~6.5 h。静脉用药血浆半衰期为 3~10 h。80% 以上的药物经代谢后由肾排出。

2）临床应用：应用广泛，对白血病、淋巴瘤、神经母细胞瘤、肾母细胞瘤、乳腺癌、肺癌、卵巢癌、前列腺癌、多发性骨髓瘤等均有效。

3）用法用量：常用于儿童急性淋巴细胞白血病的早期强化治疗和延迟强化治疗。CTX 1000 mg/（$m^2 \cdot d$），每日 1 次，d1，静脉滴注，同时联合其他化疗药物。

4）不良反应

（1）泌尿系统反应：大剂量静脉注射时可引起少尿、血尿、蛋白尿等。因破坏大量瘤细胞，易发生高尿酸血症及尿酸性肾病。5%~15% 的患者可出现出血性膀胱炎，由代谢物丙烯醛刺激膀胱壁引起，可在用药后 1~3 周出现，表现为尿频、尿急、尿痛等，停药后可恢复，但膀胱损伤是永久性的。预防方法：①用药后水化（每日 3000 mL/m^2 液体）和碱化（每日 5% 碳酸氢钠 3~5 mL/kg）尿液；②鼓励患者多翻身及排尿；③静脉注射泌尿道黏膜保护剂巯乙磺酸钠（Mensa）。

（2）骨髓抑制：以白细胞计数下降为最常见，一次用药后 8~12 d 白细胞计数下降至最低点，3~7 周恢复到正常，对血小板影响较小。

（3）肝脏毒性：可出现肝功能损害、黄疸等。

（4）其他：常见有食欲下降、恶心、呕吐等胃肠道反应。高剂量时可发生心肌坏死，出现急性心力衰竭而致死；脱发；远期毒性包括性腺萎缩、肺纤维化等。

2. 异环磷酰胺

异环磷酰胺是环磷酰胺的同分异构体，属于环磷酰胺类似物和类氮芥烷化剂，适用于治疗不同形式的白血病、淋巴瘤和实体器官癌症。与环磷酰胺药类似，异环磷酰胺需要经过肝的活化作用形成活性中间物而溶解度增加，代谢活性增强。其作用机制、抗瘤谱、不良作用及注意事项与环磷酰胺相似，唯血浆半衰期较长。

二、抗代谢类药物

（一）作用机制

抗代谢类药物是一类能干扰细胞代谢过程的药物。其主要抑制 DNA 合成，阻止细胞分裂增殖，最终导致细胞死亡；有时也可同时抑制 DNA 与蛋白质合成，为细胞周期特异性药物。根据抗代谢药物干扰细胞代谢的步骤或作用靶酶的不同可分为六类：①二氢叶酸还原酶抑制剂，如氨甲蝶呤；②脱氧胸苷酸合成酶抑制剂，如氟尿嘧啶；③嘌呤核苷酸合成酶抑制剂，如 6- 巯基嘌呤；④核苷酸还原酶抑制剂，如羟基脲；⑤脱氧核糖核苷酸多聚酶抑制剂，如阿糖胞苷；⑥其他干扰核酸合成的药物，如氮杂胞苷。

（二）常用药物

1. 氨甲蝶呤

氨甲蝶呤（methotrexate，MTX）是二氢叶酸还原酶抑制剂，竞争性抑制二氢叶酸还原酶，进而抑制胸腺嘧啶核苷酸、嘌呤、甲硫氨酸、甘氨酸的合成，最终导致 DNA、RNA 及蛋白质合成的全面抑制，为 S 期特异性药物。

1）药理作用：MTX 属抗代谢化疗药，是最早应用于治疗白血病的抗叶酸制剂。它主要作用于 S 期，对处在对数生长期的细胞作用最强。其主要的药理作用是抑制二氢叶酸还原酶，使二氢叶酸不能转变成四氢叶酸，而四氢叶酸是嘌呤、嘧啶生成必需的辅助因子，携带一碳单位辅助碱基生成，从而阻断 DNA 的合成，导致白血病细胞死亡，故四氢叶酸的应用可预防及治疗 MTX 的毒性反应。口服、肌内注射或静脉注射 MTX 后，几分钟内二氢叶酸还原酶即受到不可逆性的抑制，出现明显的药理作用。在常规剂量下，其透过血 - 脑脊液屏障的量甚微，不足以杀灭中枢神经系统内的白血病细胞，只有在大剂量时才能有足够的剂量透过血 - 脑脊液屏障，故在未应用大剂量 MTX 时，中枢神经系统往往是白血病复发的根源。如能密切注意血药浓度测定，加强叶酸的应用，防止黏膜损伤，可增加 MTX 至每次 $8 \sim 10 \text{ g/m}^2$（详见附录 Ⅱ）。

2）体内过程：口服吸收良好。静脉注射 $1 \sim 4 \text{ h}$ 在血浆中达高峰，血浆消失曲线可分为三相，半衰期分别为 0.75、3.5、27 h，给药后 $24 \sim 48 \text{ h}$ 90% 以药物原形经尿排出体外。

3）临床应用：对急性淋巴细胞白血病疗效尤佳。还可用于治疗头颈部肿瘤、胃肠道肿瘤、骨肉瘤、软组织肉瘤、恶性淋巴瘤、神经母细胞瘤。鞘内注射治疗中枢神经系统白血病。其中在儿童急性白血病的应用，MTX 可用于儿童 ALL 及 AML，而更主要是用于 ALL 的治疗。它对 ALL 的治疗一般主要在三个方面：①作为鞘内注射药物，用于对中枢神经系统白血病的预防和治疗；

②定期地使用大剂量 MTX，作为对中枢神经系统白血病的预防及发生中枢神经系统白血病时的治疗；③与 6- 巯基嘌呤（6-MP）一起，作为维持治疗的一种常规用药。也有少数化疗方案将 MTX 作为巩固及维持阶段的强化治疗用药，如 NY-2 方案，分别在化疗后的 31 d 及 38 d 静滴 MTX 150 mg/m^2 及 200 mg/m^2。并在第一维持期（相当于我国的早期强化期），即诱导后的 81 d 再用 MTX 150 mg/m^2，以后每周期（相当于我国的维持治疗期）MTX 增加 50 mg/m^2，直至出现黏膜炎或中性粒细胞少于 500 mL。大剂量 MTX 的应用，在儿童 ALL 治疗上作用甚著，儿童 ALL 之所以取得目前疗效，大剂量 MTX 的应用很起作用。它对白血病细胞的杀伤，特别是对中枢神经系白血病的防治，均起了主要作用。

随着人们对此药认识的不断深化，MTX 对儿童 ALL 的疗效也不断提高。但目前不管是 ALL 或 AML，复发仍然是治疗儿童急性白血病的主要问题，故 MTX 继续增加用药剂量很是必要（详见附录Ⅱ）。但在大剂量 MTX 时，要注意以下几个方面的问题。

1）用法用量：常用于儿童急性淋巴细胞白血病的巩固治疗。大剂量 MTX，LR：2 g/（m^2·d），IR：5 g/（m^2·d），静脉滴注，d8、d22、d36、d50。HR 巩固治疗采用 2 次方案，大剂量 MTX 5 g/（m^2·d），静脉滴注，d1。用于儿童急性淋巴细胞白血病的维持治疗，MTX 20 mg/（m^2·d），口服或肌内注射，每周 1 次，持续至终止治疗。同时联合其他化疗药物。

2）不良反应

（1）胃肠道反应：胃肠道黏膜损伤常发生于大剂量用药时，如口腔炎。还可出现恶心、呕吐、腹痛、腹泻。

（2）骨髓抑制：主要为白细胞计数减少，严重时出现全血细胞减少。骨髓抑制于用药后 7～14 d 达最低点，2～3 周恢复正常。

（3）肝损害：为可逆性损害，停药并配合解毒、护肝治疗等，多于 1 周后恢复正常。在维持用药时常发生肝功能损害，除护肝治疗外，根据肝损害的严重程度，可将 MTX 减量或暂停使用。

（4）肾损害：发生于大剂量用药时，主要由 MTX 沉积于肾小管所致。MTX 还可发生继发性肾损害或肾功能不全而导致 MTX 排泄障碍，表现为少尿、无尿、高血压、水肿、体重增加、呕吐、代谢紊乱、视物模糊、血清肌酐明显增高等。有报道用氨茶碱能有效地治疗这方面的不良作用，能使大部分患者迅速、完全或几乎完全地恢复。剂量为 2.5 mg/kg，静脉滴注，时间为 45～60 min，或 0.5 mg/（kg·h），持续滴注 12 h。由于大剂量使用 MTX 的不良作用较多，又由于不同个体对药物的生物利用度、清除率、分布容积等存在个体差异，故血药浓度在不同个体亦存在很大的差异，因此在有条件的情况下，应对每个患者都检测血药浓度，根据血药浓度用药。为了减少与其他药物的相互作用，应在大剂量 MTX 输注前 24 h，以及输注后 72 h 停止其他不必要的治疗用药。

一般认为，静脉用药之间必须保持一定间隔，如 MTX 与 CTX 之间要间隔 7 h。输注 MTX 最好放在中午 12：00 或下午 2：00 开始，以便于安排时间进行鞘内注射、检测 MTX 血浆浓度以及用四氢叶酸解救。MTX 输注开始后 24 h、42 h、48 h 检测 MTX 血浆浓度的标本须立即送检。36 h 的血标本保存好，用于与 42 h 的标本做比较。一般要求 24 h 有效浓度 T-ALL 为 48 μmol/L，B-ALL 为 34 μmol/L。解毒浓度：44 h 应低于 2 μmol/L；66 h 低于 0.1 μmol/L。如果 24 h MTX 血浆水平超过 150 μmol/L 和（或）临床怀疑 MTX 的清除较差（肌酐明显增高、尿量与所用利尿措施不成比例、水肿、高血压等），这时须给予强迫利尿，碱化，密切监测生命体征及进行更精确的液体平衡控制。在这种情况下 36 h MTX 的血浆浓度也须立即送检，如 36 h MTX 的血浆浓度超过 3.0 μmol/L，立即开始用 LCV 解救，同时继续用以上所提供的措施。42 h MTX 的血药浓度未知，故 42 h 时 LCV 的用量须根据 36 h MTX 的血药浓度决定。若已知 42 h MTX 的血药浓度，必要时可追加 LCV 的用量。这些措施须继续使用，直至 MTX 血药浓度下降至 0.25 μmol/L 以下。如 42 h、48 h、54 h MTX 的血药浓度"不正常"，处理办法同上。如 42 h 或以后的 MTX 血药浓度 > 5 μmol/L，则 LCV 的剂量必须按以下公式来计算：LCV（mg）=MTX 血药浓度（μmol/L）× 体重（kg）。如果 LCV > 20 mg/kg，LCV 须静脉滴注，且 > 1 h，鉴于大多数医院没有 MTX 血药浓度监测的条件：①滴注 MTX 的时间是 24 h；② LCV 解救的量不小于 MTX 总量的 5%；③ LCV 解救提前在滴注 MTX 后的 30 h 开始进行。

（5）神经系统毒性：鞘内注射 MTX 后可出现头痛、呕吐、发热、脑膜刺激征等，可发生急性神经毒性综合征，其表现与颅内高压类似，包括头痛、呕吐、高血压、意识模糊、眩晕、视物模糊、失语、易激惹、嗜睡、抽搐、感知迟钝到昏迷和偏瘫等。1 周内多次鞘注，脑脊液持续维持高浓度可引起脑脊髓运动功能不全，常出现在用药后数周。

（6）皮肤反应：发生皮疹、皮炎、色素沉着、脱发等。

（7）黏膜损害：MTX 对骨髓同样有抑制作用，但不如蒽环类药及 Ara-C 明显，它主要的不良作用是对黏膜及肝功能的损害。特别是口腔糜烂，常引起全身严重感染，甚至导致化疗相关性死亡。对于口腔黏膜损害的预防，主张在 HD-MTX 治疗开始后 6 h 起，从双侧口角滴入四氢叶酸 0.5 ~ 0.6 mg（1.5 mg/mL），连续 3 d，维生素 B_2 常规口服等，可取得较好的效果；同时每日用朵贝液漱口，避免吃硬性及刺激性食物，也非常必要。

现在发现，维生素 B_2 对防治黏膜损伤有独特的效果，故对急性白血病患者，入院时应常规口服维生素 B_2，每天 3 次，每次 1 粒，在已发生口腔或肛周溃疡时应在抗生素、抗真菌、思密达喷涂液中加入足量的维生素 B_2。

（8）变态反应：MTX 可引起变态反应，临床表现为皮肤红斑、荨麻疹、腹痛，甚至胸闷、呼吸困难等。可能的机制是高浓度和高纯度的 MTX 使人血白蛋白发生变性而成为具有免疫原性的载体蛋白，使机体产生针对 MTX- 白蛋白复合物的抗体所致。鞘内注射有可能发生高热、头痛、下肢麻木、局部出血等，也有可能直接损伤脊髓引起可逆的或不可逆性的截瘫，还有可能发生化学性脑膜炎、皮质盲等神经损害。因此，在鞘注 MTX 时必须小心，第一次操作必须由熟练的操作者施行，以免引起出血，可以减少复发。应仔细核对 MTX 的剂量、注入药物的质量，尽量减少注入管内的药物容积，有反应时即停止注射。

3）解毒措施

（1）大量补液及碱化尿液：于用药前 1 d 及后 3 d，每天液体总量 3000 mL/m²，5% 碳酸氢钠 3 ~ 5 mL/kg，使尿液 pH > 7。

（2）四氢叶酸解救：四氢叶酸进入细胞后变成胸腺嘧啶核苷酸及蝶呤合成必需的四氢叶酸辅

酶，为阻断 MTX 的作用开辟一条旁路。使用 MTX 36 h 后，骨髓及胃肠道黏膜的干细胞开始恢复，进入分裂期，此时给予四氢叶酸，可解救增殖快的正常细胞不受 MTX 的细胞毒作用。足量四氢叶酸钙（CF）解救：每次 15 mg/m^2，分别于 42 h、48 h、54 h 静脉注射 3 次。或者 42 h 按 15 mg/m^2 解救，48 h 及以后按 MTX 血药浓度解救，使 MTX 的血药浓度控制在给药后 48 h < 10^{-6} mol/L 的安全范围内。

（3）用药期间注意口腔卫生，进食前后漱口，避免进食对口腔黏膜有刺激的食物。以消化道黏膜保护剂思密达喷涂口腔预防口腔黏膜损伤，效果更好。

2. 阿糖胞苷

阿糖胞苷（cytosine arabinoside，Ara-C）及 MTX 均为儿童急性白血病的主要用药。最早应用单药治疗白血病时，即单用 MTX 进行治疗，经过长期的临床经验总结，这两种药物的应用方法已有了长足的改进，目前多数是作为联合化疗用药的一种。这两种药都有大剂量甚至超大剂量联合或单药应用的特点，这种用法在提高急性白血病疗效方面起了很大作用。大剂量应用以上两种药的理论根据是，在急性白血病治疗时，应有一个骨髓强度抑制期，因为大多数白血病的化疗药物都有骨髓抑制作用，在一定程度上骨髓抑制的程度也反映了化疗的效果。有学者认为，诱导治疗后 15 d 达不到骨髓抑制的程度，则此方案难于获得缓解，即使获得缓解，如在后期不进行必要的加强治疗，也可能会导致复发。在缓解后的加强治疗中，这两种药的大剂量应用更是维持长期缓解和减少复发的必要措施，因为这两种药的骨髓抑制作用在一定程度上都可恢复。有实验证实，一次或少次大剂量用药，比多次小剂量用药对机体所造成的损伤较轻，其骨髓抑制后恢复造血功能的时间要快，也较少产生药物耐药性，而且通过大剂量用药可以使更多的药物进入脑脊液，达到预防和治疗中枢神经系统白血病的目的。

这些发现，都需要更多的临床与实验的证实。因此，尽可能地应用最大的药物剂量，以期杀伤更多的白血病细胞，值得临床重视，笔者在这方面的尝试取得可喜的效果（见第 17 章）。

1）药理作用：阿糖胞苷属 DNA 多聚酶抑制剂，在细胞内先经脱氧胞苷酶催化磷酸化，转变为有活性的阿糖胞苷酸，再转为二磷酸及三磷酸阿糖胞苷而起作用。本品主要通过与三磷酸脱氧胞苷竞争，而抑制 DNA 多聚酶，干扰核苷酸掺入 DNA，并能抑制核苷酸还原酶，阻止核苷酸转变为脱氧核苷酸。属于作用于 S 期的周期特异性药物，与 6- 巯基嘌呤、环磷酰胺及 MTX 合用，可增强疗效。静脉注射后迅速从血中消失，40% 可通过血 - 脑脊液屏障，药物在体内主要在肝中代谢为无活性的阿糖尿苷，70%～90% 通过肾排泄。用药时间至少持续一个细胞周期，故应慢滴，持续滴注 8～12 h 为宜。

有报道鞘内注射阿糖胞苷可引起脊神经根病，在鞘注阿糖胞苷后 6～24 h 突然出现四肢疼痛、乏力、肢体肌力下降，脑脊液检查正常，肌电图检查示神经原性病变。予抗炎、营养神经药物及对症处理，约 1 周后可恢复正常。在使用大剂量或超大剂量阿糖胞苷时，更为多见。

2）阿糖胞苷在儿童急性白血病的应用：用于儿童急性淋巴细胞白血病早期强化和延迟强化阶段，对急性粒细胞白血病应用大剂量阿糖胞苷疗效亦好。对恶性淋巴瘤有一定疗效（详见第 17 章）。

3）阿糖胞苷不良反应及注意事项

（1）骨髓抑制：主要为白细胞计数及血小板计数减少。

（2）胃肠道反应：恶心、呕吐、肝功能受损、口腔溃疡等。

（3）少数患者可出现急性胰腺炎、腹膜炎、角膜结膜炎等。

（4）大剂量阿糖胞苷还可出现心包炎和中枢神经系统毒性，表现为大脑征（头痛、嗜睡、淡漠、注意力不集中、惊厥等）和小脑征（共济失调、发音困难、眼球震颤等）。大剂量静脉滴注阿糖胞苷前 1 d 及后 3 d 应予大量补液及碱化尿液，每天液体总量 3000 mL/m^2，5% 碳酸氢钠 3 ~ 5 mL/kg（详见第 17 章）。

3. 巯基嘌呤

巯基嘌呤是嘌呤抗代谢药，可阻断次黄嘌呤核苷酸向腺嘌呤核苷酸和鸟嘌呤核苷酸的转变，抑制嘌呤的合成，导致核苷及 DNA 合成障碍，为 S 期特异性药物。口服吸收快，血浆半衰期为 90 min。主要不良反应有胃肠道反应、骨髓抑制、肝功能损害等。

三、蒽环类抗生素

（一）作用机制

蒽环类抗生素的作用机制主要有以下四个方面：

1. 与 DNA 结合，导致 DNA 作为核酸合成的模板的功能受到损害。

2. 生成自由基，如多柔比星在酶的作用下能还原为半醌自由基或与氧反应生成氧自由基，此可能为本类药物产生心脏毒性的主要原因。

3. 与金属离子结合，从而增强其与 DNA 的结合。

4. 与细胞膜结合，损害存在于细胞膜上的酶，造成细胞生长抑制。

（二）常用药物

1. 柔红霉素

柔红霉素（daunomycin，DNR）是 *Str.peucetius* 或 *Str.coeruleorubidus* 菌种所产生的抗生素。柔红霉素有一个蒽环平面，可通过它嵌合于 DNA 碱基对之间并紧密地结合到 DNA 上，这种嵌合可导致 DNA 空间结构的障碍，从而抑制 DNA 及 DNA 依赖的 RNA 合成。本品为细胞周期非特异性药物，对增殖细胞各期均有杀伤作用。

1）体内过程：静脉注射后 1 ~ 2 h 达峰浓度，血浆半衰期 30 ~ 50 h，在体内转化为醇后从尿中排出，部分由胆汁排出。

2）临床应用：多用于治疗急性白血病，用于儿童急性淋巴细胞白血病诱导缓解阶段。

3）用法用量：儿童急性淋巴细胞白血病诱导缓解阶段，与长春新碱、左旋门冬酰胺酶和地塞米松联用，为 VDLP 方案。柔红霉素 30 mg/（m^2·d），静脉滴注，LR：d8、d15；IR 和 HR：d8、d15、d22、d29。

4）不良反应

（1）骨髓抑制：白细胞计数下降在给药后 2 ~ 4 周达到最低点。

（2）心脏毒性：是最为突出的不良反应。突发性心动过速、心脏扩大、急性心力衰竭、肺水肿等，能迅速导致死亡，病检可见多灶性心肌退行性变。心脏毒性发生率为 2% ~ 10%，累积剂量应控制在 450 mg/m² 以下。广州医科大学附属第一医院儿科曾收治 1 例 AML 患儿，男，4 岁 2 个月，DAE 两个疗程缓解。其心脏损伤情况如下：

第一次心脏彩超：心内结构及血流未见异常，EF 72%。（入院时检查）正常；经 DNR 用量达 80 mg/m² 时发生心脏损害，心脏彩超表现为：左室稍大，左室壁搏动幅度稍减低，二尖瓣反流（轻度），EF 49%。停用蒽环类药、护心等处理，于 5 个月后心损恢复，心脏彩色超声 + 心功能，EF 59%。产生心损时，心损持续 5 个月。

（3）胃肠道反应：恶心、呕吐、腹痛、腹泻、肝功能损害等。

2. 去甲氧基柔红霉素

去甲氧基柔红霉素（idarubicine，IDA）是柔红霉素的衍生物。其特点是：①由于在蒽环的第四位碳原子上去掉甲氧基，致使其脂溶性增加；②易透过细胞膜，使细胞内浓度增高；③易透过血 - 脑脊液屏障，提高脑脊液的药物浓度。心脏毒性及骨髓抑制较轻。

1）体内过程：静脉注射后迅速达血浆峰浓度，在肝、肾、肺中浓度较高。可通过血 - 脑脊液屏障，主要经肝代谢。

2）临床应用：尤其适用于复发性和难治性的急性淋巴细胞白血病、急性非淋巴细胞白血病以及中枢神经系统白血病。

3）用法用量：儿童急性淋巴细胞白血病诱导缓解阶段，（IDA）10 mg/（m²·d），静脉滴注，连用 3 d。

4）不良反应

（1）骨髓抑制：白细胞计数下降在给药后 8 ~ 20 d 达到最低点。

（2）心脏毒性：表现为心电图改变、心律失常等。曾接受过蒽环类药物治疗的复治患者或以前化疗中出现过心脏毒性的患者，使用本品可导致心功能障碍，因此用药过程中要严密观察。

（3）胃肠道反应：恶心、呕吐、腹痛、腹泻、胃炎等。

3. 多柔比星

多柔比星（adriamycin，ADM）在化学结构、性状、作用机制和体内过程与柔红霉素极为相似。其差别在于前者第 14 位上有氢原子，后者则为氢氧原子。

1）体内过程：静脉注射后可被全身组织迅速摄取，但不能透过血 - 脑脊液屏障。主要在肝内代谢，主要经胆汁排泄。

2）临床应用：治疗急性白血病，对实体瘤也有广谱抗肿瘤作用，可用于治疗恶性淋巴瘤、神经母细胞瘤、骨肉瘤、肾母细胞瘤等。

3）用法用量：儿童急性淋巴细胞白血病延迟强化阶段，与长春新碱、左旋门冬酰胺酶和地塞米松等联用，为 VDLP+CAM 方案。多柔比星 25 mg/（m²·d），静脉滴注，对于 LR 患者，d1、d8、d15；对于 HR 患者，d8、d15、d22、d29。

4）不良反应

（1）骨髓抑制：白细胞计数下降在给药后 10 ~ 14 d 达到最低点。

（2）心脏毒性：心脏毒性突出。轻者表现为室上性心动过速、室性期外收缩及 ST-T 改变。重者可出现心肌炎而发生心力衰竭。心肌损伤程度与剂量有关，总量在 500 mg/m² 以上者多见。

（3）胃肠道反应：恶心、呕吐、食欲减退、口腔溃疡等。

四、植物类抗肿瘤药物

（一）作用机制

植物类抗肿瘤药是指从天然植物中提取的有效抗癌成分。植物类化疗药物的化学结构不同，其抗癌作用机制亦各异。长春碱主要抑制纺锤体的形成，从而使细胞停止在有丝分裂的中期；三尖杉酯碱类主要抑制蛋白质的合成；VP-16 作用于 DNA 拓扑异构酶 II，使细胞群阻断在 G_2 期。植物类抗肿瘤药物大部分是细胞周期特异性药物。

（二）常用药物

1. 长春新碱

长春新碱（vincristine，VCR）通过抑制细胞中微管蛋白的聚合而抑制有丝分裂，使细胞停滞在 M 期。对正常骨髓细胞毒性较小，适于与骨髓抑制剂联用。

1）体内过程：静脉注射后迅速分布各组织，可选择性地进入肿瘤组织。本品浓集于神经细胞较多，故神经毒性较重。

2）临床应用：主要用于治疗急性淋巴细胞白血病、恶性淋巴瘤、神经母细胞瘤、横纹肌肉瘤及其他软组织等。

3）用法用量：用于儿童急性淋巴细胞白血病诱导缓解和延迟强化阶段，与柔红霉素、左旋门冬酰胺酶和地塞米松等联用，为 VDLP 方案。长春新碱 1.5 mg/（m²·d），静脉滴注，d8、d15、d22、d29。

4）不良反应

（1）神经毒性：表现为跟腱反射丧失、指（趾）端麻木、肌痛、足（腕）下垂、脑神经病变等，多在用药后 6 ~ 8 周出现，可持续 2 ~ 3 个月，其特点为对称性病变，如为一侧病变应考虑其他可能性。连续用药的累积剂量超过 19 mg/m² 时，容易出现神经毒性。禁止鞘内注射，否则可引起死亡。

（2）骨髓抑制：一般较轻，引起轻度白细胞计数和血小板计数减少。

（3）胃肠道反应：恶心、呕吐、腹痛、便秘等。

2. 依托泊苷

依托泊苷（etoposide，VP-16）是鬼臼霉素半合成衍生物，是细胞周期特异性药物，通过干扰 DNA 拓扑异构酶 II，致使受损的 DNA 不能修复。

1）体内过程：静脉注射后血浆浓度呈双相模式下降，半衰期为 2.8 h，45% 的药物从尿中排出，脑脊液浓度可达血浆浓度的 10%。

2）临床应用：主要用于治疗急性白血病、恶性淋巴瘤、神经母细胞瘤、睾丸恶性肿瘤等。

3）不良反应

（1）骨髓抑制：发生于用药后 7 ~ 14 d，2 ~ 3 周可恢复。

（2）静脉滴注过快可引起低血压，因此滴注时间应大于 30 min。

（3）胃肠道反应：恶心、呕吐、食欲缺乏、腹泻、腹痛、便秘等。

五、酶类药物

（一）作用机制

治疗酶在癌症中的应用涉及两种主要类型：肿瘤所需氨基酸代谢酶和前体药物转化酶。代谢酶被用来消耗肿瘤细胞所必需的氨基酸，从而抑制肿瘤生长；转化酶被用于在肿瘤细胞中将前药转化为细胞毒性药物，进而杀死肿瘤细胞。而在治疗 ALL 中，酶类药物可消耗所必需的氨基酸，从而阻止肿瘤细胞对该物的摄取，影响肿瘤细胞 DNA 及蛋白质合成，肿瘤细胞生长受到抑制，终致其死亡。

（二）常用药物

1. 左旋门冬酰胺酶

回顾儿童 ALL 治疗能取得如此大的进步，主要是因为应用了以左旋门冬酰胺酶（L-asparaginase，L-ASP）和蒽环类的抗癌药如柔红霉素及去甲氧柔红霉素为主的联合诱导方案，以及加强了巩固期阿糖胞苷、髓外白血病的预防中加强应用氨甲蝶呤的结果。尽管儿童 ALL 治疗有如此好的疗效，但仍有约 10% 的病例治疗失败，分析其原因，一是因为早期药物的化疗相关死亡（TRM）；二是复发。在这两种治疗失败的因素中，L-ASP 都占有非常重要的位置，故详尽地了解其在儿童 ALL 的正确应用，对于进一步提高治疗 ALL 的效果显得非常必要。

1）L-ASP 的抗癌细胞作用机制及其抗癌谱：L-ASP 主要是通过消耗体内的门冬酰胺（Asn）而使肿瘤细胞因缺乏 Asn 死亡，因正常细胞可以自身合成 Asn，而某些肿瘤细胞则不能，儿童 ALL 的肿瘤细胞即属于不能自身合成 Asn，而需要不断从外部摄取 Asn 才能生存的肿瘤细胞，利用这点，才认可应用 L-ASP 作为治疗儿童 ALL 的主要药物。

Dubbers 等（2007）的实验表明，来源于 B 淋巴细胞的肿瘤细胞对 L-ASP 最为敏感，而源于 T 淋巴细胞的 ALL 及非淋巴细胞白血病则不够敏感。这就是 L-ASP 对儿童 ALL 特别有效的原因，因儿童 ALL 绝大多数为 B 淋巴细胞白血病，在 AML 中，Dubbers 等（2007）还发现，幼稚单核细胞对 L-ASP 也部分敏感，故在治疗 AML-M5 急性单核细胞性白血病，或 AML-M4（急性粒 - 单核细胞性白血病，急性粒单）白血病时，也可考虑应用 L-ASP。

2）L-ASP 在预防 ALL 复发中的作用：目前，包括 L-ASP 在内的 VDLP 方案，已成为公认的儿童急淋诱导治疗的经典方案，对预防急淋复发、维持长期缓解方面具有显著疗效。Silverman 等对 377 例 18 岁以下急淋患儿，延长 L-ASP 用药时间至 30 周，每周或每 2 周用药 1 次，其 5 年生存率达 83%（1983），比过去用常规 L-ASP 方案在生存期上有明显的延长，该作者认为，延长使用 L-ASP 是使生存期延长的主要原因。

3）L-ASP 在防治中枢神经系统白血病中的作用：一般认为，L-ASP 难以通过血 - 脑脊液屏障，笔者等对儿童 ALL 患者进行了 18 例次的检查，方法是在静滴 L-ASP 后 1 ~ 3 d 取脑脊液进行 L-ASP 作用底物 Asn 的定量测定，结果发现，L-ASP 静脉滴注后脑脊液中的 Asn 明显降低，说明 L-ASP 是可以通过血 - 脑脊液屏障进入中枢神经系统，从而在防治中枢神经系统白血病方面有一定的作用。

4）L-ASP 的不良作用及对策：L-ASP 是一种蛋白分解酶，源于大肠埃希菌的 HAP 株、欧文（Erwinia Chrysanthimi）株，还有附加聚乙二醇（PEG）的 PEG-L-ASP，其不良作用广泛，除变态反应外，几乎累及体内各系统，如肝、肾，以及消化、神经、血液、内分泌等器官，下面就几种主要的不良反应略加讨论。

（1）免疫反应：Woo 等（2000 年）对 154 例儿童 ALL 患者，应用 L-ASP 10 000 IU/m²，隔日 1 次肌内注射，诱导期共注射 9 次；维持期每月注射 1 次，共用 7 次。第 1 次用药后的第 29 天测血中的 L-ASP 抗体，结果有 54 例（35%）产生抗体，其中的 30 例（55.6%）发生变态反应。另 24 例产生抗体而无临床表现，这种使 L-ASP 活性降低或消除，而无临床表现的状态，称为"静态灭活"（silent inactivation）。但不管是产生了抗体或没有产生抗体，其 5 年生存率并没有明显差异。Vieira 等（2001 年）也发现，在应用 L-ASP 的患儿中，随着注射次数的增多，不少患者体内很快产生抗体而使 L-ASP 灭活。虽然大多数的免疫反应的临床表现轻微或无临床症状，但也有少部分可发生致死性的变态反应，故应用前的皮肤试验非常必要，并需要观察 2 h。为避免免疫反应的发生，其对策是密切检测血中 L-ASP 活性及监测抗体的产生，对于有变态反应的患者，和在检测中有抗体的患者，应及时换用另一制剂，这既可减少严重变态反应的发生，又不影响 L-ASP 的应用。故在多次使用 L-ASP 时，最好更换不同厂家药品，这样有可能减少抗体的产生。笔者应用小剂量 L-ASP（正常用量的 10%）治疗儿童 ALL，即使对因用常规剂量 L-ASP 发生过不良反应的患儿，也具有肯定的安全性，而且对儿童 ALL 具有较确切的药效性。

（2）急性胰腺炎（acute pancreatitis，AP）：AP 是 L-ASP 最严重的并发症，根据笔者的病例分析，其发生与白血病的严重程度、用药时间及剂型等均无明显关系。一旦发病则进展迅速，病情凶险，多数很快发生休克而致死。笔者单位早期发生过 6 例 AP，其中 4 例并发休克，3 例死亡。从起病到发生休克的时间为 6~72 h，起病症状多数为腹痛，或伴呕吐、发热、腹肌紧张和肠鸣减弱等。如怀疑有 AP 时，应反复检测血、尿淀粉酶，因早期淀粉酶不一定升高，如有 1 例并发胰腺炎患者，其血、尿中的淀粉酶在发病 12 h 后才升高；另 1 例并发胰腺炎患者，初期其血、尿中的淀粉酶始终在正常范围，但在病程中有明显的升高（升高 4 倍以上），此例经腹部 B 超发现胰腺肿大，结合临床表现及淀粉酶在病程中的动态变化而建立诊断。AP 的发生时间，我们统计 6 例发生 AP 时间：诱导缓解期 2 例，早期强化期 3 例，晚期强化期 1 例。多数在用药后 24 h 内发病，但也有学者认为可发生在用药后 1 个月。故在应用 L-ASP 后发生消化道症状，均应警惕 AP 的发生，应反复检查血、尿淀粉酶及进行腹部 B 超检查，以便早期发现，及时处理。发生 AP 后，首先是积极进行抗休克的防治及针对 AP 的治疗。其次是以后能否继续使用 L-ASP，一般认为，一经发生 AP，以后不能再用此药，但正如上述，L-ASP 对预防复发、维持长期缓解有着非常重要的作用，故笔者的患者中，谨慎地使用小剂量 1000 IU/（m²·次）L-ASP。我们发现，这种低剂量的 L-ASP，不但不再发生 AP，而且通过我们的实验证实，也能有效地降低血中的 Asn，说明小剂量 L-ASP 不但可避免严重的并发症，而且能起到抗白血病的效果。Muller 等对有 L-ASP 变态反应者，亦用 L-ASP 1000 IU/m² 取得同样效果。

（3）凝血障碍而致的出血：L-ASP 可使血中凝血酶原及纤维蛋白原降低，从而引起出血，特别是对于有出血倾向的人更甚。笔者曾会诊 1 例儿童 ALL 并发颅内出血的患者，他患的是标危型急淋，用 VDLP 方案诱导，很快获得缓解，但在用完 10 次的 L-ASP 后，突然发生左侧肢体偏瘫，经头颅 CT 证实为颅内出血，这时其血小板计数正常，纤维蛋白原明显降低，确诊为 L-ASP 所致的凝血障碍性出血。一般 ALL 患者的出血，如继发于血小板计数降低，多表现为皮下出血或消化道、泌尿道出血，尽管其血小板计数极低，也很少颅内出血，而 L-ASP 引起的凝血障碍性出血则多表现为颅内出血，应该特别警惕。其防治的对策，是在应用 L-ASP 时密切监测血中的凝血指标，如有不足，应及时补充凝血因子，如冷沉淀或新鲜全血等。

5）L-ASP 的用法及剂量

（1）剂量：有关 L-ASP 的剂量，文献报道不一。Rizzari 等用一般剂量及大剂量（每周每次 20 000 IU/m^2，连用 20 周）比较，结果发现，无论是复发率，还是 7 年的无病生存期，两组间均无明显差异。如上所述，为避免 L-ASP 的不良作用，笔者曾试用 1000 IU/（m^2·次），也能取得有效的降低血中 Asn 的作用。用于儿童急性淋巴细胞白血病诱导缓解和延迟强化阶段，与柔红霉素、长春新碱和地塞米松等联用，为 VDLP 方案。诱导缓解阶段，L-ASP 5000 U/（m^2·d），肌内注射或静脉滴注，d8、d11、d14、d17、d20、d23、d26、d29。延迟强化阶段，L-ASP 10 000 U/（m^2·d），肌内注射或静脉滴注，d1、d4、d8、d11。

（2）用法：一般为肌内注射或静脉滴注，注射前要皮试，皮试阳性者可换另一制剂再试。王耀平等发现，隔日注射 1 次，其有效作用与每日注射相似，但不良作用则减少，故以隔日注射 1 次为宜。国内一般都是在诱导期应用，但正如上述，亦有学者主张在巩固期应用更好。如在化疗方案中包括 MTX 和 L-ASP，则应先用 L-ASP 后用 MTX，这不但可对 MTX 进行生物解毒，还可提高 MTX 的作用。

6）饮食：为了预防胰腺炎的发生，过去主张在应用 L-ASP 期间进行低脂饮食，但笔者发现，低脂饮食的患者，在恢复普通饮食时更易发生 AP。笔者统计低脂饮食 557 例次与普通饮食 550 例次，前者发生 AP 6 例次，而后者仅发生 1 例次。故笔者认为，在使用 L-ASP 时应以普食为宜，笔者单位从应用普通饮食后，未再发生过重症 AP。

综上所述，L-ASP 主要是针对 B 淋巴细胞白血病的化疗药物，可在诱导期或巩固期应用，可肌内注射或静脉滴注，剂量以 5000 ~ 10 000 IU/（m^2·次）为宜，对于已发生严重不良作用者，可考虑应用 1000 IU/（m^2·次）。除早期应用外，宜在维持阶段定期强化时，较长期地继续使用 L-ASP，以维持缓解，达到长期存活的目的。

2. 培门冬酶

培门冬酶（Pegaspargase）即左旋门冬酰胺与酶聚乙二醇轭合物，是一种对于门冬酰胺酶进行聚乙二醇化学耦联修饰后的新型门冬酰胺酶制剂，属于长效门冬酰胺酶。1994 年，PEG-ASP（Enzon 公司生产，商品名：Oncaspar）经美国 FDA 批准，首先在美国上市，1996 年在欧洲获准上市。该药保持了 L-ASP 的生物活性，降低了外源性细菌蛋白质的免疫原性，同时在人体内的半衰期大为延长，是 L-ASP 的 4 ~ 6 倍，增强了药物的疗效；无速发性免疫变态反应，但不良反应与 L-ASP 相似。2002 年，江苏恒瑞医药公司自主仿制了国产 PEG-ASP 注射液（商品名：艾阳）。2009 年经国家食品药品监督管理局（SFDA）批准在中国上市。经过多年的应用，国产 PEG-ASP 注射液广泛用于治疗儿童和成人 ALL 以及恶性淋巴瘤，已积累了很多的临床经验。使用 PEG-ASP 可减少给药频率和住院时间，在一定程度上减轻患者因医疗资源消耗而造成的负担，降低超敏反应和肝损伤率。考虑到预防中枢神经系统白血病的便利性和优越性，PEG-ASP 是治疗儿童和成人 ALL 的主要药物。且临床上使用 PEG-ASP 达到 95.65% 完全缓解率，略高于 L-ASP。

六、维生素 A 类化合物

（一）作用机制

维生素 A 类化合物是维生素 A 的衍生物。这类药物的抗肿瘤机制可能为：①改变肿瘤细胞表面膜蛋白性质，使肿瘤细胞对体内各种生长因子反应性发生改变，影响中路细胞的黏附性和迁移能力；②影响肿瘤细胞胶原酶的分泌，细胞外基质的降解受到影响；③增强细胞的免疫原性，提高机体的免疫功能，有利于杀伤进入血液循环的肿瘤细胞。

（二）常用药物

常用维生素 A 类化合物药物是全反式维甲酸（all-trans-retinoicacid，ATRA）。

1）体内过程：口服吸收良好，主要经肝代谢，从胆汁、尿中排出。

2）临床应用：主要用于治疗急性早幼粒细胞白血病，促进早幼粒细胞分化。用药后白细胞计数一般在 3 ~ 4 d 开始上升，7 ~ 14 d 达高峰。血小板计数在治疗后的 15 ~ 21 d 开始上升，3 周后达高峰，以后又降至正常水平。血红蛋白在治疗后 3 ~ 4 周开始上升。一般 1 个月左右骨髓象缓解。

3）不良反应

（1）ATRA 综合征：表现为发热、呼吸困难、体重增加、肢体远端水肿、胸腔积液、心包积液、深静脉血栓、肾功能不全，常发生于治疗后 3 周内。

（2）高白细胞综合征：白细胞计数显著升高，可诱发脑出血、呼吸窘迫综合征。

（3）高颅压综合征：表现为头痛、呕吐、视盘水肿、脑脊液压力升高。

（4）高组胺血症：较少发生，可用抗组胺药物治疗。

七、细胞因子

（一）药物简介

细胞因子（cytokine）指由淋巴细胞、单核 - 巨噬细胞等细胞经细菌、病毒、肿瘤等刺激后合成分泌出的小分子糖蛋白，过去习惯上将由淋巴细胞产生者称为淋巴因子（lymphokine）。细胞因子具有调节免疫、调节细胞生长、分化和溶解杀伤肿瘤细胞等功能。由于生物工程的进展，已能利用重组 DNA 技术生产类似于人体产物的细胞因子，其在临床上的应用，为某些疾病的治疗提供了新的手段，使临床治疗学翻开了崭新的一页。细胞因子种类繁多，且一种细胞因子可由多种细胞产生，也可具有多种生物活性，故目前对细胞因子尚无统一的分类方法。为方便起见，可按其作用的相似性，分为干扰素（interferon，IFN）、白细胞介素（interleukin，IL）、集落刺激因子（colony-stimulating factor，CSF）、肿瘤坏死因子（tumor necrosis factor，TNF）和转化生长因子（transforming growth factor，TGF）五类。

（二）常见药物

1. 干扰素

1）分型

干扰素（IFN）分为三型。

（1）α-IFN：产生于白细胞，由病毒或细菌刺激后诱生。

（2）β-IFN：产生于成纤维细胞，亦由病毒或细菌刺激后诱生。

（3）γ-IFN：由特异性抗原、有丝分裂素或其他非特异性抗原刺激，诱导 T 淋巴细胞，而从 T 细胞的免疫应答中产生。

2）生物活性

（1）抗病毒活性：抑制病毒 mRNA 转录、翻译和病毒蛋白质糖基化，从而延迟、减少甚至阻止病毒的复制。

（2）对裂殖细胞的抗增殖活性：通过延长细胞周期各个环节的时间而产生其直接的抗增殖活性，并可使肿瘤细胞直接溶解。

（3）抗肿瘤活性：其机制包括对肿瘤细胞的直接抗增殖效应、通过细胞毒效应细胞所调节的一些间接效应及与肿瘤坏死因子的协同抗肿瘤作用。

（4）免疫调节活性：抑制抗体生成、激活巨噬细胞、增强致敏 T 细胞的特异性细胞毒性并增强自然杀伤细胞的细胞毒性。

（5）抗原虫和细菌活性。

3）药代动力学：干扰素在人体内的吸收，因给药途径及干扰素种类的不同而异，静脉注射＞肌内或皮下注射，α-IFN ＞ γ-IFN ＞ β-IFN；肌内或皮下注射 α-IFN 及 γ-IFN 后 1～8 h 血药浓度达高峰。α-IFN 半衰期为 4～6 h，γ-IFN 半衰期为 25～35 min。

4）不良作用

（1）急性毒性：被描述为"流感样综合征"，表现为发热、寒战、不适、心动过速、肌痛和头痛，常于给药后数小时出现，6～12 h 达高峰，7～10 d 消失，急性毒性反应与给药的剂量、疗程及干扰素的种类无关，但静脉注射较肌内或皮下注射的症状更严重。

（2）亚急性、慢性毒性：表现倦怠、不思运动、缺乏参加正常活动的欲望等。亚急性及慢性毒性的程度常与给药剂量及疗程有关，患者对间隔给药较每日给药的耐受性要好，如出现明显的不良作用可减量或改为间隔给药，并应予对症处理。①神经系统毒性：表现为嗜睡、昏睡、冷淡、意识模糊、精神错乱、味觉和嗅觉丧失、运动迟缓及脑电图异常。②造血系统毒性：表现为骨髓抑制所致的全血细胞下降，其敏感性以白细胞最大，血小板次之，红细胞最弱。通常干扰素的剂量在每日 10 000～100 000 U/kg 以上，血清浓度达 50 μg/mL 以上时容易出现骨髓抑制。③胃肠道毒性：表现为厌食、恶心、呕吐、腹泻、味觉异常及肝功能异常等。④肾脏毒性：表现为蛋白尿、继发性肾病综合征甚至急性肾衰竭。⑤皮肤毒性：表现为脱发、皮疹。心血管毒性表现为心动过速、血管收缩、远端性发绀、血压下降，少数出现心律失常甚至充血性心力衰竭。⑥其他不良作用：还可出现 11- 羟皮质类固醇升高、雌激素降低、高密度脂蛋白降低，出现糖尿、凝血障碍及高钾血症和高钙血症等其他不良反应。

5）在儿科的临床应用

（1）急性病毒感染性疾病：儿童以 α-IFN 每日 50 000 U/kg，肌内注射，连用 3～5 d，对某些急性病毒感染性疾病显示明显疗效，表现为体温下降、临床症状和体征明显改善，病程缩短。目前已有以干扰素（α-IFN）治疗显效的儿童急性病毒感染性疾病有病毒性脑炎、腮腺炎、水痘 - 带状疱疹、疱疹性口腔炎、病毒性心肌炎、病毒性肝炎、早期骨髓炎等。

（2）幼年型类风湿关节炎（JRA）：JRA 患者外周血、关节滑膜组织和关节滑液内 γ-IFN 明显降低，γ-IFN 产生细胞功能异常。采用外源性 γ-IFN 纠正细胞因子的失衡已被广泛试用于临床，尤其是在德国，γ-IFN 已被认为是治疗此病的常规用药。儿童用量每日 0.5 μg/kg，每周持续 5 d，根据临床症状和患者的反应连续使用 1～12 周不等，然后改为每周 3 次，逐渐减量至每周 1 次维持。一般认为 γ-IFN 对改善关节肿痛、缩短晨僵时间、减轻关节外症状都具有明显的效果，有效率达 60%以上，常规实验室检查指标如 C- 反应蛋白、红细胞沉降率和免疫球蛋白等改变结论不一。γ-IFN 治疗 JRA 未见明显不良反应，偶见轻度发热和注射部位疼痛，但一般能耐受治疗。

2. 集落刺激因子

粒细胞集落刺激因子在血细胞的生成中，造血细胞经历了一个比较长的细胞增殖、分化、成熟与释放的动力学过程，在此过程中，各系造血细胞需要相应的集落刺激因子作用，粒细胞集落刺激因子目前在血液病及肿瘤的治疗中已得到广泛的应用。粒细胞 - 巨噬细胞集落刺激因子（GM-CSF）可刺激骨髓的粒 - 巨噬系祖细胞生成粒细胞和单核细胞，粒细胞集落刺激因子则可刺激骨髓粒系祖细胞生成粒细胞。20 世纪 80 年代以来，由于基因工程方法学的引进，已能重组 G-CSF 等多种造血因子。

1）常用髓性集落刺激因子介绍

（1）惠尔血（gran）：日本麒麟啤酒株式会社高崎医药工厂研制的 G-CSF（filgrastim），由 DNA 重组技术在镶有人 G-CSF 基因的大肠埃希菌中繁殖产生，为含有 175 个氨基酸的蛋白质，分子量 18 800 Da。其包装有每支 75 μg/0.3 mL、150 μg/0.6 mL 及 300 μg/1.2 mL 三种规格。儿童用量为每日 100～300 μg/m²，静脉滴注，或剂量减半皮下注射。

（2）格拉诺赛特（granocyte）或雷诺格拉斯蒂姆（lenograstim）：日本中外制药株式会社研制的 G-CSF，由源于人口腔底细胞 mRNA 的粒细胞集落刺激因子 cDNA 导入中华仓鼠卵巢细胞后产生，为含有 174 个氨基酸的糖蛋白，分子量约 20 000 Da。其包装有每支 50 μg、100 μg、250 μg 三种规格。儿童用量为每日 2～5 μg/kg，皮下注射或静脉滴注。

（3）生白能（leucomax）：美国先灵葆雅研究所研制的 GM-CSF，由 DNA 重组技术在镶有人 GM-CSF 基因的大肠埃希菌中繁殖产生，为含有 127 个氨基酸的蛋白质，分子量 14 477 Da。其包装有每支 150 μg、300 μg、400 μg、700 μg 四种规格，供皮下注射或静脉滴注，剂量为每日 3～10 μg/kg，每日最大剂量不应超过 10 μg/kg。

2）在儿科的临床应用：GM-CSF 有刺激造血细胞增殖的作用，可促使非增殖细胞进入增殖周期，使中性粒细胞、单核细胞、嗜酸性粒细胞数量增加，如剂量增加则淋巴细胞、网织红细胞和血小板数量也会增加。在使用后的头 4 d 内，白细胞计数出现早期升高，以后出现短暂回落，然后在 8 ~ 10 d 再次升高，即所谓"双峰现象"，第一个峰是由 GM-CSF 动员骨髓成熟细胞释放入血所致，第二个峰则为刺激骨髓内的造血祖细胞的结果。GM-CSF 除可促进骨髓造血祖细胞增殖、分化、成熟并向外周血释放，使外周血粒 / 单核细胞数量增加外，还可增强其趋化、吞噬和杀菌功能。G-CSF 对中性粒细胞的作用和 GM-CSF 相同，但其作用较慢，持续时间较长。

（1）恶性肿瘤化疗后的中性粒细胞减少症：急性白血病、恶性淋巴瘤及神经母细胞瘤是儿童时期最常见的恶性肿瘤。近年来，由于治疗方法尤其是化疗方案不断进步，这些肿瘤的疗效有了很大的提高。化疗方案的进步表现在化疗强度及频度的不断加强，特别是在诱导缓解治疗和第一次巩固治疗后骨髓达到明显抑制，然而也必然导致严重感染的发生率增加。CSF 的使用可明显地缩短骨髓抑制的时间，缩短白细胞恢复所需的时间，从而有效地减少和减轻严重感染发生的危险，帮助患者较快地、安全地度过骨髓抑制期。一般应在化疗结束后 24 ~ 48 h 起给药（剂量见上），直至白细胞计数升高至 ≥ 3×10^9/L 为止。由于急性白血病患儿化疗前骨髓中正常粒细胞系列已被白血病细胞挤压，故在诱导缓解后使用 CSF 不会出现外周血白细胞计数的第一个高峰，而仅在用药后 14 天左右出现一个高峰；而在巩固治疗后患儿处于 CR 状态，骨髓中正常粒细胞系列已占相当优势，故在 CSF 作用下首先会产生释放效应，在用药后第 2 ~ 3 天出现第 1 个高峰，第 12 ~ 14 天出现第 2 个高峰。因此，在巩固治疗后出现第 1 个高峰时不能停药，而应继续用药至第 2 个高峰出现时方可停药。

（2）骨髓增生异常综合征（MDS）：MDS 患儿如有全血细胞减少而骨髓原始细胞数量不多时，可用小剂量 CSF（剂量见上），使外周血白细胞计数升高以减少感染机会。有学者认为 CSF 应用于原始细胞过多的 MDS 时，有使 MDS 向白血病转化的可能。

（3）再生障碍性贫血：使用 CSF 的目的也是提高外周血白细胞计数并改善其功能，以减少感染的机会。使用剂量宜较大，疗效取决于发生再生障碍性贫血的机制，如骨髓残存造血细胞数量较少，则疗效欠佳。

（4）骨髓移植：骨髓移植由于大剂量化 / 放疗预处理，造成骨髓抑制，出现严重粒细胞缺乏和血小板计数减少，中性粒细胞一般在移植后 3 周才能恢复，血小板计数减少的持续时间则更长，此期内并发症的发生率很高，10% ~ 15% 死于感染。CSF 的应用可使中性粒细胞的恢复时间缩短，感染发生率降低。

（5）外周血干细胞移植动员剂：目前已经临床证实，GM-CSF 或 G-CSF 可动员骨髓造血细胞释放至外周血，使外周血 CFU-GM、BFU-E 及 CFU-Mix 升高。恶性肿瘤患者经大剂量化 / 放疗后，再给予静脉注射 CSF，待外周血造血细胞数量升高后，以血细胞分离器分离并采集这些造血细胞，然后回输至患者体内，使其造血功能在短期内得以恢复。

此外，CSF 还用于先天性、特发性中性粒细胞减少症。

3）不良反应：目前应用的 CSF 均为高纯度的重组人集落刺激因子，产生的不良反应较轻，应用比较安全。不良反应的发生率为 4% ~ 5%，一般不影响继续用药，但有药物过敏史，过敏体质，肝、肾、心、肺功能严重障碍的患儿则应谨慎用药。一般剂量时，常见的副反应有恶心、呕吐、食欲缺乏等消化道症状，注射局部出现潮红、轻度水肿，并有肌肉疼痛、骨痛、腰痛、胸痛、关节痛及低热，少数病例可出现血清 ALT、AST 及胆红素升高。随剂量增加，不良反应逐渐增多并加重，可出现全身皮疹、严重水肿、浆膜腔积液，严重者可发生急性肾衰竭。应用 G-CSF 后，偶见出现白细胞碱性磷酸酶及乳酸脱氢酶升高，大血管内血栓形成及溶血等不良反应。

3. 重组人红细胞生成素

机体内红细胞每天有 1% 被破坏，这些红细胞的补充有赖于骨髓红系造血干细胞分裂、分化和成熟。骨髓红系造血干细胞正常的分裂、分化、成熟由多种细胞生长因子控制，其中红细胞生成素（erythopoietin，Epo）发挥关键作用。Epo 是糖蛋白激素，人类 *Epo* 基因定位于 7 号染色体长臂 21 区，成熟 Epo 多肽由 166 个氨基酸残基组成，连同糖基部分，其分子量为 34 000 Da。20 世纪 80 年代中期首次成功克隆出人 *Epo* 基因。目前，已能大量生产重组人红细胞生成素（recombinant human erythropoetin，rhEpo），其氨基酸序列及生物学效应与天然 Epo 相同。

1）药物动力学

rhEpo 在血液中的半衰期为（9.3±3.2）h，经过几次治疗后，半衰期会缩短至（6.2±1.8）h，但之后不会再进一步缩短。rhEpo 在体内主要分布在血浆中，另有少部分分布在组织间液。皮下给药 8 ~ 12 h 后，血中 rhEpo 达到峰值，并维持 12 ~ 16 h。实验表明，停药后血红蛋白浓度每周约下降 5 g/L。

2）在儿科的临床应用

（1）慢性肾衰竭所致的贫血：慢性肾衰竭所致的贫血为难治性贫血，其严重程度和肾功能损害程度呈正相关。研究证实，其发病的主要原因是肾脏 Epo 产生缺乏。因此，治疗的关键是恢复肾功能以促使内源性 Epo 分泌或补充外源性 Epo。rhEpo 的合成，使慢性肾衰竭所致贫血的治疗大为改观，而 rhEpo 临床应用最早、疗效最确切、取得经验最多的，亦是对于慢性肾衰竭所致贫血的治疗。

rhEpo 对需要或尚不需要做血液透析的慢性肾衰竭所致的贫血均有明显疗效，且有剂量 - 效应关系，对大多数患者而言，给予 rhEpo100 ~ 200 U/kg，每周 3 次足以纠正贫血，而维持剂量的个体差异则较大。并于皮下给药较静脉给药的半衰期长，近年有学者认为皮下给药效果更佳。

rhEpo 不仅可使肾性贫血明显改善甚至完全纠正，而且患者的一般状况、脑功能、心功能、凝血功能可得到明显改善，患者食欲增强、精神状态好转、耐寒能力增强、毛发生长快并有光泽，从而可大大改善患者的生活质量。

（2）术前自身贮血：予择期手术患者注射大量 rhEpo，致患者血液红细胞增多，并抽其机体内"多余"的红细胞，术中再输入患者体内，以补充术中失血。研究表明，Epo 可有效地防止术前贮血所诱发的贫血，获得足量的自身血，同时又可刺激骨髓造血，更有效地代偿术中失血，减少术后输血，解决了择期大手术患者所需同型血的血源问题，且可避免传统输血方法的多种弊端，如交叉感染等。

（3）早产儿贫血：早产儿贫血是一自限过程，持续 1 ~ 2 个月，以外周血网织红细胞下降、骨髓红系减少、血清 Epo 浓度低下为特征，而患儿体内存在对 Epo 敏感的 BFU-E，这是 rhEpo 治疗早产儿贫血的理论依据。方案：① 25、50 或 100 U/kg，每周 3 次，共 4 周。② 30 U/kg，3 d/ 次，皮下注射，从生后第 4 天至第 25 天连续应用 3 周，同时补铁每日 2 mg。③体重＜ 1.25 kg 的患儿，200 U/kg，静脉注射，连续治疗 6 周，同时补铁 3 mg/kg。上述方案可使网织红细胞计数水平明显升高，血清铁和转铁蛋白下降，输血量较对照组明显减少，而 rhEpo 的应用并不影响患儿内源性 Epo 的释放，故认为大剂量 rhEpo 治疗早产儿贫血不失为一种有效的治疗方法，值得临床进一步使用推广，但对治疗的确切剂量、疗程、营养的补充及不良反应等尚须行进一步研究。

（4）恶性肿瘤贫血：恶性肿瘤患者的贫血可由多种因素引起，例如出血、铁代谢异常、骨髓功能损害、溶血、恶病质、营养不良及化疗药物等，血浆 Epo 水平相对不足似乎也起着重要作用，这为恶性肿瘤患者应用 rhEpo 纠正贫血的依据。剂量为 100~200 U/kg，3~5 次 / 周，不但可以阻止肿瘤患者化疗期间贫血程度的进一步恶化，而且可使血红蛋白明显增加，减少患者输血需求，改善患者生活质量及接受化疗耐受性。然而 rhEpo 的上述作用是短暂的，故需要较长时间应用本药。同时应注意，对于因缺铁、缺叶酸、溶血、出血等原因而致贫血的恶性肿瘤，则不宜应用本药，而应另行处理。

（5）再生障碍性贫血：AA 患者骨髓 CFU-E 水平明显降低，证明造血干细胞功能缺陷为其重要发病机制之一，大剂量 Epo 可使少数患者 CFU-E 增高至正常，证明在少数患者中其造血干细胞功能缺陷可被大剂量 Epo 纠正，而大多数 AA 患者的 CFU-E 对 Epo 无反应或反应不显著，其原因可能与这些患者的干细胞功能缺陷发生在 BFU-E 水平以上有关。应用 Epo 的单次剂量可由 300~1600 U/kg，每周 3 次，静脉或皮下给药，也可逐步递增剂量，如初剂 50 U/kg，3 次 / 周，以后每隔 4 周增加 25~50 U/kg，直至 500 U/kg，3 次 / 周。联合应用其他疗法可提高疗效。

（6）骨髓增生异常综合征：有学者在体外培养骨髓 CFU-E 时发现，加大 Epo 的投入量后，可使部分患者的 CFU-E 数量增加，此现象为临床应用大剂量 Epo 治疗 MDS 贫血提供了依据。也有研究表明，MDS 患者血清 Epo 水平极不一致，骨髓 CFU-E 产率及其对 Epo 的反应也不尽相同，说明引起 MDS 患者贫血的机制较为复杂，骨髓增生低下、骨髓无效生成、对 Epo 反应低下等均可能是相关因素。目前，Epo 治疗 MDS 所致贫血的疗效尚待进一步评价，其治疗剂量目前也尚未统一。国外报道用量相差甚大（40~500 U/kg），每日或隔日注射 1 次，也有学者从小剂量开始逐渐加量，或先用小剂量无效后再加量，若与其他细胞因子合用有可能提高疗效。

（7）其他原因所致的贫血：系统性红斑狼疮、类风湿关节炎、强直性脊柱炎、手术后贫血、某些感染后贫血等，患者血浆 Epo 水平降低，也可给予 rhEpo 治疗贫血。

3）使用方法：目前临床使用较多的是日本麒麟株式会社生产的 rhEpo（epogen），它以小瓶瓶装供应，每瓶 0.1 mL，共有 2000 U、3000 U、4000 U、10 000 U 四种规格。可供静脉及皮下注射。

4）注意事项

（1）rhEpo 可免除患者对维持性输血的需求，从而可避免多次输血带来的不良反应，但不能取代紧急输血。

（2）在治疗过程中，如果患者对 rhEpo 没有反应或未能维持反应，应考虑以下因素。①缺铁：缺铁时机体不能快速调动储存铁质以适应红细胞生成加速的需要，因此，为了支持 rhEpo 刺激红细胞生成的作用，治疗过程中应保持转铁蛋白饱和度大于 20%、血清铁蛋白大于 100 ng/mL；②潜在的感染；③隐性出血；④叶酸、维生素 B_{12} 等造血物质不足；⑤溶血；⑥铅中毒；⑦潜在血液病如地中海贫血等；⑧囊状纤维性骨炎；⑨手术。

（3）大量临床应用研究表明，使用 rhEpo 是安全的，即使使用 2000 U/kg 也未发现有严重不良反应，未发现有抗 rhEpo 的抗体产生，无肝功能及其他生化指标异常的改变。部分患者可出现感冒样症状、高血压、血栓形成等，这些不良反应多见于肾衰竭性贫血的患者，经常规处理可缓解。rhEpo 用于治疗干细胞性贫血时，可刺激髓外造血而使脾进一步肿大。对高血压失控、对哺乳动物细胞衍生的产品过敏、对人血白蛋白过敏的患者，应禁用 rhEpo。

综上所述，目前临床上使用 rhEpo 疗效较为肯定的是慢性肾衰竭所致的贫血和术前自身贮血，对于其他疾病，因引起贫血的机制不同，血清 Epo 浓度也不一致，因此，临床医师在使用 rhEpo 时，应考虑有关因素，以制订合理的用药方案并对其疗效进行客观的评价。

4. IL-2

IL-2 产生于经抗原活化的辅助性 T 细胞，是机体复杂的免疫调节和反应系统中最重要的淋巴因子。1976 年由摩根（Morgan）首先发现，天然 IL-2 是由 133 个氨基酸组成的糖蛋白，分子量约 15 000 Da。1983 年由谷口（Taniguchi）首次应用基因工程重组成功，目前国内外已能大量生产重组的人 IL-2（rhIL-2）供研究及临床应用。

1）生物活性：IL-2 在体内可促进 T 淋巴细胞、NK 细胞及 B 细胞分化和增殖，促进抗体生成；诱导生成 LAK 细胞；溶解肿瘤细胞；释放其他细胞活素和激素，如 ACTH、生长激素、γ-IFN 等。因此在免疫应答、免疫调节及抗肿瘤免疫中具有重要作用。

2）体内过程：静脉注射 IL-2 后，半衰期极短，其血浆分布时相半衰期为 6~13 min，清除时相半衰期为 30~120 min，但如腹腔内给药则可使血药浓度维持较长时间。IL-2 主要由肾排出。

3）临床应用：IL-2 可通过静脉滴注、腔内注射、插管注射、局部注射和皮下注射途径给药，在确定每日 5×10^3 U/kg 无不良反应后，可逐渐加大剂量，直至使用到每日 20×10^3 U/kg。

IL-2 用于治疗恶性肿瘤的报道最多。在目前已知的具有抗肿瘤活性的 6 种效应细胞中，有 5 种的产生、活化和增殖过程必须有 IL-2 参与。恶性肿瘤进展、复发或转移时机体产生 IL-2 的能力下降，肿瘤切除后则回升。此外，肿瘤患者产生的 IL-2 在结构及生物特性上均发生变异。这些都是补充外源性 IL-2 治疗肿瘤的依据。此外，肿瘤患者不仅产生 IL-2 的能力下降，而且对 IL-2 的反应能力也下降，因此，单独应用 IL-2 的疗效是有限的，如 IL-2 与效应细胞联合应用则疗效比单独应用 IL-2 好。

4）不良作用：IL-2 的不良作用有畏寒、寒战、发热、皮疹等，一般可自行缓解。如发生高热、血压下降以及由于全身毛细血管通透性增加，心肺及外周组织体液潴留致水肿，呼吸窘迫等毛细血管渗漏综合征的表现时，应及时减量或停药，并给予相应对症处理。

5. 转移因子

转移因子（transfer factor，TF）是一种淋巴因子，分子量小于 5000 Da，无抗原性，长期接受治疗者无 TF 检出。

1）生物活性：转移因子可把供者的某些免疫力转移给非免疫的受者，以提高受者的细胞免疫水平，从而增强机体对疾病的抵抗力。

2）临床应用：可用于感染性疾病、免疫低下性疾病、自身免疫性疾病的辅助治疗。由于目前尚无测定 TF 活性的定量方法，故无统一的剂量单位。现常以白细胞数或淋巴细胞数作为标准，如以 $5×10^7 \sim 6×10^9$ 个细胞所提取的 TF 为 1 U，故实际效用可能相差悬殊。使用时，每次 1 ~ 2 U，皮下或肌内注射，每周 1 ~ 2 次，1 ~ 3 个月为 1 个疗程。

3）不良反应：不良反应较少，可出现注射局部酸胀疼痛、短暂发热、皮疹等。有报道长期应用 TF 会引起淋巴肉瘤，应予注意。

儿童急性白血病常用药物见表 9-1。

表 9-1 儿童急性白血病常用药物一览表

药名	方法与剂量	作用	适应证	不良反应
泼尼松（P）（prednisone）	口服 30 ~ 80 mg	溶解淋巴母细胞及淋巴细胞、抑制淋巴瘤	淋巴细胞白血病	
长春新碱（VCR）（vincristine）	静脉推注 1.4 mg，每周 1 次	抑制 DNA 合成	淋巴细胞白血病	周围性感觉运动障碍，深反射消失，脱发
长春地辛（VDS）（vindesine）	静脉推注每次 2 ~ 3 mg，每周 1 次	作用于染色质纺锤体的形成，使白细胞有丝分裂停止	急性淋巴白血病，恶性淋巴瘤、神经母细胞瘤	纳差，恶心，呕吐，脱发，白细胞计数减少，消化道出血，周围神经炎
左旋门冬酰胺酶（L-ASP）（L-asparaginase）	静脉滴注：6000 ~ 10 000 IU 或肌内注射	作用于染色质纺锤体的形成，使白细胞有丝分裂停止		变态反应，肝功能损害，低蛋白血症，胰腺炎，糖尿病
环磷酰胺（CTX）（cyclophosparmide）	静脉滴注每次 600 ~ 1000 mg	通过交联，抑制 DNA 复制、RNA 转录	神经母细胞瘤，急性白血病，恶性淋巴瘤	抑制骨髓脱发，出血性膀胱炎
异环磷酰胺（I）（ifosfamide）	静脉滴注 1000 ~ 2000 mg×3 ~ 5 次	通过交联，抑制 DNA 复制、RNA 转录	神经母细胞瘤，急性白血病，恶性淋巴瘤	抑制骨髓脱发，出血性膀胱炎，电解质紊乱
阿糖胞苷（Ara-C）（cytosine arabinoside）	静脉滴注：100 mg，每天 1 次；皮下注射：24 h 内持续滴注，100 ~ 200 mg 分 2 次，Q12 h	拮抗胞嘧啶核苷，抑制 DNA 合成	急性白血病	抑制骨髓作用较强
氨甲蝶呤（MTX）（M）（methotrexate）	肌内注射 15 ~ 30 mg/ 周，分 1 ~ 2 次；静脉滴注 15 ~ 30 ng/周，每周 1 次；口服 15 ~ 30 mg/ 周，分 1 ~ 2 次	拮抗叶酸，阻碍 DNA 合成	急性白血病，恶性淋巴瘤	抑制骨髓，损害口腔、胃肠黏膜，损害肝功能
6- 硫代鸟嘌呤制剂（6-TG）（6-thioguanine preparation）	口服 60 ~ 75 mg		急性白血病	比 6-MP 缓和
柔红霉素（DNR）（D）（daunornycin）	静脉滴注，1 个疗程 90 mg/m² 每次 30 mg/m²×3 次	抑制 DNA 聚合	急性白血病，恶性淋巴瘤、实体瘤	心肌病变，消化道反应，抑制骨髓，脱发
多柔比星（ADM）（A）（adriamycin）	静脉滴注，1 个疗程 60 mg/m² 每次 20 mg/m²×3 次	抑制 DNA 聚合	急性白血病，恶性淋巴瘤、实体瘤	心肌病变，抑制骨髓，脱发，消化道反应

药名	方法与剂量	作用	适应证	不良反应
表柔比星（EPI） （epirubicin）	静脉滴注，1 个疗程 60 mg/m² 每次 20 mg/m²×3 次	抑制 DNA 聚合	急性白血病，恶性淋巴瘤、实体瘤	心肌毒性及脱发比多柔比星轻
去甲氧基柔红霉素（IDA） （idarubicine）	静注 10 mg×3 次	抑制 DNA 聚合	急性白血病，恶性淋巴瘤、实体瘤	心肌毒性较轻，余同上
三尖杉酯碱（HRT）（H） （harringtonine）	静脉滴注 3～4 mg 或肌内注射	抑制 DNA 聚合及蛋白合成	急性粒细胞白血病	消化道反应，抑制骨髓
胺苯吖啶（AMSA） （amsacrine）	静脉滴注 50 mg×7 次	与 DNA 交联抑制 DNA 合成	急性白血病	骨髓抑制，消化道反应
氮芥（M） （mitrogenmustard）	静脉滴注 3～6 mg	使 DNA 交联，使之失去活性	对恶淋疗效好，可解除发热，脊髓压迫及呼吸困难	恶心呕吐，发热，皮疹
洛莫司汀（CCNU） （lomustine）	口服每次 130 mg/m²	抑制 DNA 复制，可进入脑部（中枢神经系统受累的）	恶性淋巴瘤，白血病	迟缓出现骨髓抑制
司莫司汀（Me-CCNU） （semustine）	口服每次 130 mg/m²	抑制 DNA 复制，可进入脑部（中枢神经系统受累的）	恶性淋巴瘤，白血病	迟缓出现骨髓抑制
卡莫司汀（BCNU） （carmustine）	静注 100 mg×3 次	抑制 DNA 复制，可进入脑部（中枢神经系统受累的）	恶性淋巴瘤，白血病	迟缓出现骨髓抑制
羟基脲（HU） （hydroxyurea）	口服 1500 mg，剂量根据具体情况	抑制 DNA 的合成	急性白血病	白细胞计数减少，食欲减退，恶心、呕吐
白消安（B） （busulfan）	口服 3 mg，具体剂量根据白细胞计数	烷化剂，抑制 DNA 合成		同上+骨髓及肺纤维化，皮肤色素沉着
甲基苄肼（P） （procarbazine）	口服 100 mg	使 DNA 解聚	淋巴瘤，多在用药后 2～3 周见效	恶心呕吐，骨髓抑制，用药时禁用镇静药与止吐药
更生霉素（A） （aetinomycin）	静脉滴注每日 15 mg/kg，5 d 为 1 个疗程	使 DNA 解聚	恶性淋巴瘤，肾胚胎瘤，骨肉瘤等	口腔炎，白细胞计数降低，脱发
博来霉素（B） （bleomycin）	静注每次 2 mg/m²×5 d 或每周 10 mg/m²	抑制核糖核酸的合成	恶性淋巴瘤	白细胞计数下降，食欲减退，肺纤维化
顺铂（DDP）（C） （cisplatin）	静脉滴注每次 80 mg	与烷化剂相似，通过交联抑制 DNA 合成	精细胞瘤，神经母细胞瘤，Wilms 瘤，骨肉瘤，脑瘤	恶心呕吐，肾脏毒性，听力影响，骨髓抑制
替尼泊苷（VM-26） （teniposide）	静脉滴注每次 100～160 mg	阻止有效分裂及抑 DNA 合成	急性白血病，淋巴瘤	骨髓抑制，恶心
依托泊苷（VP-16）（E） （etoposide）	急性白血病，淋巴瘤	阻止有效分裂及抑 DNA 合成	急性白血病，淋巴瘤	骨髓抑制，恶心、呕吐，变态反应

（吴梓梁　叶铁真）

参考文献

［1］EGLER R A, AHUJA S P, MATLOUB Y. L-asparaginase in the treatment of patients with acute lymphoblastic leukemia[J]. J Pharmacol Pharmacother, 2016, 7(2): 62-71.

［2］PESSION A, VALSECCHI M G, MASERA G, et al. Long-term results of a randomized trial on extended use of high dose L-asparaginase for standard risk childhood acute lymphoblastic leukemia[J]. J Clin Oncol, 2005, 23(28): 7161-7167.

［3］DAI Z J, HUANG Y Q, LU Y. Efficacy and safety of PEG-asparaginase versus E. coli L-asparaginase in Chinese children with acute lymphoblastic leukemia: a meta-analysis[J]. Transl Pediatr, 2021, 10(2): 244-255.

［4］LIANG J, SHI P, GUO X, et al. A retrospective comparison of Escherichia coli and polyethylene glycol-conjugated asparaginase for the treatment of adolescents and adults with newly diagnosed acute lymphoblastic leukemia[J]. Oncol Lett, 2018, 15(1): 75-82.

［5］吴梓梁 . 儿童内科学 [M]. 郑州：郑州大学出版社，2003: 453-458.

［6］沈志祥，欧阳仁荣 . 血液肿瘤学 [M]. 北京：人民卫生出版社，1999: 54-71.

［7］廖子君，南克俊，韩军 . 现代肿瘤治疗药物学 [M]. 西安：世界图书出版公司，2002: 113-302.

［8］吴敏媛，李志刚，崔蕾 . 儿童急性淋巴细胞白血病诊疗建议（第四次修订）[J]. 中华儿科杂志，2014，52（9）：641-644.

第 10 章

肿瘤多药耐药的防治

儿童白血病多药耐药（multiple drug resistance，MDR）以 ALL 多见。儿童 ALL 的治疗在过去 30 年已取得了显著进步，目前主要有下列几类治疗方法：化学药物治疗、放射治疗、靶向治疗、免疫治疗、干细胞移植等。通过规范的综合性治疗，白血病预后得到极大的改善，使 ALL 患儿的 5 年无病生存率达 90% 左右。但仍有 10% 左右的患者经上述治疗后复发甚至无效，其中一个重要的原因是白血病细胞对化疗药物产生了多药耐药性，这也是多年来公认的白血病化疗失败的主要原因。

针对不同的耐药机制，已发现一系列可逆转耐药的逆转剂。目前逆转剂的共同特点是，不良反应较大，使其临床应用受到限制。从研究其构效关系入手，针对以上逆转剂合成新的高效低毒的衍生物已成为目前研发化合物逆转剂的主要方向。改变药物的剂型也可增加逆转的效果。

一、以 ATP 结合膜蛋白为作用靶点的逆转剂

此类逆转剂有钙通道阻滞剂（如维拉帕米及其衍生物）、吩噻嗪类化合物（如三氟拉嗪）、免疫调节剂（如环孢素及其衍生物）、类固醇激素（如甲地孕酮和黄体酮）、雌激素拮抗剂（如他莫西芬和托瑞米芬）、喹啉类（如奎宁和奎尼丁）、哌啶类衍生物（如 VX-710，S-9788）、磺酰脲类（如格列本脲及其衍生物）等。其中临床试验研究较多的是维拉帕米和环孢素。

二、以谷胱甘肽或谷胱甘肽转移酶为作用靶点的逆转剂

谷胱甘肽（glutathione，GSH）是维持生物体内氧化还原平衡状态最为重要的小分子活性寡肽，具有抗氧化和调节机体巯基平衡的作用，并通过参与谷胱甘肽化修饰调控众多信号转导分子及氧化还原敏感转录因子的活性。研究显示，在多种肿瘤中 GSH 水平明显增高，通过消除活性氧（reactive oxygen species，ROS）、解毒药物或参与 DNA 修复过程等机制促进肿瘤细胞耐药。GSH 系统代谢酶在耐药肿瘤细胞中亦呈高表达，调控肿瘤细胞对药物的治疗反应。耗竭 GSH 或下调 GSH 系统代谢酶可有效逆转肿瘤耐药，使耐药肿瘤细胞恢复化疗敏感性，表明 GSH 抗氧化系统是促使肿瘤耐药的关键性因素之一。

三、以生物治疗剂作为逆转剂

（一）细胞因子

已发现 α-IFN 和 IL-2 可增加柔红霉素对白血病多药耐药细胞株 K562/A02 的毒性，两者均可增加细胞内 DNR 的浓度，但不影响 MDR1/P-glycoprotein（P-gp）和 mdr-1 messenger-RNA 的表达，认为两者可能是通过某种机制而逆转 MDR。沈华等观察人重组 IL-2 和 α-IFN 对人肺腺癌细胞 A549/CDDP 多药耐药的逆转作用，IL-2、α-IFN 及 IL-2+α-IFN 能增加 A549/CDDP 细胞对 CDDP 的敏感性，可能机制为抑制 P-gp 表达，增加细胞膜的通透性，最终逆转了肿瘤细胞的多药耐药性。

（二）特异性抗体

抗 P-gp 和抗 MRP 的单克隆抗体（monoclonal antibody，mAb）可与相应的跨膜糖蛋白特异性结合，封闭其功能，并可抑制化疗药物与药物泵结合而减少药物的外排。Mastsuo 等发现，将 K562/ADM 细胞加入抗 P-gp 的 mAb MRK-16 后，K562/ADM 细胞对长春新碱的吸收增加。

（三）针对 DNA、RNA 的反义序列

针对靶 DNA、RNA 的反义分子可在转录或翻译水平对靶基因进行调节，在转录水平时通过同源重组而发挥抑制作用。黄志伟等的研究表明，端粒酶具有很高的肿瘤特异性，迄今发现约 90% 的人肿瘤细胞中可以检测到端粒酶活性，而大部分正常细胞不表达端粒酶。抑制端粒酶活性是目前肿瘤治疗的一个新靶点。端粒酶 RNA 组分中含有与端粒 DNA 序列互补碱基模板序列，针对该模板序列设计的反义核苷酸可阻断其模板作用，从而利用端粒酶合成端粒 DNA 序列。如此既能特异性杀死、杀伤肿瘤细胞，对正常组织又不会造成大的不良作用，因而成为一个很有吸引力的基因治疗靶点。田亮等的研究指出，RNAi（RNA interference）是生物界中一种古老且进化上高度保守的基因沉默现象，它是指在双链 RNA 的介导下，特异性降解对应序列的 mRNA，从而抑制相应基因表达的一种基因阻断过程，可诱发转录后基因沉默（post-transcriptional gene silencing，PTGS）。RNAi 最大的优点在于其特异性和高效性，可高度特异地降解同源的 mRNA，而无关基因不受影响。RNAi 作为一种研究工具，已被广泛应用于生物医药的各个领域，特别是血液系统肿瘤的诊断和治疗中。此外，外源 RNA 应用于人体所引起的免疫反应是制约 RNAi 技术应用于临床的关键因素。

（四）核酶技术

核酶（ribozyme）是一类具有催化活性的 RNA 分子，可识别特异的核苷酸序列，已成为一种有前途的分子靶向治疗工具。核酶可通过与目的 RNA 结合切割致病基因编码的 mRNA 而减少其表达。核酶包括锤头状核酶、发卡状核酶、核糖核酸酶 P（RNaseP）及组 I 核酶、组 II 核酶等。Kobayashi 等通过含 RNA 聚合酶Ⅲ启动子的逆转录病毒，将 6 条抗 mdr1 基因的锤头状核酶转染到过度表达 P-gp 的人类白血病耐药细胞系中后，发现该细胞 P-gp 的表达下降，P-gp 的流出泵功能减弱。

（五）耐药基因的转染

化疗过程中引起的骨髓抑制也是化疗的一大障碍。因此，以耐药基因转染造血细胞，增强骨髓对化疗药物的耐受性，成为研究的方向之一。韩丽英等探讨重组逆转录病毒载体介导 mdr1 基因转染胎盘源性间充质干细胞（P-MSC）以应用于基因治疗的可行性、安全性。由重组逆转录病毒介导

*mdr*1 基因体外转染胎盘源性 MSC 可获得高效的 P-gp 表达，且转染细胞可依然保持其干细胞特性。

（六）维生素 D 作为逆转剂

研究表明，维生素 D 对白血病耐药细胞株 Jurcat/ADR、K562/ADR 均有耐药逆转作用。可能与抑制细胞表面的 P-gp 功能和表达，降低 *mdr*1、*mrp*1 耐药基因的表达和降低细胞内 GSH 水平有关。维生素 D 通过影响上述机制，进而增加细胞内的药物浓度，达到有效杀灭肿瘤细胞的作用。

（七）以中药作为逆转剂

实验研究证明，粉防己碱、蝙蝠葛碱、莲心碱及人参皂苷 Rb 等中药材具有明显逆转耐药作用。中药逆转 MDR 的优势在于：不良反应小、作用靶点多；中药在逆转肿瘤耐药的同时，往往还具有抗肿瘤及调节免疫等功能，更能提高对肿瘤的整体治疗水平。其缺点是某些中药逆转作用强，而有的中药成分逆转肿瘤耐药作用相对较弱。

四、蛋白激酶抑制剂

小分子蛋白激酶抑制剂（protein kinase inhibitor，PKI）的应用是近年肿瘤临床治疗的热点。通过抑制处于细胞内信号转导通路关键位点上的蛋白激酶可起到阻滞细胞周期，抑制肿瘤血管生成，阻断肿瘤细胞的浸润和转移，诱导肿瘤细胞凋亡的效果，具有良好的开发和应用前景。位于细胞膜表面的 ABC- 转运蛋白（ATP binding cassette transporter）可依靠 ATP 供能，将细胞内结构和功能各异的化疗药物转运出细胞外，是化疗中肿瘤细胞的多药耐药发生的重要原因。

（邹亚伟）

第 11 章

儿童急性白血病常见并发症防治

儿童急性白血病的并发症，往往成为患儿致死的原因。其诱发因素甚多，包括白血病细胞浸润、出血等白血病本身引起的，以及化疗药物所致的损害。但最常见和主要原因是，由于化疗药物所致的中性粒细胞减少，甚至缺乏，导致患者的免疫力进一步下降，造成各种致病微生物诱发感染。这是导致治疗失败的主要原因之一。因为儿童急性白血病是对化疗药物敏感的肿瘤，临床实践证明，对于难治、高危的儿童急性白血病只有大剂量、甚至超大剂量进行强烈化疗，才有可能取得最大的效果，即尽快地、最大限度地杀灭白血病细胞。强烈化疗虽可提高白血病的疗效，但同时也会带来严重的骨髓抑制，从而导致严重感染，如处理不当，有可能导致化疗相关性死亡。故正确处理儿童急性白血病化疗时的感染，是进行有效化疗的必备条件。

第 1 节　器官损伤

白血病是一种弥漫性、进行性的恶性增殖性疾病。白血病细胞的直接浸润导致淋巴结、肝、脾肿大，心、肺、口腔黏膜、胃肠道、神经系统的损伤，各组织器官损伤可导致相应的功能异常。白血病细胞的异常增生，可导致正常造血细胞生成减少或功能异常从而引起感染并发症。

一、免疫功能低下

大剂量的化疗可导致免疫细胞增殖障碍或免疫形成损害。主要机制是化疗药物抑制多能干细胞的增殖，使正常 T、B 淋巴细胞的产生明显减少，因而使体液和细胞免疫形成缺陷。肾上腺皮质激素通过多种途径导致免疫异常，它可以减低白细胞的趋化和吞噬功能，使胸腺细胞和淋巴细胞减少、迟发变态反应减弱或消失，使细胞的抗原反应降低、淋巴因子和抗体形成减少等，机体对细菌、病毒、毒素及寄生虫感染的耐受性减低等。强烈化疗和长期应用激素，可导致患儿抗病能力和机体受损伤后的康复能力减低，容易导致各种严重的感染。

二、正常骨髓造血功能受损

除骨髓中充满白血病细胞而致正常血细胞生成抑制外，各种化疗药物在杀伤白血病细胞的同时也杀伤正常的血细胞，化疗药物可通过多种途径抑制具有增殖分化能力的造血细胞的物质代谢，干扰其 DNA、RNA 的合成，结果造成多能干细胞或各系祖细胞增殖分化成熟障碍，最终导致全血细胞减少，加重了感染。一般来说，化疗药物所致的骨髓抑制通常在用药后 5～14 d 最为严重，损害最早、最重要的是白细胞，由于周围血白细胞计数严重减少，往往导致感染并发症。

监测骨髓变化是正确用药的根据，如果周围血常规白细胞计数很低，但骨髓细胞数增生良好，则可继续进行化疗，同样可以大剂量用药；反之，如骨髓有明显抑制，尽管周围血白细胞计数不太低，用药也应慎重。

除血常规及骨髓象的监测可作为用药的判断指征外，患者的全身状况也是用药很重要的指标，患者体质的强弱，有无全身合并症，都是用药前必须注意到的内容。患者过去用药后的反应（包括骨髓抑制的程度及骨髓恢复所需要的时间）是本次用药的主要参考，过去反应不佳者，此次用药可强些；过去用药骨髓抑制明显者，本次则要减量应用。

在骨髓抑制时，要及时应用促粒细胞生长因子。由于正常血细胞的造血比白血病细胞增殖要快，故可利用这个时间差，不断杀灭白血病细胞。一般的骨髓抑制，其血细胞的恢复需要 1～3 周，如过强的化疗造成严重的骨髓抑制，其周围血细胞的恢复则需要更长的时间，这时可能需要 3～4 周，甚至更长的时间，各种化疗药所致的骨髓抑制时间及恢复时间不一，见表 11-1。如果及时使用了促粒细胞生长因子，则可以缩短恢复的时间。

表 11-1　常用抗癌药物所致白细胞计数减少及恢复时间

药物	白细胞计数达最低值时间（d）	恢复至正常时间（d）
CTX	10～14	7～10
MTX	7～14	7～10
Ara-C	7～10	7～10
VCR	5～10	5～10
VP-16	10～14	10～14
DNR	10～14	7～10

三、粒细胞减少性肠炎

在中性粒细胞严重缺乏时，可引起粒细胞减少性肠炎（neutropenia enteritis，NE），表现为剧烈腹痛、呕吐、血便、黏液便及脐周或右下腹疼痛。影像学检查显示肠道病变，表现为小肠、结肠充气扩张，肠壁呈管形、多角形，肠间隔增宽见液平，盲肠及部分结肠肠壁增厚，大量游离气体并见液平。对此并发症的处理可采用以下措施：禁食、部分胃肠减压，纠正水、电解质紊乱。

无论疑似、确诊 NE 的病例都应予肠道休息（禁食、胃肠减压），根据文献报道，肠功能的恢复在中性粒细胞恢复后 9 d，故禁食时间宜长；早期广谱抗生素和抗厌氧菌治疗对预后很重要，病原菌培养阳性者，可协助选择抗生素，1 周内体温不退者加用抗真菌药；支持可采用 TPN、G-CSF 及 IVIG 等。文献报道生长抑素可减少消化液分泌，减轻消化液对创面的腐蚀作用，控制化疗后的严重腹泻和消化道出血。经内科非手术治疗后大部分恢复，当患者出现或即将出现肠穿孔时应采取手术措施，但手术后病情复杂，必须权衡利弊。中性粒细胞减少患者的感染很难判断，发热常是感染的唯一征象。因为粒细胞明显减少，炎症反应不明显，因此感染的症状隐匿，需要在询问病史和体检时特别注意。

第 2 节　感　染

一、感染的来源

污染的空气、医护人员及家属未清洗的手、不清洁的饮食、残存患者体内腔道的细菌，以及医疗用具消毒不严、补充液体及血液制品污染等均可导致感染。白血病患者在化疗前已存在明显的肠道菌群失调，肠杆菌、肠球菌、酵母菌和双歧杆菌量明显减少，厌氧菌中消化球菌、梭菌则明显增高。这主要是因为白血病患者全身及局部抵抗力下降，造成肠道菌群正常的生态平衡失调。化疗前肠道菌群失调越重，化疗后感染越明显。有报道，化疗前肠道菌群严重失调者，在化疗后均死于败血症；中度失调者均出现中、高度发热，持续时间较长，且伴多部位感染；轻度失调者有 75% 出现不同程度的发热及感染，但程度不及中、重度失调者。

白血病患者全身及局部抵抗力低下，使肠道内环境发生改变，正常菌群失衡，维持肠道结构和功能的作用被破坏，使肠道对有毒物质的屏障及免疫功能降低。化疗后，化疗药物削弱了患者的免疫力，加上抗生素应用，干扰了肠道正常菌群，使化疗前已受到损害的肠道屏障更加被破坏，而且化疗前失调越严重，化疗后的破坏作用越明显。因此，不仅致病菌易于侵入，而且一些条件和非条件致病菌也可由于生态条件的变化而产生致病作用。化疗前应尽量避免致肠道菌群失调的各种诱因，适量使用生物活性制剂，保持肠道生态平衡，以减少或减轻化疗后各种感染的发生。

二、感染的常见微生物及表现

白血病患者由于上述的诸多使免疫功能降低的机制存在，因此在治疗过程中很容易发生感染，特别是医院内感染。

（一）细菌感染

白血病患者细菌感染的发生率占 56%～90%，多发生在急性白血病的进展期或诱导缓解期及化疗引起的骨髓抑制阶段，与中性粒细胞减少的程度和持续时间密切相关。

1. 细菌感染的病原菌

中性粒细胞减少的患者，其最常见的细菌病原体如表 11-2 所示。

2. 细菌感染的表现及处理

文献报道，白血病患者由感染作为直接死因者高达 42%～56.8%。感染部位以呼吸道、口腔、消化道、会阴及肛门最常见，败血症也时有发生，如表 11-3 所示。白血病患者的呼吸道、消化道等部位的黏膜受损，使病原菌容易在呼吸道、消化道造成感染或穿越屏障，引发败血症。

表 11-2 中性粒细胞减少患者感染的常见病原菌

病原菌类型	常见	相对比较常见	不常见
G⁺ 球菌和杆菌	葡萄球菌		杆菌属
	凝固酶阳性金葡菌		单核李斯特菌
	凝固酶阴性表葡菌		口腔球菌
	链球菌		
	肺炎球菌		
	粪肠球菌		
	棒状杆菌		
G⁻ 球菌和杆菌	大肠埃希菌	肠杆菌	假单胞菌
	肺炎杆菌	沙门菌属	军团菌
	铜绿假单胞菌	流感杆菌	奈瑟菌属
		变形杆菌	志贺菌属
		不动杆菌	小肠耶尔森菌
厌氧球菌和杆菌		类杆菌	消化球菌
		芽孢杆菌	消化链球菌
		梭杆菌	

表 11-3 儿童急性白血病感染死亡患儿病原菌种类及感染部位 *

病原菌	例数	主要部位
单一病原菌感染	14	—
表皮葡萄球菌	1	肺部
甲型链球菌	1	肺部
肺炎杆菌（中耳脓性分泌物培养）	1	中耳
贺氏枸橼酸杆菌	1	—
大肠埃希菌	1	肠道
大肠埃希菌（口腔涂片培养）	1	口腔
肺炎克雷白杆菌	1	肺部
枯草杆菌	1	—
大肠埃希菌	1	肺部
阴沟杆菌	2	肺部或肠道
酵母样菌	1	肠道
铜绿假单胞菌	2	软组织或肠道
混合病原菌感染	6	—
酵母样菌（痰培养）+ 阴沟杆菌	1	肺部
肠链球菌 + 真菌（咽拭培养）	1	肺部
肺炎杆菌 + 阴沟杆菌	1	肠道
甲型链球菌 + 酵母样菌（便培养）	1	肺部

续表

病原菌	例数	主要部位
白色念珠菌（痰培养）+	—	—
硝酸盐阴性杆菌拭培养	1	肺部
肠型链球菌 + 甲型链球菌	1	肠道

*引自：盛琦，陈同辛，张勤，等.治疗相关性白血病患儿死亡原因分析［J］.临床儿科杂志，2005，23（8）：542-544.

对发热的患者，每天必须细致全面地进行体格检查及必要的辅助检查，一旦发现或疑有感染情况，必须及时取材进行培养，如取分泌物、咽拭子、大便、痰和血甚至骨髓进行各种病原菌培养。在取材时应注意以下几点：①最好在抗生素应用前取材，尤其是血培养；②取大便标本时应留取黏液或带血的部分，痰取其稠厚部分避免唾液；③标本量要足，如血培养至少要 5 mL；④培养基选择要合适，咽部及痰多为 G⁻ 或 G⁺ 细菌，肛门、口腔及肠道多为厌氧菌感染，皮肤疖肿脓性分泌物多为 G⁺ 细菌感染。

（二）真菌感染

对长期应用抗生素和反复化疗者容易并发真菌感染，特别是当外周血中性粒细胞绝对计数低于 $1×10^9/L$，持续超过 7 d 时容易发生深部真菌感染。细菌感染为真菌繁殖提供了条件。发热超过 1 周，抗细菌治疗无效时，应考虑真菌及病毒感染。

最常见的深部真菌感染是念珠菌病和曲霉菌病。念珠菌中以白色念珠菌和热带念珠菌病为常见。深部真菌感染最常见的感染部位是肺，其次是胃肠道、肝、脾、中枢神经系统。

真菌感染的诊断比较困难，真菌培养是确诊的主要手段之一，但其阳性率低（一般只有 25% ~ 60%）。真菌培养的结果有时也难以解释，因为正常寄生菌与外来感染菌的鉴别并非容易，特别是念珠菌。血清学检查有不少试剂盒，但在临床上应用不多，当患者处于免疫抑制状态时，其特异性抗体产生缓慢，使得抗体的血清学检测变得不敏感。CT 扫描对肝、脾、肺和脑真菌感染的诊断有一定帮助，常有特征性图像。依据 CT 扫描图像特征常可区分念珠菌感染和曲霉菌病。

（三）病毒感染

近年来病毒感染的发生率有增高趋势，巨细胞病毒、水痘带状疱疹病毒和单纯疱疹病毒是主要的感染病原。因治疗输血引起的肝炎病毒也为数不鲜。

（四）其他微生物感染

对反复化疗和长期应用激素的患者，结核的发病率高于健康人群数倍。也易感染卡氏肺囊虫。

（五）严重感染并发急性呼吸窘迫综合征（ARDS）

严重感染时有可能发生 ARDS，其临床表现为：在化疗后特别是在严重感染时，发生三凹征、呼吸窘迫、口唇发绀，动脉血氧分压（PaO_2）< 50 mmHg，平均氧合指数（PaO_2/FiO_2）≤ 200 mmHg，胸片两肺可见广泛间质或肺泡性浸润，排除心源性肺水肿。Abraham 等报道儿童恶性血液病发生 ARDS 生存率为 35.5%。有的病例在严重感染后 3 ~ 5 d 即发生 ARDS，以呼吸窘迫和难以纠正的低氧血症为主要特点，起病急、病情凶险、病死率高，肺部的病变多累及全肺或 > 1/2 肺。

化疗后并发感染是 ARDS 发病的高危因素，在化疗过程中出现发热、咳嗽、突然呼吸增快，应列为高危病例，并进行密切观察和进行血气分析。ARDS 患儿必须选用适当通气方式，加强气道护理，保持气道通畅，维持足够通气，防止组织缺氧。人工呼吸机的合理应用，是治疗呼吸衰竭最重要的措施。肺部感染几乎累及所有伴有感染的肿瘤患儿，故正确掌握气管插管指征和及时把握插管良机是关键，对早期呼吸衰竭病例加强临床和血气监测，在无严重出血情况下，尽早气管插管，纠正缺氧，减轻和缓解重要脏器功能损害。严重感染者应加强抗感染，选用覆盖面较广的抗生素如碳青霉烯类，治疗过程中还应注意防止真菌及病毒感染，加强支持治疗，用 IVIG 及 G-CSF 尽快升高白细胞。发病时白细胞计数明显增高者应迅速降低白细胞计数，可考虑采用血细胞分离机，迅速有效地去除外周血白血病细胞或使用羟基脲，并给予足够水化，此外还应避免过多输注库存血，以免血黏度增高发生 ARDS。文献报道感染诱发 ARDS 患者，病程长、病情重，非感染者发病时间短，致病因素易去除，对常规吸氧难以纠正的低氧血症应及早建立人工通气。根据报道，ARDS 的治疗还可采用高频通气、体外膜肺（ECMO）、皮质类固醇、肺泡表面活性物质、吸入 NO、前列腺素 E_1 等，可能会提高抢救成功率，降低病死率。

三、感染的防治

感染防治的基本原则是：保护和提高患者的机体免疫力，减少环境中的病原菌，抑制或杀灭已在患者体内滋生的病原菌。

（一）洁净环境

1. 净化空气

白血病患者感染的病原菌来源绝大部分是外源性的，其中最主要的是患者生活环境的空气，约半数的感染属于院内感染。故创造洁净环境非常重要，尤其是对粒细胞缺乏者。常采用的方法是隔离病房、简易空气层流床、层流室、房间定期紫外线消毒、墙壁定期喷洒消毒液，这样可以使空气中的微生物不同程度减少。

2. 防止医源性感染及交叉感染

诊疗器械使用前应严格消毒处理，严禁食入不洁净的食物，有关患者的用具坚持每天用消毒液擦洗。尽量减少陪伴和医务人员不必要的接触。接触患者时应戴口罩、帽子，认真洗手。

（二）患者的处理

皮肤、口、鼻、眼及肛门常是病菌的侵入门户。保持皮肤清洁是防止皮肤感染的先决条件，尤其是对高热、多汗者更为重要。常规使用 0.5% 氯霉素眼药水和 0.1% 利福平眼药水滴眼，每日　次。经常漱口，保持口腔清洁，防止口腔溃疡，避免食带骨的或坚硬的食物，以免损伤口腔。要注意空气湿化，用鱼肝油或凡士林涂抹鼻前庭防止鼻黏膜干燥引起的出血及继发感染。保持大便通畅，便后清洁肛门，用 1：5000 高锰酸钾溶液或 1：2000 氯己定（洗必泰）溶液坐浴。

（三）抗菌药物的应用

1. 预防性应用抗菌药物

因严重粒细胞减少是严重细菌感染的先兆，所以，凡粒细胞缺乏而尚未有发热或感染者，应预防性应用抗菌药物（亦有报道认为预防性应用抗生素的作用可疑）。很多研究表明，在粒细胞减少早期不发热时给予抗生素可以减少发热和感染的次数，但必须注意到，应用抗生素得到的任何效果都同时伴有毒性，产生耐药菌和真菌增殖等不良反应。但口服复方新诺明（百炎净，SMZco）可明显减少 G^+ 球菌感染，也可有效地预防卡氏肺囊虫性肺炎和组织胞质菌病。但其缺点是具有磺胺的不良反应和骨髓恢复延迟等。喹诺酮类有较好的抗 G^- 菌（包括铜绿假单胞菌）作用，尤其是抑制肠道细菌繁殖，但其缺点是不能有效覆盖 G^+ 菌。其中以环丙氟哌酸的效果最好。

2. 抗生素初始治疗的方案

抗生素治疗的原则是采用降阶梯治疗的方案，早期、强效、足量和静脉用药。在粒细胞减少的状态下［中性粒细胞绝对计数 $< 0.5 \times 10^9/L$ 或 $(0.5 \sim 1.0) \times 10^9/L$ 且预计可能继续减少］，体温达 37.5℃以上（或 38℃）或有明确感染病灶时应立即给予广谱抗生素治疗，静脉给药，给予最大的治疗剂量。

抗生素的初始治疗方案根据临床经验可考虑：①单药治疗；②不含万古霉素的两药联合；③万古霉素加上 1 种或 2 种其他药物。

（1）单药治疗：在感染初期积极寻找感染原，早期应用三代、四代头孢或碳青类广谱抗生素，而非逐渐升级，可以更好地控制感染和缩短治疗时间，可以作为标准治疗。在未获得确切病原体之前抗生素的任何经验选择，应兼顾到抗铜绿假单胞菌的药物。临床常首选头孢他啶（复达欣）或泰能，一般不宜单独使用氨基糖苷类抗生素。单药方案一般不适用于凝固酶阴性葡萄球菌、耐甲氧西林的金葡菌（MRSA）、肠球菌、一些耐青霉素的肺炎球菌和链球菌感染者。

（2）不含万古霉素的两药联合治疗：好处是可能获得对某些细菌的协同抗菌作用，减少耐药菌出现的机会。最常用的两药联合是一种氨基糖苷类 +β 内酰胺类或两种 β 内酰胺类。氨基糖苷类抗生素和 β 内酰胺类抗生素联合应用不仅疗效好，而且可较少产生耐药菌株，这是因为前者作用于病原菌的蛋白质和干扰其核酸的形成，后效应时间较长；不足之处是对肠球菌以外的 G^+ 球菌的作用较弱。两种 β 内酰胺类抗生素联合，优点是毒性小、较安全，主要适用于有潜在肾功能不全的患者或不能耐受氨基糖苷类抗生素者；缺点是广泛应用时可导致各种耐药菌医院内感染的发生，对葡萄球菌感染的效果不好。

（3）万古霉素加上 1 种或 2 种其他抗生素：在下列情况下一般推荐用万古霉素。①强烈化疗引起黏膜损伤；②临床有严重的导管相关感染；③血培养发现 G^+ 菌；④已知耐青霉素或头孢菌素的肺炎球菌或 MRSA 感染；⑤发热前用喹诺酮类预防；⑥有低血压或其他心血管系统损害证据；⑦已应用了足够强及足量的抗 G^- 药无效。这时可选择万古霉素加上 β 内酰胺类抗生素和（或）氨基糖苷类抗生素，其中以万古霉素 + 头孢他啶为首选。应该注意，如果该方案应用 3 ~ 4 d 后没有万古霉素敏感菌感染的证据，就要及时停用万古霉素。初始治疗一般至少观察 72 h 以确定该方案的效果。根据患者是否退热、病情是否好转而决定下一步处理。一些患者的病情可能在 3 d 内迅速恶化，需要及时判断以调整治疗方案。如用药后体温 1 周不退者应考虑合并真菌感染的可能，加用抗真菌药如用氟康唑或两性霉素 B 等。

3. 抗生素治疗方案的调整

（1）治疗 3 d 评价：①治疗 3 d 内退热者。若病原菌明确，根据药物的费用、不良作用等因素以获得最佳效果为目的进行调整，但一般方案应该持续至少7 d，或治疗到培养证明病原菌已经被清除，所有感染部位均痊愈，患者主要的症状和体征消失。最好在粒细胞数升高到0.5×10⁹/L 以上才停止抗菌治疗。若没有分离到病原菌，初次治疗方案有效至少要持续7 d，如果粒细胞持续减少，治疗可能需要更长时间，但是治疗期间没有找到病原菌，患者也无发热，可以停药。要注意到，在粒细胞数减少的情况下，单纯抗生素治疗只能抑制感染，但不能根除感染。②治疗3 d 如仍发热，但没有分离到病原菌也没有明显的感染部位，可能的原因有：非细菌感染；对治疗药物耐药的细菌感染；继发其他感染；剂量不足，抗生素的组织或血清浓度不够；药物性发热（包括输注血液制品）；感染性脓肿；与导管相关的感染；存在重度和（或）持续的粒缺或免疫缺陷；肿瘤本身引起的发热及变应性发热。

（2）治疗第4、5 天再评价：在第4、5 天对患者再评价时，应该判断最可能是哪种原因造成治疗失败。但要注意有些细菌感染即使病原菌清楚，治疗方案合适，也需要治疗4～5 d 后才开始退热。对患者的再评价包括分析比较过去所有的培养结果，细致的体检，胸腔和鼻窦的X 线片，留置导管的情况，可能感染的部位如血和尿的再培养，可能感染的脏器的影像学检查。必要时测定药物的血浓度，检测不常见的病原体，如弓形虫、单纯疱疹病毒、巨细胞病毒、EB 病毒、肠道病毒、肠道原虫、结核杆菌、非结核分枝杆菌和肺炎衣原体等。如果再评价发现了发热的原因或高度提示有初治方案没能考虑到的病因，应该及时调整方案。

（3）抗生素治疗无好转的调整：如果抗生素治疗4～7 d 仍无好转，再评价也没有发现其他原因，处理上可有以下3 种选择：①继续原来的治疗方案；②换或加用抗生素；③在加或不加药的基础上加抗真菌药。在极其特殊的情况下，患者发热可能不是感染药物引起的，这时医师可以考虑停用所有的抗生素。如果治疗4～5 d 病情没有明显变化，再评价患者也没有发现新的线索，可继续原方案治疗。如果预计患者的粒细胞数有望在5 d 内恢复，则更应选择按原方案治疗。如患者感染的病情有明显恶化，或再评价患者发现新线索，应立即换用或加用抗生素。如初始治疗是不包括万古霉素的单药或两药治疗，而此时患者如有应用万古霉素的指征，则应立即加上万古霉素。若初始治疗包括万古霉素，此时要参考病原培养结果考虑是否停用万古霉素，改用其他抗生素。

4. 抗生素治疗的疗程

决定疗程的最重要因素是中性粒细胞数目。若第7 天粒细胞数大于0.5×10⁹/L，患者退热，就可以停用抗生素。但必须严密观察患者的病情发展，皮肤黏膜必须完整，没有介入诊疗措施或破坏性的化疗。若患者退热时粒细胞数仍低，在退热5～7 d 如果患者一般情况稳定，无感染表现，可以停药。停药后密切观察，若重新发热或有其他感染表现，必须立即重新开始静脉抗菌治疗。

（四）抗真菌药的应用

经各种广谱抗生素治疗7 d 以上仍无效时，约有1/3 是由于真菌感染所致，多数是念珠菌和曲霉菌。临床医师对何时使用和用哪种抗真菌药存在争议。国外多数学者认为在足量的广谱抗生素治疗96 h 以上仍然发热，并且中性粒细胞明显减少，应该加用两性霉素B，或脂质体两性霉素B，亦可先用大扶康；近年来病原检测发现，以曲霉菌感染最为多见，故首选两性霉素B。但如患者没有明显的真菌感染病变、粒细胞可望在几天内回升、病情稳定的情况下，可以不用抗真菌治疗，这时只有密切观察病情变化。

1. 两性霉素 B（amphotericin B，AMB）或脂质体两性霉素 B（liposomal AMB，L-AMB）

AMB 是治疗深部真菌感染的高效药物，但其明显的不良反应常限制其应用。为了减少 AMB 的毒性，近年来采取了不少措施，包括：①延长 AMB 滴注时间，缓慢输注（不少于 6 h）可减少毒性；② AMB 输注时补充钠盐可降低其肾毒性；③ AMB 输注前使用钙离子通道阻滞剂可显著防止肾毒性；④ L-AMB 应用于临床，大大减少了 AMB 的毒性，特别适用于有肾功能损害而不能用常规 AMB 的患者。L-AMB 静脉滴注的要求是：起始剂量为每日 0.1 mg/kg，单通道、去滤膜、避光，静脉滴注时间不少于 6 h，若患者可耐受，则每天增加 0.1 ~ 0.15 mg/kg，最大剂量为每日 1 mg/kg，若有效可停止增加剂量。

2. 伊曲康唑（itraconazole，ICZ，斯皮仁诺）

ICZ 是一种新型三唑类广谱抗真菌药，不仅有良好的抗浅表真菌感染作用，而且对大多数深部真菌感染有较好的疗效，对曲霉菌有特效。ICZ 的不良反应轻微，可长期服用，对造血系统无影响。但在儿童中应用的经验有限。

3. 氟康唑（fluconazol）

氟康唑是新合成的唑类化合物。在一项多单位的研究中，125 例癌症或 AIDS 合并真菌感染的患者，每天口服氟康唑 50 ~ 200 mg，念珠菌、隐球菌、曲霉菌的临床治愈率分别为 88%、69%、52%。深部真菌感染有致命的危险，所以当有易患真菌感染的危险因素存在时，可口服抗真菌药预防，常用氟康唑口服，成年人每日 400 mg。

（五）抗病毒药的应用

如上述各种药物治疗无效，而患者临床上表现为感染，特别是有间质性肺炎、出现皮疹，血常规出现不是由白血病本身所致的白细胞计数减少及 C- 反应蛋白不高时，应考虑到病毒感染的可能。应认真进行有关病毒微生物的实验室检查，以求病原学的支持。

1. 三氮唑核苷（ribavirin，RBV，virazole，病毒唑）

对大多数 DNA 及 RNA 病毒均有抑制作用。临床证实，RBV 对流感病毒、副流感病毒、腺病毒、合胞病毒、疱疹病毒、麻疹病毒、水痘病毒、腮腺炎病毒等均有疗效。一般用法为每日 10 ~ 15 mg/kg，分 2 次注射。

2. 阿昔洛韦（acyclovir，ACV）

ACV 作用于病毒基因复制的环节，是一种主要抑制 HSV 的广谱抗病毒药物。因其作用强、毒性低、用途广泛，是目前治疗 HSV 感染的首选药物。用法为每日 20 ~ 30 mg/kg，分每 8 h/ 次，静脉滴注，每次静脉滴注持续 1 h 以上，连续应用 1 ~ 2 周。不良反应主要有红斑、皮疹、荨麻疹和发热等过敏症状；贫血、中性粒细胞减少症时应慎用。

3. 更昔洛韦（ganciclovir，GCV）

GCV 是一种新的无环鸟嘌呤衍生物，水溶性好，高效低量，选择性强，通过破坏病毒的 DNA 多聚酶活性，抑制病毒复制。本药抗病毒作用为阿昔洛韦的 25 ~ 100 倍，且不易产生耐药，适用于 CMV 感染的治疗。用法：感染期治疗每日 10 mg/kg，用注射用水稀释，静脉滴注，每次静脉滴注

1 h 以上，静脉滴注浓度 < 10 mg/mL，共用 14 d。该药的不良反应主要为骨髓抑制，可引起中性粒细胞和血小板计数的减少。

（六）支持治疗

支持及其他治疗包括粒细胞集落刺激因子、静脉用丙种球蛋白、人血白蛋白、全肠道外静脉营养、巴曲酶（立止血）、西咪替丁、洛赛克、生长抑素等。以上措施直至中性粒细胞数上升至 ≥ 1.5×10⁹/L 时，口腔黏膜溃疡好转，体温下降，症状和体征好转为止。

第 3 节 出 血

几乎所有急性白血病患者均有不同程度的出血，多发生在白血病进展期和化疗后的骨髓抑制期，尤其以急性早幼粒细胞白血病患者的出血最为严重，常发生 DIC。盛琦等统计新华医院儿内科住院死亡的 33 例白血病患儿发现，出血是继感染后引起小儿白血病治疗相关性死亡的第二大原因。故有效地防治小儿白血病的出血，可进一步降低小儿白血病的死亡率。

一、出血的机制

白血病出血的机制是多方面的，其中有白血病本身的因素，有继发感染后的微生物的因素，也有化疗药物的因素。

（一）白血病细胞浸润所致的出血

白血病时的白血病细胞的异常增生，可导致正常造血细胞生成减少及功能异常而导致出血，骨髓对脾的浸润而使脾大以致脾功能亢进，进一步使周围血中的血小板计数减少。高白细胞血症患者由于其高白细胞造成血液高黏滞度，形成脑部血管阻塞，白血病细胞的高氧消耗导致组织低氧血症，引起血管内皮损伤，白血病细胞还可侵袭所在区域的小血管，致其损伤与破裂，导致出血及 DIC 发生。此外，白血病的肝脏浸润，可引起纤维蛋白原、凝血酶原，以及 V、Ⅶ、X 因子减少，从而引起出血。急性早幼粒细胞白血病及急性单核细胞白血病，在其破坏时，释放出的促凝血物质可诱发外凝系统而致出血或 DIC，同时，白血病细胞还可抑制抗凝蛋白 C 的合成减少。白血病细胞中含有丰富的纤溶酶原激活物，它能降解纤溶酶原、V 因子及Ⅷ因子，从而导致止血障碍。白血病时可发生原发性或继发性纤溶亢进，从而导致出血或 DIC。当周围血白细胞计数 ≥ 50×10⁹/L 时，会发生静脉梗阻、扩张，血液黏滞度增高，从而血流缓慢，静脉血淤积，局部组织缺氧，血管内皮受损，从而导致出血或 DIC。白血病细胞产生的坏死因子及 IL-1β，可使局部血管壁呈高凝状态，从而导致出血或 DIC。

（二）化疗药物所致的出血

引起骨髓抑制的化疗药物大多会导致周围血小板计数降低。一般来说，周围血小板计数降低程度要比白细胞计数降低的程度轻，但也有骨髓抑制首先表现为血小板计数减少，甚至以血小板计数减少为主的骨髓抑制表现的。随着联合化疗和大剂量细胞毒药物的广泛应用，血小板计数减少的发生率逐渐增高，程度也越来越重。白血病存在血小板质和量的异常，是白血病患者出血的主要原因。左旋门冬酰胺酶等化疗药引起的Ⅰ、Ⅱ、Ⅴ、Ⅹ因子缺乏，从而引起出血。

化疗加重出血的机制是：①多数化疗药由于杀白血病细胞及正常细胞而导致组织因子或组织因子样物质释放；②细胞毒药物可损伤血管内皮，导致组织因子的表达或释放，同时诱发凝血系统活化；③某些化疗药对凝血系统有明显的影响，如L-ASP可影响肝脏合成纤维蛋白原及凝血因子，降低纤维蛋白原水平；④化疗降低机体免疫力，易于感染，从而诱发出血；⑤化疗药物对肝的损害，从而使凝血因子合成减少。以上各种原因导致的最终结果是凝血障碍，出血加重。

（三）感染所致的出血

肠道感染可使肠道正常的菌丛减少，尤其是广谱抗生素的应用，使肠道中的细菌数量进一步下降，从而使维生素K合成减少，依赖维生素K的凝血因子缺乏，导致出血。应用抗生素尤其是头孢类，不仅可以使血管内皮细胞肿胀、血管通透性增加，血细胞渗出引起广泛出血，还可以使多种凝血因子减少，纤溶酶活性增加。

总之，白血病时的细胞浸润、放疗及化疗，以及感染等因素均可使血管内皮受损，而血管内皮受损是白血病患者容易出血的主要原因。

二、出血的临床表现

白血病的出血主要表现为：

（一）皮肤出血

包括淤点和瘀斑，偶见大片血肿。在急性单核细胞白血病时，可表现为出血性皮肤结节。

（二）黏膜出血

常见为牙龈出血、鼻出血。如为青春期女性患者，可表现为月经过多。

（三）消化道出血

表现为呕血和便血。

（四）肾出血

较少见，表现为肉眼或镜下血尿。

（五）耳内出血

可出现眩晕、恶心、耳鸣等。

（六）眼底视网膜出血

表现为视力障碍，可为颅内出血的先兆。

（七）颅内出血

颅内出血是最严重的出血表现，往往是致命性的。早期症状有头痛、呕吐、烦躁不安，随着出血量的增加上述症状逐渐加重，并可出现瘫痪和昏迷。颅内出血可成为白血病患者的致死原因之一。在白血病患者中，单纯由血小板计数减少所致的颅内出血极为少见，尽管其血小板计数很低，甚至低于$20×10^9$/L时，亦很少发生颅内出血。白血病的颅内出血常发生于两种情况：一种是周围血白细胞计数过高，发生血流淤滞，局部缺氧，血管内皮损伤所致，如盛琦等报道的在化疗第一阶段死亡的 7 例患儿中，有 5 例就是由于高白细胞血症，死于颅内出血，对高白细胞血症的患儿应充分补液、水化、碱化尿液，口服别嘌呤醇、羟基脲，先予温和、小剂量化疗使白细胞计数下降后再联合化疗。另一种情况则见于应用 L-ASP 而致的凝血障碍，笔者曾会诊 1 例小儿 ALL 并发颅内出血的患者，他患的是标危急淋，用 VDLP 方案诱导，很快获得缓解，但在用完 10 次的 L-ASP 后，突然发生左侧肢体偏瘫，经头颅 CT 证实为颅内出血，这时其血小板计数正常，纤维蛋白原明显降低，确诊为 L-ASP 所致的凝血障碍性出血。

一般 ALL 患者的出血，如继发于血小板计数降低，多表现为皮下出血，如有内脏出血，则多为消化道、泌尿道出血等。早幼粒细胞白血病及急性单核细胞白血病，其出血严重，常以出血为首发症状，甚至以 DIC 发病，可在起病后很快死亡的。

三、出血的防治

（一）止血药的应用

一般止血药对白血病的止血效果不好。当患者出现牙龈弥漫性出血时，可用凝血酶液漱口，鼻出血时用明胶海绵或凡士林纱布填塞压迫止血。必要时可用如下数种。

1. 肾上腺色腙片

该药为肾上腺素氧化衍生物，可增加毛细血管对于损伤的抵抗力，降低其通透性，增加断裂的毛细血管断端的回缩作用。该药主要用于毛细血管通透性增加而产生的出血，如过敏性紫癜、单纯性紫癜等，以及鼻出血和视网膜出血等。静脉滴注及肌内注射：5 岁以上每次 5~10 mg，5 岁以下每次 2.5~5 mg，每日 1~2 次。口服：5 岁以上每次 2.5~5 mg，5 岁以下每次 1.25~2.5 mg，每日 3 次。该药口服及肌内注射不如静脉滴注有效，有癫痫史及精神病史患者慎用此药。

2. 酚磺乙胺

本药也有增强毛细血管抵抗力，减低毛细血管通透性的功能，因此也可用于血管因素所致的出血。治疗剂量为每次 5~10 mg/kg，每日 2 次，用 10% 葡萄糖 20 mL 稀释后静脉注射。本药作用迅速，静脉注射一剂可维持 4~6 h。有血栓形成者慎用。

3. 维生素 K

广泛存在于自然界，天然的维生素 K 包括维生素 K_1 和维生素 K_2，为萘醌的衍生物，脂溶性，口服需要胆汁协助吸收。维生素 K_3 和维生素 K_4 为人工合成品，其基本结构是甲萘醌，水溶性，不需要胆汁协助即可吸收。维生素 K 主要参与肝脏合成凝血酶原并促进肝脏合成血浆凝血因子Ⅶ、Ⅸ、Ⅹ。维生素 K 缺乏或肝功能障碍时，凝血酶原和上述凝血因子的合成受阻，血中凝血酶原和凝血因子Ⅶ、Ⅸ、Ⅹ含量减少，导致凝血时间延长并出血。对于这一类出血，补充维生素 K 能促进上述凝血因子的合成，达到止血的目的。维生素 K_1、维生素 K_2 比维生素 K_3、维生素 K_4 效果好，维生素 K_1 肌内注射或静脉注射后 5~6 h，凝血酶原和凝血因子Ⅶ、Ⅸ、Ⅹ的水平开始上升，维持时间也比较长，维生素 K_3、维生素 K_4 则需要数天才发挥作用。维生素 K 的治疗剂量：维生素 K_1 每日 5~10 mg，新生儿每日 1~5 mg，一般以肌内注射为宜，如需要静脉给药，应缓慢注入，1 min 不超过 5 mg，连用 3~5 d；维生素 K_3 每次 4 mg，每天 2~3 次；维生素 K_4 每次 2~4 mg，每天 3 次。

（二）血小板输注

1. 血小板输注指征

血小板输注的目的是能控制严重出血，特别是预防颅内出血。长期反复输注血小板制剂可使受者产生血小板抗体，导致无效的血小板输注。因此，血小板输注仅作为控制严重出血的一种应急措施，应从严把握血小板输注指征。即使确实需要输注，输入量不宜过多，更不能作常规的治疗方法应用。

一般输注血小板的指征是根据患者血小板计数减少的程度和出血的严重程度而定，对于血小板计数减少的程度，可分为以下三度。①轻度血小板计数减少：血小板计数虽减少，但 ≥ 50×10^9/L；②中度血小板计数减少：其血小板计数为（20~50）$\times10^9$/L；③重度血小板计数减少：其血小板计数为（5~10）$\times10^9$/L。一般认为，血小板计数在 10×10^9/L 以下时多易发生自发性出血，但多表现为皮肤紫癜、注射部位瘀斑、鼻出血、牙龈出血等。只有当血小板计数进一步减少或伴有凝血障碍时，这时才有严重出血，难以控制，表现为血尿、咯血、胃肠道出血，甚至脑出血死亡。

根据笔者的体会，白血病患者发生血小板计数减少的情况比较常见，而白血病患者单纯由于血小板计数减少而致颅内出血的较为少见，且多次输注血小板会由于产生抗血小板抗体，而使以后必要时再输注血小板时发生同族免疫反应，使输注无效，故不主张预防性输血小板。如一组报道，以前输血小板＜3 次者，57% 输后血小板上升理想，62% 出血停止；以前输血小板＞30 次者，仅 9% 血小板上升理想，无一例止血。另有报道，反复多次输血小板，70% 患者血可检出淋巴细胞毒抗体，致其输血小板不上升。用少白细胞浓缩血小板或用单个供血者的血小板，理论上可减少同种免疫的发生，以上两种方法临床效果均不够理想。对输后 1 h 血小板计数不上升的同种免疫患者应输 HLA 相合（4 个或部分抗原相合）的血小板，但输 4 个 HLA 抗原相合的血小板仍可能有 20% 病例无效，这可能是由于以下的原因所致：①存在未认识的 HLA 抗原不配合；②有直接抗血小板抗体；③有其他非 HLA 抗原；④有循环免疫复合物或非免疫机制等。一般应输 ABO 和 Rh 型相同的血小板，Rh 阴性患者接受 Rh 阳性血小板者，应尽快给 Rh 免疫球蛋白。白血病患者免疫功能低，易发生严重感染，分离后应尽快输用。输入人体内的血小板存活期很短，一般约为 5 d，故白血病患者输注血小板的指征应掌握得较严。对于白血病患者，其血小板计数虽在 20×10^9/L 以下，甚至 10×10^9/L 以下，如无明显的内脏出血，仍可不输血小板。但如果有活动性出血，特别是合并有凝血障碍，加上有内脏出血，这时即使血小板计数不太低［如（40~60）$\times10^9$/L］，也可考虑输注血小板。

2. 血小板输注的注意事项

血小板离体后很容易被破坏，故应注意以下事项：①不能存放在冰箱内，因为血小板遇冷后容易聚集和破坏，故在 4℃ 保存时，24 h 即被破坏，存放血小板的最适温度是（22±2）℃；②保存的环境 pH 最佳为 6.5~7.2；③输送或保存血小板时应轻轻振荡，以免血小板聚集；④在上述适当的条件下，血小板可保存 3~5 d。

3. 血小板输注的剂量

输血小板的剂量问题意见尚不一致，因分离方法不同每袋含血小板数和体积差异很大，血小板数可从（0.55~6）$\times10^{11}$/L 不等，体积 50~250 mL，目前国内多以手工方法制备，从 400~450 mL 全血分离血小板约 0.55×10^{11} 为一袋，25~30 mL/ 袋。有时需要提高血小板（40~60）$\times10^9$/L 方能达到此目的。可按以下公式计算理想预期血小板增加数：

$$预期血小板增加数 = \frac{血小板输入个数 \times 0.67 \times 10^{-3}}{4 \times 5.5 \times 1010 \times 0.67 \times 10^{-3}}$$

如体重 35 kg 患儿输入 4 袋血小板，预期增加血小板 = 35×75 = 56 152。

综上所述，儿童急性白血病出血的原因很多，出血的程度各异，要根据不同原因、不同程度决定是否需要输注血小板，以及输注多少血小板，特别是血小板易于破坏、作用时间短、价格昂贵，反复输注容易产生抗血小板抗体，破坏患者自身的血小板生成，故要严格掌握血小板输注的指征。

因此，建议在进行输注血小板时，应计算应输注的血小板量，输后血小板计数应较实际计算值低。建议儿科患者以 0.1 袋 /kg 体重或每平方米体表面积 4 袋计算初次输入量，当患者有肝脾大、发热、感染、DIC 等情况时应增加至 0.15 ~ 0.2 袋 /kg，输后应细心观察临床效果，定时测定血小板数和在机体内的寿命以决定下次输入量和时间。正常情况下，输入血小板的半衰期约 4 d，一般 2 ~ 3 d 输一次，至出血停止。

4. 血小板输注的影响因素

影响血小板输注效果的因素很多，除输入量和患者体重外，发热、感染、活动出血、肝脾大、DIC（含亚临床型）和免疫因素等均可使血小板寿命缩短。一般以输注后 1 h 和 24 h 血小板计数及出血时间作为监测指标。如输注血小板后在上述时间内都有改善，即血小板计数增多，出血时间缩短，且临床止血有效，说明剂量足够、输注有效。如输注后 1 h 增加，24 h 回到原水平者，提示血小板破坏增加（如发热、肝脾大），输后 1 h 都不增者，除输注剂量不足和以上诸因素外，很可能是免疫因素造成的无效性输注。

（三）其他血制品输注

由于白血病引起出血的原因较多，出血的程度轻重不一，故在考虑输注血制品量时，首先要查清出血的原因，如单纯是由于化疗药物引起的贫血及血小板计数减少时，除非血红蛋白降到 5 ~ 6 g/L，并伴有贫血引起，如心率加快、气促等症状时，才考虑输血处理。

第 4 节　回盲瓣综合征

回盲瓣综合征系指由各种原因所致的回盲瓣非特异性水肿。临床表现为反复腹泻、右下腹疼痛及体重减轻，青壮年男性及肥胖女性多见。如回盲瓣与突出的回肠黏膜一起脱入盲肠，可称回盲瓣脱垂综合征，又称回盲部脂肪过多症。

凡能引起黏膜损害的化疗药，均有可能引起此综合征，其先兆表现为右下腹疼痛，然后可进展到腹胀、呕吐、下消化道出血、发热，甚至败血症性休克。主要是内科治疗，包括禁食、静脉补液及应用广谱抗生素。只有当发生肠穿孔、腹膜炎、大出血或不可控制的败血症性休克时，才考虑采用手术治疗。

里格勒（Rigler）将本征病因总结为 5 类：

（1）特发性或损伤性；

（2）回肠黏膜疝入或脱垂入结肠；

（3）黏膜下脂肪堆积；

（4）回盲部良 / 恶性肿瘤；

（5）累及回盲瓣的炎症。

（赖永洪）

第 12 章

化疗所致严重并发症的防治

第 1 节 休 克

一、概述

休克（shock）是指由致病因素作用于机体引起的急性循环功能衰竭，导致的器官组织缺血缺氧及营养物质利用障碍、微循环灌注不足和细胞功能代谢障碍的病理生理过程，是化疗过程中最严重的并发症之一。

休克的发生主要是由于失液或失血导致血容量绝对不足，或者是因为血管张力下降导致循环血量相对不足，有时还与心脏本身泵血功能障碍或者血流主要通道受阻导致心排血量下降有关。

休克早期，在交感 - 肾上腺轴、肾素 - 血管紧张素系统作用下，组织器官血管选择性收缩以维持重要生命器官的灌注，心率代偿性增加以维持心排血量，外周毛细血管前括约肌收缩，后括约肌相对开放使毛细血管内流体静水压力下降，有助于组织液回吸收以补充血容量，微循环因此出现"少灌少流"，表现为四肢厥冷、黏膜和肤色苍白、冷汗、脉细速、脉压变小、尿少。如果休克没有得到及时纠正，组织灌注不足，组织无氧糖酵解加重，大量酸性代谢产物产生和堆积，舒血管物质如组胺、激肽、乳酸增多，使毛细血管前括约肌舒张，但微循环后括约肌对这些物质敏感性较低而处于相对收缩状态；或是由于内皮损伤，微血栓形成，导致微循环"多灌少流"，静水压和通透性增加，加剧了微循环的渗出，循环血量进一步下降。酸血症和炎症因子可使心肌抑制，血管张力下降，心率减慢，心排血量降低，血压呈进行性下降，发绀，呼吸加深加快，以及意识障碍。当进展至休克晚期时，微血管出现不可逆的损伤，几乎完全被微血栓所填塞，微循环"不流不灌"，最后发展为弥散性血管内凝血和多脏器功能障碍综合征。

二、休克的识别

大部分抗肿瘤药经常造成胃肠黏膜损伤和免疫抑制，在化疗后的骨髓抑制期间，有可能继发各种感染，如呼吸道感染、消化道感染、泌尿系统感染。如果病情没有及时控制，由于血管收缩舒张调节功能异常，血管渗漏增加以及心肌功能抑制，导致循环血容量不足，组织低灌注减少，可发展为脓毒症休克（septic shock），这是病情最凶险、死亡率最高的一类休克。不同化疗药物使用过程中，感染发生率有所差异。去甲氧基柔红霉素的治疗并发感染可高达 95%，其中 0.1% ~ 1% 的患儿可能发展为脓毒症。即使是低剂量使用氨甲蝶呤，也有 58% 的患者可并发感染，但这些通常是机会性感染，其中卡氏肺孢子虫肺炎最常见，也有败血症、诺卡菌病、组织胞质菌病、隐球菌病、带状疱疹、单纯疱疹病毒性肝炎、弥散性单纯疱疹和巨细胞病毒的感染。米托蒽醌（mitoxantone）继发尿道感染也可高达 32%。

（一）脓毒症休克

如果患儿怀疑或证实继发了感染，并具备以下征象时可考虑为脓毒症休克：①高热或体温不升。②存在组织灌注不足：意识改变［易激惹，异常地哭闹，倦怠，意识模糊，不愿与人（包括父母）交流，昏睡或不能唤醒］，面色苍白或唇、指（趾）发绀，皮肤花纹，手足发凉，毛细血管再充盈时间延长 > 2 s（冷休克），脉搏细弱（冷休克），肢端湿冷（冷休克）；或毛细血管闪速再充盈（暖休克）、洪脉和脉压增宽（暖休克）；或尿量减少 < 1 mL/（kg·h）。③收缩压比正常值低 20 mmHg，脉压 < 30 mmHg；心率加快。2016 年的脓毒症 / 脓毒症休克定义的国际共识建议使用 qSOFA 评分（呼吸促、神智改变、低血压）作为脓毒症的初步筛选工具，然后根据感染相关器官衰竭估计评分（SOFA）（sepsis-related organ failure assessment）进一步评估和处理。但是脓毒症休克患儿不一定要存在低血压。一旦怀疑休克发生，应该做病原学检查和感染相关的生化监测（比如血浆降钙素原、真菌 G 试验和 GM 试验等），同时行血气分析，监测肺氧合功能和乳酸盐水平。脓毒症和脓毒症休克的管理可以参考《中国严重脓毒症 / 脓毒性休克治疗指南（2019）》以及 2020 年的儿童脓毒症休克与脓毒症相关器官功能障碍管理国际指南、2021 年的严重脓毒症和脓毒症休克管理国际指南。

（二）过敏性休克

有些患者对化疗药物产生超敏反应，比如门冬酰胺酶的超敏反应非常常见，可高达 14%；依托泊苷的变态反应发生率 1% ~ 10%；使用三氧化二砷的患者也可能有 5% 发生超敏反应。组织大量释放的组胺、缓激肽、5-HT 和血小板激活因子等可以导致毛细血管扩张和通透性增加，循环血量急剧减少，甚至出现过敏性休克（anaphylactic shock）。过敏性休克病情凶险，一般在使用化疗药后几分钟内就出现过敏症状，可表现为发热、瘙痒、荨麻疹、血管神经性水肿、呕吐、腹痛，继而出现面色苍白、冷汗、四肢厥冷、血压下降、脉细弱，甚至出现喘憋、胸闷、发绀、肺部啰音等呼吸道水肿痉挛的缺氧表现以及意识障碍、昏迷、抽搐。这类患儿往往有食物或药物过敏史。

（三）低血容量性休克

化疗过程中，经常发生大量体液丢失和（或）失血。多数化疗药物常诱发比较严重的胃肠道反应，比如剧烈的呕吐、腹泻，导致大量的消化液丢失；消化道应激性溃疡、凝血功能障碍导致大出血；不适当地使用脱水、利尿药和高热造成大量体液丢失；大量抽腹水或胸腔积液；严重感染后毛细血管渗漏等。当循环容量迅速减少超过全身总血量的 20% 时，即出现低血容量性休克（hypovolemic shock）。70% ~ 90% 患者使用标准剂量或者大剂量环磷酰胺后出现剧烈地呕吐，甚至腹痛、腹泻、黏膜溃疡和出血性肠炎。这些不良反应一般出现在静脉给药之后，持续 3 ~ 5 d，与环磷酰胺的剂量相关或者联合使用化疗药物，可能与刺激延髓呕吐中枢的催吐化学感受器有关。环磷酰胺还可能导致出血性膀胱炎，这与环磷酰胺的代谢产物丙烯醛毒性有关，发生率 7%~78%，但如果出血不能得到有效控制，死亡率可达 4%。三氧化二砷在治疗急性早幼粒细胞白血病时也可出现剧烈的恶心呕吐（57%）、腹泻（23%）以及不同严重程度的胃肠出血（8%~34%），部分患者出现类维甲酸综合征（retinoic acid syndrome）的表现，引起 DIC 或加重 DIC 出血。阿糖胞苷的使用也经常有出血的报道。

循环容量轻度或缓慢减少时可无明显临床症状。当循环容量锐减至总血量的 20% 或者失血时血红蛋白降至 70~100 g/L，患儿可出现口干、烦躁、尿少、心悸、血压下降；当循环容量减至总血量的 30% 以上或者失血时血红蛋白低于 70 g/L，患儿神志淡漠、四肢湿冷、无尿、血压低于 75 mmHg（10 kPa）、脉搏快于 120 次/分。血流动力学监测可见中心静脉压、肺动脉嵌压降低和"低排高阻"的特点。

（四）心源性休克

除了蒽环类药物外，氨甲蝶呤、环磷酰胺、全反式维甲酸、长春新碱、阿糖胞苷和三氧化二砷等抗肿瘤药都可能出现心脏毒性不良作用，引发心律失常、心肌缺血、心肌炎、心包炎、心包积液、胸腔积液或动静脉血栓形成，严重时可导致心源性休克或梗阻性休克。如果患儿出现神志改变、全身无力、面色苍白、末梢循环及毛细血管充盈欠佳、血压下降、心率增快、脉搏细弱等症状，必须警惕休克的发生，如果没有明确的感染证据，应急行心肌酶学的检查和心电图的监测，有条件的应行心脏 B 超检查评估心功能。血流动力学监测可见中心静脉压或肺动脉嵌压升高和"低排高阻"的特点。

三、休克的处理

（一）初步判断休克类型

化疗过程中发生的休克往往是多因素作用的结果。严重的胃肠道反应导致失液或凝血功能障碍导致出血，或者药物过敏，一般容易发现和积极处理。但是药物相关的心脏毒性往往被忽视，部分感染患儿在没有出现明显的低血压时很可能没有得到重视。

（二）监测生命体征

密切监测呼吸、心率、血压、脉氧饱和度（SpO_2）、尿量、神志等，定期复查动脉血气，有条件的情况下应该行中心静脉压（CVP）等血流动力学监测。处理休克的过程中，往往并发凝血功能异常，出现稀释性或消耗性凝血病，监测止血凝血功能是必要的。如果患儿烦躁不安，可选用地西泮（diazepam，0.1~0.25 mg/kg）或苯巴比妥（phenobarbital，2~3 mg/kg）适度镇静。

（三）病因处理

如果存在严重的胃肠道反应，应该对症处理。比如环磷酰胺使用过程中的剧烈呕吐使用 5-羟色胺受体拮抗剂，比如昂丹司琼（ondansetron）加地塞米松能得到有效控制。口服甲氧氯普胺（metoclopramide）或昂丹司琼加地塞米松对于环磷酰胺相关的迟发型的呕吐也有预防作用。

如果患儿有出血，应根据出血原因不同，采取相应的止血措施，必要时手术介入。肺源性大咯血引起者，可使用垂体后叶素（pituitrin）5U 加入 10% 葡萄糖液 20~40 mL，静脉滴注。也可采用纤维支气管镜局部止血等。心源性咯血不宜使用垂体后叶素，可使用止血剂及血管扩张剂，通过降低心脏前后负荷达到止血目的。上消化道出血可使用西咪替丁（cimetidine）0.05~0.1 g 溶于 5%~10% 葡萄糖液 100 mL，静脉滴注。如效果不满意，可在胃镜下止血。下消化道出血者可静脉滴注垂体后叶素。如果患儿使用环磷酰胺，充分水化和加用巯乙磺酸钠也能降低其膀胱出血的风险。对于骨髓抑制期出现的出血，要根据止血凝血功能的实验室检查结果以及各种止血制剂的药理选择恰当的止血制剂，避免"饮鸩止渴"。

如果考虑为脓毒症休克，尽早采集血培养和有关局部体液标本（比如穿刺引流液、痰液、尿液、粪便等）培养之后，早期积极地控制感染源，尽快根据流行病学及特点选择广谱抗菌药物。如果患儿留置了 PICC 或者中心静脉导管，应该留意穿刺点的皮肤情况，从导管内和外周静脉同时取血标本做病原学检测。如果高度怀疑导管相关的感染，应该拔除导管并做病原学检测。连续多次的病原学检测可以提高检出阳性率，有利于抗生素的选择。接受化疗的患儿免疫力差，特别是处于骨髓抑制期，脓毒症休克的抗感染必须重拳出击，建议"降阶梯"策略联合使用广谱抗生素，待病原菌明确和药敏试验有结果，再根据药敏调整。中性粒细胞减少或者较长时间使用抗生素的患者，脓毒症抗生素的选择可以抗假单胞菌的第三代以上的头孢菌素（如头孢吡肟）、广谱碳青霉烯类（如美罗培南、亚胺培南 / 西司他丁）或青霉素 /β- 内酰胺酶抑制剂组合（如哌拉西林 / 他唑巴坦）。对于疑似或确定的腹内感染源，可选择青霉素 /β- 内酰胺酶抑制剂组合或碳青霉烯类，或添加克林霉素或甲硝唑。在疑似中毒性休克综合征或坏死性筋膜炎的情况下，经验性治疗应包括克林霉素或林可霉素以限制毒素产生并提高细菌清除率。同时应该留意耐药革兰阴性杆菌、耐甲氧西林金黄色葡萄球菌和耐万古霉素肠球菌和真菌感染的可能。在高度怀疑 MRSA 或头孢曲松耐药的情况下，应考虑氨基糖苷或碳青霉烯类。如果可以耐受，推荐肠道抗菌药物治疗难辨梭状芽孢杆菌肠炎，疾病严重者优先选择口服万古霉素（vancomycin）。若很可疑 MCV 或 HSV 感染，应考虑先经验性抗病毒治疗。患儿在治疗过程中，建议采用降钙素原或其他生物标志物监测抗感染的效果，结合患儿的肝肾功能，个性化制订治疗方案。

其他情况，比如化疗过程中因心包积液引起的休克，应做心包穿刺引流减压；严重的快速性心律失常者，应采用同步直流电击复律或药物复律；如果是肺栓塞导致梗阻性休克，考虑溶栓处理。不论何种休克，都必须找出诱因采取针对性的干预措施，才有可能有效地阻止休克的进展。

（四）液体复苏

在液体复苏前，必须保证"两路"通畅，即确保呼吸道通畅，提高吸氧流量；同时确保静脉通路通畅，如果未置 PICC，尽快留置双腔或三腔深静脉导管。

初始液体复苏建议采用等张晶体液或白蛋白，在第 1 小时内，分次推注 10~20 mL/kg 乳酸林格液（或等量白蛋白），总量可达 40~60 mL/kg，以达到恢复正常血压、正常脉搏（外周和中心脉搏无差异）、肢端回暖、毛细血管充盈时间 ≤ 2 s，尿量多于 1 mL/（kg·h）、意识正常、中心静脉氧饱和度（$ScvO_2$）≥ 70%，中心静脉压（CVP）维持在 5~8 mmHg（自主呼吸情况下），但不引起肝大或肺部啰音，血清乳酸盐浓度逐渐下降。一旦出现肝大或肺部啰音等循环超荷情况，应停止推注液体，考虑使用强心药物。为了纠正低血糖，同时可用含 10% 葡萄糖的等张液与胰岛素联合输注，目标控制血糖 ≤ 10.0 mmol/L。

目前尚无足够的证据表明晶体液与胶体液用于低血容量性休克液体复苏的疗效与安全性方面有明显差异。需要注意到，生理盐水复苏可引起高氯性代谢性酸中毒，羟乙基淀粉（hydroxyethly starch）在脓毒症中可能导致肾功能损害，明胶（gelatin）和右旋糖酐对凝血功能有一定的影响，也不建议应用于脓毒症休克。若是休克的主要诱因是心源性，输液过多过快并不能增加心排血量，反有可能导致肺水肿，这种情况的扩容可选用低分子右旋糖酐或 10% 葡萄糖生理盐水，5～10 mL/kg，30 min 内静脉输注，用 1～2 次，若患儿四肢转暖、尿量增多，应减慢输液速度，根据 CVP 的变化幅度调整补液量。有条件的科室，可以行床边 B 超查看下腔静脉宽度及其变异度、肺部 B 超情况，有助于了解容量负荷。

在休克中输血时，还要考虑到患儿骨髓抑制的发生与转归时间。上腔静脉氧饱和度低于 70% 时，需要输注红细胞使血红蛋白浓度达到 100 g/L 以上。当休克和低氧血症稳定和恢复后，70 g/L 的低目标值是合理的。血小板计数低于 $50×10^9$/L 或血小板功能异常伴有活动性出血的患者，可考虑输注血小板；如严重脓毒症有明显出血风险，血小板计数低于 $20×10^9$/L 建议预防性输注血小板；严重脓毒症患者无明显出血时，血小板计数低于 $10×10^9$/L 时可预防性输注血小板。大量输注红细胞的同时应注意使用新鲜冰冻血浆，补充凝血因子的不足，纠正脓毒症导致的血栓性血小板减少性紫癜、进行性 DIC、继发性血栓微血管病；对于高循环容量负荷的患者并发凝血异常时输注冷沉淀可提高血循环中凝血因子Ⅴ、Ⅷ、Ⅻ及纤维蛋白原等凝血物质的含量，缩短凝血时间，改善凝血功能。

（五）血管活性药与强心药的使用

在液体复苏后，暖休克可输注去甲肾上腺素（norepinephrine），冷休克可中心静脉输注肾上腺素［epinephrin，0.05～0.30 μg/（kg·min）］，以维持 MAP 不低于 65 mmHg。在去甲肾上腺素基础上加用血管升压素（vasopressin，0.03 U/min）可减少去甲肾上腺素的使用剂量及其不良作用。如果没有建立深静脉通路，可以外周静脉滴注重酒石酸间羟胺（metaraminol bitartrate），4 mg 加到生理盐水 100 mL 中，调速以维持适当的血压。近年来发现，使用多巴胺（dopamine）可增加心律失常的发生，一般建议仅用于发生心动过速或过缓的风险比较低的情况［5～9 μg/（kg·min）］。如果使用了心脏毒性较严重的药物，需要慎重选择多巴胺。

对于"低排高阻"而血压正常的患儿，如果持续存在低灌注征象，可在强心药基础上加用扩血管药。试验性应用多巴酚丁胺或在升压药基础上加用多巴酚丁胺［dobutamine，2.5～10 pg/（kg·min）］可增加心排血量，但对心率影响较小。如果使用了心脏毒性药物，应慎用洋地黄制剂，因其不但难以发挥正性肌力作用，还可能诱发室性心律失常。短效血管扩张剂，如硝普钠、硝酸甘油（15～30 μg/min）可改善微循环、降低心室后负荷、改善心室射血，特别是心室功能受损时可选用。如果化疗尚未导致肝肾功能异常，在已经充分液体复苏的基础上，可以选择Ⅲ型磷酸二酯酶抑制剂，如米力农（milrinone）等。但一旦出现心律失常或低血压，就应立即停药，并予去甲肾上腺素或血管升压素即能纠正低血压。山莨菪碱为 M 胆碱受体阻滞剂，能解除平滑肌痉挛，改善微循环，也可用于儿童休克，每次 1～3 mg/kg，15 min 静脉注射 1 次，待患儿面色转红，呼吸循环好转后，延长至每 30～60 min 1 次，休克病情稳定后，每 2～4 h 1 次，24 h 内停药。但要注意，山莨菪碱可以导致心率增快。

（六）皮质激素的应用

皮质激素可应用于儿童输液反应、儿茶酚胺耐药的休克及可疑或确诊的绝对（经典）肾上腺功能不全患儿。在留取血液样本后间断给予或静脉维持给予氢化可的松（hydrocortisone），剂量从应激剂量 1～2 mg/（kg·d）到休克剂量 50 mg/（kg·d）。对于已经有出血征兆的患儿，必须尽量避免使用皮质激素。

（七）过敏性休克的处理

对过敏性休克，必须立即停止使用相应的化疗药物，保持呼吸道通畅，吸氧，保暖，并给予抗组胺和抗毛细血管渗漏药物：①深部肌内注射 0.1% 肾上腺素 0.01～0.03 mg/kg（最大 0.5 mg/次），每 5～10 min 可重复，或者 0.1% 肾上腺素 1 mL 加入 100 mL 生理盐水，静脉滴注，每小时 30～100 mL（5～15 μg/min）；②肌内注射或静脉注射异丙嗪 0.5～1 mg/kg 或肌内注射苯海拉明 0.5 mg/kg；③如果出现支气管痉挛，应该吸入 β_2 受体激动剂沙丁胺醇（albuterol）；④ 10% 葡萄糖酸钙 5～10 mL 稀释于 10% 葡萄糖液 20 mL，缓慢静脉注射。虽然以前使用类固醇激素处理超敏反应比较普遍，但是至今并没有证据表明它的有效性，所以目前大多数指南没有推荐类固醇激素的治疗。必须密切观察生命体征的改变，给予合理的液体复苏和血管活性药物处理。

（八）初步处理后的处理

如果第一个 24 h 血乳酸盐浓度 ≤ 2 mmol/L，碱缺失得到纠正以及休克临床表现得到改善后，可以使用利尿药逆转液体超负荷，也可给予 1, 6- 二磷酸果糖 5～10 g/d，或磷酸肌酸 2～4 g/d 保护心肌，给予维生素 C 和维生素 E、还原型谷胱甘肽、硫基半胱氨酸等清除氧自由基，减轻复苏过程中的超氧化损伤。能经肠道喂养的患儿，宜尽早肠内营养、肠道特需营养支持如谷氨酰胺的使用、微生物内稳态调整等。

（九）初步复苏后的处理

休克不能得到有效缓解，动脉血气提示低氧血症和高乳酸盐血症没有得到改善，需要尽快转入 ICU 监护治疗。

第 2 节　肾脏药物毒性

一、概述

化疗过程中化疗药物本身或者肿瘤细胞溶解所形成结晶、化疗药物的代谢产物的刺激以及药物本身的细胞毒性都可以损伤肾功能。当患者存在原有泌尿系统疾病，或者化疗过程中发生了感染、休克等并发症时，可以发展为急性肾损伤（acute kidney injury，AKI），甚至急性肾衰竭（acute renal failure，ARF），直接影响化疗的效果和患者的预后。

ARF 是因为肾小球滤过功能降低而引起的水、电解质和酸碱平衡失调以及含氮废物蓄积的临床综合征，包括肾前性、肾性、肾后性三种类型。化疗过程中，心力衰竭、休克、严重腹泻、呕吐、大出血、严重感染等各种因素导致有效循环血容量不足，均可造成肾前性灌注减低；化疗药物或者部分抗生素的肾毒性造成的急性肾小管坏死或间质性肾炎，肿瘤迅速溶解时对肾小球微小血管的损伤，也可减低肾小球的滤过；肾后性 ARF 主要与尿路梗阻或排尿功能障碍有关，化疗中比较少见。

不少药物在白血病化疗过程中都会出现泌尿系统损伤的临床表现。烷化剂中的环磷酰胺及异环磷酰胺的代谢产物丙烯醛可导致出血性膀胱炎，发生率 7% ~ 78%。环磷酰胺还可能导致非出血性膀胱炎、膀胱纤维化、出血性尿道炎、尿频、尿急、排尿困难、尿失禁、夜尿，甚至肾小管坏死。环磷酰胺直接作用于肾小管还可能导致抗利尿激素分泌失调综合征（syndrome of inappropriate secretion of antidiuretic hormone，SIADH），而不是由于增加抗利尿激素的分泌。环磷酰胺也可使血清中假胆碱酯酶减少，使血清尿酸水平增高。氨甲蝶呤主要由肾排泄，其代谢产物 7-OH 氨甲蝶呤可以沉淀于肾小管。如果同时使用了 NSAID 等肾毒性药物，当大剂量使用氨甲蝶呤时，可以导致排尿困难、膀胱炎、血尿、肾功能不全。阿糖胞苷、6-巯基嘌呤治疗导致的细胞广泛迅速破坏，引起高尿酸血症和肾功能损伤。三氧化二砷在缓解急性早幼粒细胞白血病的过程中，可能诱发类似维甲酸综合征导致尿酸肾病，出现肾功能不全（11%）、排尿困难（9%）、肾小管坏死和 ARF（3%）。在羟基脲使用中 10% 以上的患者可出现排尿困难，尿素氮、尿酸和肌酐升高。柔红霉素或去甲氧柔红霉素如果同时使用了肾毒性抗生素或因脱水可能诱发或加重肾功能不全，出现高尿酸血症。其他蒽环类药物，在治疗急性髓细胞样白血病时也可能导致肾病综合征，血肌酐和尿素氮升高，个别发生 ARF。

二、肾损伤的识别

（一）急性肾损伤的一般表现

化疗过程中，如果使用了泌尿系统损伤有关的药物，出现恶心及呕吐、嗜睡、食欲低下、胸闷、呼吸浅促或深长等非特异性症状时，应该警惕泌尿系统的损伤。当出现少尿或无尿，或一侧腹痛及肉眼血尿，眼睑等皮肤黏膜水肿时，则容易识别。

（二）急性肾损伤的监测与评估

急性肾损伤的监测与评估，需要结合相应临床表现和实验室检查。尿量减少、血尿、蛋白尿、进行性氮质血症、水、电解质紊乱和酸碱平衡失常是急性肾损伤的主要特点。B 超或 X 线等泌尿系统的影像学检查有利于鉴别诊断。对于化疗的患儿，除非有明确的指征，一般不做肾组织活检等有创检查。

1. 尿量减少与蛋白尿

患儿尿量 < 1 mL/（kg·h）或 < 250 mL/（m^2·d）或 < 400 mL/d 为少尿，< 0.5 mL/（kg·h）或 < 50 mL/d 为无尿。少尿持续一般为 7 ~ 14 d（平均 5 ~ 6 d，长者达 1 个月，甚至持续 3 个月以上）。一般认为药物性肾中毒者持续时间短，而缺血性者持续时间较长。早期应用利尿药（如呋塞米、甘露醇等）也可引起非少尿型 AKI。

24 h 尿蛋白含量多于 150 mg 为蛋白尿，若以白蛋白为主，尿 β_2 微球蛋白正常或轻度增加，主要为肾小球的损伤；若尿 β_2 微球蛋白增加（＞100 μg/L），白蛋白正常或轻度增加，多见于肾小管和肾间质损害（药物所致肾损害）。葡萄糖苷酶尿中浓度升高是肾小管损伤的敏感指标。

2. 进行性氮质血症

血肌酐（Scr）和尿素氮（BUN）一定程度反映肾小球滤过功能损害的程度。连续 3 d 查 Scr，血 BUN ≥ 14.28 mmol/L、血肌酐 ≥ 88.84 μmmol/L，或每日 BUN 升高 3.57 ~ 7.14 mmol/L，血肌酐升高 44.2 ~ 88.4 μmmol/L，或在 24 ~ 72 h 血肌酐值相对增加 25% ~ 100%，有助于 ARF 的诊断。若 BUN、Scr 增高，且 BUN/Scr ＞ 15：1，提示肾前性氮质血症；若 BUN、Scr 增高，但 BUN/Scr 仍为（10 ~ 15）：1，提示肾实质疾病引起的氮质血症。血清半胱氨酸蛋白酶抑制剂 C 测定（如 Cyst C，参考范围为 0.6 ~ 1.22 mg/L，PENIA）对早期肾功能损害具有较高的诊断价值。血 β_2 微球蛋白（参考值 1.5 mg/L）升高提示肾小球滤过功能受损，但应注意排除炎症、肿瘤等因素。尿钠及滤过钠排泄分数（fractional excretion of filtrated sodium，FENa）有利于鉴别肾前性功能性少尿与肾小管坏死导致的肾功能不全，但是如果使用了利尿药或者患儿存在慢性肾性疾病，尿钠和 FENa 的鉴别价值不大，对于脓毒症导致的 AKI、检查中使用放射造影剂或者化疗中出现肌红蛋白尿，FENa 也可以＜ 1%。肾小球和肾小管损伤的改变需要与肾前性的变化鉴别，见表 12-1。

表 12-1 肾前性、肾性与肾后性 AKI 的检验指标

指标	肾前性	肾性（肾小球）	肾性（肾小管）	肾后性
BUN：肌酐	＞ 20	＜ 10	＜ 10	＜ 10
尿钠（mmol/L）	＜ 10	＞ 20	＞ 20	＞ 20
FENa（%）	＜ 1	＞ 2	＞ 2	＞ 2
尿渗透压（mOsm/kg）	＞ 500	＜ 350	＜ 350	＜ 350
尿比重	＞ 1.020	＜ 1.010	＜ 1.010	＜ 1.010
尿蛋白	一般阴性	可以阴性、轻度到中度蛋白肌酐比＜ 2 mg/L	蛋白肌酐比＞ 2 mg/L	不定
尿沉渣	透明管型	异形红细胞管型、红细胞管型、脂质管型	颗粒管型、泥褐色管型、白细胞管型、上皮管型、嗜酸性粒细胞	可变

注：FENa（%）＝［尿钠（mmol/L）× 血肌酐（μmol/L）］/［血钠（mmol/L）× 尿肌酐（μmol/L）］×100。

3. 水、电解质紊乱和酸碱平衡失常

水、电解质紊乱和酸碱平衡失常，主要表现为"三高"（高钾、高磷、高镁）及"三低"（低钠、低氯、低钙），其中高钾血症最为危险。如果水分控制不严格，特别是在碱化水化过程中补液量过多，少尿时，易发生水过多，导致软组织水肿、体重增加、高血压、急性肺水肿和心力衰竭。如果出现稀释性低钠血症，可发生脑水肿，表现为疲乏、软弱、嗜睡或意识障碍、定向力消失，甚至低渗昏迷等。当使用大量的髓襻利尿药（呋塞米）时还可加重低钠血症；可能合并低氯血症，出现腹胀或呼吸表浅、抽搐等代谢性碱中毒表现。高血钾是 AKI 最主要的电解质紊乱。如果血钾上升高于 0.5 mmol/（L·d）应注意到其他并发症的存在。高钾血症可以表现隐匿，或出现腹胀、恶心、呕吐、四肢麻木等感觉

异常、心率减慢症状，严重者出现恐惧、烦躁、淡漠等意识改变，甚至出现心电传导阻滞、心脏停搏。血钾与血镁浓度常平行上升，镁离子对中枢神经系统有抑制作用，严重高镁血症可引起呼吸抑制和心肌抑制。由于常同时伴有代谢性酸中毒，低钙血症的临床表现一般不明显，但高磷血症较明显。酸中毒尚可降低室颤阈值，加重电解质紊乱诱发的心律失常。

进行性尿量增多是肾功能开始恢复的一个标志。每日尿量可成倍增加，达到 250 mL/m² 以上，进入多尿期后，肾功能并不立即恢复。持续多尿可发生低钾血症、脱水和低钠血症。此期仍易发生感染、心血管并发症和上消化道出血等。

肾小球滤过功能恢复正常需要 3~6 个月，血 BUN 和 Scr 明显下降，尿量逐渐恢复正常。少数病例转变为慢性肾功能不全。

（三）急性肾损伤的诊断和分期

急性透析质量指导组（Acute Dialysis Quality Initiative，ADQI）、急性肾损伤网络（Acute Kidney Injury Network，AKIN）工作组和改善全球肾脏病预后组织（Kidney Disease Improving Global Outcomes，KDIGO）分别对急性肾损伤的诊断和分期提出了评价标准。目前一般参考 2012 年 KDIGO 制定的诊断标准。达到下面任意一项条件即可诊断为急性肾损伤：①血清肌酐在 48 h 内升高 ≥ 26.5 μmol/L；②已知或推测血清肌酐在 7 d 内升高达到基础值的 1.5 倍或以上；③尿量少于 0.5 mL/（kg·h）持续 6 h 或以上。根据血清肌酐和尿量可分为 3 期（表 12-2）。

表 12-2　急性肾损伤的诊断和分期

分期	血清肌酐	尿量
1 期	7 d 内超过基线值的 1.5~1.9 倍 或 48 h 内升高 ≥ 26.5 μmol/L（0.3 mg/dL）	< 0.5 mL/（kg·h）持续 6~12 h
2 期	基线值的 2.0~2.9 倍	< 0.5 mL/（kg·h）超过 12 h
3 期	基线值的 3.0 倍及以上 或绝对值 ≥ 353.6 μmol/L 已开始肾替代治疗 18 岁以下 eGFR < 35 mL/（min·1.73 m²）	< 0.3 mL/（kg·h）超过 24 h 或无尿超过 12 h

三、肾损伤的防治

（一）常规检测尿常规和监测肾功能的变化

某些肾毒性的化疗药物应用后，尿 β₂ 微球蛋白明显增高时，应注意停药、换药或调整剂量。在大剂量环磷酰胺或异环磷酰胺治疗时，若出现血尿、镜下血尿、血小板计数 > 50×10⁹/L 和尿培养排除菌尿时，可诊断出血性膀胱炎，应注意到环磷酰胺的肾损伤，及时做相应处理。

（二）充分水化和（或）碱化尿液，评估药物肾毒性

针对性使用化疗药物保护剂有助于减少化疗药物的泌尿系统损伤。比如 6-巯基嘌呤、羟基脲由于大量白细胞迅速崩溃而引起血尿酸增高或尿酸性肾病，应适当增加患者液体的摄入量，使尿液保持碱性。预防性使用黄嘌呤氧化酶抑制剂（别嘌呤醇）有利于减少 6-巯基嘌呤导致的高尿酸血症，但需要注意，由于别嘌呤醇可抑制 6-巯基嘌呤的代谢，在两药同时服用过程中应仔细观察药物的

不良反应，并适当地减少 6- 巯基嘌呤的剂量。对环磷酰胺和异环磷酰胺的出血性膀胱炎及肾损伤的预防，可以在补充液体与利尿（一般要求每日尿量在 3000 mL 或 100 mL/h 以上）的同时，直接合用硫代硫酸盐巯乙磺酸钠。巯乙磺酸钠的剂量一般为环磷酰胺或异环磷酰胺单次用量的 20%，与化疗药同时和化疗药用后第 4、8 h 共 3 次应用。

其他化学保护剂，如谷胱甘肽、N- 乙酰半胱氨酸、前列腺素 E_2、维生素 E 也具有一定的减轻环磷酰胺 / 异环磷酰胺泌尿系统毒性的作用。环磷酰胺可使血清中假胆碱酯酶减少，血清尿酸增高，与别嘌呤醇、秋水仙碱、丙磺舒等同用时，应调整抗痛风药物的剂量。对于氨甲蝶呤，大量水化、充分利尿和碱化尿液可以降低其诱发肾病、膀胱炎和血尿的风险，但大剂量氨甲蝶呤治疗时需要用四氢叶酸解救。通常氨甲蝶呤的血药浓度高于 10^{-7} mol/L 时，肾毒性的发生率可达 40%，所以应在监测血药浓度变化的情况下使用氨甲蝶呤，给药前和给药期间应监测患儿肾功能的情况。尽量不用于肾功能不全者，一旦出现明显的肾功能损害时，应该减量或停用，直到肾功能改善或恢复。

（三）利尿药的应用

在合理补液的基础上，可用利尿药以增加尿量，清除药物代谢产物、肿瘤细胞快速溶解产物在肾小管腔内形成的管型、结晶等阻塞物。常使用呋塞米。呋塞米初始剂量为 10 mg，1 h 后无效，可静脉推注 20 mg，1 h 后仍无效时，应该考虑少尿型肾衰竭。现在认为呋塞米并不能改善 AKI 的肾功能，也不能把少尿型肾衰竭转变成非少尿型肾衰竭，所以当确定为少尿型肾衰竭时，不建议使用呋塞米。

（四）维持水、电解质及酸碱平衡

维持水、电解质及酸碱平衡，既要防止有效循环血容量不足，更要防止液体容量负荷过重，坚持"量出为入"的原则。每日补液量包括显性脱水量和不显性脱水量并减去内生水量。显性脱水为前日尿量 + 异常丢失量；不显性脱水量约为每 400 mL/（m^2·d）或幼儿 15 mL/kg，儿童 10 mL/kg。体温升高 1℃，液体量增加 75 mL/（m^2·d）；内生水约为 100 mL/（m^2·d），处于高分解状态的患儿内生水量增加。血钠的监测，可为补液量提供依据。不明原因的血钠骤降，提示补液过多；血钠的增高，则不必过分严格限制低张液体的摄入。轻度的水过多，仅须严格限制水的摄入，并口服 25% 山梨醇 30 mL 通便导泻。循环容量负荷过重时，皮肤水肿明显、脑钠肽（BNP）明显升高，此时应给予利尿药，必要时行肾替代治疗。当稀释性低钠 < 125 mmol/L 可考虑补钠。对于高钾血症，由于多数化疗药物都有心脏毒性，所以首先要给予钙盐，同时给予高渗葡萄糖及胰岛素、5% 碳酸氢钠、排钾利尿药，必要时可以口服阳离子交换树脂及山梨醇或保留灌肠，效果欠佳时尽快行透析疗法。高磷血症的处理可用氢氧化铝 60 mg/（kg·d）。血钙偏低但无症状时不需要补钙，但要监测血钙水平，当血钙 < 0.42 mmol/L 或出现临床表现时，可静脉慢推 10% 葡萄糖酸钙 0.5 mL/kg，4 h 可重复一次。由于化疗过程中经常需要充分补液或碱化尿液，酸血症一般不明显，只有严重的氮质血症时才可能出现代谢性酸中毒，在行肾替代治疗中根据血气结果补充 5% 碳酸氢钠溶液。

虽然肾替代治疗（renal replacement therapy，RRT）的时机目前仍存有争论，但对于明显的氮质血症和代谢性酸中毒、容量过负荷及高钾血症等情况，其他治疗效果不满意时可以选择 RRT，包括血液透析、血液滤过或腹膜透析，维持内环境的稳定，利于损伤细胞的修复。

（五）合理使用血管活性药物

持续泵入小剂量多巴胺配合持续泵入呋塞米（利尿合剂）临床上或许可以增加尿量，减轻循环负荷，但由于它并不能改善 AKI 的肾功能，对于脓毒症患者目前不推荐使用。在脓毒症休克合并急性肾功能不全时，使用去甲肾上腺素和小剂量精氨酸升压素维持组织灌注压有助于肾功能的恢复。心房利钠肽（atrial natriuretic peptide，ANP）在处理 ARF 时倍受重视。有临床报道，ANP 24 h 持续静脉泵入 [$0.2 \mu g/(kg \cdot min)$] 能提高肾小球滤过率，减少肾替代治疗的需要。

（六）防治消化道应激性溃疡

除了化疗药物引起的胃肠黏膜损伤外，ARF 本身也容易诱发胃肠道出血。应经常观察大便，并做潜血试验及监测红细胞压积，一旦发现隐匿的消化道出血，应及时静脉使用 H_2 受体拮抗剂或质子泵抑制剂（如西咪替丁、雷尼替丁、法莫替丁、奥美拉唑、埃索美拉唑等）。

（七）多尿期的用药

多尿期开始时，仍然要警惕威胁生命的并发症的发生，维持水、电解质和酸碱平衡。早期一定要防止补液过快过多，补液量为尿量的 1/3 ~ 1/2 加上显性丢失量；中期尿量增加，补液约为尿量的 2/3；后期尿量逐渐减少，补液要出入平衡。

（八）积极防治院内感染

接受化疗的患儿，骨髓造血功能和免疫功能可能受到抑制，容易并发感染，加重化疗过程中肾功能的损伤，导致 ARF。因此，一旦出现感染征象，应在做体液培养检测病原体之后，根据科室病原谱和药敏情况，尽快经验性给予对肾毒性小的抗生素治疗，同时监测血清学感染指标。氨基糖苷类抗生素、头孢类抗生素和青霉素族抗生素本身可以引起肾损伤，以氨基糖苷类抗生素肾毒性最大。不能同时使用两种以上有肾毒性的药物，如庆大霉素与先锋霉素。许多药物的肾毒性与剂量和血药浓度直接相关，必须采用正确的使用方法和适当的剂量。

第 3 节　肝脏药物毒性

一、概述

化疗药物在肝脏的代谢过程中可直接或间接地产生肝脏毒性。化疗过程中如果合并严重感染、休克等因素可造成急性肝损伤，导致肝细胞坏死或脂肪浸润，影响肝细胞合成、解毒和生物转化、转运和排泄等功能。当肝细胞再生能力在 2 周内不足以代偿肝细胞的生理功能时，可发展为急性肝衰竭，表现为进行性黄疸、意识障碍、凝血功能障碍、肾损伤和腹水等临床表现。一旦出现肝性脑病（hepatic encephalopathy，HE）或多器官功能障碍综合征则预后凶险。

各种药物所致肝损伤的机制因个体易感性而有很大差异，可分为剂量依赖性肝损伤和特异质性肝损伤。前者主要是药物的直接毒性，与药物过量或体内蓄积中毒有关，具有可预测性、剂量依赖性、潜伏期短等特点，如环磷酰胺、三氧化二砷、白消安（busulfan）、对乙酰氨基酚（paracetamol）

等所致的肝损伤。后者取决于机体对药物的特异质性反应，而不是给药剂量或药物及其代谢物的化学结构，具有不可预测性、非剂量依赖性。

不同化疗药物导致的肝毒性严重程度差异较大，常致肝毒性的药物有氨甲蝶呤、三氧化二砷、 -门冬酰胺酶等。氨甲蝶呤可导致急性和慢性肝细胞毒性，出现急性肝萎缩、坏死、脂肪变性，急性肝炎，门静脉周围纤维化，肝硬化，血清转氨酶升高，人血白蛋白下降和肝衰竭。有 Meta 分析表明，在风湿性关节炎中每克氨甲蝶呤使肝病加重 1 级（Roenigk 分类）的发生率约 7%，尤其是对于肥胖、有慢性肾功能不全或糖尿病的患儿使用较大剂量氨甲蝶呤更可能导致慢性肝损伤。50%~60% 的患儿使用三氧化二砷过程中出现肝功能异常，其中 ALT 升高可达 20%，AST 升高达 13%，但一般在停药后肝功能可恢复正常。门冬酰胺酶导致肝损害通常在开始治疗的 2 周内发生，发生率 1%~10%，包括转氨酶的异常、高胆红素血症、碱性磷酸酶和胆固醇升高，曾有经肝穿刺活检证实有脂肪肝病变的病例，但是很少发生 ALF（ < 0.1% ）。羟基脲的肝毒性发生率 1%~10%，出现肝酶升高、胆汁淤积、肝炎等。6- 巯基嘌呤可致胆汁肝郁积性黄疸，甚至可导致肝坏死而死亡。环磷酰胺的肝损伤是剂量依赖性的，可能与代谢物丙烯醛引起肝小叶中心充血和肝细胞坏死有关。依托泊苷也有肝毒性，发生率 1%~10%。阿糖胞苷导致肝功能不全和黄疸也常有报道。蒽环类化疗药可引起一过性的血清转氨酶和胆红素升高，这通常发生在使用了潜在肝毒性抗生素和抗真菌药物的患者中。去甲氧柔红霉素导致胆红素和转氨酶升高比较常见（20%~40%），但严重肝功能异常并不常见（ < 5% ）。米托蒽醌主要是引起 γ- 谷酰胺转酞酶升高，其次是 ALT，胆红素升高较少见。长春新碱对肝功能的影响较小，但是如果在放疗中使用，可以使转氨酶升高，有报道甚至发生致命性的肝炎。有个案报道，大剂量的地塞米松可能很早就引起患儿肝大，但这是可逆性的。

肝损伤的发病机制复杂，原发性损害（损肝因素对肝脏的直接损伤效应）和继发性损害（细胞因子与炎症介质对肝脏的间接损伤效应）都可以引起急性肝细胞坏死和（或）肝纤维化。个别化疗药物（比如环磷酰胺）可引起小静脉闭塞病（veno-occlusive disease，VOD），肝静脉内皮细胞损伤，非血栓性肝小叶中心或小叶下静脉闭塞，进而发生小叶中心出血，肝细胞急性坏死。如果化疗过程中发生严重感染和休克，肝细胞缺血缺氧，大量氧自由基和炎症因子的损伤，都可以加剧肝功能的损害。

二、肝脏损伤的识别

（一）肝功能的检测

化疗过程中，若没有导致明显的肝损伤时，一般无明显的临床症状，只能通过肝功能的监测早期发现。

1. ALT 和 AST

儿童血清 ALT 和 AST 参考值 < 30 U/L，血清转氨酶升高提示肝细胞膜通透性变化或肝细胞破坏。但是要注意，酶活性下降也可提示预后严重，呈酶 - 胆分离现象。De Ritis 比值（AST/ALT）升高，提示肝细胞严重变性坏死。当肝细胞严重损伤时，血液中的 ALT 和 AST 线粒体同工酶含量明显升高。乳酸脱氢酶及其同工酶 LDH5 增加，且 LDH5 > LDH4，反映肝损害往往比转氨酶还敏感。

2. 人血白蛋白及凝血因子

人血白蛋白下降，除营养不良、脓毒症等因素，通常反映肝细胞合成功能受累。血清前白蛋白含量能更敏感地反映肝细胞的损害程度。除白蛋白外，肝还合成组织因子、Ca^{2+} 和因子Ⅷa链以外的所有凝血因子、多种凝血抑制物质和纤维溶解物质。所以，肝细胞的损害和坏死必然导致凝血障碍，凝血酶原时间（prothrombin time，PT）延长，ALF 者国际标准化比值（international normalized ratio，INR）≥ 1.5，凝血酶原活动度（prothrombin activity，PTA）≤ 40%。肝细胞损害时部分凝血活酶时间（active partial thromboplastin time，APTT）延长者占 95.4%，APTT 缩短见于严重肝损伤所致 DIC 的高凝期。严重肝细胞损伤也可使凝血酶时间（thrombin time，TT）延长。

3. 血清胆碱酯酶

血清胆碱酯酶（cholinesterase，ChE）比人血白蛋白的减低更能敏感地反映肝细胞损伤的病情变化，但在营养不良、感染、贫血性疾病时 ChE 也下降。血氨 > 118 μmol/L 者常伴有不同程度的意识障碍，但要注意，ALF 肝昏迷不一定与血氨浓度有关，血氨测定不能作为判断此类肝昏迷的主要依据。

4. 血清胆红素与胆汁酸

通过监测血清胆红素与胆汁酸水平可以反映肝脏的排泄功能。肝损害时，由于功能性肝细胞减少或有门体循环短路导致肝脏摄取胆汁酸减少，周围血中胆汁酸水平升高。但血清胆红素并非肝功能的敏感试验。

5. 血清碱性磷酸酶

ALP 在胆汁淤积、肝内炎症时，可使血清 ALP 升高，但血清 ALP 反映肝细胞损害并不敏感。ALF 患者累及胆管导致胆汁淤积时，γ- 谷转肽酶可以明显升高。

（二）急性肝损伤的临床表现

如果患儿不但出现血清转氨酶等生化指标检测异常，还出现明显的消化道症状、虚弱、乏力、厌食、发热、恶心、呕吐、腹胀、顽固性呃逆、腹泻时，应该高度警惕急性肝损伤。如果出现浓茶色尿，黄疸进行性加重，皮肤黏膜出血、肝掌和蜘蛛痣，呼出硫醇气味（肝臭）以及不同程度的多脏器多系统受累的临床表现时，提示已经发展为严重的 ALI 或 ALF，病情危重，必须密切观察病情，及时处理。

严重肝损伤患者因内脏血管扩张，出现高动力性循环，但极不稳定，极易演变成低动力循环，出现循环衰竭。对于腹水肝硬化患儿，出现动脉压下降，在排除低血容量性休克、肾毒性药物等导致 AKI 因素之后，如果血肌酐 48 h 之内升高 ≥ 26.5 μmol/L，并且使用白蛋白容量复苏 2 d 也不能改善肾功能，应该考虑到肝肾综合征（hepato-renal syndrome）的存在。

30% 以上的 ALI/ALF 患者出现低氧血症，甚至发生 ARDS。如果患儿出现意识障碍、智能改变和神经肌肉功能损害的临床表现时，要警惕肝性脑病。肝性脑病通常分为 4 度：Ⅰ度表现为行为改变伴轻度意识障碍；Ⅱ度表现以行为异常为主，定向力障碍，嗜睡，可能有扑翼样震颤；Ⅲ度有明显的精神错乱、言语不连贯等表现，大部分时间处于昏睡状态，但能唤醒；Ⅳ度的患者已经昏迷，对疼痛刺激无反应，去皮质或去大脑状态。但要注意，ALI/ALF 有 40% 以上的病例可能发生空腹低血糖昏迷，被误认为肝性脑病，而且肝性脑病也常合并脑水肿，有剧烈头痛、频繁喷射性呕吐，甚至两侧瞳孔不等大、呼吸节律不齐等症状。

ALI/ALF 患者可发生胰腺损伤。几乎所有的病例，因凝血机制异常出现口腔、鼻、消化道和颅内出血，以消化道出血多见，早期容易忽视。急性肝损伤患儿常存在电解质紊乱与酸碱失衡。低钾常见，后期有高钠或低钠低氯血症、低镁、低钙、低磷。常见低钾、低氯碱中毒。肝性脑病时多已出现呼吸性碱中毒。低血压及肾功能不全时可出现代谢性酸中毒。

三、肝损伤的诊断

国内 ALF 的诊断（2012 版）与美国肝病学会（AALSD）2011 年的规定有所不同。国内的诊断要求急性起病，2 周内出现 II 度及以上肝性脑病（按 4 度分类法划分）并有以下表现者：①极度乏力，并有明显的厌食、腹胀、恶心、呕吐等严重消化道症状；②短期内黄疸进行性加重；③出血倾向明显，血浆凝血酶原活动度（PTA）≤ 40%（或 INR ≥ 1.5），且排除其他原因；④肝进行性缩小。

四、肝损伤的治疗

（一）肝损伤的一般处理

一旦初步诊断为 ALI 或 ALF，必须密切观察生命体征和监测肝肾功能、电解质、凝血酶原时间等指标，维持水、电解质和酸碱平衡，控制进液量 < 1200 mL/（$m^2 \cdot d$）。但是若存在肝肾综合征，注意防止血容量不足，在使用白蛋白扩容的同时，血管升压素 V1a 受体激动剂维持平均动脉压，伴急性肾衰竭者建议采用持续性的血液透析。有颅内压增高者，可给予 20% 甘露醇（每次 0.5 ~ 1 g/kg）脱水，但肝肾综合征患者慎用。凝血功能异常的患儿，应静脉注射维生素 K_1，根据止血凝血功能监测结果，给予新鲜血浆、凝血酶原复合物和纤维蛋白原等补充凝血因子；血小板计数显著减少者可输注血小板，或可酌情给予小剂量低分子肝素或普通肝素；对有纤溶亢进证据者可应用氨甲环酸或氨甲苯酸等抗纤溶药物。有消化道出血者可鼻饲云南白药、H_2 受体拮抗剂或质子泵抑制剂如西咪替丁（cimetidine）或埃索美拉唑（esomeprazole）等，也可使用冰盐水加去甲肾上腺素经胃管输入。对于肝性脑病 II 度以上，或者血氨超过 150 μmol/L、急性肾衰竭、血管活性药物维持血压患儿推荐应用亚低温治疗，并给予高渗生理盐水将血钠提高至 145 ~ 155 mmol/L。对于生命体征不稳定或者合并呼吸衰竭的患儿，应尽早转入 ICU 监护治疗，或予人工肝支持。

（二）抗癌药物所致肝损伤的治疗和转归

抗癌药物所致肝损伤多为一过性。肝功能明显异常时，尤其是发生药物性黄疸者，应减量或停药，给予保肝治疗，尽快阻断肝细胞坏死和促进肝细胞再生，阻止进一步恶化，一般可较快恢复。环磷酰胺在肝功能指标超过参考值上限 5 倍时，最好暂停使用。内科治疗缺乏特效药物和手段，停药、护肝、积极防治各种并发症，是当前内科治疗急性肝损伤的关键环节。

目前临床应用的护肝药物较多，应用肌苷、大剂量维生素 C、多烯磷脂酰胆碱、还原型谷胱甘肽、甘草酸单铵、异甘草酸镁等有一定效果。治疗首选 N- 乙酰半胱氨酸（N-acetylcyteine，NAC），NAC 是谷胱甘肽的前体，可作为自由基消除剂，具有解毒作用。NAC 对颅内压无直接影响，但通过增加脑血流和提高组织氧消耗可减轻脑水肿。目前一些促进肝细胞生长的因子，如促肝细胞生长因子、表皮生长因子和血小板生长因子等，有利于促进肝细胞的再生，在 ALI/ALF 中早期使用可能有一定效果。前列腺素 E_1 在动物实验研究中表明对肝细胞膜具有"稳定"和"加固"作用。

为了减少肠源性毒素吸收，可以选择肠道不吸收的广谱抗生素如新霉素（neomycin）、利福昔明（rifaximin）等，用生理盐水稀释后灌肠，以抑制肠道细菌。服用乳果糖（lactulose）或拉克替醇（lactitol），给予肠道微生态调节剂（双歧杆菌四联活菌片、乳酸菌素片等），即可降低肠腔内 pH 值和肠内形成高渗状态，加快排空，还可以减少肠道细菌生长易位和促进氨的排出。若患儿有高血氨，视患者的电解质和酸碱平衡情况酌情选择精氨酸、鸟氨酸-门冬氨酸等降氨药物，使用支链氨基酸以纠正支/芳氨基酸比例失衡，防止脑病及为肝细胞提供营养素。若无禁忌，主张肠内营养，应限制脂肪摄入、减少蛋白质摄入，但要保证维生素和足够的热量，每日 30 ~ 40 kcal/kg。要注意监测尿糖和血糖，调整胰岛素与葡萄糖的比例。禁用肥皂水灌肠，以防吸收氨。

五、肝损伤的预防与预后

（一）注意病史收集

化疗前要了解患者基本情况，如患者用药史，有无肾肝功能不全，准确了解肥胖、糖尿病等可能促进肝功能损伤的因素。

（二）密切监测肝功能

化疗前、中、后期都应该常规监测肝功能，对肝损伤做到早期发现、及时处理。比如大剂量或长时间氨甲蝶呤治疗的情况下，肝脏毒性反应可以在没有胃肠道或血液学毒性的预兆下发生，所以，必须在治疗开始前评估肝功能，并且避免同时使用其他有潜在肝脏毒性的药物。

应用有潜在肝损药物时，尽量在肝功能正常或接近正常时进行化疗。若在肝功能异常时进行化疗必须十分谨慎，需要严密监测肝功能的变化，在使用护肝药的同时对化疗药物剂量作适当调整：当胆红素 < 25 μmol/L 或转氨酶 < 60 U/L 时，氨甲蝶呤、环磷酰胺、DNR、ADM、长春新碱、VP-16 可用常规剂量；当胆红素为 25.7 ~ 51.4 μmol/L 或转氨酶达 60 ~ 80 U/L 时，氨甲蝶呤、环磷酰胺用常规剂量，但 DNR 则用常用剂量的 75%，ADM、长春新碱、VP-16 用常用剂量的 50%；当胆红素 53 ~ 86 μmol/L 或转氨酶 < 180 U/L 时，氨甲蝶呤、环磷酰胺可用常用剂量的 75%，DNR 可用常用剂量的 50%，ADM 可用常用剂量的 25%，而长春新碱、VP-16 应停药；当胆红素在 86 μmol/L 以上时药物均应暂时停用。

（三）化疗后的监测

有部分患儿，在化疗期间肝功能一直正常，但化疗后 2 ~ 3 个月出现异常表现，因此，化疗后仍要随访监测。若肝损伤不能早发现，及时干预，进展期 ALF 的预后极差，原位肝移植、肝细胞移植和干细胞移植虽然是一种有前途的方法，但对于白血病患儿来说并无实际意义。

第 4 节　心脏药物毒性

一、概述

化疗药物相关心脏毒性主要包括化疗药物导致的急性心肌毒性和慢性心肌病变，影响心肌收缩功能；其次是化疗药物诱发的心律失常，导致血流动力学改变。有些化疗药还可以引起心包疾病（如心包炎、心包积液等），影响心室舒张功能及顺应性。如果化疗过程中存在某些诱因，比如严重感染，特别是重症肺炎，过快或过量地输液输血，急性大失血或严重贫血，不恰当使用洋地黄药物，以及应用有抑制心肌收缩力的药物，或某些抗心律失常药物，严重的电解质紊乱（最常见于高钾、低镁和低钙）和酸中毒，可进一步影响心肌的泵功能或加重心肌缺血，从而导致急性心力衰竭。如果心脏毒性未能早期发现，及时干预，化疗往往需要终止，从而影响化疗效果和预后。

抗肿瘤药物的心脏毒性根据其出现时间可分为：①急性毒性，为用药过程中发生，表现为非特异性心电图变化；②亚急性毒性，常发生在第一个或第二个疗程给药后 4 周内；③慢性毒性，主要为心肌病变，以蒽环类抗肿瘤药物最常见。

二、心脏药物毒性种类

（一）蒽环类药物心脏毒性

蒽环类药物是最常引起心脏毒性的化疗药物之一，所有蒽环类抗肿瘤抗生素均有不同程度的心脏毒性，柔红霉素及阿克拉霉素（aclacinomycin，ACM）的心脏毒性要显著高于其他的蒽环类药物。蒽环类药物早期不良反应包括心包炎 - 心肌炎（若无心脏疾病史，较少发生，但是其死亡率可高达20%）、左心室功能不全（临床上主要表现为心力储备明显受限）、心律失常，最常见是暂时的无症状窦性心动过速，也有个别病例出现有症状的室上性心动过速、传导阻滞或室性心律失常。大型的回顾性研究表明，柔红霉素在累积剂量达到 600 mg/m^2 和 1050 mg/m^2 时，心力衰竭的发生率分别平均在 1% ~ 6% 和 14%。如果放疗区域覆盖心脏，较低剂量的柔红霉素也可发生充血性心力衰竭。柔红霉素诱发的心力衰竭也可能在停药后数月至数年才发生。多柔术比星的心脏毒性最为突出，当 ADM 总量低于 550 mg/m^2 时，心肌病的发生率仅为 0.4%，心功能不全发生率极低；但是总量大于 550 mg/m^2 时，心肌病发生率高达 35%，心力衰竭发生率约为 30%。

去甲氧基柔红霉素心脏毒性比较常见（1% ~ 10%），主要表现为心律失常（心动过缓或心动过速）、无症状性的左室射血分数减低、心肌病，甚至充血性心力衰竭。IDA 引起心电图异常（比如非特异 ST 段改变）和心肌梗死不常见（0.1% ~ 1%），而发生心包炎、心肌炎、房室传导阻滞或束支传导阻滞更加少见（< 0.01%）。

人工合成的米托蒽醌常诱发心律失常（> 10%），心电图异常也可高达 11%，甚至发生低血压。蒽环类化疗药物的毒性往往是剂量依赖性的，累积总量超过规定量时发生心脏毒性，最大耐受量 ADM 为 550 mg/m^2，DNR 为 8~10 mg/kg，蒽环类药物联合其他化疗药物治疗或接受纵隔放疗时，心脏毒性增加。年龄 ≤ 5 岁的儿童，特别是女孩，较易发生心脏毒性。蒽环类心肌毒性产生机制尚未完全阐明，一般认为，是因为产生的半醌自由基及过氧化脂质使得心肌细胞变性坏死。

（二）三氧化二砷药物心脏毒性

三氧化二砷的心脏毒性主要表现为心律失常。心动过速可高达 55%，心电图 QT 校正间期延长 > 500 ms 可达 38%，也可以出现完全性房室传导阻滞，但是心悸的感觉较少（最多 10%），除了 QT 间期延长之外的心电图异常也可达 7%，有 6% 的患者发生心力衰竭，3% 的出现心肌炎、心包炎、心肌梗死或心搏骤停。有报道在 APL 复发患者用三氧化二砷诱导化疗时，出现 APL 分化综合征，QT 延长可以导致致命性的扭转型室性心动过速（torsade de pointes，TdP）。但是发生 TdP 主要与本身是否已经存在 QT 延长、QT 间期延长程度、是否合用了其他 QT 延长的药物、是否有 TdP 的病史、是否有充血性功能不全和低钾低镁血症有关。

（三）细胞毒素类药物心脏毒性

环磷酰胺的心脏毒性在低剂量（2.4 g/m^2）或高剂量（26 g/m^2）使用时都可以发生，通常发生在与其他抗肿瘤药物合用时。虽然大剂量环磷酰胺一般不会有心脏损伤的后遗症，但是有个别报道，当剂量在 120~240 mg/kg 时可致出血性心肌坏死，并在最后一剂的 2 周后可发生充血性心力衰竭。

（四）叶酸类抗肿瘤药物心脏毒性

氨甲蝶呤可以引起心包炎、心包积液、心肌病、冠状动脉炎和心肌缺血，但是室性心律失常较少见。也有报道大剂量氨甲蝶呤导致化学性胸膜炎，出现胸痛。在使用长春新碱联合化疗之前，若接受了纵隔放疗的患者也有可能发生冠状动脉疾病和心肌梗死。快速静脉给予依托泊苷也可能有 1%~10% 的患者发生心肌梗死、心律失常。

三、心脏药物毒性的识别

（一）心肌酶检测

化疗过程中，需要定期检测心肌酶和心电图。不少化疗药物的心脏毒性最初只有心肌酶学的异常。心肌损伤或者坏死后心肌酶有不同程度的增高，其中心肌型肌酸激酶同工酶（creatine kinase-MB，CK-MB）、乳酸盐脱氢酶 1（lactate dehydrogenase-1，LDH1）特异性最高。肌酸激酶（creatine kinase，CK）水平升高的同时伴 CK-MB 升高对心肌细胞损伤有肯定的意义。一般在心肌细胞损伤后 4~6 h 开始升高，峰值大多出现在 18~24 h，72 h 左右恢复正常。AST 升高对心肌损伤缺乏特异性，多在 8~12 h 开始升高，24~48 h 达峰值，3~6 d 恢复正常。肌钙蛋白 I（troponin I，TnI）及肌钙蛋白 T（troponin T，TnT）的特异性与敏感性比 CK-MB 更强，多在 3~6 h 开始升高，18~24 h 达峰值，7~14 d 恢复正常。肌红蛋白 4 h 即可升高，24 h 左右恢复正常，对心肌的损伤也有参考价值。乳酸盐脱氢酶及 LDH1 大多在 12~24 h 开始升高，峰值多出现在 3~4 d，7~14 d 恢复正常。α 羟丁酸脱氢酶（hydroxybutyrate dehydrogenase，α-HBDH）在心肌损伤时也会升高，并且 α-HBDH/LDH

常≥0.8。

脑钠肽（BNP）又称B型利钠肽，当心室负荷和室壁张力升高时可刺激BNP分泌。如果没有心肌细胞损伤的证据，BNP的升高可以认为是心肌收缩力下降，或者循环容量相对过多的一个指征。

（二）心电图检测

心电图改变对急性心肌缺血、损伤、坏死及心律失常定性有重要的鉴别意义。化疗药物相关的心电图改变多为一时性和可逆性、非特异心电图变化，如QT间期延长、T波平坦、ST段降低、室性期前收缩和室上性心动过速，持续时间较短，停药后短期内恢复，一般不影响持续化疗。如果患儿心电图出现坏死型Q波、损伤型S-T段抬高和缺血型T波倒置的表现，在排除电解质异常的影响时，应考虑化疗药物导致了比较严重的心肌损伤。

（三）临床表现

1. 药物性心肌病

药物性心肌病主要表现为低血压、窦性心动过速和过缓、心室肥大、房性期前收缩、预激综合征等。蒽环类药物还可能在用药结束后急骤发生充血性心力衰竭，如果不能有效救治，1～10 d可能死亡。

2. 心功能不全

如果患儿出现呻吟、哭声短促无力，稍微活动后多汗气促、发绀或端坐呼吸，应该注意是否存在心功能不全。当出现急性心力衰竭时，患儿烦躁不安，呼吸急促（幼儿＞50次/min，儿童＞40次/min），喘鸣，皮肤苍白或发绀，唇发绀，四肢凉，脉搏快而弱或触不到，交替脉，血压下降，心动过速（幼儿＞140次/min，儿童＞120次/min），奔马律。如果双肺有喘鸣音及湿性啰音，频咳粉红色泡沫痰，提示左心衰竭伴有急性肺水肿。当右心衰竭时，可出现恶心、呕吐、进行性肝大、颈静脉怒张、水肿尿少等体循环淤血的临床表现。X线胸片或超声检查可见心脏扩大、肺淤血或肺水肿表现以及射血分数下降。

四、心脏药物毒性的预防

（一）慎用对心脏有损害的药物

根据药理和化疗方案，严格掌握细胞毒药物临床使用剂量范围和给药方法，尤其是对易发生心脏毒性的药物。一般而言，ADM每次用量＜50 mg/m²，累积量＜500 mg/m²；DNR总量儿童＜6 mg/kg；IDA每周期总量＜45 mg/m²较少发生心损害。大剂量环磷酰胺使用时，分为每天2次可以降低心脏毒性的风险。时辰化疗的研究发现，ADM早上6时给药可降低心脏毒性。对于个体化化疗中需要提高药物剂量时，应密切监测心肌损伤指标和心功能不全的临床表现，做好对症和支持处理。

（二）避免心脏毒性的药物联合应用

避免易发生心脏毒性的细胞毒药物联合应用，可减轻心脏毒性的叠加效应。米托蒽醌用于治疗接受过胸部照射的患者，应密切注意心脏毒性的发生。如果之前使用过心脏毒性药物，或者要联合其他潜在心脏毒性药物使用时，DNR的剂量需要减少，因为目前还没有可靠的方法预测这类患儿是否发生急性心力衰竭。但是，如果 DNR 使用过程中，肢体导联心电图的 QRS 电压降低了 30%，ST-T 波非特异性改变，或者明显的收缩射血分数下降等，都是心脏毒性最常见的表现。同样，在使用 DNR 期间不能进行放疗，特别是胸部放疗，至少停用放疗后 3~4 周才能应用 DNR。

（三）监测心脏功能

用药前应测定心脏功能，包括心电图、超声心动图、血清酶学，有条件时如能监测左心室射血分数，对了解心肌功能最为有效。用药期间和化疗结束之后仍然需要监测心功能的变化，及时发现急性、亚急性和慢性心肌损伤，这对心功能不全的干预非常重要。DNR 常在总累积剂量，在 2 岁以上儿童为 200 mg/m^2 以上，在 2 岁以下按体重 10 mg/kg，如果本有心肌病变，或以往接受过胸部放疗者，更易发生心功能不全。DNR 的心肌损害大多在开始治疗后 1~6 个月发生，有时可发生猝死，而常规心电图无明显改变，如及早诊治多可获救。对轻度心功能异常患儿、恶病质患儿尽量避免使用蒽环类药物或减小剂量。

三氧化二砷可导致 QT 间期延长，因此不宜同时使用能延长 QT 间期的药物（一些抗心律失常药、硫利达嗪）或导致电解质异常的药物（利尿药或两性霉素 B），发生急性中毒者，可用二巯基丙醇等药物解救。三氧化二砷化疗发生 APL 分化综合征时，可以累及心脏，预后较差。一旦怀疑 APL 分化综合征，不管白细胞计数多少，应立即使用大剂量的类固醇激素（静脉给予地塞米松 10 mg，每天 2 次）至少 3 d 以上，直到症状和体征减轻。处理 APL 分化综合征期间，大部分患者并不需要终止三氧化二砷的化疗。

（四）应用氧自由基清除剂

给予氧自由基清除剂，比如右丙亚胺（dexrazoxane）、氨磷汀（amifostine）等可以降低蒽环类细胞毒药物的心脏毒性。维生素 C 和维生素 E、还原型谷胱甘肽、巯基半胱氨酸等也可能对抗 ADM 的心脏毒性。

（五）减少心力衰竭的诱发因素

化疗期间，必须积极做好感染的防治，水化碱化过程中监测 CVP 和 BNP 的变化，避免循环容量过高，及时纠正严重贫血、电解质紊乱和酸中毒，避免已有药物性心肌损伤的患儿发生急性心力衰竭。

五、心脏药物毒性的处理

（一）化疗药物剂量调整

当发生心功能不全的，必须全面评估患儿的情况，考虑是否暂停化疗或者调低化疗剂量。

（二）注意心功能不全诱因的防治

做好感染的防治，纠正水、电解质紊乱及酸碱失衡等加重心功能不全的诱因的防治，限制补液量［1200 mL/（m^2·d）或 65 mL/（kg·d）］，控制心律失常。饮食应少量多餐，保证患儿安静休息，若患儿常因烦躁不安时可适当使用镇静药。

（三）改善心肌功能

静脉滴注极化液（10% 葡萄糖 100 mL 加入胰岛素 4U 和 10% 氯化钾 3 mL）或者缓慢静脉滴注

1，6-二磷酸果糖（每次 100～250 mg/kg）对改善心肌功能有一定的效果，与洋地黄类药物合用也有协同作用。使用极化液时，要注意血糖的变化，避免低血糖的发生。

（四）药物处理

1.洋地黄类药物的应用

洋地黄类药物具有增强心肌收缩力、减慢心率和利尿的作用。除了急性心力衰竭时，一般选用速效类型的毛花洋地黄苷 C（lanatoside C）外，儿科处理心功能不全，首选中效类的地高辛（digoxin）。地高辛口服吸收良好，起效较快，蓄积少，半衰期短。洋地黄的量效关系呈线性相关，小剂量即有良好作用，所以现在不提倡快速洋地黄化。对于较轻的心功能不全，开始即可用维持量法，经 6～8 d 后可达到稳定的有效血药浓度。如果达到有效治疗量，心功能不全的表现得到改善（心率减慢、呼吸平稳、肝脏缩小、水肿消退等），一般可以停药。若根据病情需要维持用药，应该监测洋地黄血药浓度，定期复查心电图，防止发生洋地黄中毒。目前也有使用磷酸二酯酶抑制剂米力农［1 mg/（kg·d），分 3～4 次口服］增强心脏泵功能。虽然在增加心肌氧耗方面，米力农比多巴酚丁胺小，但是容易导致低血压，应该根据肌酐清除率调整剂量。钙离子增敏剂左西孟旦（levosimendan）具有不增加心肌氧耗的优点，有用于成年人的心功能不全，但在儿科目前应用很少。

2.利尿药的应用

使用利尿药减轻循环负荷。急性心力衰竭时常选用静注呋塞米每次 1～2 mg/kg。一般情况下，可选用口服利尿药呋塞米［1～3 mg/（kg·d），分 2 次口服］、双氢克尿噻（hydrochlorothiazide，1～2 mg/kg，bid）或保钾利尿药螺内酯［1～3 mg/（kg·d），分 2 次口服］。但要注意不少化疗药物有高尿酸血症的不良作用，不宜使用双氢克尿噻。需要较长期使用利尿药时，间歇疗法能有更好的效果。

3.血管扩张药的应用

若有肺循环和（或）体循环阻力增高的征象时，可给予血管扩张剂。儿科临床常用钙拮抗剂硝苯吡啶（nifedipine），口服或舌下含服，每次 0.5～1 mg/kg，每日 3～4 次。要注意血压下降，随时调整剂量。血管紧张素转换酶抑制剂，除扩张外周小动脉外，还有抗自由基、防止脂质过氧化作用，减轻化疗药物对心肌细胞的毒性，防止心室重构。儿童常用卡托普利，学龄前儿童 0.5～5 mg/（kg·d），分 3 次口服；学龄儿童 6.25～50 mg/ 次，每日 2～3 次。初始剂量宜小，并监测血压。对使用了肾毒性化疗药物的患儿，还要注意监测其蛋白尿及肾功能的变化。对于原有病态窦房结综合征应慎用。依那普利和贝那普利是新开发的 ACEI，在儿科应用研究并不充分。血管紧张素 Ⅱ 受体（AT1）拮抗剂氯沙坦，儿科用药经验不多。

（五）心室舒张功能障碍的处理

对于存在心室舒张功能障碍的患儿，可选择钙通道阻滞剂硝苯地平或 β 受体阻滞剂。β 受体阻滞剂的儿童应用经验十分有限。

（六）急性左心衰竭并肺水肿的处理

一旦出现急性左心衰竭并肺水肿时，应积极处理。

（1）半坐体位：将床头抬高 30°～45°，两腿摆成自然下垂状。

（2）提高供氧：氧流量逐渐增加至 5 ~ 6 L/min，湿化瓶应保持温度在 60℃ 以上。用 20% ~ 40% 乙醇或二甲硅油消泡气雾剂经超声雾化吸入，一般吸 20 min 停 10 min，病情缓解即停止吸入。

（3）使用镇静药：当患儿急性肺水肿伴极度烦躁时首选吗啡（每次 0.1 ~ 0.2 mg/kg，皮下或静脉注射），若仍烦躁不安但无呼吸抑制，20 ~ 30 min 后可重复 1 次。若吗啡不能耐受，特别是伴有心动过缓者，可选用哌替啶 50 mg，肌内注射。无肺水肿者，可选择地西泮肌注。

（4）快速利尿：静注呋塞米每次 1 ~ 2 mg/kg，并控制补液速度。

（5）使用正性肌力药物：一般选用快速的洋地黄类毛花苷 C 0.03 mg/kg（＜ 2 岁）或 0.01 ~ 0.02 mg/kg（＞ 2 岁），首次取总量 1/3 ~ 1/2 用 20 mL 葡萄糖液稀释后静注，也可以根据情况选用非洋地黄类正性肌力药物，心排血量低，合并低血压及少尿者，无室性心律失常时可选择多巴胺 [5 ~ 15 μg/（kg·min）]；不伴有低血压的急性心力衰竭可选用多巴酚丁胺（0.5 ~ 2 μg/（kg·min） 开始，渐增至 2 ~ 10 μg/（kg·min）]；心力衰竭伴有明显心动过缓、突发的或严重的传导阻滞以及对洋地黄治疗无效时，可选用异丙肾上腺素 [0.05 ~ 0.5 μg/（kg·min）]，若出现期前收缩应立即减量或停药。还可以使用磷酸二酯酶抑制剂米力农，首剂为 25 μg/kg，从小剂量开始递增，以后静脉滴注速度为每分钟 0.25 ~ 0.5 μg/kg，要注意低血压的发生。钙增敏剂在儿科中的应用尚无经验。

（6）使用血管扩张药：常用酚妥拉明（phentolamine）每次 0.3 ~ 0.5 mg/kg，溶于 10% 葡萄糖溶液 10 ~ 20 mL，静脉泵入（＞ 15 min），最大量为每次 0.5 ~ 1 mg/kg，每次总量不超过 10 mg，必要时 0.5 ~ 1 h 可重复使用。硝普钠不但有产生硫氰酸盐毒性的风险，而且可导致冠状动脉窃流综合征，在使用心脏毒性的化疗药物或者肾功能不全时，一般不选择使用。硝酸甘油虽然相对更安全，但是静脉滴注 24 h 后可产生耐药。

（七）初步处理后的处理

如果生命体征仍不稳定，必须尽快转入 ICU 监护治疗。

第 5 节　肺损伤

一、概述

在白血病的化疗过程中，出现肺损伤主要与三个因素有关：①化疗药物直接导致肺损伤；②由于骨髓抑制或免疫抑制剂的使用导致严重的感染性肺损伤；③其他化疗并发症相关的肺功能障碍。

了解化疗药物导致肺损伤的特点，有利于早期发现和及时处理。阿糖胞苷可以导致间质性肺损伤，发生率 5% ~ 32%，一般与剂量有关。有报道称，无论是否联合其他化疗药物，中等剂量阿糖胞苷（1 g/m²）会导致无明显原因的弥漫性间质性肺炎。大剂量阿糖胞苷治疗后可能发生急性肺水肿和呼吸窘迫综合征，同时在胸部 X 线摄片上可见明显的心脏肥大。氨甲蝶呤导致的肺损伤主要包括超敏反应和肺泡毒性作用。超敏反应的损伤表现为间质性炎症、肉芽肿形成和支气管肺炎，部分患者有哮喘样症状。氨甲蝶呤的肺毒性作用与用药时程和累积剂量有关，一般在用药数周之后明显。

但是小剂量氨甲蝶呤导致的间质性肺炎是最难预测，可能在治疗的任何时期急性发作，由于这种损伤并不都是完全可逆的，甚至有可能危及生命。肺泡毒性通常表现为弥漫性肺泡损伤或一些非特异性肺损伤，男性、非甾体抗药可能是肺泡毒性的危险因素。长时间接受大剂量环磷酰胺治疗中，有 1% 的患者可能发生间质性肺纤维化和肺炎，其危险因素尚不清楚。目前认为剂量、年龄、疾病状况或治疗持续时间似乎都不是诱因。有报道，甚至单剂量环磷酰胺亦可以诱发致命的肺毒性。联用其他药物、放疗或氧疗都可能会加剧环磷酰胺的肺部毒性。如果联合强的松，要注意继发于肺囊虫肺炎的间质性肺病。长春新碱与丝裂霉素联合使用时，最常发生急性气促和严重支气管痉挛。这些反应可能发生在使用长春新碱后数分钟至数小时，也可以在合用丝裂霉素后 2 周以上，也有发生慢性进行性呼吸困难的报道。如果患者存在肺功能障碍的基础性疾病，这些不良反应需要积极治疗。去甲氧基柔红霉素主要是引起肺部的变态反应，发生率 1%～10%。米托蒽醌的呼吸系统不良反应比较常见，主要是上呼吸道感染，肺炎却很少见（0.1%～1%）。羟基脲的肺损伤相对较少见，发生率 1%～10%，主要表现为肺纤维化、肺水肿和渗出性改变。依托泊苷很少诱发肺损伤，个别（小于 0.1%）可见肺纤维化、间质性肺炎或支气管痉挛。三氧化二砷在缓解急性早幼粒细胞性白血病过程中，因白细胞过多综合征可引起弥散性血管内凝血、肺血管栓塞、ARDS 等各种并发症。

化疗过程中，各种原因引起肺通气和（或）换气功能严重障碍，如果在静息状态下患儿不能维持足够的气体交换，导致缺氧伴/不伴二氧化碳潴留，即可引起一系列生理功能和代谢紊乱，对此初步诊断为急性呼吸衰竭。呼吸衰竭的诊断主要是根据动脉血气分析结果，在海平面静息状态和呼吸空气的条件下，动脉血氧分压（PaO_2）低于 60 mmHg 者为 I 型呼吸衰竭；伴有二氧化碳分压（$PaCO_2$）高于 50 mmHg 时为 II 型呼吸衰竭（泵衰竭），并排除心内解剖分流和原发于心排血量降低等所致的低氧因素。

换气障碍的病因主要是肺功能的损害，比如脓毒症导致的 ARDS、药物心脏毒性相关的心源性肺水肿、碱化水化所致的循环负荷过高的肺水肿、化疗中剧烈呕吐后胃内容物反流误吸和肺不张、免疫抑制期间合并的肺部感染、溶瘤过程因凝血功能障碍出现肺梗死等各种弥漫性或局灶性、双侧或单侧肺部病变。通气障碍的病因主要是呼吸泵功能衰竭所致。化疗中常见的原因包括药物性中枢抑制（如阿片类、苯二氮䓬类、巴比妥类等）、药物性或内环境紊乱导致的神经肌肉损害（如氨基糖苷类抗生素、激素性肌病等；低磷、低镁、低钾、低钙血症，代谢性碱中毒）或者由于大量腹水、气道黏痰阻塞引起呼吸弹性或阻力负荷增加等。

呼吸泵功能损害导致的通气功能损害，或因肺部病变导致的死腔增大，都可引起有效肺泡通气量下降，肺泡氧分压下降，二氧化碳分压上升。肺部疾病而引起的肺组织通气（比如误吸后肺不张或实变等）或血液灌注（溶瘤导致的肺栓塞等）异常，可导致通气/血流比例失调，形成生理无效腔增加（无效通气）或肺动静脉样分流，引起缺氧，一般无二氧化碳潴留。发热、寒战、气促、抽搐或感染本身也可增加氧耗量，加重缺氧。但是大部分情况下，通气功能障碍和换气功能障碍往往同时存在，比如脓毒症既可以导致弥漫性肺泡损伤，也可以同时出现大量的气道分泌物，表现为 II 型急性呼吸衰竭。

ARDS 在化疗中非常常见，其病理改变是弥漫性肺泡损害，富含蛋白质的炎性渗出，广泛肺间质水肿、微血栓形成、肺泡充满渗出的纤维素及细胞碎片，其特征就是透明膜形成。由于 ARDS 时广泛的肺实变导致肺容积减少、肺顺应性降低、严重的肺内分流、通气／血流比例失调，表现为顽固性低氧血症。

ARF 是化疗过程中最常见的并发症，是影响化疗效果的重要因素。一旦觉察到患者存在呼吸困难的症状，就必须尽快查找病因，及时处理，避免发生不良结局。

二、肺损伤的识别

（一）临床表现

除了基础病的症状和体征外，我们应该注意观察低氧血症和（或）二氧化碳潴留的一些早期表现。虽然这些临床表现一般不具有特异性，但是对病情的早期觉察和评估非常重要。

1. 低氧血症的表现

轻度缺氧可无明显临床表现，随着程度加重可出现呼吸中枢驱动增加的表现，如呼吸增快或呼吸困难；同时可有交感兴奋的表现，如焦虑、不安或出汗等。低氧血症可引起外周动脉血管舒张、静脉收缩，出现心率增快，严重的心律失常亦可发生。低氧时肺动脉收缩，因右心后负荷增加，如果患儿存在心肌炎、心肌病等基础病，或者使用了心脏毒性药物，也可出现颈静脉充盈、重力依赖性（如下肢）水肿。严重缺氧本身也可致心肌受损，甚至发生心搏骤停。缺氧可损害中枢神经系统功能，表现为头痛、判断力失常、谵妄、癫痫样抽搐发作，严重者可致昏迷。慢性缺氧时机体的耐受力较强，一般表现为昏睡、注意力不集中、疲劳、反应迟钝等。

2. 二氧化碳潴留的表现

二氧化碳潴留的效应变异较大，与体内二氧化碳水平相关性较差，主要取决于其发生的速度。其临床表现主要是因影响了心肌收缩力、呼吸肌收缩能力、颅内血流增加等所致。轻至中度者可刺激呼吸中枢引起呼吸加快、短促，但严重者（一般认为 90 ~ 100 mmHg）可抑制呼吸中枢。在心血管系统方面表现为心率增快、多汗、球结膜充血水肿、血压增高等。神经系统方面初期由于兴奋过程增强，患儿表现为头痛、头晕、烦躁不安、幻觉等，当 $PaCO_2$ 高于 80 mmHg 时，大脑皮质转为抑制，患儿反应迟钝、表情淡漠、嗜睡，甚至神志不清、昏迷；扑翼样震颤是二氧化碳潴留的特征性体征。

（二）病情的评估

评估病情的严重程度，可以指导我们的处理措施。意识状态、心率、呼吸频率和黏膜颜色的变化是最容易观察的指标，有利于做出快速评估。排除了病情改善的因素之后，患儿的意识状态如果从烦躁变得"安静"或嗜睡时，通常是病情加重的重要临床指征。呼吸频率出现由深快转浅慢时，甚至出现潮式、抽气样呼吸，预示有可能发生呼吸停止。浅快呼吸、点头或提肩呼吸、三凹征都是呼吸负荷加重的表现，而胸腹矛盾运动则为膈肌疲劳的先兆。皮肤、唇鼻、甲床发绀反映了严重缺氧。

心肺听诊有助于肺部渗出的评估和心源性疾病的鉴别，但是肺部湿啰音的多少与肺部渗出情况并不完全是平行关系，应该结合胸部 X 线的表现进行分析。下肢水肿、颈静脉充盈、肝 - 颈静脉征可以反映呼吸衰竭对心脏的影响及心脏的代偿情况。

如果患儿使用了心肌毒性的药物或者患有心脏基础疾病，要考虑到左心功能不全导致的心源性肺水肿的可能性。其他因素，如胸腔抽气抽液过多或肝肾功能不全等也可能导致肺水肿，但是它们都有相关脏器疾病史和相应的临床表现。一旦出现急性肺水肿，还应该注意到患儿的液体平衡，输液过快过多也是急性肺水肿的常见原因之一。骨髓抑制期间，如果合并了严重感染，出现多器官功能不全，肺部严重的炎症可表现为 ARDS，同时心肌活动也会受抑制（脓毒症心肌病），患者病情进展较快，预后不佳。

　　ARDS 是急性呼吸衰竭中的一个非常常见的诊断。主要表现为急进性起病，无特异性的肺部体征，早期的胸部 X 线片常未见明显改变，但常规吸氧后低氧血症也难以纠正。2011 年柏林会议对 ARDS 的定义进行了修订，其中最重要的一点就是停用 1994 年定义中的"急性肺损伤"（ALI）的分类，把它并入轻度的 ARDS，见表 12-3。

表 12-3　急性呼吸窘迫综合征的柏林定义

起病时间	已知的临床损害，7 d 内出现新的或加重的呼吸系统症状
胸部影像学	胸片或 CT 可见双侧浸润影，不能完全用胸腔积液、肺叶不张 / 肺不张或结节来解释
肺水肿来源	呼吸衰竭不能完全用心力衰竭或液体超荷解释；如无危险因素，需要行客观检查（如超声心动图）以排除静水压增高导致的肺水肿
氧合情况 [#]	轻度：PEEP 或 CPAP ≥ 5 cmH$_2$O 时，200 mmHg < PaO$_2$/FiO$_2$ ≤ 300 mmHg 中度：PEEP ≥ 5 cmH$_2$O 时，100 mmHg < PaO$_2$/FiO$_2$ ≤ 200 mmHg 重度：PEEP ≥ 5 cmH$_2$O 时，PaO$_2$/FiO$_2$ ≤ 100 mmHg

　　注：[#] 如果海拔超过 1000 m，PaO2/FiO2 值需校正：PaO2/FiO2×（大气压 /760）。轻度 ARDS 组，可用无创通气给予持续气道正压（CPAP）。PaO2，动脉氧分压，1 mmHg=0.133 kPa，1 cmH2O=0.098 kPa；FiO2，吸入氧分数；PEEP，呼气末正压。

　　化疗过程中，卧床时间较长的患儿，如果突然出现呼吸困难、胸痛、咯血、发绀等表现，应该考虑到急性肺栓塞（acute pulmonary embolism，APE）。APE 与 ARDS 不易鉴别。胸片、血乳酸脱氢酶上升，心电图异常（典型者 S$_I$Q$_{III}$T$_{III}$ 改变），放射性核素肺通气、灌注扫描，B 超探查下肢深部静脉血栓等对诊断 APE 有一定的帮助。肺动脉造影对肺栓塞诊断意义更大。凝血功能 D- 二聚体常升高，但是 D- 二聚体阴性对排除 APE 更有价值。

　　重症支气管肺炎也是常见的 ARF 原因。肺部严重感染包括细菌性肺炎、病毒性肺炎、支原体肺炎或者某些机会性感染，比如使用氨甲蝶呤时常合并卡氏肺囊虫性肺炎。在较长时间使用广谱抗生素之后，还可能出现肺部真菌感染。大多数感染性的重症肺炎的肺实质有大片浸润性炎症阴影，感染症状（发热、白细胞计数增高、核左移）比较明显，应用敏感抗菌药物较快好转。如果出现频繁的无痰干咳、胸痛、呼吸困难时，要警惕间质性肺炎，这也是化疗药物常见的并发症。

　　部分化疗药物可以诱发肺间质纤维化，低氧血症表现比较明显，尤其是合并肺部感染时，以 II 型呼吸衰竭常见。本病双肺中下部听诊有 Velcro 啰音，胸部 X 线检查呈网状、结节状阴影或伴有蜂窝状改变，病程发展相对缓慢。

三、处理原则

（一）密切监测患儿的肺部症状

一旦出现发热、呼吸困难、胸痛等症状，需要进行仔细的检查，综合评估是否要暂时停止化疗。血气分析是判断呼吸功能和内环境紊乱必需的检测项目。除了肺部影像学检查（X线或CT），还应该根据病情的评估和化疗药物的使用，行心血管和肝肾的有关检查，包括心电图、B超、心肌酶学、肝肾功能、凝血功能的监测。对于有腹水、大量胸腔积液或者肾功能不全的患儿，应该调整药物剂量甚至暂停使用，并给予相应的处理。比如大剂量氨甲蝶呤时，在给予亚叶酸钙解救、水化和碱化尿液的同时，还必须监测肾功能和氨甲蝶呤血清浓度。

（二）治疗引起病情加重的诱发因素

如果存在肺部感染，在痰培养和血培养做病原学检查后，结合患者肺部感染的类型（社区获得性或院内获得性）和科室近期病原谱及药敏情况选择适当的抗生素，以求有效、快速控制感染，同时监测血清学感染指标，如降钙素原、真菌G实验和GM实验，评估抗感染的效果。纠正患者存在的水、电解质紊乱，如果碱化水化过程中，补液过多过快，必须给予利尿处理，观察症状是否有所缓解。循环液体负荷过大，对于ARDS也是不良结局的危险因素，维持液体平衡，有利于缓解ARDS病情的发展。如果考虑为急性肺栓塞，必须根据止血凝血功能的检测指标，特别是骨髓抑制期间，使用抗凝和（或）溶栓治疗，选择合理的药物剂量。如果存在心源性因素，可参考本章第4节处理心功能不全。

（三）保持气道的通畅

使用支气管扩张剂缓解气道痉挛，加强化痰和痰液引流，以保持气道通畅，减轻气道阻力。如果分泌物过多，难于排出，必要时可短暂留置鼻咽管或口咽管，甚至行气管插管。

（四）氧疗

提高吸入氧浓度，改善低氧血症，维持动脉血氧饱和度（SaO_2）于90%以上，这是管理ARF最优先目标。如有需要可采用面罩吸氧。有条件的可以采用经鼻高通量氧疗，通过提高吸入氧的流速，降低吸入氧气的浓度，提升血氧饱和度，同时能减轻高浓度氧对支气管肺泡的损伤。但是对于Ⅱ型呼吸衰竭者，有学者认为，由于高流量吸氧时可削弱呼吸中枢驱动，以及加剧通气／血流比例失调，同时还可能加重二氧化碳潴留，应该谨慎使用。

（五）呼吸兴奋剂的使用

如果考虑ARF是由于呼吸中枢抑制导致，特别是镇静药物过度使用，患者可以合并严重的二氧化碳潴留，此时可应用呼吸兴奋剂，以增加通气量，促进二氧化碳的排出。临床上常用的呼吸兴奋剂有尼可刹米（nikethamide）、洛贝林（lobeline）等。但是必须保持呼吸道通畅，以及氧气供给，否则会加重呼吸衰竭。

（六）无创机械通气

低氧血症在经过氧疗后仍难以纠正，对于病情在短时间内能够逆转的患儿，无创机械通气（non-invasive ventilation，NIV）是一个较好的选择。在临床上应用较广泛的是采用正压方式的无创通气。NIV 是通过面罩、鼻罩或头罩与患者连接而进行的人工通气方式。应用 NIV 可减轻呼吸肌负荷、改善呼吸形式、增加氧合，以及促进二氧化碳的排出等。NIV 应用于 II 型 ARF 时较为有效，可以减少或避免气管插管的有创机械通气，避免相关并发症（如呼吸机相关性肺炎、呼吸机相关性肺损害等）的发生，缩短住院时间、减少死亡率，一旦条件符合应尽快应用。目前的临床观察发现 NIV 对心源性肺水肿所致 ARF 的疗效是较为肯定，但其他病因（如 ARDS）所引的 ARF 尚存在较大争议。

NIV 的应用有其禁忌证：心跳呼吸骤停、严重血流动力学不稳定、意识障碍、高风险误吸、气道分泌物清除能力低、面部损伤等；如果患儿不合作或不能耐受鼻、面罩时亦应谨慎应用。如果患儿存在 NIV 的禁忌证或不能耐受，或者疗效不佳时，特别是初步评估为 ARDS 的患儿，应考虑尽早转入 ICU 行气管插管，进行有创机械通气和综合治疗。

第 6 节　脑损伤

一、概述

化疗药物造成的脑损伤主要包括急、慢性脑病和神经的毒性作用，部分药物可以引起凝血功能异常导致脑出血或脑梗死，表现为头痛、头晕、呕吐、视物模糊、惊厥等症状。一般与化疗剂量相关，在停药后可以好转。导致神经毒性的化疗药物主要有氨甲蝶呤、阿糖胞苷、长春新碱等。

（一）氨甲蝶呤神经毒性

氨甲蝶呤鞘内给药后可以出现头痛、背痛、恶心、呕吐、发热、头晕，甚至一过性偏瘫、假性脑膜炎、格林 - 巴利综合征和脑脊液压力增加。这些症状一般在 1~2 d 内消失。有报道称患儿在鞘内注射后出现急性舞蹈病和失语。严重的神经毒性一般发生在颅脑放疗之后，给予大剂量氨甲蝶呤化疗过程中，但是也可发生在低剂量氨甲蝶呤口服的患者。明显的神经毒性主要表现为中风样脑病、亚急性神经毒性或慢性脑白质病。中风样脑病急性起病，出现癫痫样发作、精神错乱、轻偏瘫、说话困难，甚至意识丧失，几天内可以恢复。有些患者，数天到数周内可以发生亚急性神经毒性，表现为脑病和脊髓病的症状，如轻瘫、痴呆、意识混乱、震颤、共济失调、激惹和嗜睡。不管是否接受过颅脑放疗，大剂量静脉使用氨甲蝶呤都可以发生慢性迟发性的脑白质病。初始治疗后数月，也可能出现进行性痴呆、局限性癫痫发作、假性延髓性麻痹、四肢痉挛性轻瘫或木僵，以及精细的人格改变。暂停用药病情常会有所好转。迟发性脑白质病也可发生在鞘内注射的患者，如果病情发展，可导致死亡。氨甲蝶呤的神经毒性一般与剂量有关，但有个别报道，低剂量口服氨甲蝶呤也可发生进行性痴呆和脑白质病。氨甲蝶呤还可引起脑血栓的形成。

（二）长春新碱神经毒性

长春新碱的神经毒性通常是进行性加重的，最后发展到脑功能的损伤。最初出现感觉缺陷或感觉异常，主诉麻木和针刺感，如果继续用药，出现运动困难、神经痛、深腱反射消失、腕脚下垂、拍击步态、共济失调和瘫痪。在没有其他运动功能障碍的情况下，也可能出现脑神经所累的表现，包括轻瘫和（或）通过脑神经控制的肌肉麻痹，其中眼外肌和喉肌最常受累。疼痛是较严重的症状，包括下巴疼痛、咽痛、腮腺疼痛、骨痛、腰痛、肢体疼痛和肌痛。有报道，出现严重精神错乱和局灶性癫痫发作的急性暴发性脑病的病例，若有高血压时，可发生抽搐、昏迷。长春新碱的神经毒性与剂量有关。长春新碱的神经毒性在淋巴瘤的化疗中比其他恶心肿瘤更加明显。在一组研究中，23例淋巴瘤患者有 61% 出现神经病变，对比之下，37 例非淋巴瘤肿瘤患者只有 14% 的比例出现神经毒性症状。还有一组研究长期追踪了 40 例患者，长春新碱在 18～24 周累积剂量 12 mg 时，大部分患者的周围神经病变是可逆的，而且预后良好。

（三）阿糖胞苷神经毒性

阿糖胞苷可引起高达 10% 的患者出现神经系统的异常表现，包括神经炎、神经毒性、嗜睡、意识模糊、头痛等大脑和小脑功能的损伤，这些通常是可逆的，但有时是致命性的。一项研究报道，49 例大剂量阿糖胞苷患者中，有 8 例发生小脑和大脑毒性。在另一项大剂量阿糖胞苷治疗的研究中，24 例患者中有 4 例发生小脑退行性病变。大剂量阿糖胞苷诱发的急性小脑毒性，与阿糖胞苷的代谢产物——尿嘧啶阿糖苷在中枢神经系统里的积累有关。

（四）三氧化二砷神经毒性

三氧化二砷的神经系统不良反应主要包括头痛（可达 60%），失眠（达 43%），感觉异常（达33%），头晕（达 23%），震颤（达 13%），抽搐（最多可达 8%），嗜睡（高达 8%）和昏迷（最多 5%），有 3% 的患者可以出现失语、扑翼样震颤、小脑水肿和小脑病、构音障碍和脑病。大约 34% 的患者于用药的早期出现程度不等的一过性脑血管痉挛性头痛。在用药后 10～20 d 可出现多发性神经炎和多发性神经根炎的症状。患者四肢疼痛、麻木，感觉由过敏或异常发展到痛、温、触觉的迟钝、消失，甚至感觉性共济失调。同时可有肢体无力、远端肌肉萎缩，明显的自主神经障碍。砷中毒性周围神经炎，与一般周围神经炎无区别。在三氧化二砷缓解急性早幼粒细胞性白血病的过程中，部分患者发生白细胞过多综合征，引起 DIC 或加重 DIC、纤溶亢进、脑血管栓塞引起脑出血。

（五）其他化疗药物神经毒性

其他化疗药物的神经系统不良反应相对较少。羟基脲的神经毒性发生率为 1%～10%，表现为抽搐、眩晕、嗜睡或末梢神经病。6- 巯基嘌呤剂量过大时可出现头晕、头痛。使用去甲氧基柔红霉素出现头痛非常常见，可高达 20%，还有 1%～10% 的可能出现癫痫发作，甚至有 0.01%～0.1% 的发生脑出血。米托蒽醌出现头痛相对较少，不到 10%，个别出现嗜睡和轻度的感觉异常。环磷酰胺与其他抗肿瘤药（包括顺铂和卡铂、耳毒性药物）使用后，也可出现神经系统的不良反应，表现为耳毒性和周围神经病变，以及乏力、头晕、抑郁或头痛。门冬酰胺酶也可能引起 1%～10% 的患者出现神经毒性轻度表现。依托泊苷的神经不良反应较轻，主要是头晕，周围神经病并不多见。地塞米松是化疗过程中最常用的药物之一，个别患者使用中也可导致颅内压升高、视盘水肿、头痛和晕眩。

二、脑损伤的识别

化疗过程中患儿出现激惹、头痛、头晕、呕吐、视物模糊、惊厥、嗜睡或感觉异常时，都应该考虑化疗相关的神经系统毒性作用。为了有利于脑损伤的病情评估，可行头颅 CT 和 MRI 扫描，或者行腰穿脑脊液的检查。怀疑脑病时，脑电图检测有助于与癫痫发作的鉴别诊断。当然，还要注意到白血病对中枢神经系统的浸润。

通常化疗药物相关的神经系统毒性表现是暂时的和可逆的，可根据病情的严重程度和化疗方案，决定是否暂停化疗或者降低化疗强度。

化疗过程中凝血功能异常的患儿，如果哭闹时突然出现头痛、频繁呕吐，并在数分钟至数小时出现意识障碍、脑膜刺激征等急性期全脑症状，以及明确的局灶性神经功能缺损体征，必须高度警惕自发性脑出血或脑栓塞。其病因诊断除药物反应外，还应注意白血病对中枢神经系统浸润与中枢神经系统感染的鉴别，应及时行脑 CT 和 MRI 扫描以协助确诊。没有条件或不能进行脑 CT 扫描者，均应进行腰穿检查，但如有明显的颅压增高，并已有小脑天幕疝形成者应禁做腰穿。

三、脑损伤的防治

经过初步处理后，如果患儿生命体征不稳定，需要高级生命支持时，应尽快转入 ICU 监护治疗。

（一）脑代谢功能活化剂的应用

对于发生脑病的患儿，化疗过程中可以使用脑代谢功能活化剂保护脑功能。吡硫醇（pyritinol）、甲氯芬酯（meclofenoxate）和胞磷胆碱（citicoline）等均具有复活及增强脑代谢，适度地刺激脑神经功能的作用。应用神经生长因子、神经节苷脂以及调节营养因子对神经毒性的恢复有一定的促进作用。补充充足的维生素对于周围神经受累的好转也有帮助。

（二）颅内高压和脑水肿的处理

若患儿出现频繁呕吐、头痛、惊厥、昏睡、血压升高、呼吸不规则、瞳孔不等大或扩大、视盘水肿、四肢肌张力明显增高，提示存在颅内高压和脑水肿。应该调整血压保持在略高于发病前水平的基础上，尽快脱水减压。通常可选用呋塞米、甘露醇和白蛋白。20% 甘露醇每次 0.5 ~ 1 g/kg，静脉注射，15 ~ 30 min 注完，4 ~ 8 h 可重复 1 次，持续 5 ~ 10 d。呋塞米（每次 0.5 ~ 2.0 mg/kg）溶于 50% 葡萄糖 20 ~ 40 mL 内静脉注射，每 6 ~ 8 h 1 次，最好与脱水剂甘露醇在同一天内定时交替应用，可增强脱水作用和延长脱水时间，但要注意该药可引起电解质紊乱。25% 白蛋白可用于低蛋白血症伴脑水肿，有利于增加胶体渗透压和吸收组织间液。急性脑水肿时，每日的液体入量应限制在 800 ~ 1000 mL/m^2 或 30 ~ 60 mL/kg，张力为 1/4 ~ 1/5。

糖皮质激素可产生抗水肿作用。首选地塞米松，每次 0.5 ~ 1 mg/kg，以后每 6 h 1 次，1 周后逐渐停药。对于颅内出血的患儿要慎用，大剂量激素应用还可能导致胃肠道出血，应常规给予抗酸药物。

如果患儿出现中枢性高热，特别是有抽搐者，可用冬眠或亚冬眠治疗，于头部和颈部大血管处放置冰帽、冰袋或冰毯，同时应间歇应用氯丙嗪（chlorpromazine），每次 1 mg/kg，加异丙嗪（promethazine），每次 1 mg/kg 加入 50% 葡萄糖液 20 ~ 40 mL，缓慢推注，10 ~ 15 min 一次，直至患儿无寒战反应处于安静状态为止，这有利于减轻脑水肿和降低颅内压等。冬眠治疗时肛温应控制在 35 ~ 36℃。

（三）脑栓塞的处理

如果发生脑栓塞，急性期不宜应用溶栓药物，应根据凝血功能检测结果，应用抗凝及抗血小板聚集药物，并严密观察病情变化，及时复查头颅CT。急性期过后，可使用小剂量阿司匹林。并请神经内科和外科医师同时评估是否存在需要外科干预的情况。

第7节 水、电解质紊乱

一、概述

人体正常的体液容量、渗透压及电解质含量是机体正常代谢和各器官功能正常进行的基本环境，及时发现和纠正化疗过程中水、电解质紊乱是影响白血病化疗的一个重要因素。化疗过程中导致各种水、电解质紊乱的原因很多，主要包括以下四个方面。

（一）消化道的不良作用

最常见的是化疗药物诱发的消化道不良作用，比如纳差、恶心、呕吐、腹泻，因大量消化液的丧失可引起脱水和电解质紊乱。不同化疗药导致胃肠反应的频度和程度各有不同。环磷酰胺标准剂量（$450 \sim 1000 \text{ mg/m}^2$）或大剂量（$> 1000 \text{ mg/m}^2$）可以引起$70\% \sim 90\%$的患者发生严重的恶心和呕吐，静脉给药时更容易发生。部分患者还引起厌食、疼痛或腹泻，可能持续化疗$3 \sim 5 \text{ d}$。恶心和呕吐可能是环磷酰胺直接刺激化学感受器触发区的结果。不过，呕吐程度通常取决于环磷酰胺的剂量或联合化疗的其他药物。三氧化二砷也会引起明显的胃肠不良作用，包括恶心（高达75%）、呕吐（高达58%）、腹痛（高达58%）、腹泻（高达53%）、低钾血症（高达50%）、高钾血症（高达18%）、低镁血症（高达45%）、低钙血症（高达10%）。去甲氧基柔红霉素在静脉给药后$15 \sim 30 \text{ min}$就可发生恶心呕吐（可达82%），腹泻（高达73%），特别是在与阿糖苷合用时，甚至出现胃肠道出血（$1\% \sim 10\%$）。使用米托蒽醌过程中相对较少发生呕吐、腹泻，呕吐$1\% \sim 10\%$，腹泻最高也只有16%，有10%的患者可发生低钾血症。柔红霉素虽然近50%的患者可有呕吐，但是通常比较轻微，发生腹泻也很少。依托泊苷发生呕吐可达37%，腹泻达10%。$10\% \sim 80\%$的患者使用氨甲蝶呤后，因严重的恶心、呕吐、腹泻发生明显的脱水表现。羟基脲化疗中，超过10%的患儿可以出现剧烈的呕吐和腹泻。静脉注射阿糖胞苷后也经常发生恶心呕吐。门冬酰胺酶的胃肠不良反应发生率为$1\% \sim 10\%$。使用6-巯基嘌呤时，较少发生厌食、呕吐和口炎性腹泻。

（二）肿瘤溶解综合征

肿瘤细胞的快速裂解引发的肿瘤溶解综合征（tumor lysis syndrome，TLS），表现为高尿酸血症、高钾血症、高磷血症或低钙血症。米托蒽醌、去甲氧基柔红霉素、羟基脲和6-巯基嘌呤等化疗药均可导致肿瘤溶解综合征。

（三）不恰当的液体管理

水化过程中，如果大量过快的补液潴留，可以导致水中毒和肺水肿。化疗过程中，利尿药的不合理使用也可以导致脱水和低钠血症、低钾血症等电解质紊乱情况。

（四）肝肾功能受损

烷化剂和氨甲蝶呤的代谢产物都可以导致肾小管坏死，影响钠的重吸收；环磷酰胺相关的抗利尿激素分泌失调综合征（syndrome of inappropriate secretion of antidiuretic hormone，SIADH）可导致脱水和低钠血症。严重的肝损伤时可以出现肝肾综合征，低钾血症最常见，后期有高钠或低钠、低氯、低镁、低钙、低磷血症。药物本身的药理作用，如地塞米松的液体潴留、保钠和失钾的作用。

二、水、钠代谢紊乱

水、钠代谢失常是相伴发生的，临床上多分为脱水、水过多、低钠血症和高钠血症。

（一）脱水

脱水（dehydration）是指体液丢失所造成的体液容量不足。

1. 脱水分类与分度

（1）临床上按水、电解质丢失程度不同，常将脱水分为高渗性脱水、等渗性脱水和低渗性脱水三种。以等渗性脱水最多见，其次为低渗脱水，高渗脱水则较少见。

①等渗性脱水：主要原因是水和电解质成比例丢失，主要是消化道短时间快速消化液的丢失（如呕吐、腹泻等），由于有效循环血容量和肾血流量减少，出现少尿、口渴，严重者血压下降，但血浆渗透压正常（280～320 mmol/L），血钠正常（130～150 mmol/L）。②低渗性脱水：主要是失钠的比例大于失水，血浆渗透压 < 280 mmol/L，血钠 < 130 mmol/L，多见于吐泻时间较久、营养不良的儿童。水化时输注低渗液较多、排钠性利尿药使用过量、化疗药物导致大量不被吸收的溶质（如尿素）在肾小管中聚结和肾小管损伤等都可以导致低渗性脱水。③高渗性脱水：主要是由于失水多于失钠，渗透压升高，血浆渗透压 > 320 mmol/L，血钠 > 150 mmol/L。化疗导致患儿纳差、厌食、呕吐或吞咽困难、高热、多汗等都可以导致水摄入不足。使用甘露醇、葡萄糖等渗透性利尿脱水时，医源性补钠过多也是导致高渗性脱水不可忽视的原因。

（2）处理小儿脱水的第一步是需要评估脱水程度，了解情况的紧迫性和所需补液量。按临床表现分为轻、中、重三度。

①轻度脱水：即脱水量相当于体重的 2%～3% 时，小儿几乎没有临床体征或症状，可能有口渴，警惕性较高的父母可能会注意到尿量减少，尿液颜色变深，常规显示尿比重增高。②中度脱水，即脱水量相当于体重的 4%～6% 时，表现出明显的体征和症状。尿量明显减少，渴感严重，咽下困难，声音嘶哑，心率加快，眼窝凹陷，眼泪减少，皮肤干燥，弹性下降，毛细管再充盈时间延迟（> 1.5 s），进而由于细胞内脱水造成乏力、头晕、烦躁、易怒、冷淡或嗜睡。患儿需要尽快迅速处理。③重度脱水，脱水量相当于体重的 7%～14%，脉搏快而微弱或消失，血压下降，无尿，眼睛明显凹陷，无泪、黏膜干燥，皮肤弹性差，毛细管再充盈明显延迟（可达 3 s 以上），皮肤冰凉花斑，重要器官可能灌注不足，脑细胞严重脱水，出现躁狂、谵妄、定向力障碍、幻觉、晕厥和脱水热等神经系统异常症状；若脱水量相当于体重的 15% 时，可出现高渗性昏迷、低血容量性休克和急性肾衰竭。重度脱水的患儿必须立即积极干预，应首先接受静脉输液。要注意不同年龄的小儿由于水占体重的

百分比差异，脱水的严重程度的表现有所不同。在高钠血症脱水时，脱水程度往往被低估。脱水儿童的呼吸急促提示可能已经存在代谢性酸中毒。

2. 脱水的处理

（1）监测电解质指标变化：化疗过程中，特别是需要水化碱化时，应严密注意重症患儿每日的出入水量，监测血电解质等指标的变化。

（2）止吐药物：化疗时，出现明显的胃肠不良反应，需要给予止吐药物。在环磷酰胺给药时，使用 5-羟色胺受体拮抗剂，如昂丹司琼（ondansetron）或格拉司琼（granisetron）加上地塞米松具有很好的止吐效果，对预防环磷酰胺引起的迟发恶心和呕吐也很有效。如果使用甲氧氯普胺（metoclopramide），应密切注视随之而来的神经抑制作用。使用氨甲蝶呤时，氨甲蝶呤之前 4 h 口服 1~5 mg，或在低剂量使用氨甲蝶呤时，每天一次口服 1 mg 叶酸，均可控制胃肠道反应，并且不会影响氨甲蝶呤功效。

（3）其他：避免不适当的脱水、利尿、鼻饲高蛋白饮食等。对于出现发热、哭闹的患儿，要注意补充因出汗或非显性失水丧失的体液量。

（4）补液措施：脱水的补液总量应包括已丢失液体量及继续丢失的液体量。已丢失量可以依据脱水程度、体重减少量、血钠浓度或血细胞比容（hematocrit，HCT）计算，依据血钠浓度估计脱水量适用于高渗性脱水［丢失量=（实测血清钠－正常血清钠）÷正常血清钠×现体重×0.6］，依据 HCT 估计脱水量适用于低渗性脱水［补液量=（所测 HCT－正常 HCT）÷正常 HCT×体重（kg）×200，HCT 正常参考值：6 个月至 6 岁 0.41，6~12 岁 0.46，12 岁以上男性 0.48，女性 0.42］。继续丢失量是指就诊后发生的继续丢失量，包括生理需要量（约 1500 mL/d）及继续发生的病理丢失量（如出汗、肺的呼出和呕吐等）。临床实践中，应根据患者实际情况适当增减。

无论何种类型的脱水均须补钠和补水。一般补液原则：①等渗性脱水，补液中含钠液体约占 1/2，补充等渗溶液为主，首选 0.9% 氯化钠液，选择（0.9% 氯化钠液 100 ml+5% 葡萄糖液 50 mL+5% 碳酸氢钠液 10 mL）的配方更符合生理需要。②低渗性脱水，补液中含钠液体约占 2/3，以补充高渗液为主，累积损失用 2/3 张含钠液补充。选择（0.9% 氯化钠液 100 ml+5% 葡萄糖液 25 mL+5% 碳酸氢钠液 10 mL）的配方。如循环不良，开始可先用 2∶1 等张含钠液 20 mL/kg，30~60 min 内迅速静脉滴注。必要时可再补充 3% 氯化钠溶液 12 mL/kg，2~3 h 缓慢静脉滴注，可提高血钠 10 mmol/L，一般将血钠提高到 120~125 mmol/L 即可，必要时数小时后重复 1 次。补液量可按氯化钠 1 g 含 Na^+ 17 mmol 折算。但补充高渗液不能过快，一般以血钠每小时升高 0.5 mmol/L 为宜。一般先补给补钠量［补钠量（mmol）=（120－实测血钠 mmol/L 数）×0.6×体重（kg）］的 1/2，复查生化指标，并重新评估后再决定下一步的治疗方案。无条件测血钠时，可用生理盐水 10~20 mL/kg 静脉滴入。③高渗性脱水，补液中含钠液体约占 1/3，补水为主，补钠为辅。经口、鼻饲者可直接补充水分，经静脉者可补充 1/4~1/8 张液体、5% 葡萄糖氯化钠液或 0.9% 氯化钠液，加入 0.15%~0.3% 的氯化钾。应适当补充碱性液，一般不宜输入单纯的葡萄糖液。

补液应尽量口服或鼻饲，不足部分或中、重度脱水者需要经静脉补充。补液速度宜先快后慢。重症者开始 4~8 h 补充液体总量的 1/3~1/2，其余在 24~28 h 补完。具体的补液速度要根据患者的年龄，心、肺、肾功能和病情而定。在补液过程中应记录 24 h 出入水量并密切监测血压、脉搏、血清电解质和酸碱度。若急需大量快速补液时，宜鼻饲补液；若经静脉补充时宜监测中心静脉压（< 12 mmH$_2$O 为宜）。当患者尿量 > 30 mL/h 后应补钾，一般浓度为 3 g/L，当尿量 > 50 mL/h 时，日补钾量可达 10 ~ 12 g/L，同时应当注意纠正已经存在或即将发生的酸碱平衡紊乱。

（二）水过多

1.水过多的病因

水过多（water excess）是指水在体内过多潴留。常见的病因包括抗利尿激素代偿性分泌增多（如右心功能不全、低蛋白血症等）；抗利尿激素分泌失调综合征；肾脏水排泄障碍（如急性肾衰竭少尿期）；化疗水化时补液潴留过多等方面。若过多的水进入细胞内，导致细胞内水过多则称为水中毒（water intoxication）。水过多和水中毒是稀释性低钠血症的病理表现。

2.水过多的临床表现

根据临床表现，水过多可分为急性和慢性两种。

（1）急性者起病急，精神神经表现突出，如头痛、精神失常、定向力障碍、共济失调、癫痫样发作、嗜睡与躁动交替出现以致昏迷。也可呈头痛、呕吐、血压增高、呼吸抑制、心率缓慢等颅内高压表现。

（2）慢性轻度水过多，仅有体重增加。当血浆渗透压低于 260 mOsm/L（血钠 125 mmol/L）时，有疲倦、表情淡漠、恶心、食欲减退等表现和皮下组织肿胀。当血浆渗透压降至 240 ~ 250 mOsm/L（血钠 115 ~ 120 mmol/L）时，会出现头痛、嗜睡、神志错乱、谵妄等精神神经症状。当血浆渗透压降至 230 mOsm/L（血钠 110 mmol/L）时，可发生抽搐或昏迷。若血钠在 48 h 内迅速降至 108 mmol/L 以下可致神经系统永久性损伤或死亡。

3.水过多的检查与诊断

依据病史，结合临床表现及必要的实验室检查，一般可作出明确诊断，但同时须做出水过多的病因和程度，有效循环血容量和心、肺、肾功能状态，血浆渗透压等判断，将有助于治疗和判断预后。诊断时应注意与缺钠性低钠血症鉴别。一般来讲，水过多和水中毒时尿钠大于 20 mmol/L，而缺钠性低钠血症的尿钠常会明显减少甚至消失。

4.水过多的治疗

首先是积极治疗原发病，同时记录 24 h 出入水量，控制水的摄入量和避免补液过多可预防水过多的发生或其病情的加重。轻症者血钠在 120 mmol/L 以上，无临床症状，限制进水量，使入水量少于尿量，适当服用呋塞米等襻利尿药可以纠正。急重症者治疗重点是保护心、脑功能，纠正低渗状态（如利尿脱水），主要包括高容量综合征和低渗血症。高容量综合征以脱水为主，治疗上着重于减轻心脏负荷，首选呋塞米等襻利尿药。急重者可用 1 ~ 2 mg/kg，每 6 h 静脉注射 1 次，不宜给予甘露醇或高浓度氯化钠液。危急病例可采取血液超滤治疗。低渗血症，特别是已出现精神神经症状者，应迅速纠正细胞内低渗状态，除限水、利尿外，应使用 3% ~ 5% 氯化钠液，1 mL/kg 的 3% 氯化钠液会使血钠增加约 1 mmol/L，4 ~ 6 mL/kg 的输注通常会使得症状得到缓解。补液中要严密观察心肺功能变化，调节剂量和输液速度，一般以分次给为宜，注意纠正钾代谢失常和酸中毒。

（三）低钠血症

低钠血症（hyponatremia）是指血清钠 < 130 mmol/L，最常见的是缺钠性低钠血症和稀释性低钠血症。缺钠性低钠血症即低渗性脱水，其体内总钠量或细胞内钠减少；稀释性低钠血症即水过多，血钠被稀释。多发性骨髓瘤、大剂量 IVIG 输注、甘露醇输注或存在高三酰甘油血症、高胆固醇血症时，要注意排除假性低钠血症。真低钠血症，其渗透压低；假性低钠血症的渗透压是正常的；高渗性（如高血糖性高渗）导致的低钠血症患者往往没有低钠血症的症状。当高渗性的病因解决时，如纠正高血糖之后，血钠会上升到其"真实"值。治疗原则主要按照低渗性脱水、水过多和水中毒治疗。要当心，血清钠纠正过快（在第 1 个 24 h 内 > 12 mmol/L）可以增加脑桥中央髓鞘溶解的风险。

（四）高钠血症

高钠血症（hypernatremia）是指血清钠浓度 > 150 mmol/L，主要包括浓缩性和潴留性两种。浓缩性高钠血症比较常见，表现为高渗性脱水，体内总钠减少，而细胞内和血清钠浓度增高，见于单纯性脱水或失水多于失钠，治疗同高渗性脱水。潴留性高钠血症较少见，主要因肾排泄钠减少和（或）钠的入量过多所致（如心力衰竭时过多输注生理盐水、化疗碱化时补碱过多等），以精神神经症状为主要表现。要注意，高钠血症，即使没有脱水，也可能出现中枢神经系统的表现，这主要与血钠升高的程度和速度有关。患者可表现为易怒、不安、虚弱和昏昏欲睡，或呼吸急促，非常口渴，发热。高钠血症也可能导致脑出血。

治疗方面，除限制钠的摄入外，可在输注 1/4 ~ 1/8 张液体或经胃肠道补充清水的同时，使用呋塞米等排钠性利尿药，但输液不能过快过多，以每小时 3 ~ 5 mL/kg 为宜，以免导致肺水肿。若效果欠佳，可考虑透析疗法。在纠正高钠性脱水过程中，为了降低脑水肿惊厥的风险，血钠浓度每 24 h 不应降低 > 10 mmol/L，严重高钠性脱水一般需要用 2 ~ 4 d 纠正，根据初始钠确定纠正时长：145 ~ 157 mmol/L 用 24 h，158 ~ 170 mmol/L 用 48 h，171 ~ 183 mmol/L 用 72 h，184 ~ 196 mmol/L 用 84 h。

三、钾平衡紊乱

（一）低钾血症

低钾血症（hypokalemia）是指血清钾浓度 < 3.5 mmol/L。

1. 低钾血症的分类

根据导致血清钾低下的机制不同，主要分为缺钾性低钾血症、转移性低钾血症和稀释性低钾血症三种。

（1）缺钾性低钾血症：缺钾性低钾血症最多见，主要由摄入钾不足或排出钾过多引起。患儿化疗中较长时间的纳差、厌食可以造成摄入钾不足。而排出钾过多主要是由于经胃肠或肾丢失过多的钾，如化疗导致长期剧烈呕吐、腹泻、急性肾衰竭多尿期、呋塞米等排钾性利尿药、甘露醇等渗透性利尿药。

（2）转移性低钾血症：是因细胞外钾转移至细胞内引起。主要见于代谢性或呼吸性碱中毒的恢复期；使用大量葡萄糖注射液（特别是同时使用胰岛素者）；急性应激状态；反复输入洗涤红细胞；使用叶酸、维生素 B_{12} 治疗贫血等。常在夜半或凌晨突然起病，主要表现为发作性软瘫或肢体软弱乏力，多数以双下肢为主，少数累及上肢；严重者累及颈部以上和膈肌；1~2 h 达高峰，一般持续数小时，个别可长达数日。

（3）稀释性低钾血症：是细胞外液水潴留时，血钾浓度相对降低，见于水过多、水中毒、过多过快补液而未及时补钾时。

2. 低钾血症的临床表现

低钾血症的临床表现取决于低钾血症发生的速度、程度和细胞内外钾浓度异常的轻重。当血清 K^+ < 3.0 mmol/L 时，可出现四肢肌肉软弱无力；低于 2.5 mmol/L 时，可出现软瘫，以四肢肌肉最为突出，腱反射迟钝或消失。当呼吸肌受累时则可引起呼吸困难。消化系统可引起肠蠕动减弱、腹胀、麻痹性肠梗阻。中枢神经系统表现的症状为精神抑郁、倦怠、神志淡漠、嗜睡、神志不清，甚至昏迷等。

低血钾时一般为心肌兴奋性增强，可出现心悸、心律失常。心电图的主要表现为 QT 间期延长，S-T 段下降，T 波低平、增宽、双相、倒置或出现 U 波等。严重者可出现房室阻滞、室性心动过速及心室颤动，最后心脏停搏于收缩状态。此外，还可引起心肌张力减低，心脏扩大，末梢血管扩张，血压下降等。缺钾时膀胱平滑肌张力减退，可导致尿潴留。低血钾还可导致代谢性碱中毒。

3. 低钾血症的治疗

（1）常规治疗：一般常规采用口服治疗，用 10% 氯化钾溶液每日 200~250 mg/kg（2~2.5 mL/kg），分次均匀给予。氯化钾口服易有胃肠道反应，以用枸橼酸钾为佳（1 g 枸橼酸钾含钾 4.5 mmol）。在不能口服或缺钾严重的患者须经静脉补钾者，剂量为 100 mg/kg，浓度不超过 0.3%，且不少于 6 h 均匀滴入。如血钾低于 2.5 mmol/L，而有明显的低钾症状和心电图表现，输钾液的浓度可提高到 0.4%（53 mmol/L），以每小时 5 mL/kg 的速度滴注。这时应每 2 h 测血钾 1 次，当血钾浓度升到 > 3 mmol/L 时，则应恢复至常规的含钾浓度和滴注速度。

（2）补钾：临床工作中一般尿量在 30 mL/h 以上时方考虑补钾。伴有酸中毒、血氯过高或肝功能损害者，可考虑应用谷氨酸钾。静脉给药时最好经中心静脉补钾。补钾速度以 20~40 mmol/L 为宜，不能超过 50 mmol/L。K^+ 进入细胞内的速度很慢，约 15 h 才达到细胞内、外平衡，而在细胞功能不全如缺氧、酸中毒等情况下，钾的平衡时间更长，约需要 1 周或更长，所以纠正缺钾须历时数日，勿操之过急或中途停止补给。

缺钾同时有低血钙时，应注意补钙。因为低血钙症状往往被低钾血症所掩盖，低血钾纠正后，可出现低血钙性搐搦。如低钾难于纠正，应注意是否有低氯血症、低镁血症，或有碱中毒存在。低血钾患者如静脉注射葡萄糖加胰岛素或碳酸氢钠，可加重低血钾，应注意同时补钾。短期内大量补钾或长期补钾时，需要定期观察，测定血清钾及心电图以避免发生高血钾。

（二）高钾血症

高钾血症（hyperpotassaemia）是指血清钾浓度 > 5.5 mmol/L。主要原因包括急性肾衰竭（少尿期）、尿路梗阻、肾上腺皮质功能减退症，以及使用保钾利尿药（螺内酯）、环孢素、非甾体抗炎药、肝素、前列腺素抑制剂或血管紧张素转换酶抑制剂等药物所致肾排钾困难；输注大量库存血或含钾抗生素等原因所致进入体内（血液内）的钾过多；肿瘤溶解综合征、横纹肌溶解症、持续性抽搐、大量溶血、内出血的重吸收等可使细胞内钾直接释出；酸中毒、氨基酸输注（细胞吸收的带正电荷的氨基酸被钾交换）和甘露醇等渗透剂（将水从细胞中拉出）可能会导致钾从细胞内液转移出来；β 肾上腺素能受体拮抗剂、α 激动剂、地高辛和硝苯地平可通过抑制细胞钾摄取而引起高钾血症。

1. 高钾血症的临床表现

高钾血症的临床表现取决于原发疾病、血钾升高程度和速度等，主要是钾对心肌和骨骼肌的毒性作用。高钾血症有时表现隐匿，可无特征性临床表现，或出现恶心、呕吐、肌肉酸痛、肢体苍白湿冷。血钾 > 7 mmol/L 时，出现口唇周围麻木等感觉异常、面色苍白、全身肌肉无力，先为躯干，后为四肢，最后影响到呼吸肌，甚至吞咽、发音及呼吸困难，腱反射减弱或消失。心率减慢，心律失常，严重者出现神经系统症状，如恐惧、烦躁、意识淡漠，直到后期出现窦室或房室传导阻滞、窦性静止、室内传导阻滞甚至心室颤动。

心电图改变可先于高钾临床表现。一般血钾浓度在 6 mmol/L 时，心电图显示胸前导联 T 波高耸而基底较窄（高而尖），随后是 R 波幅度降低、QRS 波群变宽、PR 间期延长，然后是 P 波幅度降低和消失，最后 QRS 与 T 波融合，形成典型的高钾血症正弦波，继之出现严重心律失常，直至心室颤动心脏停搏。当同时存在低 Na^+、低 Ca^{2+}、高 Mg^{2+} 或酸中毒时，高钾血症临床表现较显著，且易诱发各种心律失常。值得提到的是血清钾浓度与心电图表现之间有时可存在不一致现象。

对于血液病患儿，当白细胞计数 > $70×10^9$/L、血小板计数 > $500×10^9$/L 或红细胞增多（HCT > 55%）要警惕假性高钾血症（pseudohyperkalemia）的可能。长时间使用止血带、给小儿的快速抽血或者血样放置太久也都有可能出现假性高钾血症。

2. 高钾血症的处理

当血钾 > 6.5 mmol/L 时需要作紧急处理。高钾血症的治疗取决于血清水平、患者的血流动力学状态、根本原因以及是否存在肾衰竭。禁用含钾食物及药物，用心电图监测，积极防治心律失常和窒息。治疗基于三种机制：快速抵消高钾的毒性作用，将钾转移到细胞中，以及去除多余的钾。

①注射钙盐暂时减弱高钾血症对心脏毒性，10% 葡萄糖酸钙或 3% 氯化钙，每次 0.5 mL/kg 缓慢静脉注射，或加入 10% 葡萄糖溶液中滴注，立即起效，作用持续 1~4 h，30 min 可重复一次。如果使用过洋地黄，0.5 h 内一般不用钙剂。阿托品对高钾血症引起的心脏传导阻滞有一定作用。②促使 K^+ 迅速从细胞外液移入细胞内。5% 碳酸氢钠 2~4 mL/kg，缓慢静脉注射，20 min 起效，作用持续 1~4 h。虽无酸中毒也要用。葡萄糖 0.5~1 g/kg 加胰岛素 0.1~0.2 U/kg 静脉推注 15~20 min，然后继续用 10% 葡萄糖 5 mL/（kg·h）［0.5 g/（kg·h）］加胰岛素 0.1 U/（kg·h）静脉滴注。起效时间约为 30 min，效果持续数小时。每小时监测血糖。这是降低血清钾水平最有效的方法。沙丁胺醇 2.5~5 mg 雾化吸入（30 min 内起效并持续 2 h）。③加速钾的排出。选用呋塞米（1 mg/kg）等排钾利尿药。阳离子交换树脂聚苯乙烯磺酸钠树脂每日 0.5~1 g/kg，置于 20% 山梨醇 200 mL 中，分次保留灌肠，每 6 h 1 次。不要同时给予含铝或含镁的抗酸剂。④透析疗法。经以上治疗无效，可行腹膜透析、血液透析、血液滤过、肠道透析等治疗。儿童多选用腹膜透析疗法。

四、钙平衡紊乱

（一）低钙血症

低钙血症（hypocalcemia）是指血清钙 < 1.75 mmol/L 和离子钙 < 0.85 mmol/L。

1. 低钙血症的病因

70% 镁缺失的患者可以导致低血钙，肾功能不全、脓毒症也是低血钙的常见原因。有报道，接受输血的患者 20% 可以出现低钙血症。在急性出血性坏死性胰腺炎时，血清钙低下是预后不良的指标。

2. 低钙血症的临床表现

低钙血症可表现神经肌肉系统症状，最初的体征通常包括口周和外周感觉异常。随后可能表现为手脚不发热抽搐、反射亢进，支气管痉挛、喉痉挛和喘鸣，软弱无力或惊厥。Chvostek 征和 Trousseau 征经常认为是低钙血症的表现，但是 Chvostek 征特异性差，Trousseau 征也不敏感。但离子钙低于 1.7 mmol/L 易引起惊厥；低于 0.65 mmol/L 时，可因心肌收缩力下降和血管衰竭而引起低血压。心电图变化包括延长的 QT 间期和偶尔的 T 波倒置。心律失常（心动过缓和心室颤动）并不常见。化疗中使用了有心脏毒性的药物或合并了脓毒症的患者可能对低钙血症特别敏感。所有需要强心升压药支持的患儿都应该检查离子钙水平。

3. 低钙血症的处理

出现抽搐或心血管损害的症状时，静脉注射 10% 葡萄糖酸钙注射液（0.6 mL/kg 体重，最多 10 mL）或 10% 氯化钙注射液（0.2 mL/kg，最大 5 mL），缓慢注射时间超过 5 min，同时需要做好心电图监测，因为快速给药对于在使用有心脏毒性的化疗药或合并脓毒症的患儿，血浆离子钙的升高可能会导致血管收缩，血压升高，心动过缓和心排血量下降。由于葡萄糖酸钙需要肝脏代谢才能电离，因此在肝衰竭或低血流量状态的患者中建议首选氯化钙。在病情稳定的患儿中，首选葡萄糖酸钙，因为这种制剂出现并发症的可能性较低。钙制剂对组织刺激性大，除非在紧急情况下，尽可能通过中心静脉导管进行给药。无症状患者应给予口服钙制剂。使用葡萄糖酸钙后，如仍不能控制，可肌内注射硫酸镁 1~2 g，或加入 5% 葡萄糖溶液内作静脉滴注。如由其他病因引起的，尚需要针对病因处理。控制惊厥可用地西泮每次 0.3 mg/kg，静脉或肌内注射，或苯巴比妥每次 5~8 mg/kg 肌内注射。在高磷血症患者中，如果可能，应首先降低磷酸盐水平，以避免磷酸钙盐的组织沉淀。在纠正低钙血症之前或同时纠正低镁血症时，应始终关注低镁血症。在接受洋地黄治疗的患者中，钙剂可能引发或加剧洋地黄毒性，低钙血症应缓慢纠正，小幅度增加。钙与碳酸氢盐、硫酸盐、枸橼酸盐和磷酸盐一起可以导致沉淀，不应与含有这些阴离子的液体或药物一起输注。

化疗中发生急性肾小管坏死（acute tubular necrosis，ATN）时，低钙和高磷血症不如慢性肾衰竭时表现突出，由于常同时伴有酸中毒，使细胞外钙离子游离增多，故多不发生低钙常见的临床表现。处理时，主要是降低磷血水平。

（二）高钙血症

高钙血症（hypercalcemia）是指血清钙 > 2.7 mmol/L 和离子钙 > 1.4 mmol/L。高钙血症在成年人癌症中发生率 20%~30%，而在儿童中相对少见，发生率 0.4%~1.3%。常见于急性白血病、神经母细胞瘤和横纹肌肉瘤等。在出现高钙血症的儿童的鉴别诊断中都必须考虑癌症。

1. 高钙血症的临床表现

高钙血症可能导致心律失常、进行性精神障碍（包括昏迷）和肾衰竭而危及生命。其他症状往往是非特异性的，包括背部或腹部疼痛、疲劳、高血压、厌食、恶心、呕吐、多尿、脱水、酸中毒、烦渴和便秘。一般来说，高血钙越严重（通常总钙 > 3.75 mmol/L，离子钙 > 1.85 mmol/L）或血钙水平上升速度越快，症状越明显。在心脏方面可表现为校正 QT 间期缩短［特别是 QRS 波开始到 T 波的顶点（Q-aTc）］和容易发生心律失常（主要是缓慢性心律失常）。

2. 高钙血症的处理

恶性肿瘤高钙血症的治疗应该从源头上有效减轻肿瘤负荷，所以必须及时启动抗肿瘤治疗。抗高钙血症治疗是一种临时措施，目的在于降低钙水平，从而缓解危及生命的症状，并为抗肿瘤治疗提供一个时间窗。由于真正的高钙血症通过三种基本机制发生（增强破骨细胞骨吸收、增强肾小管钙重吸收和增强肠道对钙的吸收），抗高钙血症的治疗原则应包括抑制破骨细胞骨吸收、增加肾清除率和防止肠道吸收。需要停止肠内或肠外使用钙补充剂或含钙药物，也应停用可能导致高钙升高的药物，如锂、骨化三醇、维生素 D、抗酸剂和噻嗪类利尿药。

立即开始静脉补液扩容，作为一线治疗可以增加钙的肾脏清除率。与癌症相关的高钙血症患儿常常因厌食、呕吐存在严重脱水，应根据脱水的程度、肾功能、心血管状况以及血钙水平，快速输注生理盐水［可高达 3 L/（m^2·d）或每小时 10 mL/kg］，但必须监测液体超负荷的临床症状。大量水化不但可以提高肾小球滤过率而增加钙的滤出，而且可以抑制近端肾单位中钙的重吸收。如果同时使用襻利尿药（0.9% 氯化钠静脉滴注和呋塞米 1 ~ 2 mg/kg），还可以通过阻碍 Henle 襻中钙的重吸收，进一步促进钙的排泄，特别是对于出现循环液体超荷症状的患儿。注意，噻嗪类利尿药会刺激肾对钙的重吸收，在治疗高钙血症时应该禁用。

肾上腺皮质类固醇（泼尼松 80 mg/d，或氢化可的松 300 ~ 400 mg/d），可以减少钙自骨向细胞外液转移，一般用于淋巴瘤和骨髓瘤患者，但 4 d 之内效果不明显，而且要注意增加肿瘤溶解综合征的风险。

如果增强的肾脏钙排泄不能纠正高钙血症，或者在严重高钙血症的情况下，必须使用抑制破骨细胞的骨吸收。双膦酸盐是目前认为治疗高钙血症最有效、最安全的药物。帕米膦酸钠（pamidronate disodium）被广泛用于成人恶性肿瘤相关的高钙血症，但在儿童严重高钙血症治疗中的应用是有限的。据估计，帕米膦酸盐可在 3 ~ 4 d 纠正 60% ~ 90% 病例的血清钙水平，效果持续 3 ~ 4 周。一旦发现高钙血症，可以立即开始使用，因为反应需要 2 ~ 4 d，而血清钙的最低点通常发生在治疗开始后的 4 ~ 7 d。由于低钙血症、中度和延迟性低磷血症、低镁血症和低钾血症都与使用它有关，因此，应该对血电解质监测 2 周。少数患者也可能出现发热、肌肉疼痛、炎症综合征或氮质血症。唑来膦酸盐（zoledronate）是一种较新的双膦酸盐，比帕米膦酸盐更有效且给药更简单，但它在儿童恶性肿瘤高钙血症中的疗效和安全性尚未得到很好的证实。鉴于襻利尿药容易导致其他电解质紊乱，有学者建议把双膦酸盐取代呋塞米作为一线疗法。降钙素（calcitonin）通过抑制骨吸收来降低血清钙水平，一般皮下注射或肌内注射 4 IU/（kg·d），每 12 h 1 次。虽然它的降钙速度比其他药物更快速，但它的作用往往很小且短暂，并且快速耐受，从而限制了它的使用。有学者建议在危及生命的高钙血症病例中联合使用降钙素和帕米膦酸盐。光神霉素（mithramycin）、硝酸镓（gallium nitrate）用于高钙血症虽然有效，但由于其潜在的严重毒性而受到限制。

在某些情况下，包括肾衰竭、无法使用上述疗法，或患有严重、有症状又无反应的高钙血症，可以选择含钙很少或不含钙的透析液进行透析降钙。

五、镁代谢紊乱

（一）低镁血症

低镁血症（hypomagnesemia）是指血浆镁浓度 < 0.7 mmol/L。

1. 低镁血症的病因

有报道儿科 ICU 里 43% 的患儿存在低镁血症。低镁血症多数由于大量镁丧失引起。化疗相关肠炎或感染性腹泻导致的大量下消化道液丢失；长期化疗或大量水化的患儿摄入镁不足（在饮食、静脉输液或肠外营养中）；化疗药物损伤肾小管影响镁离子的再吸收；急性胰腺炎时均可引起低镁血症。

医源性因素是引起低镁血症的重要原因之一。呋塞米、噻嗪类、尿素和甘露醇等利尿药、氨基糖苷类抗生素、强心苷、顺铂和胰岛素等治疗，都可使大量镁经尿液排出。其中利尿药与强心苷同时应用，镁的丢失更明显。其他原因还包括 SIADH 和醛固酮增多症导致的细胞外液容量增加、发热哭闹出汗过多、大量输注枸橼酸盐血制品等。化疗过程中，建议将血清镁纳入常规检查，尤其是存在低镁血症高风险的患儿，需要密切监测血镁水平。

2. 低镁血症的临床表现

当血清镁 < 0.4 mmol/L 时才出现临床症状，主要为神经肌肉系统和心血管系统的表现。神经肌肉系统以肌肉震颤、手足搐搦和反射亢进最为常见，以上肢更为明显。严重时出现谵妄、精神错乱、定向力失常、幻觉、惊厥，甚至昏迷等。心血管系统多表现为心律失常，出现室性期前收缩、室上性阵速或心室颤动等，心电图改变（T 波平坦、倒置，S-T 段下降），无特异性，与低钾血症相似。应当警惕血清镁含量降低时容易发生洋地黄中毒。

3. 低镁血症的处理

轻度镁缺乏者主要通过胃肠道途径补充。症状明显或不能进食者通过静脉途径。治疗开始前，先测血清镁、钙，尿素氮和肌酐。如有氮质血症或肾功能不良时，应经常复查血清镁，以免补充过多。常用制剂为 10% ~ 50% 硫酸镁或 20% 氯化镁。由于硫酸盐可结合钙，用硫酸镁治疗反加重低钙血症，故以使用氯化镁较为安全。1 g 硫酸镁含镁元素 98 mg 或 4.1 mmol，1 g 氯化镁含镁元素 115 mg 或 4.8 mmol。初剂可给 600 mg 元素镁，稀释于 5% 葡萄糖溶液 200 ~ 250 mL 中静脉滴注 3 ~ 4 h。随后，以 900 mg 元素镁稀释后连续滴注，24 h 滴完。必要时静注 2.5% 硫酸镁 2 ~ 4 mL/kg，以每分钟不超过 1 mL 的速度缓慢注入。次日剂量减半，以后的补充量根据血清镁浓度决定，使血清镁的浓度维持在 12 mmol/L。由于血清镁与细胞内镁平衡缓慢，故镁缺乏宜在 5 ~ 7 d 逐步矫正，不宜操之过急。如情况紧急，有癫痫样发作，可用 500 mg 元素镁缓慢静脉注射，每分钟不超过 15 mg。应当注意的是低镁、低钙和低钾三者关系密切，严重低镁血症时可产生低血钙或导致低钾血症，所以，如果单纯补钾难以奏效时，必须考虑存在有低镁的可能，同时补镁。

（二）高镁血症

高镁血症（hypermagnesemia）是指血镁浓度 > 1.0 mmol/L，比较少见。

1. 高镁血症的病因

高镁血症一般发生在溶血，或者在肾功能不全、严重脱水和尿少患者给予过多镁剂补充。

2. 高镁血症的临床表现

由于神经肌肉接头处膜结合钙的置换，镁可抑制乙酰胆碱的连接前释放。当血清镁 > 1.64 mmol/L，出现反射减退。当血清镁含量超过 3 mmol/L 时可出现弛缓性四肢瘫痪的中毒症状。高镁浓度抑制中枢及周围神经系统，最早表现为嗜睡、肌力减退，继之出现软瘫，反射消失，终至昏迷。心血管方面表现为心动过速，继以心动过缓、房室和心室内传导阻滞。高镁血症的心电图改变亦可表现 P-R 间期延长和 QRS 波增宽。如无高血钾症而心电图显示 P-R 间期延长、T 波高耸，QRS 增宽者，应考虑高镁血症。若血清镁含量超过 6 mmol/h，可出现呼吸麻痹、低血压（可能对升压药和容量扩张无效）、完全性心脏传导阻滞和心脏停搏。镁离子对中枢神经系统有抑制作用，严重高镁血症可引起呼吸抑制和心肌抑制，应予警惕。

3. 高镁血症的处理

治疗应从纠正脱水和改善肾功能入手。有心律失常、低血压和呼吸损害症状的重度中毒应缓慢静脉注射 10% 葡萄糖酸钙 10 ~ 20 mL，通过钙的拮抗作用逆转那些严重的并发症，但是补钙的作用是暂时的。对于肾功能正常的患者可以静脉注射呋塞米（1 mg/kg），并静脉滴注尿量一半量的生理盐水（加入葡萄糖酸钙）以代替血管内容量并随着钙排泄增加而增加镁排出。葡萄糖 - 胰岛素组合可以将镁转移到细胞中，类似于它在高钾血症中的作用。对于严重病例或肾衰竭患者，应该尽快行透析疗法，以清除细胞外液积累的镁，使症状得以改善。

正常人摄入的镁 40% 从尿液中排泄。ATN 时血钾与血镁浓度常平行上升。当高钾血症纠正后，心电图仍出现 P-R 间期延长和（或）QRS 增宽时应怀疑高镁血症的可能。低钠血症、高钾血症和酸中毒均增加镁离子对心肌的毒性。

第 8 节　弥散性血管内凝血

一、概述

弥散性血管内凝血（disseminated intravascular coagulation，DIC）是一种由弥漫性止血激活引起小血管血栓形成，并最终导致消耗性凝血病的获得性综合征。在各种疾病基础上，致病因素损伤微血管体系，组织因子（tissue factor）的释放触发和不受控制地活化凝血级联，释放过量的凝血酶，导致全身微血管血栓形成；随着凝血酶不受调节地释放，纤溶酶原被转化为纤溶酶，导致纤维蛋白溶解亢进；大量的纤维蛋白降解产物（fibrin degradation product，FDP）又可引发过度出血，最终引起组织缺血和坏死、全身出血状态、微血管病性溶血性贫血以及微循环衰竭。DIC 一个复杂的过程，不是全有或全无，而是凝血系统紊乱从轻微到严重的连续过程，因此其临床定义一直很困难。

恶性肿瘤与高凝状态和血栓 - 出血性并发症的高风险相关。几乎所有晚期癌症患者血液都处于高凝状态，但临床检测到 DIC 的发生率似乎要低得多。实体癌患者中 DIC 的发生率约为 7%。在急性血液系统恶性肿瘤，特别是急性淋巴细胞白血病患者中，有 15%～20% 的患者被诊断出 DIC。急性白血病患者 DIC 的发生在化疗开始时还会进一步激增。据估计，85% 被诊断为 APL 的患者会发生 DIC，甚至有报道，在 APL 诊断时或在开始缓解诱导后，超过 90% 的患者可以检测到 DIC。化疗和并发感染也会提高白血病患者的出血风险，特别是使用全反式维甲酸（all-trans retinoic acid，ATRA）治疗 APL 过程中，它彻底改变了 APL 的自然病史及其凝血 / 出血综合征。但 APL 本身是罕见的 AML。

有文献报道，儿童急性淋巴细胞白血病和 APL 中 DIC 的发生率分别为 14% 和 4%～8%。但是由于止凝血系统在儿童阶段差别非常大，并且随着年龄的变化而显著变化，这给临床医师带来了一定的挑战，可能在临床表现非常明显时才作出 DIC 诊断。

DIC 的发病机制是复杂的、多因素的。白血病细胞本身就能干扰机体止血机制。在 APL 中，组织因子通过前髓细胞胚细胞的膜直接分泌到血流中，其启动凝血级联，在这种情况下，凝血、纤维蛋白溶解和非特异性蛋白水解系统的激活会产生严重的止凝血失衡，引起 DIC。

癌症的治疗也可能会增加血栓形成风险。实验室检查和临床数据观察到，化疗损伤的白血病细胞可以促进促凝血剂和细胞因子的释放，这是开始化疗时 DIC 恶化的重要原因。有研究分析患者化疗后的血浆样本，发现其中含有较高水平的 IL-1β，并且能够增加体内对血小板的内皮黏附能力。化放疗还可以对血管内皮造成直接损伤。接受化疗的患者血浆内皮损伤标志物可出现显著变化。不同类别的化疗药物诱导的内皮完整性的致死效应有所差异，这可能取决于药物细胞毒性的不同机制。

一些化学治疗剂可以直接刺激巨噬细胞和单核细胞的组织因子促凝活性表达的能力，诱导宿主细胞的促凝血反应。化疗还可诱导血浆抗凝血蛋白（AT、PC 和蛋白 S）水平的降低，这很可能是放疗和化疗直接的肝毒性的结果。L-ASP 是 ALL 化疗常用的药物。已知 L-ASP 对肝、胰腺和中枢神经系统都有毒性，文献报道 L-ASP 会损害止血系统，尤其是纤维蛋白原、纤溶酶原、2- 抗纤溶酶、AT 和 PC 的显著减少，这些异常提示存在血栓形成状态。然而，也有报道对该药物在血管事件发病机制中的作用存在疑问，因为对于未接受 L-ASP 治疗 ALL 缓解的患者，血栓栓塞并发症发生率亦可高达 12%。

在急性白血病的治疗中应特别重视感染并发症。血小板计数减少除了因为止血功能受到抑制外，还可能是因为血小板被破坏增加的缘故。后一种情况导致的血小板计数下降在血小板输注后也难于恢复。其机制可能是由于 DIC 的恶化或细菌和病毒与血小板之间的直接相互作用所致。这种相互作用可以产生血小板聚集，血小板成分释放，感染因子的吞噬作用，最终缩短血小板的寿命。革兰阴性细菌细胞壁上的内毒素——脂多糖（lipopolysaccharide，LPS）可以诱导不同细胞（主要是单核细胞和内皮细胞）表达组织因子，引发或加重 DIC 和血小板减少症，因此，在革兰阴性脓毒症中，特别容易发生 DIC 的出血。

二、DIC 的诊断

在 DIC 发生发展过程中涉及凝血、抗凝、纤溶等多个系统，临床表现也多样化，容易与其他引起出凝血异常疾病相混淆。

癌症患者发生的 DIC 通常比脓毒症或创伤并发的 DIC 更为隐匿，临床上很少出现暴发性发生。大部分凝血是渐进性激活，往往表现为亚临床的特点，甚至仅以实验室检查异常为特征的非症状性疾病。最终，该过程可能导致血小板和凝血因子耗尽，这时出血（比如在肿瘤部位）可能是发现 DIC 的首个临床症状。如果肝脏的功能还没受到累及，凝血因子的合成增加可能会掩盖凝血因子的持续消耗，在这种情况下，血小板减少症是正在进展的 DIC 的最突出的迹象。纤维蛋白相关标志物（例如可溶性纤维蛋白或纤维蛋白降解产物）的监测可能有助于 DIC 的诊断，然而，迄今尚未确定这些试验在癌症相关 DIC 中的特异性。与实体瘤中常见血栓栓塞表现不同，急性血液恶性肿瘤相关的 DIC 通常以出血性表现为主。

（一）DIC 的临床表现

DIC 的临床表现是可变的。DIC 的临床表现可能从局部血栓形成到不同程度严重的出血。DIC 早期处于高凝状态期，可能因无临床症状或轻微症状，往往被忽视，也可表现血栓栓塞、无法用原发病解析的休克。消耗性低凝期以广泛多部位出血为主要临床表现。继发性纤溶亢进期，出血更加广泛且严重，甚至有难以控制的内脏出血。脏器衰竭期可表现肝肾衰竭。DIC 患者的病死率高于 75%，呼吸循环衰竭是导致患者死亡的常见原因。对 APL 患者进行全面评估对于早期识别 DIC 至关重要，一旦出现以下非特异的临床表现，都应该警觉 DIC 的发生。

1. 皮肤黏膜

患者可能会出现原来静脉穿刺部位、静脉注射点、动脉置管或骨穿或腰穿处渗血的情况。有时发生黏膜出血，如鼻出血、巩膜和结膜的出血。通常可见瘀斑和紫癜。微血管血栓的形成可能表现为耳垂灰暗、手指和足趾的对称性发绀，甚至可导致坏疽。

2. 神经系统

可表现为意识的改变以及行为或心理状态的改变。患儿有时会述说一种令人难以忍受的头痛。患者可能表现出新的癫痫发作。由于微栓塞，患者可能表现出卒中的迹象和症状，例如失语、面部下垂或运动无力。

3. 心血管系统

可出现进行性贫血，贫血程度与出血量不成比例，但是如果出血量较多，可能会出现血流动力学不稳定的迹象和症状。如果患者出现酸中毒、电解质异常可能导致心律失常。患者可能有心动过速、低血压、缺氧或抱怨胸痛。

4. 呼吸系统

由于肺栓塞或急性呼吸窘迫综合征，患者可能表现为呼吸困难、呼吸急促、脉氧饱和度不稳定以及极度焦虑。还可能出现肺的出血症状。

5. 消化系统

可能发生胃肠道出血，导致休克的体征和症状。体格检查可能显示腹部压痛和僵硬、呕血、黑便。胃肠道症状和体征可能包括肠蠕动减慢或缺乏肠鸣音。如果有血栓形成，患者肠道可能会发生局部缺血，在梗死区域上方出现高音调或叮叮当当的声音。

6. 泌尿系统

在没有其他原因的情况下出现肾功能损害。出血或血栓形成可能导致少尿[小于 0.5 mL/(kg·h)]或血尿。急性肾小管坏死和蛋白尿可能导致电解质失衡进一步发展，甚至出现酸中毒。

（二）实验室检查

1. 凝血功能指标检测

DIC 常用的实验室检测指标包括血小板计数、凝血筛选、血清纤维蛋白原和 D-二聚体或纤维蛋白降解产物（FDP）。这些检测指标在大多数医院都很容易获得，并且可以用于识别在 DIC 中激活的促凝血和纤维蛋白溶解过程。凝血酶原时间（PT）、活化部分凝血活酶时间（APTT）、血小板计数和纤维蛋白原提供关于促凝血系统的重要信息，而 D-二聚体或 FDP 测量纤维蛋白形成和纤维蛋白溶解。FDP 和 D-二聚体水平是 DIC 最可靠的测试，D-二聚体水平最具特异性。虽然 FDP 可能在 DIC 以外的条件下升高，但 85%～100% DIC 患者表现出 FDP 水平的某种程度升高。由于纤维蛋白凝块的快速形成和分解，在急性 DIC 期间异常高水平的 FDP 可起到抗凝作用。D-二聚体水平通常很低，机体维持凝块形成和随后的凝块降解的稳态。在 DIC 期间，D-二聚体升高，表明纤维蛋白形成水平增加。由于纤维蛋白水平增加，机体试图通过增加纤维蛋白溶解来维持平衡。D-二聚体仅通过交联纤维蛋白凝块的纤溶酶裂解产生，而不是未凝固的纤维蛋白原，因此，D-二聚体是反映纤维蛋白形成增加的指标。表 12-4 列出了一些检测 DIC 中最常用的凝血功能的指标。

但要注意的是，没有单一的血液检测指标可以明确诊断 DIC，所以这些参数都不应单独考虑，而是应该作为一个整体去综合分析。血小板计数减少、凝血时间延长、纤维蛋白原水平降低和 D-二聚体值增加都指向显著的凝血激活和不受控制的凝血酶生成。结合临床情况，定期检测凝血功能的变化有助于监测 DIC 的变化。

表 12-4　儿科 DIC 的实验室检查

检测指标	异常	儿童诊断难点
血小板计数	降低	由于在儿科中无法实现自由流动的静脉样本而导致血小板聚集
凝血酶原时间（PT）/活化部分凝血活酶时间（APTT）	延长	因年龄的变异；危重患者血液样本受到肝素污染；难以准确用枸橼酸钠样本管采集到正确的血量；特别是小婴儿中，高血细胞比容水平导致离心后血浆中枸橼酸钠浓度过高
国际标准化比率（INR）	延长	因年龄的变异；INR 值采用成人血浆作对照，因此儿科结果超出正常范围
纤维蛋白原（Fbg）	减少	Fbg 为急性期反应物可错误升高；Clauss 纤维蛋白原测定法能准确定量检测出 DIC 中低水平 Fbg
D-二聚体	升高	关于正常参考范围，在儿科中没有很好地描述

血栓弹力图（thrombelastogram，TEG）试验可以动态监测血液凝固和纤溶的过程，由于涵盖了内、外源性凝血通路和纤维蛋白溶解系统等综合因素，能够比较完整地反映凝血过程中各因素之间的作用及其相互联系，这种个体化的凝血分析有助于 DIC 病情的监测和干预措施的效果评估。

2. 其他实验室检测项目

除了凝血功能指标的检测，其他项目，如血红蛋白水平、白细胞计数、血涂片（寻找红细胞碎片或裂片细胞）、肝和肾功能指标、乳酸脱氢酶水平、动脉血气、感染血清学指标、血培养和适当的影像学检查（如胸部 X 线片、脑 MRI）可以提供关于促发因素和器官受累程度的线索。

在 DIC 的实验室诊断中面临的一些实际问题也值得考虑，比如患病儿童的静脉或动脉通路难以获得足够的血容量以进行重复测试，参考范围的标准化很难用于纤维蛋白原等指标和 D- 二聚体，婴幼儿低水平的正常生理凝血因子也可能被误解为异常结果。

（三）DIC 的评分诊断系统

英国血液学标准委员（British Committee for Standards in Hematology）、日本血栓形成和止血学会（Japanese Society for Thrombosis and Hemostasis）以及意大利止血和血栓形成学会（Italian Society for Hemostasis and Thrombosis）分别发布了三个 DIC 诊断指南。这些大致相似，国际血栓和止血协会（International Society of Thrombosis and Hemostasis，ISTH）小组委员会统一了三个指南的差异并发布了标准化的 DIC 评分系统。ISTH 标准建议采用五步诊断算法，通过四个实验室检测指标计算 DIC 评分，评分≥ 5 可以诊断为 DIC（表 12-5）。ISTH 诊断评分标准在成年患者的敏感性为 91%，特异性为 97%，诊断评分与病死率之间存在很强的相关性。

尽管 ISTH 评分系统已被经常用于儿科患者，但在儿童 DIC 方面的临床试验数据非常有限，在儿科人群中尚存在争议。有研究探讨了 ISTH DIC 评分在儿童 APL 患者中的预测价值，认为评分≥ 6 分与致命性出血的高发生率显著相关。然而，DIC 评分在诱导期间预测至少一种凝血病事件的敏感性和特异性较低，分别为 66.7% 和 65.6%。德克萨斯儿童医院（Texas Children's Hospital）也有一套评分标准，这套标准使用血小板计数和纤维蛋白原水平。与 ISTH DIC 评分比较，该评分系统的敏感性高，但是缺乏特异性。这表明 ISTH 评分仅能识别明显的 DIC 并且难于在儿科人群中发现早期的 DIC。纤维蛋白原是 DIC 的不敏感指标，因为它充当的是急性期反应物，所以，连续纤维蛋白原测量只有在预测明显的 DIC 方面更有用。

中华医学会血液学分会血栓与止血学组于 2014 年起通过多中心、大样本的回顾性与前瞻性研究，建立了中国弥散性血管内凝血诊断积分系统（Chinese DIC scoring system，CDSS）（表 12-6），对于非恶性血液病，每日计分 1 次，积分≥ 7 分时可诊断为 DIC。对于恶性血液病，临床表现第一项不参与评分，每日计分 1 次，积分≥ 6 分时可诊断为 DIC。该系统突出了基础疾病和临床表现的重要性，强化动态监测原则，简单易行，使得有关 DIC 诊断标准更加符合我国国情。但是在儿科人群中的应用，特别是对儿童血液肿瘤合并 DIC 的诊断，CDSS 同样还有待更多的临床数据进行评价。

DIC 通常很难与血栓性微血管病（thrombotic microan-giopathy，TMA）区分开来，后者表现为血栓性紫癜和溶血性尿毒综合征（hemolytic uremic syndrome）。TMA 与 DIC 具有相同的临床后果，也可导致微血管血栓形成，出血和器官衰竭的趋势增加。尽管 DIC 和 TMA 相似并且彼此相关，但是两者机制不同。DIC 由凝血系统的显著激活和消耗引起（由组织因子、炎性细胞因子和激活白细胞等物质触发），随后激活继发性纤维蛋白溶解；TMA 的发作是由血小板的显著激活和消耗引起的，这些因子反应导致激活和随后对血管内皮细胞的损伤。所以，应该注意 TMA 与 DIC 的鉴别诊断，采取不同的治疗原则。

表 12-5　国际血栓和止血协会（ISTH）DIC 评分标准

第 1 步：风险评估	患者是否具有已知的与显性 DIC 相关的潜在疾病	如果是：继续
		如果否：不要使用此评分法
第 2 步：整理全套凝血测试	PT、血小板计数、纤维蛋白原、纤维蛋白相关标志物	
第 3 步：对测试结果进行计分	血小板计数	
	> 100×10^9/L	0
	< 100×10^9/L	1
	< 50×10^9/L	2
	升高的纤维蛋白标志物（如 D- 二聚体，FDP）	
	没有升高	0
	中度升高	2
	严重升高	3
	PT 延长	
	< 3 s	0
	> 3 s 但 < 6 s	1
	> 6 s	2
	纤维蛋白原水平	
	> 1 g/L	0
	< 1 g/L	1
第 4 步：计算分数	≥ 5 符合显性 DIC	每天重复评分
	< 5 可能为非显性 DIC	1 ~ 2 d 后重复评分

表 12-6　中国弥散性血管内凝血诊断积分系统（CDSS）

积分项	分值
存在导致 DIC 的原发病	2
临床表现	
不能用原发病解释的严重或多发出血倾向	1
不能用原发病解释的微循环障碍或休克	1
广泛性皮肤、黏膜栓塞，灶性缺血性坏死、脱落及溃疡形成，不明原因的肺、肾、脑等脏器功能衰竭	1
实验室	
血小板计数	
非恶性血液病	

续表

积分项	分值
$\geq 100 \times 10^9/L$	0
（80～100）$\times 10^9/L$	1
$< 80 \times 10^9/L$	2
24 h 内下降 $\geq 50\%$	1
恶性血液病	
$< 50 \times 10^9/L$	1
24 h 内下降 $\geq 50\%$	1
D-二聚体	
< 5 mg/L	0
5～9 mg/L	2
≥ 9 mg/L	3
PT 及 APTT 延长	
PT 延长 < 3 s 且 APTT 延长 < 10 s	0
PT 延长 ≥ 3 s 或 APTT 延长 ≥ 10 s	1
PT 延长 ≥ 6 s	2
纤维蛋白原	
≥ 1 g/L	0
< 1 g/L	1

来自：中华医学血液分会血栓与止血组。弥散性血管内凝血诊断中国专家共识（2017年版）［J］. 中华血液学杂志，2017，38（5）：361-363.

三、管理和治疗

与诊断 DIC 的复杂性类似，DIC 的治疗和管理非常复杂和个性化。由于 DIC 是凝血与纤溶相互影响的动态演变过程，在处理过程中应该监测止血凝血指标的动态变化。如果患者达到 DIC 评分诊断标准或出现了明显的 DIC 临床表现，提示 DIC 可能发展到比较严峻的阶段，所以应该尽可能干预前移，根据凝血和纤溶的指标优化管理策略。治疗包括消除引起 DIC 的病因过程，恢复凝血途径的稳态，以及在急性事件期间维持器官功能。识别潜在的病因是 DIC 的治本方法，所有其他措施都是支持疗法。在治疗潜在病因的同时，患者可能需要输注血液制品、氧气和液体替代物等支持性监护。根据患者的初始表现，还可能需要处理血管内凝血或使用纤维蛋白溶解抑制剂。治疗癌症患儿的急性 DIC 难度更大，大多数患者可能在 1～4 周死亡。

出血可能是急性白血病，特别是 APL 危及生命的并发症。在急性白血病中，早期开始支持性措施尤为重要。由于高死亡率风险，考虑到化疗开始常使凝血／出血综合征恶化的事实，在这种情况下最重要的支持手段无疑是血小板输注；肝素和抗纤维蛋白溶解剂的使用仍有争议。此外，化疗的开始和感染的发生会显著增加 DIC 的发生率，因此，有效控制感染性疾病非常重要。在白血病化疗和 DIC 的处理过程中，经常补液量较多和输注大量血制品，要注意液体出入量平衡，避免循环超荷导致急性心肺功能不全，加剧病情的恶化。

1. 化疗

被诊断患有 APL 的患者必须尽快开始化疗。APL 患者的诱导治疗包括阿糖胞苷、伊达比星或柔红霉素以及全反式维甲酸（ATRA）。

ATRA 用于 APL 缓解诱导治疗的出现为 DIC 的管理提供了新的视角。自第一次临床应用以来，ATRA 具有高 CR 率，可快速消退凝血病，但并没有引起骨髓发育不全。ATRA 可促进白血病早幼粒细胞的终末分化。在非随机研究中，给予 ATRA 的 APL 患者与常规化疗治疗的历史对照组相比，CR 率提高 9%～20%，早期出血性死亡率降低 5%～6%。许多实验室研究已经证明，在 ATRA 治疗的第 1 周或第 2 周内可以使凝血和纤维蛋白溶解标志物减少或恢复正常。当 ATRA 与化疗联合给药时，益处持续存在。

2. 血液制品

在处理 DIC 过程中有许多与血液产品管理有关的不同做法和争议。通常，主要给 DIC 出血患者输血，而不是根据实验室检查结果进行输血。与成年人相比，给儿童输血的不良反应风险更大。有报道输注血液制品的患儿死亡率较高。DIC 患者常用的输血成分有血小板、新鲜冷冻血浆（fresh frozen plasma，FFP）和冷沉淀物。

血小板输注是所有急性白血病患者现代支持治疗的重要组成部分。一般而言，血小板在出血或高出血风险的患者中输注，比如需要侵入性操作、血小板计数低于 50×10^9/L 等。在非出血患者和慢性 DIC 患者中，通常不推荐预防性血小板输注，建议密切监测临床状态。虽然在儿童患者，血小板减少症的严重程度与大出血风险之间没有明确的相关性，但有报道，给成人患者预防性输注血小板导致出血量显著下降和存活时间延长，并且可以加强化疗。对于 APL 患者来说，维甲酸时代的出血风险和血小板输注要求更高，用血小板输注纠正血小板减少症具有特殊价值。有研究认为，在 APL 的患者中，通过有效的血小板支持以及迅速开始化疗来消除凝血病的原因，可以成功地控制出血倾向。有研究观察了 65 名 APL 成人患者，在输注血小板并且未给予肝素的患者中完全缓解率更高。因此有建议，当 APL 患者的非活动性出血患者血小板计数在 20×10^9/L 以上，活动性出血患者血小板计数在 50×10^9/L 以上，应输注血小板以维持血小板含量。但是，对于具有 DIC 的儿科患者，血小板输注阈值、输注量和恰当的输血指征仍不清楚，目前大多数指南都仅仅基于专家意见。

FFP 主要用于 PT 延长、APTT 高于正常范围上限 1.5 倍的出血患者。但是在儿童中，PT 和 APTT 的参考值可能因年龄而异，需要连续监测以及临床观察以确定 DIC 的严重性。通常，建议使用 10～20 mL/kg 的 FFP，但这些患儿可能需要输注多种血液成分，所以必须严格评估血流动力学状态以防止液体超荷。如果化疗中并发脓毒症和心肌毒性药物，继发的心肌病风险可能使临床症状复杂化，更加要注意输液量的控制。如果出现循化超荷，或许可以考虑使用凝血酶原复合物（prothrombin complex，PCC）。但是，在儿科中使用 PCC 应该谨慎，因为 PCC 可能引起血栓形成并且也缺乏某些凝血因子，尤其是因子 V。

当患者有出血表现，且纤维蛋白原水平低于 1.5 g/L 时，可使用冷沉淀。当预计凝血功能障碍并且纤维蛋白原水平低于 1.5 g/L 时，一些儿科肿瘤中心在非出血性 APL 患者中也经验性地预防性输注冷沉淀，但这都不是基于证据的做法。也有儿科医师使用纤维蛋白原浓缩物，但都是些小样本的临床观察，难以在儿科中提出强有力的建议。

3. 肝素

对于主要血栓形成的非出血性重症 DIC 患者，应考虑治疗剂量的肝素。由于普通肝素（unfractionated heparin，UFH）半衰期短且硫酸鱼精蛋白可逆性，连续输注 UFH 在儿童患者群体是个较好的选择。有出血迹象的患者、中枢神经系统受损或可能受损的患者以及中度血小板计数减少（$< 50×10^9/L$）的患者中，在 DIC 中使用肝素是有争议的，一般禁用 UFH。当在 DIC 中使用 UFH 时，用 APTT 监测可能不能准确反映抗凝的效果，因为过量的凝血酶产生可能导致 APTT 的缩短。低分子量肝素（low molecular weight heparin，LMWH）经常在成年人中使用，因为其具有预测的药代动力学，较小的出血风险和较低的肝素诱导的血小板减少症发生率。由于缺乏证据，LMWH 在急性 DIC 血栓形成的儿童患者中应用还不是普遍接受的做法。因为 LMWH 会在肾功能损害中累积，如果使用 LMWH 抗凝，DIC 患儿的肾功能异常进一步使治疗复杂化。

肝素在急性白血病，特别是 APL 的凝血病治疗中的作用尚不确定，因为大多数研究涉及的患者人数少，而且是回顾性的，这些研究还未把近年来使用的更强化疗方案或使用更多的血液制品的因素考虑进去。前瞻性随机试验从未证实肝素治疗的益处。因此，目前不建议常规使用肝素治疗急性白血病患者的凝血功能障碍。

4. 纤维蛋白溶解抑制剂

纤维蛋白溶解抑制剂（如 β- 氨基己酸和氨甲环酸）很少被使用，因为纤维蛋白溶解抑制剂的使用可导致致命的播散性血栓形成并导致多器官功能障碍。到目前为止还没有明确的数据可用于支持抗纤维蛋白溶解药物用于急性白血病的出血性并发症。有研究在一小部分 APL 患者中使用氨甲环酸可以控制 APL 出血性综合征，同时降低了输血需求。但是这些患者都没有使用 ATRA 治疗。有报道，在 ATRA 诱导治疗过程中给予抗纤维蛋白溶解剂时反而发现血栓栓塞。因此，在严重出血时，使用纤维蛋白溶解抑制剂应该谨慎，尤其是使用 ATRA 化疗的 APL 患儿。

5. 其他抗凝血因子浓缩物

（1）抗凝血酶（antithrombin，AT）：在 DIC 过量凝血酶产生过程中 AT 被耗尽，AT 水平是脓毒症 DIC 患者预后和 28 d 死亡率的独立预测因子。儿童人群中目前尚无随机对照试验的研究报道，但已有多项回顾性分析报告认为，儿童中给予 AT 可以使 DIC 异常的凝血功能指标快速恢复正常而没有不良反应。但是这个结果并没有把患者在治疗期间同时输注其他血液成分的因素考虑在内。在儿科 DIC 中不广泛推荐使用 AT。

（2）重组活化蛋白 C（recombinant activated protein C，rAPC）：脓毒症患者的蛋白 C 明显较低，有学者提出蛋白 C 的恢复可能有助于降低 DIC 的严重程度。但临床研究中 rAPC 组的出血发生率更高，因此，不建议儿童使用 rAPC。

（3）重组可溶性人血栓调节蛋白（recombinant soluble human thrombomodulin，rTM）：血栓调节蛋白是一种血管内皮糖蛋白，可与凝血酶结合并增强蛋白 C 的活化。rTM 具有与 rAPC 相似的药理学机制。在日本，成人随机双盲对照试验，以低剂量肝素作对照，rTM 组 DIC 症状显著改善，出血相关不良事件发生率较低。自 2008 年以来，rTM 已在日本得到批准使用，但在儿科中使用仍要谨慎。

（何新荣）

参考资料

［1］VINCENT J L, ABRAHAM E, MOORE F A, et al. Textbook of critical care[M]. 7th edition. Elsevier Inc., 2017.

［2］KLIEGMAN R M, GEME J S. Nelson textbook of pediatrics[M]. 21th edition. Elsevier Inc., 2019.

［3］WHEELER D S, WONG H R, SHANLEY T P. Pediatric critical care medicine[M]. 2nd edition. Springer London, 2014.

［4］SHAFFNER D H, NICHOLS D G. Rogers' textbook of pediatric intensive care[M]. 5th edition. Wolters Kluwer, 2017.

［5］吴梓梁. 小儿内科学 [M]. 郑州：郑州大学出版社，2003.

［6］ZIMMERMAN J J, ROTTA A T. Fuhrman and zimmerman's pediatric critical care[M]. 6th edition. Elsevier Inc., 2021.

第 13 章

急性肿瘤溶解综合征

急性肿瘤溶解综合征（acute tumor lysis sydrome，ATLS）是由于肿瘤细胞短期内大量溶解，释放细胞内代谢产物，引起以高尿酸血症、高血钾、高血磷、低血钙和急性肾衰竭为主要表现的一组临床综合征，是儿童急性白血病及淋巴瘤等血液肿瘤在化疗初期的最紧急的并发症，严重者可致患者死亡。若能早期预防、早期发现和早期治疗，可有效避免严重并发症的发生。现就其高危因素、发病机制、临床表现、诊断标准及防治策略作一概述。

一、高危因素

（一）疾病类型

ATLS 主要发生于肿瘤细胞生长旺盛的疾病中，在儿童以血液肿瘤为多见，如急性淋巴细胞白血病和非霍奇金淋巴瘤，其中以高细胞 ALL、急性 B 淋巴细胞白血病（B-ALL）、伯基特（Burkitt）淋巴瘤、淋巴母细胞性淋巴瘤、弥漫性大细胞淋巴瘤更常见。

（二）肿瘤负荷

肿瘤负荷大是 ATLS 发生的最高因素；具有高白细胞计数（ $\geqslant 50\times10^9/L$ ）或肿瘤体积大（ $8\sim$ 10 cm）的患者是发生 ATLS 的高危人群。血清乳酸脱氢酶增高（LDH > 1000 U/L）是肿瘤负荷的一项重要高危因素指标。

（三）肾功能状态

既往的肾衰竭促使 ATLS 发生，如肾损害（包括血肿瘤对肾脏浸润引起）、高尿酸（476 μmol/L）和少尿等。

（四）化学治疗药物类型

ATLS 多发生于联合用药，是否发生取决于肿瘤对药物的敏感性。任何对肿瘤细胞具有强大杀伤功能的药物均易引起 ATLS，如氨甲蝶呤、依托泊苷、柔红霉素、环磷酰胺、激素、氟达拉滨等。

二、发病机制

ATLS 的发病机制见图 13-1。具体如下：

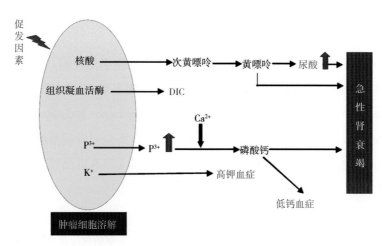

图 13-1 肿瘤溶解综合征病理生理机制

（一）高尿酸血症和急性肾衰竭

肿瘤细胞溶解使细胞内核酸大量释放，在黄嘌呤氧化酶作用下转化为次黄嘌呤、黄嘌呤，最终生成尿酸，产生高尿酸血症；尿酸在酸性环境中易沉积，由于肾远曲小管及集合管具有酸化功能，形成尿酸结晶，造成肾小管堵塞，最终引起急性肾衰竭。循环血容量不足可增加其发生的危险性。

（二）电解质紊乱

1. 高钾血症

人体中 98% 的钾存在于细胞内，因而肿瘤细胞溶解将产生大量钾离子，肾衰竭加重高钾血症，严重时引起室性心律失常、心室纤颤及心搏骤停，心电图特征性表现 QRS 波增宽和 T 波高耸。另可引起神经肌肉兴奋，如肌肉疼痛性痉挛。

2. 高磷和低钙血症

幼稚淋巴细胞所含磷比成熟淋巴细胞多约 4 倍，因而淋巴系肿瘤细胞溶解时血磷大多增高，血磷增高引起继发性低血钙，这是由于增高的磷酸根离子与血液中钙结合，形成磷酸钙排出体外所致，低血钙使神经肌肉兴奋性增高而引起抽搐。而磷酸钙在肾小管沉积，加重肾衰竭。

3. 代谢性酸中毒

肿瘤负荷增加，氧消耗增加，患者血黏度增高，微循环障碍，而形成低氧血症，三羧循环不能氧化丙酮酸使乳酸积聚。肿瘤细胞的溶解，释放出大量磷酸。肾功能不全时，磷酸盐等排出能力不足而在体内潴留，肾小管分泌 H^+ 和合成氨的能力下降，—HCO_3 重吸收减少。

（三）凝血异常

由于肿瘤细胞溶解释放细胞内促凝物质，导致凝血异常。在急性早幼粒细胞白血病（M3）患者最为常见，因早幼粒肿瘤细胞内含有大量促凝物质（组织凝血活酶），这是 M3 患者易发生 DIC 的原因。

三、临床表现

少尿为其特征性的表现，也是 ATLS 的促发因素，早期通常少有特异性的临床症状，晚期可出现高钾血症、肾衰竭或低钙血症的相应症状。其他常见的非特异症状是恶心呕吐、胸闷、乏力等。

四、诊断标准

诊断 ATLS 一般发生于化疗后第 1~7 天，自发性者可发生于化疗前。

关于诊断标准，Cairo-Bishop 制定的 TLS 诊断标准得到多数学者的公认。将肿瘤溶解综合征（tumor lysis syndrome，TLS）分为实验室 TLS（labaratory tumor lysis syndrome，LTLS）和临床 TLS（clinical tumor lysis syndrome，CTLS）（表 13-1）。在实验室肿瘤溶解综合征中，在开始治疗后 3~7 d 至少有两项指标即可诊断 LTLS；CTLS 需要在确诊 LTLS 后出现下列临床症状至少一项：肾功能损伤、心律失常、猝死、抽搐发作。

表 13-1　实验室和临床肿瘤溶解综合征的诊断标准

实验室肿瘤溶解综合征诊断标准		临床肿瘤溶解综合征诊断标准
高尿酸血症	儿童尿酸 ≥ 476 μmol/L	由高钾血症引起的心律失常或猝死
高磷酸盐血症	儿童磷酸 ≥ 2.1 mmol/L	由低血钙引起的心律失常、抽搐、Chvostek 征肾功能损伤；血清
高钾血症	钾 ≥ 6.0 mmol/L	肌酐增高（儿童 ≥ 61.6 μmol/L）或者少尿（平均尿排出量每小
低钙血症	钙 ≤ 1.75 mmol/L	时 < 0.5 mL/kg，持续 6 h）

由于单个高危因素并不能判断 ATLS 发生风险的大小，Coiffier 等（2008）针对不同肿瘤类型制定了危险度分层标准，一次进行分层治疗（表 13-2）。

表 13-2　不同肿瘤类型的肿瘤溶解综合征危险度分层

肿瘤类型	危险度分层		
	高危	中危	低危
非霍奇金淋巴瘤	伯基特淋巴瘤 T 淋巴母细胞淋巴瘤 B-ALL	弥漫性大 B 细胞性淋巴瘤	惰性非霍奇金淋巴瘤
急性淋巴细胞白血病	白细胞计数 ≥ 100 × 10⁹/L	白细胞计数（50~100）×10⁹/L	白细胞计数 ≤ 50×10⁹/L
急性髓细胞白血病	白细胞计数 ≥ 50 × 10⁹/L	白细胞计数（10~50）×10⁹/L	白细胞计数 ≤ 10×10⁹/L
慢性淋巴细胞白血病		白细胞计数（10~100）×10⁹/L	白细胞计数 ≤ 10×10⁹/L
其他恶性血液病（包括慢粒和多发性骨髓瘤）和实体瘤		氟达拉滨治疗快速增殖和期望对治疗快速反应	剩余患者
分层治疗方案	水化 + 初始拉布立酶治疗	水化 + 初始别嘌呤醇（在儿科患者中初始治疗可考虑拉布立酶），如有高尿酸血症发生需要初始行拉布立酶治疗	临床观察和检测

来　自：COIFFIER B, ALTMAN A, PUI CH et al. Guidelines for the management of pediatric and adult tumor lysis sydrome: an evidence-based review［J］. J Clin Oncol, 2008, 26(16): 2767-2778.

五、防治策略

（一）预防性治疗

1. 水化

对有高危因素的血液肿瘤患者至少在化疗前 24 h 给予充分水化保持较高尿量，每天液量

3000 mL/（m²·d）（用 1/5 张含钠溶液），静脉输液可增加肾小球滤过率，防止尿酸等结晶的沉积。注意避免液体过多量，并使液体均匀滴入，必要时加强利尿给予呋塞米 0.5～1 mg/(kg·次)静脉缓注，使尿量保证在 3000 mL/（m²·d）以上［维持尿量 100 mL/（m²·h）或 3 mL/（kg·h）］，液体中不加入钾离子。

2. 碱化

5% 碳酸氢钠 5 mL/kg 静脉滴注，并维持尿 pH 6.5～7，尿酸变为可溶性的尿酸盐排出。但是碱性尿易使钙磷沉积而损害肾，因此避免过量碱化。当尿 pH > 7.0 时，不建议常规碱化尿液。

3. 减少尿酸生成

对于即将接受化疗的高度恶性血液病患者，尤其是高度恶性淋巴瘤或急性白血病患者，应预防性口服别嘌呤醇（allopurinol）10 mg/（kg·d）。别嘌呤能抑制黄嘌呤氧化酶，而阻止核酸嘌呤降解产物次黄嘌呤和黄嘌呤形成尿酸。其作用时间 18～30 h。对高危型病例可使用拉布立酶［0.15～0.20 mg/（kg·d）］。

4. 合理用药

高负荷淋巴系血液肿瘤先从低强度化疗开始，如先用长春新碱和糖皮质激素。M3 白血病患者先用维甲酸诱导分化，以减慢肿瘤细胞溶解速度。注意慎用肾毒性药物，慎用造影剂。

（二）监测

1. 肿瘤状态

根据白细胞计数，肿瘤大小、分期，LDH 等肿瘤负荷情况，化疗前肾功能状态，以及所应用化疗强度，评估患儿发生 ATLS 的危险度。

2. 生命体征监测

应密切监测心率、血压、呼吸、尿量等生命体征。

3. 实验室检查指标

ATLS 早期即可有血尿酸、钾、磷、钙、LDH、肌酐、尿素氮、尿 pH 等实验室检查指标的特征性变化。M3 和有出血倾向的患儿应监测 DIC 指标，必要时持续心电监护，以提早干预治疗，保证化疗顺利进行。密切监测这些指标具体重要意义，每 12～24 h 监测 1 次，对危险度极高的病例应每 4～6 h 监测血钾、尿酸、磷、钙、肌酐、尿 pH、尿比重等。

（三）ATLS 治疗策略

一旦确诊 ATLS，立即采取以下措施。

1. 继续水化、碱化、利尿

给予充分的液体水化，每天应给予液量 3000～3500 mL/m²（用 1/5 张含钠溶液）。碱化尿液可以增加尿酸的溶解度并促进其排泄，减少尿酸沉积。给予 5% 碳酸氢钠 5 mL/（kg·次），持线泵系注 24 h，从而碱化尿液，促进肿瘤代谢产物排出，维持尿 pH 6.5～7。一旦高尿酸血症被纠正，应停止碱化尿液。同时给予利尿药，呋塞米 0.5～1 mg/（kg·次）静注，每 6～8 h 1 次，以尽量排泄尿酸等代谢产物。如单独静脉利尿药不能保证足够尿量，可以考虑静脉使用甘露醇［20% 甘露醇 5～10 mL/（kg·次），每 6 h］，并维持尿量 > 100 mL/（m²·h）或 3 mL/（kg·h）。

2. 降解尿酸

血尿酸 ≥ 476 μmol/L 为高尿酸血症。别嘌呤醇只能减少尿酸的生成，但不能降解已生成的尿酸。尿酸氧化酶可直接促进尿酸氧化降解成尿囊素排出，尿囊素的溶解度是尿酸的 5 ~ 10 倍。目前国内已开始应用拉布立酶（rasburicase），它不仅可以治疗高尿酸血症，还可用于治疗尿酸性肾病，减少血液透析。拉布立酶使用方法为 0.15 ~ 0.20 mg/（kg·d）加入 50 mL 生理盐水静脉滴注 30 min 以上，首剂使用 4 h 后 99% 患者血清尿酸可下降 88%。拉布立酶的药物半衰期为 16 ~ 21 h，故本品每天只需要给药 1 次，一般持续使用 5 ~ 7 d。

拉布立酶禁忌证是葡萄糖 -6- 磷酸脱氢酶缺乏症（glucose-6-phosphate dehydrogenas，G6PD）缺乏症，原因是在尿酸形成尿囊素的过程中产生过氧化氢（hydrogen peroxide，H_2O_2），使 G6PD 缺乏症患者发生溶血。

拉布立酶较昂贵，可使用别嘌呤醇，剂量为 10 mg/（kg·d），一般使用 3 ~ 7 d。别嘌呤醇通过减少尿酸的产生来减轻肾脏尿酸负荷，但不能减少已经产生的尿酸，故用药 2 ~ 3 d 才能起效。

3. 高血钾治疗

血钾 ≥ 6.0 mmol/L 为高钾血症。无症状者给予心电监护，口服降钾树脂（儿童参考剂量每天按每千克体重 1 g 计算）或直肠给药。严重高血钾（> 7.0 mmol/L），用 20% 甘露醇 100 ~ 200 mL 混匀后作高位保留灌肠。当患者四肢肌肉酸痛无力、心律失常时，可选用下列速效措施。①葡萄糖酸钙：可拮抗钾对心肌的毒性，一般用 10% 葡萄糖酸钙 1 ~ 2 mL/（kg·次）加入 5% 葡萄糖溶液中静脉缓输注，一般 5 min 开始起效，可持续 1 ~ 2 h，并做心电监护，一旦心动过缓，立即停注。②高渗葡萄糖胰岛素：10% 葡萄糖溶液与胰岛素（4 g 糖：1 U 胰岛素）250 mL 静脉缓慢缓缓滴，可促进钾离子进入细胞内，以降低高血钾，15 min 起效，可持续 12 h。③纠酸：碱化细胞外液可促使钾离子向细胞内转移，可降低血钾，使用 5% 碳酸氢钠 3 ~ 5 mg/（kg·次），加入等量 5% 葡萄糖溶液中静脉缓滴，15 min 后若不纠正可重复操作。

4. 高磷血症治疗

血磷酸 ≥ 2.1 mmo/L 为高磷血症。对无症状的高磷血症患者，可用输液持续水化、口服磷酸盐结合剂［如氢氧化铝 150 mg/（kg·d），每 4 ~ 6 h 口服］抑制肠道吸收磷而逐渐降低血磷。治疗高磷血症有助于纠正低钙血症。对高磷血症严重者（> 3.2 mmol/L）可进行血液透析。也可用盐酸司维拉姆，其是一种磷酸盐结合剂，每次 400 mg，口服，每天 2 次，治疗高磷血症效果极佳。

5. 低钙血症治疗

血钙 < 1.75 mmol/L 为低钙血症。低钙血症继发于高磷血症。无症状的低钙血症无须补钙，否则可能加重钙磷沉积造成肾功能损害。仅在出现低钙血症的症状（如抽搐）时，可在心电图监护下缓慢静脉给予小剂量钙剂［10% 葡萄糖酸钙 0.5 ~ 1 mL/（kg·次）加入 5% 葡萄糖溶液中静脉缓滴］，但要警惕心动过缓。

6. 急性肾衰竭

主要是支持治疗，包括调节水、电解质平衡和应用利尿药使代谢产物排出。如出现明显少尿无尿，利尿药无法纠正的，需要透析治疗。透析治疗指征还包括：①肾功能进行性恶化，BUN > 28.6 mmol/L，肌酐＞ 442.0 μmol/L，持续性高尿酸血症，血尿酸＞ 600 μmol/L。②血钾＞ 6.5 mmol/L 或心电图有高钾表现。③血磷迅速升高（＞ 3.2 mmol/L）及严重低血钙。④少尿 2 d 以上、严重低血钙、重度代谢性酸中毒等应积极行血液透析。

（沈亦逵）

第 14 章

重症白血病患儿肠外营养支持

目前，临床上应用的营养支持治疗有两种形式。一是肠内营养（enteral nutrition，EN），又称肠内喂养（enteral feeding），是通过胃肠道途径为人体提供代谢所需营养素的营养支持方法。二是肠外营养（parenteral nutrition，PN），是通过周围静脉或中心静脉输入患者所需的全部能量及营养素的治疗方法。与肠外营养相比，肠内营养具有符合生理状态、维护肠屏障功能、减少代谢并发症、改善临床结局、节约医疗费用等优点，但不能替代肠外营养。消化道内营养在营养途径、营养成分上较符合生理，费用、可行性和安全性都明显优于消化道外营养。因此，可能的情况下应尽量使用肠内营养。当危重症患儿不能耐受消化道内营养或存在消化道内营养禁忌证时，则需要考虑肠外途径提供营养支持。

一、肠外营养支持的意义

儿童处于生长发育阶段，对营养有着特殊的需求，特别是白血病儿童。对于白血病患儿来说，疾病本身即可导致高分解代谢状态，体内蛋白质、脂肪与糖原减少，加上化疗过程中常伴有食欲下降、恶心、呕吐、腹痛、腹泻等消化道症状，甚至发生胰腺炎等并发症，进一步影响营养物质的吸收，从而使其营养状况和免疫功能进一步下降，易继发各种感染，影响化疗的顺利进行，甚至导致死亡。尤其是骨髓 / 造血干细胞移植后的患儿，营养状况的恶化可加重感染，使骨髓再生延迟，甚至移植失败。加强营养支持治疗对减少白血病患儿的并发症、保障治疗能够顺利进行有着重要的作用。Tenardi 等（2012）对 139 例尤文肉瘤 / 骨肉瘤患儿的研究发现，住院日＞ 170 d 的患儿体重明显低于住院日＜ 108 d 者，提示营养不良患儿的住院日延长。国内外学者普遍认为，适当合理的营养支持治疗可降低危重症住院患者的并发症、死亡率、平均住院日等指标。

在某些情况下，白血病患儿的消化道外营养支持治疗意义重大。化疗常引起消化道不良反应、肠黏膜受损等影响肠道营养的摄入和吸收。患儿接受造血干细胞移植后发生的肠道移植物抗宿主病（graft versus host disease，GVHD）更是导致肠黏膜出现广泛充血、水肿，甚至脱落等不良反应。此时，暂时禁食、减轻胃肠道黏膜负担是控制肠道 GVHD 的一项必要措施。

二、肠外营养概述

自 20 世纪 60 年代静脉用氨基酸、脂肪乳用于临床后，肠外营养开始被广泛地用于生命支持治疗，尤其是危重症患者，使治疗成功率明显增加。1972 年，法国 Montpelier 和 Joyeux 提出"全合一"营养液（all-in-one solution，AIO solution），即将葡萄糖、氨基酸和脂肪乳剂混合在一起再加入其他营养素，使肠外营养更加方便。1988 年，美国肠外肠内营养学会称为全营养混合液（total nutrient admixture，TNA）。全营养混合液的优点为一次性在无菌条件下完成配制，便于护理、减少操作及营养液污染的机会，氨基酸和非蛋白质同时使用，有利于蛋白质合成，提高氮的利用率和营养支持的效果。

2016 年年初，美国肠外肠内营养学会（ASPEN）和重症医学会（SCCM）联合发表了成人危重症患者的营养支持治疗指南，但儿童危重症患者的消化道外营养仍缺乏相应的指南指导，对于开始治疗的时机选择仍存在争议。《中国儿科肠内肠外营养支持临床应用指南》认为：持续 3 ~ 7 d 不能经口自主进食或进食不足的患儿应行营养支持治疗，但对于能量储备明显不足的患儿（如严重营养不良者）或者分解代谢旺盛者，应尽早进行营养干预。但在血流动力学尚未稳定、复苏早期或存在严重代谢性酸中毒情况下，不应行营养支持治疗；存在严重肝肾功能障碍、严重高血糖未得到有效控制等情况下，营养支持治疗也很难有效实施。龚四堂等（2016）认为，在充分考虑受损器官耐受能力的前提下，应尽早给予营养支持治疗。综合中华医学会肠内肠外营养学会儿科协作组和一些文献，表 14-1 列出胃肠外营养支持的具体适应证和一些不宜以营养支持为目的的静脉补液的情况。

表 14-1　肠外营养支持具体适应证及不适宜采用的情况

适应证	不适宜
（1）由于以下情况无法进食或通过消化道吸收营养物质：肠道 GVHD、放射性肠炎、严重腹泻、顽固性呕吐、广泛小肠切除等 （2）接受大剂量放、化疗的营养不良患者 （3）无法进行或不能耐受肠内营养的重症胰腺炎患者 （4）消化道功能障碍的严重营养不良患者 （5）严重分解代谢状态下患者（如颅脑外伤、严重创伤、严重烧伤等），在 5 ~ 7 d 无法利用其胃肠道的	（1）未能控制的严重高血糖 （2）严重肝衰竭、肾衰竭、肝性脑病、严重氮质血症 （3）早期复苏阶段，血流动力学未稳定，严重内环境紊乱，水、电解质失衡 （4）严重感染、出血倾向、高脂血症等疾病应慎用脂肪乳

三、肠外营养分类

肠外营养分为完全肠外营养和部分肠外营养。完全肠外营养是指患者所需的全部营养物质均从胃肠外途径供给，包括葡萄糖、氨基酸、脂肪乳、水、维生素和矿物质等；部分肠外营养是指胃肠外途径仅补充胃肠道营养供给之不足，其目的在于支持胃肠道功能。

肠外营养的实施途径分为经外周静脉和经中心静脉。经外周静脉营养具有操作简单、便于护理、继发全身感染少等优点，但外周静脉可耐受糖浓度最高为 12.5%，渗透浓度需要控制在 600 mmol/L 以下，未必能满足机体对热量和液体量的需要，故适合短期应用。经中心静脉途径包括经颈内静脉、锁骨下静脉、股静脉和经外周静脉穿刺中心静脉置管（peripherally inserted central venous catheter，PICC）途径，具有耐受糖浓度高（可达 25%）、液体外渗率低等优点，但同时具有操作复杂，穿刺技术、导管管理要求高，费用高和并发症可能较严重等缺点。白血病患儿多数有留置 PICC，这为实现经中心静脉途径肠外营养提供了便利条件。

四、肠外营养的营养素及其使用

肠外营养包括能量、宏量营养素（蛋白质、糖类和脂质）、微量营养素（无机盐、维生素）和水等。能量供给目的在于补充患儿的基础代谢、活动和生长发育所需。过多的能量摄入可引起高血糖症、肥胖症和脂肪肝等并发症，而摄入不足则可导致营养不良、免疫力低下以及生长受限。营养支持治疗的能量供给应从低剂量开始，逐渐增加，病情稳定的患儿消化道外营养支持总能量推荐量见表14-2。但对于危重症患儿，龚四堂等2016年认为，在炎症反应应激早期及应激期，能量供给按"允许性低热能"原则［20~25 kcal/（kg·d）］，以避免营养支持相关的并发症发生。而应激与代谢状态稳定后，能量供给需适当增加［30~35 kcal/（kg·d）］。肠外营养中3种宏量营养素所提供的能量所占的比例，分别是糖类50%，蛋白质15%，脂肪35%。

表 14-2　儿童肠外营养能量、氨基酸、脂肪用量推荐表

年龄（岁）	能量［kcal/（kg·d）］	氨基酸［g/（kg·d）］	脂肪［g/（kg·d）］
0~1	60~70	2.0~3.0	2.0~3.0
1~3	50~70	1.5~2.5	1.5~2.5
3~6	40~60	1.0~2.0	1.0~2.0
>6	30~50	1.0~2.0	1.0~2.0

注：1 kcal=4.184 kJ。

（一）葡萄糖

葡萄糖是全消化道外营养支持时糖类的唯一来源，但应用不当会带来并发症。1 g葡萄糖可提供约3.4 kcal热量，其所提供的能量占非蛋白热量的60%~75%，几乎可以直接被机体细胞所利用。在开始和停止输注时，葡萄糖输注速率必须逐步增加和降低，以避免高血糖症和低血糖症的发生，病情稳定患儿的静脉输注葡萄糖的推荐量见表14-3。危重症患儿完全静脉营养时葡萄糖供给速度应从低剂量2~4 mg/（kg·min）开始，逐渐增加。对于应激状态下的重症患儿，虽合理输注葡萄糖，仍可出现不可控制的高血糖，此时应考虑用胰岛素，并将葡萄糖输注速度限制在5 mg/（kg·min）以下，过程中密切监测血糖和尿糖变化，血糖控制在7.8~11.1 mmol/L。及时和动态监测血糖，调整葡萄糖输注速度或适当用胰岛素，可避免出现低血糖症或高血糖症。

表 14-3　病情稳定患儿静脉输注葡萄糖的推荐量［g/（kg·d）］

年龄（岁）	第1天	第2天	第3天	第4天
1~3	6	8	10	12~14
3~6	4	6	8	8~12
>6	3	5	8	<10

注：在开始阶段，葡萄糖输注速率须逐步增加，输注结束前速率逐步降低。

（二）氨基酸

应激状态下的危重症患儿，蛋白质大量分解，易出现低蛋白血症，需要按儿童的特点合理补充氨基酸。氨基酸是蛋白质的合成原料，还可提供热量（1 g氨基酸可提供约4 kcal热量），同时具有调节应激期代谢和器官功能的作用，在肠外营养时应给予足够的氨基酸。重症患儿消化道外营养的氨基酸供给量一般为 1.2 ~ 1.5 g/（kg·d），热氮比为（100 ~ 150）kcal：1 g［含氮量（g）＝氨基酸含量（g）×6.25］。人体必需氨基酸包括异亮氨酸、亮氨酸、赖氨酸、蛋氨酸、苯丙氨酸、苏氨酸、色氨酸、缬氨酸。而对于危重症患儿，还需要一些条件必需氨基酸，包括组氨酸、牛磺酸、胱氨酸/半胱氨酸、酪氨酸、谷氨酰胺、脯氨酸和甘氨酸等。故 3 岁以内的婴幼儿推荐选用儿童专用复方氨基酸；3 岁以上的儿童和青少年可选用成人配方；对于严重肝肾功能不全者慎用非肝/肾病专用氨基酸配方。

谷氨酰胺是体内最丰富的氨基酸，占血浆氨基酸的 30% ~ 35%，属于药理营养素，但其作用尚存争议。谷氨酰胺参与糖代谢，是三羧酸循环的中心环节。它为组织细胞分裂增生提供原料，是合成谷胱甘肽的前体，是肠黏膜细胞、淋巴细胞等增生代谢旺盛细胞的主要能量来源，是组织间氮交换的"运载机"，在维持机体内氨基酸稳态上有重要的调节作用。有研究显示，谷氨酰胺可使化疗患者的黏膜炎症状得到改善，减轻危重患者的感染，还可明显降低重症胰腺炎的病死率。但也有报道认为，谷氨酰胺并不能降低黏膜损伤严重程度及感染的发生率，不能缩短住院时间，也不能降低危重患儿的病死率。

（三）脂肪

脂肪是重要的非蛋白热源之一，静脉营养制剂为脂肪乳。脂肪乳对静脉无刺激，能量密度高，1 g 脂肪乳可产生约 9 kcal 热量，也能提供必需脂肪酸并携带脂溶性维生素参与到细胞膜构成当中。危重症患儿的心肌细胞、肝脏细胞、骨骼肌细胞均以脂肪酸为主要能量来源。脂肪乳制剂不但能为应激导致的胰岛素抵抗的患儿提供足够能量，还能防止必需脂肪酸缺乏症的发生。

静脉用脂肪乳的主要成分是三酰甘油，理化性质和代谢特点取决于其脂肪酸构成成分。脂肪酸可分为短链脂肪酸（< 8 个碳原子）、中链脂肪酸（8 ~ 10 个碳原子）和长链脂肪酸（> 10 个碳原子）。长链脂肪酸可提供丰富的必需脂肪酸。中链脂肪酸由于分子量小，水解迅速、完全，半衰期仅为长链脂肪酸的一半，静脉给药时不在脂肪组织中储存，较少发生脂肪肝，适用于肉毒碱转运酶缺乏或活性降低、不能利用长链脂肪酸者。但中链脂肪酸的生酮作用要高于长链脂肪酸，且辛酸具有神经毒性。为保证必需脂肪酸供给，减少中链脂肪酸输注时的神经毒性，中链脂肪酸常与长链脂肪酸制成混合制剂，即物理混合的中/长链脂肪乳。对于肝功能异常以及需长期使用脂肪乳剂的患儿，建议选择中/长链脂肪乳剂。

另外，根据双键数量，脂肪酸又可分为饱和脂肪酸（无双键）、单不饱和脂肪酸（1 个双键）和多不饱和脂肪酸（≥ 2 个双键）。脂肪酸第一个双键的位置（ω-6、ω-3 或 ω-9）可影响其生理作用，ω-6 脂肪酸代谢产物可促进炎症反应，ω-3 脂肪酸代谢产物则可抑制炎症反应，而 ω-9 脂肪酸代谢产物对免疫干扰较小。传统脂肪乳配方中（如英脱利匹特），不饱和脂肪酸主要为 ω-6 脂肪酸，此时适当用富含 ω-3 脂肪酸的鱼油脂肪乳（如尤文——静脉用鱼油脂肪乳，补充 ω-3 脂肪酸）［0.1 ~ 0.2 g/（kg·d）］以维持两者正常比例关系（2：1 ~ 4：1），除了能为患者提供热量以外，还能够调节免疫应答，维持促炎和抗炎介质平衡，减轻应激个体的过度炎症反应，避免重要脏器受到炎症因子打击。作为一种免疫营养素，ω-3 脂肪酸抑制炎症反应的同时也抑制机体免疫反应。

重症白血病患儿免疫力低下，可能存在败血症、急性呼吸窘迫综合征、胰腺炎等情况，体内免疫状态较复杂，选用对免疫功能影响较小的ω-9脂肪乳［如克凌诺（ClinOleic），含80%橄榄油、20%大豆油］或许是较好的选择。

新型脂肪乳剂，含大豆油30%、中链三酰甘油30%、橄榄油25%和鱼油15%，是一种平衡脂肪乳，ω-6、ω-3脂肪酸含量合理（ω-6︰ω-3=2.5︰1），疗效或可与ClinOleic相媲美，但仍有待进一步研究证实。

危重症患儿的脂肪乳供给从0.5 g/（kg·d）开始，逐渐增加至2~3 g/（kg·d）。为减少脂肪乳并发症，1岁以上的儿童，脂肪乳总量不要超过3 g/（kg·d），输注速度不超过0.11 g/（kg·h）；1岁以内的婴儿，脂肪乳总量不超过4 g/（kg·d），输注速度不超过0.17 g/（kg·h）。同时，需要密切监测血清胆红素、三酰甘油、白蛋白水平以调整用量。

由于脂肪乳可影响血小板功能，降低中性粒细胞及淋巴细胞数量，因而，严重血小板计数减少、严重出血倾向、严重感染者应慎用。另外，血总胆红素＞170 μmol/L或严重肝肾功能不全者也应慎用脂肪乳剂，停止输注含有脂肪乳剂的肠外营养液，4~6 h后测定血清三酰甘油浓度，若＞2.5 mmol/L时，应暂停使用脂肪乳剂。危重白血病患儿常存在三系减少、凝血功能异常、肝功能损害等情况，从而使脂肪乳的应用受限。

（四）水和电解质

水和电解质是体液的主要成分。体液平衡是机体细胞正常代谢所必须的内环境，也是维持各器官正常生理功能的必备条件。体液中的电解质主要为常量元素，除钾、钠之外，还包括钙、磷、镁等。虽同为人体的常量元素，但钙、磷却不能无限相容，磷酸氢钙（$CaHPO_4$）是最危险的结晶性沉淀，可能引发间质性肺炎、肺栓塞、肺衰竭等危及生命的严重不良事件。因此，静脉营养液中钙和磷的总量需要严格控制在45 mEq/L（mEq/L=mmol/L×离子价）以下。全消化道外营养患儿液体及电解质推荐量见表14-4和表14-5，但对于危重患儿，应量出为入，根据病情调整液体及电解质用量。

表14-4　儿童消化道外营养液体推荐量

年龄（岁）	液体量［mL/（kg·d）］	Na^+［mmol/（kg·d）］	K^+［mmol/（kg·d）］
0~1	80~150	2.0~4.0	2.0~4.0
1~2	80~120	2.0~4.0	2.0~4.0
2~3	80~100	2.0~4.0	2.0~4.0
3~6	60~80	2.0~4.0	2.0~4.0
＞6	50~70	2.0~4.0	2.0~4.0

表14-5　钙磷镁消化道外推荐摄入量

年龄	钙［mmol/（kg·d）］	磷［mmol/（kg·d）］	镁［mmol/（kg·d）］
0~6个月	0.8	0.5	0.2
6~12个月	0.5	0.5	0.2
1~13岁	0.2	0.2	0.1
13~18岁	0.2	0.2	0.1

（五）维生素和微量元素

维生素和微量元素是机体有效利用能量底物和氨基酸的基础，是重要的微量营养素。它们的需要量相对较小，但不能在体内合成或合成不足，必须外源性补充。

肠外营养时需补充 13 种维生素，包括 4 种脂溶性维生素和 9 种水溶性维生素（表 14-6）。空气中的氧气、光照等都会加速维生素的降解，尤其是一些极不稳定或极易被氧化的维生素，如维生素 A、维生素 C、维生素 E 等。因而，维生素应加入脂肪乳或含有脂肪乳的静脉营养液中使用，以达到避光目的，增加其稳定性。水溶性维生素可经尿排泄，即使大量摄入也不会对人体造成损害，而脂溶性维生素和微量元素的安全剂量范围相对较窄，应避免过量。

微量元素是无机微量营养素，人体必需的微量元素主要有 9 种，即锌、铜、硒、铁、钼、铬、锰、碘和氟。微量元素可参与上皮生长、酶的组成、三大营养物质的代谢、创伤愈合、细胞免疫和抗氧化反应等生理过程。在危重症应激状态下，微量元素易出现缺乏或分布异常。但目前其需要量、生物利用度及补充后的效果尚无明确报道。然而，在长期消化道外营养时，仍建议补充微量元素并定期监测。

表 14-6　儿童消化道外补充维生素推荐摄入量

维生素	＜ 1 岁［剂量 /（kg·d）］	≥ 1 岁（剂量 /d）
维生素 A（μg）#	150 ~ 300（500 ~ 1000 IU）	150（500 IU）
维生素 D（μg）	0.8（32 IU）	10（400 IU）
维生素 E（mg）	2.8 ~ 3.5	7
维生素 K（μg）	10	200
维生素 C（mg）	15 ~ 25	80
维生素 B_1（mg）	0.35 ~ 0.5	1.2
维生素 B_2（mg）	0.15 ~ 0.2	1.4
维生素 B_6（mg）	0.15 ~ 0.2	1
维生素 PP（mg）	4.0 ~ 6.8	17
维生素 B_{12}（mg）	0.3	1
维生素 B_5（mg）	1.0 ~ 2.0	5
生物素（mg）	5.0 ~ 8.0	20
叶酸（mg）	56	140

注：# 1 μg RE（视黄醇当量）=1 μg 视黄醇 =3.33 IU 维生素 A。

五、肠外营养注意事项

肠外营养支持治疗在重症白血病患儿的治疗中有着极其重要的作用。但由于肠外营养时，机体的自身代谢调节作用难以充分发挥，所以，与肠内营养比，更易发生并发症。常见并发症主要有：

（1）与中心静脉导管相关的并发症，包括感染、导管堵塞、血栓形成、肺栓塞和意外损伤。

（2）代谢相关并发症，包括电解质、无机盐、葡萄糖、必需脂肪酸、维生素和微量元素失调。

（3）其他并发症，包括肝胆疾病、代谢性骨病和生长障碍等。

因此，危重症患儿进行静脉营养时，应密切监测静脉管道情况、各项营养指标及生命体征变化，及时调整治疗方案，以降低并发症的发生率。

化疗药物本身对营养物质代谢的影响及肝肾功能损伤、骨髓抑制等不良作用，使白血病患儿的病情较为复杂，从而导致了治疗的复杂性。危重患儿的肠外营养支持治疗应强调个体化原则，根据肝、肾功能，血糖、血脂和电解质的变化，随时调整氨基酸、葡萄糖、脂肪乳、水、电解质、维生素和微量元素的补充量，以维持正常机体的代谢。

（张晓莉　柯志勇　罗学群）

参考文献

［1］危重患者营养支持指导意见（2006）[J]. 中国实用外科杂志，2006（10）：721-732.

［2］TENARDI R D, FRÜHWALD M C, JÜRGENS H, et al. Nutritional status of children and young adults with ewing sarcoma or osteosarcoma at diagnosis and during multimodality therapy [J].Pediatr Blood Cancer, 2012, 59(4): 621-626.

［3］NILESH M, LORI J, NAOMI C, et al. Nutritional practices and their relationship to clinical outcomes in critically ill children an international multicenter cohort study [J]. Crit Care Med, 2012, 40(7)：2204-2211.

［4］MEHTA N M. Parenteral nutrition in critically ill children [J]. N Engl J MED, 2016, 374(12): 1190-1192.

［5］MCCLAVE S A, TAYLOR B E, MARTINDALE R G, et al. Guidelines for the provision and assessment of nutrition support therapy in the adult critically Ⅲ patient：Society of Critical Care Medicine (SCCM) and American Society for Parenteral and Enteral Nutrition (A.S.P.E.N.) [J]. J Parenter Enteral Nutr, 2016, 40(2): 159-211.

［6］TAYLOR B E, MCCLAVE S A, MARTINDALE R G, et al. Guidelines for the provision and assessment of nutrition support therapy in the adult critically Ⅲ patient：Society of Critical Care Medicine (SCCM) and American Society for Parenteral and Enteral Nutrition (A.S.P.E.N.) [J]. Crit Care Med, 2016, 44(2): 390-438.

［7］FIVEZ T, KERKLAAN D, MESOTTEN D, et al. Early versus late parenteral nutrition in critically ill children [J]. N Engl J Med, 2016, 374(12): 1111-1122.

［8］汤庆娅，王莹，冯一，等 . 中国儿科肠内肠外营养支持临床应用指南 [J]. 中华儿科杂志，2010（6）：436-441.

［9］郑健斌，龚四堂，陶建平，等 . 危重症儿童营养支持治疗 [J]. 中国实用儿科杂志，2016，31（7）：545-548.

［10］SINGER P, BERGER M M, VAN DEN BERGHE G, et al. ESPEN guidelines on parenteral nutrition：intensive care[J]. Clin Nutr, 2009, 28(4): 387-400.

［11］肠外营养临床药学共识（第二版）[J]. 今日药学，2017, 27（5）：289-303.

［12］HEYS S D, ASHKANANI F. Glutamine[J]. Br J S urg, 1999, 86(3): 289.

［13］ZIEGLER T R, LEADER L M, JONAS C R, et al. Adjunctive therapies in nutritional support[J]. Nu trition, 1997, 13(suppl 9): 64s.

［14］ASRANI V, CHANG W K, DONG Z, et al. Glutamine supplementation in acute pancreatitis: a meta-analysis of randomized controlled trials[J]. Pancreatology, 2013, 13(5): 468-474.

［15］HEYLAND D, MUSCEDERE J, WISCHMEYER P E, et al. A randomized trial of glutamine and antioxidants in critically ill patients[J]. N Engl J Med, 2013, 368(16): 1489-1497.

［16］AQUINO V M, HARVEY A R, GARVIN J H, et al. A double-blind randomized placebocontrolled study of oral glutamine in the prevention of mucositis in children undergoing hematopoietic stem cell transplantation: a pediatric blood and marrow transplant consortium study[J]. Bone Marrow Transplant, 2005, 36(7): 611-616.

[17] WARD E, SMITH M, HENDERSON M, et al. The effect of high-dose enteral glutamine on the incidence and severity of mucositis in paediatric oncology patients[J]. Eur J Clin Nutr, 2009, 63(1): 134-140.

[18] UDERZO C, REBORA P, MARROCCO E, et al. Glutamine-enriched nutrition does not reduce mucosal morbidity or complications after stem-cell transplantation for childhood malignancies: a prospective randomized study[J]. Transplantation, 2011, 91(12): 1321-1325.

[19] KREYMANN G.What lipid emulsion should be administered to ICU patients?[J]. Anesteziol Reanimatol, 2014, 3: 46-39.

[20] HAYES B D, GOSSELIN S, CALELLO D P, et al. Systematic review of clinical adverse events reported after acute intravenous lipid emulsion administration[J]. Clin Toxicol, 2016, 54(5): 365-404.

第 15 章

儿童急性白血病的护理

第 1 节　儿童 PICC 的置管与护理

小儿白血病的治疗是以长时间的化疗为主，是一种主要治疗方法。化疗药物分为烷化剂、抗代谢类药、抗生素、植物药类、激素和其他（包括铂类、门冬酰胺酶、靶向治疗等）六大类。按照药物外渗后组织损伤的程度，其可分为三类，一是发疱药，如多柔比星、表柔比星、柔红霉素、放线菌素 D、丝裂霉素、氮芥类药物（环磷酰胺、异环磷酰胺等）、长春新碱、长春碱、去甲长春碱、长春地辛等；二是刺激药，如卡莫司汀、达卡巴嗪、依托泊苷、替拟泊苷、米托胍腙等；三是非刺激药，如氨甲蝶呤、阿糖胞苷、门冬酰胺酶等。

刺激性大的化疗药物如果不慎漏出血管，轻症者可出现局部肿胀、烧灼感、硬结、疱疹甚至坏死、溃疡形成、药物浸润皮下组织、栓塞性静脉炎、延迟的皮肤毒性反应等局部的不良反应。当刺激性强的化疗药物外漏或渗出至皮下，有时可表现为剧烈的烧灼样疼痛，严重者可出现严重的皮肤及皮下组织坏死，形成经久难愈的溃疡。如果侵及血管系统及肌腱组织，有时需要手术切除甚至截肢保护血管，这已成为白血病患者化疗护理中重要的护理措施之一。在适当的最佳时机选择正确的输液工具——经外周静脉穿刺的中心静脉导管，确保白血病患儿的用药安全及保护血管。

一、儿童 PICC 概述

经外周静脉穿刺的中心静脉导管（PICC）是指经外周静脉穿刺留置于中心静脉的导管。主要由肘部的贵要静脉、正中静脉或头静脉穿刺，最终末端位于上腔静脉中下 1/3 处或上腔静脉和右心房交界处。较传统的中心静脉导管，PICC 具有操作方便、并发症少、留管时间长等优点。且一次置管可保留 1 年，置管后的 PICC 末端位于上腔静脉，化疗药物通过 PICC 注入中心静脉，既避免了药物引起的外周静脉炎及组织外渗性损伤，又消除了每次化疗的静脉穿刺痛苦。而且 PICC 还可为部分血液检查提供标本，减少对静脉的损伤，减少穿刺疼痛，减少局部感染，减轻家长和患儿紧张心理。化疗是儿童急性白血病治疗的重要方法之一，整个化疗周期长达 3 ~ 4 年，故对白血病患儿，在没有禁忌证的情况下，都应放置 PICC。

二、PICC 置管禁忌证

（一）PICC 置管绝对禁忌证

①上腔静脉综合征（上腔静脉完全堵塞）；②感染性心内膜炎；③确诊或疑似患者对器材的材质过敏。

（二）PICC 置管相对禁忌证

①上腔静脉综合征（静脉管腔部分压迫）；②严重的出凝血功能异常；③血栓栓塞史；④预置管部位不能完成穿刺或固定；⑤置管部位或全身皮肤感染；⑥发生血栓性静脉炎。

三、儿童 PICC 置管技术

儿童血管相对细小，特别是低龄患儿，双上肢皮下组织疏松，静脉在皮下不固定，哭闹不配合，穿刺难度大。置管技术有如下数种，可按情况选择进行。

（一）小儿上肢测量方法

患儿平卧，手外展 90°，从穿刺点沿静脉走向至 → 胸锁关节连线与第二肋间的长度。体外测量应尽量准确，0.5～1 cm 的距离对小儿来说都会影响到导管尖端的位置。

（二）盲穿置管

该技术是传统置管技术，采用原配的穿刺工具（16G 穿刺针）在患儿肘下进行穿刺。16G 穿刺针常用于成年人，年幼患儿操作困难，会造成反复穿刺。

（三）改良式塞丁格置管技术

该技术是利用 24G 安全型留置针在穿刺部位穿刺成功后送入导丝，然后送入导管鞘，最后将导管成功置入的方法。通常应用于 3 岁以内，或血管细、弹性差、血管条件不好，经过反复穿刺的仍不成功的儿童。与传统的 PICC 穿刺方法相比，该技术穿刺损伤小，提高了儿童 PICC 置管成功率，减少了并发症，减轻了患儿的痛苦。

（四）超声引导下联合改良赛丁格置管技术

该技术是采用超声探头探测血管，操作者通过查看超声显示屏评估血管走向、深度和内径，借助超声引导穿刺成功后送入导丝，然后送入导管鞘，最后将导管成功置入的方法。此法目前被广泛应用于成年人，对于血管直径与导管的外径比小于 45% 的血管均可用于儿童，一般依次选择贵要静脉、肘正中静脉、头静脉。

四、儿童 PICC 置管的镇静镇痛方式

（一）合作的患儿

可选择利多卡因局部麻醉。

（二）不合作的患儿

可在手术室使用氯胺酮复合丙泊酚静脉全身麻醉下行儿童 PICC 置管。

具体操作：直接开放静脉通道，以微量泵推注丙泊酚等药物，具体视麻醉师用药。置管结束后，

送患儿至复苏室，留观期间注意保持呼吸道通畅，头偏向一侧，防止舌后坠，同时注意保护置管部位，约束带约束双手，防患儿将导管拉出，待患儿意识清楚后送回病房，按普通儿童手术后护理方式进行护理。

五、PICC 定位 X 线正常判断标准

（一）X 线胸部后前位像

胸部后前位为临床 X 线 PICC 定位最常采用的体位，即 X 线从患儿后方穿透身体。

（二）PICC 末端定位的参考标准

①胸椎定位：脊柱右侧，第 5～7 胸椎处水平；②前肋定位：脊柱右侧，第 2～3 前肋水平；③气管定位：脊柱右侧，平气管分叉处；④正常导管的 X 线图像。

小儿心脏体积相对较成人期稍大，心脏位置相对较高，导管尖端的位置不应只参考 X 线的投影，还应结合患儿的心影、疾病情况，找到上腔静脉和右心房交界的位置，有条件的可以行腔内心电图（EKG）定位，其更能实时、精准地判断导管末端的位置。

六、PICC 维护

（1）按产品说明书导管体内保留时间建议为 1 年。

（2）每天评估导管的可保留性。

（3）每天评估导管的外露、敷贴、穿刺口的情况。

（4）治疗前后 10 mL 冲洗器装置及冲管液脉冲式正压封管，采血、输血、输注完全肠外营养（total parenteral nutrition，TPN）后需要用 10 mL 冲洗器装置及冲管液脉冲式正压封管。

（5）敷贴无松动每 7 天更换 1 次，用于 PICC 维护的贴膜尺寸不得小于 10 cm×10 cm，以保障穿刺点周边有足够的无菌区域，并和导管充分粘贴固定，预防感染和脱管。纱布或贴膜固定导管时如出现潮湿、松动或者可疑污染，应及时更换。不建议使用伤口敷料固定 PICC，伤口敷料在固定 PICC 时存在不透明、不透气、不易固定导管且不能观察穿刺点等缺点。

（6）输液接头可选用正压、平衡压，一般每 7 天更换 1 次，采血、回血、输血、输注静脉营养后应马上更换。

（7）选用 75% 的乙醇溶液和 2% 葡萄糖氯己定消毒剂消毒皮肤及一次性换药包进行维护。

七、PICC 置管后的常见并发症及处理

（一）静脉炎

静脉炎是指穿刺部位及留置导管沿静脉走行出现疼痛／触痛、发红、发热、肿胀、硬结、脓性渗液或者可触及条索状静脉。静脉炎的分级标准见表 15-1。

1. 类型

静脉炎分为机械性静脉炎、细菌性静脉和血栓性静脉炎。

①机械性静脉炎：常见于盲穿 —— 直接穿刺法置入 PICC，主要是导管刺激血管内膜出现的

无菌性炎症,多发生于置管后 48～72 h,1 周内最为多见。②细菌性静脉炎:由于护理操作过程或患者抵抗力降低引起 PICC 穿刺处血管的细菌性炎症。③血栓性静脉炎:指静脉腔内急性非化脓性炎症,同时伴有血栓形成,是一种常见的血栓性疾病,是导管插入后形成静脉血栓刺激血管壁,启动炎性反应而致。

表 15-1 静脉炎分级标准

等级	标准
0 级	没有症状
1 级	穿刺部位发红,伴有或不伴有疼痛
2 级	穿刺部位疼痛伴有发红和(或)水肿
3 级	穿刺部位疼痛伴有发红条索状物形成,可触摸到条索状的静脉
4 级	穿刺部位疼痛伴有发红疼痛,条索状物形成,可触摸到条索状的静脉,其长度 > 2.54 cm

2. 临床表现

PICC 置管静脉炎表现为在穿刺点上方沿静脉走向的红、肿、疼痛。有时可以表现为局限症状,出现穿刺点上方局部的红、肿、疼痛及硬结,患者不敢活动肢体。

3. 处理

(1)发生静脉炎时,应分析确定静脉炎发生的原因,针对不同原因采取适合的干预措施。

(2)结合患者实际情况,根据导管类型确定是否需要拔除导管。

(3)应给予患肢抬高,必要时遵医嘱镇痛或采取其他干预措施,以减轻静脉炎相关不适。

(4)适当使用多磺酸黏多糖乳膏、硫酸镁溶液、水胶体敷料、中药制剂如双柏散等进行局部处理。

(二)导管堵塞

1. 临床表现

当出现输液速度减慢或停止、输液泵堵塞报警频繁、导管抽吸和(或)注射阻力增大、穿刺部位漏液或疼痛时,应考虑发生导管堵塞。分析堵塞类型前,应首先评估和纠正机械性导管堵塞,排除机械性堵塞后再评估导管堵塞的其他原因。

2. 类型

(1)非血凝性堵塞:在输入不相容药物前后突然发生的堵塞或阻力增加;缓慢加重的堵塞通常提示脂类物质沉积;注射泵总是高压报警;导管堵塞症状与溶栓治疗无关或对溶栓治疗没有反应;拔除的导管腔内可以看到有沉淀物。

(2)血凝性堵塞:部分或全部回抽或注入困难;部分或全部堵塞,伴有疼痛、水肿和(或)静脉曲张,提示须行造影检查确认有无导管腔外的血凝(血栓形成);输液泵持续高压报警;堵塞可以突然发生,也可能是持续加重。

3. 处理

①检查导管是否打折、扭曲,患儿体位是否恰当,确认导管尖端位置正确;②使用抽有 0.9%

氯化钠注射液的 10 mL 注射器以抽吸和注射的方法判断导管的通畅性和导管堵塞程度，不可用暴力推注，以防发生导管破裂。

（1）不完全堵塞的处理：速度减慢的初期，及时用生理盐水脉冲式冲管；脉冲冲管无法缓解，用 2500 U/mL 尿激酶，注入 1 mL，保留 30 min，回抽见有回血后抽出 5 mL 弃去，立即用 20 mL 以上生理盐水脉冲冲管。

（2）完全堵塞的处理：①用 5000 U/mL 尿激酶进行三通负压技术再通；②导管再通失败应及时拔管后在对侧肢体重新置管。

（三）PICC 相关性血栓的处理及预防

1. 血栓形成的处理

首先根据临床症状和患者的全身状况，评估导管是否能继续使用，可进行溶栓治疗、抗凝治疗或拔除导管。抗凝治疗的原则，对存在出血风险的患者进行充分的评估，不建议预防性使用抗凝药物治疗，对于急性上肢深静脉血栓形成（DVT）累及腋静脉或更近端静脉者，需要马上使用低分子肝素针、普通肝素等非口服抗凝血药物治疗；单独抗凝治疗优于溶栓治疗。PICC 相关的 DVT 患者如果没有拔除 PICC，抗凝治疗需要持续到 PICC 拔除。如果明确静脉血栓与 PICC 相关，PICC 还有作用且需要继续使用，则无须立即拔除，可进行抗凝治疗并继续使用 PICC，动态监测血栓情况，及时调整治疗方案。

2. 预防

（1）非药物预防：①根据血管直径，选择能满足治疗需要的最细规格及最短的导管；②穿刺和维护时应严格遵守无菌操作，减少置管感染率；③穿刺过程中采用超声引导下联合改良赛丁格技术，尽量减少对血管内膜的损伤，避免在同一血管多次穿刺；④经常评估患者情况有助于早期发现血栓。

（2）个体预防：早期适当的肢体活动（日常生活尽量自己完成）；锻炼（握拳、松拳）；补充充足水分等。

（四）PICC 相关血流感染的处理及预防

1. 定义

美国疾病预防控制中心（CDC）给出的导管相关血流感染（catheter-associated bloodstream infection，CRBSI）定义：血管内导管的患者有血行感染的临床表现如发热、寒战、伴或不伴有白细胞计数增高，从导管和血培养中分离出相同的病原菌，除外其他感染源，并满足以下条件之一，可诊断为 CRBSI。

（1）半定量培养结果：15 CFU/mL；定量培养结果 100 CFU/mL，同时伴有明显的局部和全身中毒症状。

（2）中心静脉导管血样本培养的菌落数大于外周静脉血培养的菌落数的 5 倍以上。

（3）中心静脉血培养比外周静脉血培养出现阳性的时间早 2 h 以上。

2. 处理

（1）应根据导管类型、感染微生物以及重新建立血管通路的条件，确定是否拔除导管或保留导管的必要性与风险。

（2）对于不能被拔除而保留的导管，应遵医嘱给药，严密观察局部与全身改善情况，做好记录。

（3）病原体为金黄色葡萄球菌、凝固酶阳性葡萄球菌、革兰染色阴性杆菌引起的 CRBSI 患儿，应遵医嘱予全身性和局部的抗生素行非手术治疗，非手术治疗后菌血症仍持续存在，则考虑拔除导管。

（4）导管妥善固定，防止导管移动导致的感染。

（5）取局部分泌物细菌培养并加强换药，有条件建议使用抗菌敷料。

3. 预防

（1）执行静脉导管感染防治集束化措施，可有效预防 CRBSI 的发生。

（2）对风险人群及风险因素合理实施针对性措施。

（3）国内外专家指出，集束化措施包括每日评估置管必要性、手卫生、最大无菌屏障、导管接头消毒、严格无菌操作、评估最佳穿刺部位、使用葡萄糖酸氯己定乙醇溶液进行皮肤消毒。

（4）每天观察穿刺部位并按要求及时更换敷料，夏天适当缩短敷料更换间隔时间。

（5）及时拔除不必要的导管。

（五）导管破损或断裂的处理及预防

导管破损或断裂是 PICC 置管后的严重并发症，如果导管体外破损未能及时发现，可导致导管断裂，断裂的导管可随血液回流进入患者体内形成导管栓塞；如体内断裂，导管将直接随血流进入体循环，成为导管栓塞。

1. 处理

体内部分发生断裂时，立即用手指按压导管远端的血管或立即于上臂腋部扎止血带，患儿制动，保持情绪平稳，立即进行静脉切开术，取出导管；断裂的导管进入血管，应马上予介入手术用抓捕器取出体内导管残端部分。

2. 预防

（1）避免引起导管断裂或破损的所有原因。

（2）导管体外部分破损或断裂可进行导管修复。

（3）告诫患儿不要玩弄体外部分的导管。

（六）PICC 的健康教育

PICC 留置时间长达 1 年，导管留置期间要教育家长和儿童不要玩弄或牵拉导管。保持导管不脱出、不潮湿，每周到具备相应技术条件的医疗机构进行维护，出现相关并发症及时到医疗机构进行诊治。

1. 洗澡

PICC 置管后可以洗澡，需要在敷料上先裹上小毛巾，再用保鲜膜包裹，水不能直接冲淋穿刺局部，敷料潮湿及时到医院更换。避免游泳、泡澡、打球等运动；避免提重物。

2. 避免导管外滑和活动指导

（1）敷料固定稳妥，当敷料松动、卷边时要及时更换，同时避免外力牵拉管道。穿衣时先穿穿刺侧手臂，脱衣时相反，平时可用网套保护。

（2）为了避免管道受伤，要特别注意线头的切割，护士在更换敷料时会把管道全部包裹在敷料中。

（3）日常锻炼时，肘上置管后24 h内减少穿刺侧手臂的屈肘活动，避免穿刺侧手臂用力过度，可握拳（至少每天3~4次，每次50~100次）和进行日常生活活动，以促进穿刺侧上肢血液循环。有出血倾向患儿，视出血情况进行活动，出血停止后正常活动。睡眠时避免压迫穿刺肢体，可用软枕垫高。

（4）避免进行提重、举高、用力甩膀、引体向上、打球等角度的动作，避免运动量过大的活动，避免用置管侧手臂撑起床。

（5）出现以下情况须立即告知护士：①置管后24 h内，为了减少伤口的出血，局部加压包扎，出现伤口出血较多，手臂、手指发麻，皮肤颜色发紫、苍白等异常情况；伤口、手臂出现红、肿、热、痛、活动障碍。②敷料污染、潮湿、松动、脱落。③导管漏水、脱出、折断等。

（6）以下任何情况发生时必须及时处理。①伤口感染：保持穿刺口局部清洁干燥，按要求定时维护导管，一般每周1~2次。当出汗多、穿刺局部发红时要及时更换。②导管堵塞：按要求定时维护导管，避免增加胸腔内压力的活动，如提较重的物体等；在起床或上厕所时，要注意使输液通畅，如发现有回血或输液减慢，及时通知护士处理；输注完黏稠的物质如营养液、蛋白、血制品后，如输液速度减慢，及时通知护士处理。

（刘嫣媚　刘卫娟　邵　霞）

第2节　口腔溃疡及肛周脓肿的防治及护理

化疗后10%~40%患儿可发生口腔溃疡或肛周脓肿，特别是在应用大剂量氨甲蝶呤时，口腔溃疡发生率更高。口腔溃疡不仅可造成口腔不适、疼痛，营养摄入不足，降低患儿对药物的耐受力，还会延误正常的治疗，增加住院时间和费用，甚至危及生命（败血症）。因此，对于白血病进行化疗的患儿应做好口腔及肛周护理，从而减少口腔溃疡及肛周脓肿的发生。根据患儿的化疗方案、病情、个体情况制订有针对性、可操作的口腔及肛周清洁的照护计划，减少黏膜溃疡所致的感染发生，通过有效照护计划降低黏膜溃疡的严重程度和缩短溃疡时间，是儿童急性白血病护理的主要任务之一。

一、护理评估

（一）评估环境

室内光线充足，患儿自然舒适体位。

（二）物品准备

手电筒，压舌板，棉枝，必要时备开口器，清洁手套。

（三）口腔及肛周情况

每天每班观察并评估患儿口腔、肛周情况，内容包括：

1. 口腔清洁程度

口腔内牙齿、牙龈、舌、咽部的清洁度，口腔卫生的自理能力，口腔卫生习惯，口腔清洁方式，有无口腔异味、口臭及其程度。

2. 口腔湿润度

口腔湿润度程度，口腔黏膜是否过于干燥，唾液量是否分泌过多或过少，口腔 pH 值。

3. 口腔黏膜情况

包括口唇色泽，有无苍白、发绀及色素沉着、白斑、黑斑、充血、水肿等；口腔黏膜完整性：肿块，充血，水肿，溃疡，伪膜，黏膜角化等；牙龈是否完整，牙龈有无出血、发炎、红肿、增生、萎缩及压痛等。

4. 牙齿情况

数量是否齐全，有无义齿、龋齿、牙齿松动、牙体牙列缺失；牙齿是否清洁，有无牙菌斑，染色等情况。

5. 肛周情况

肛周皮肤颜色，臀部有无皮损、红臀，排便有无疼痛或便后滴血。

护士要清楚患儿日常进行口腔清洁方式及方法，及时纠正不正确的口腔清洁方法。

护士要清楚患儿每天大便情况和饮食情况，当出现便秘或大便难排出，要给予解决。

二、护理措施

根据患儿年龄、依从性、护理评估的结果，制订口腔照护计划。再根据化疗期间不同病情、不同个体进行有效调整。

（一）口腔清洁

1. 指导患儿选择适宜的牙刷

不同年龄的患儿选择不同牙刷。2~3 岁选择软毛牙刷，3 岁以上选择儿童牙刷，7 岁以上可用成人牙刷。小龄儿可选择棉枝擦洗。

2. 指导患儿注意清洁时间

每次餐后、每天睡前、晨起刷牙，每次餐前、餐后含漱。含漱时尽可能让患儿将含漱液在口腔停留 1~3 min。

3. 根据口腔 pH，选择或提供合适的口腔清洁溶液

生理盐水或复方硼砂稀释液清洁口腔，预防感染。如发生口腔感染，有溃烂或坏死组织，使用 1%~3% 的过氧化氢溶液；如发生真菌感染，用 1%~4% 的碳酸氢钠溶液清洁口腔；如是铜绿假单胞菌感染，使用 0.1% 的醋酸溶液。

4. 口腔清洁实施

（1）选择合适的口腔清洁方式：每天根据评估结果，结合患者的临床实际情况，给予适宜的

口腔清洁方式（漱口；漱口＋口腔冲洗；漱口＋口腔冲洗＋刷牙）。

（2）选择适宜的漱口液：根据口腔 pH 选择合适的漱口液。pH ＜ 6 选用 2.5% 碳酸氢钠或 SB+ 制霉素。pH ＞ 7 选用消炎漱口液、西吡氯铵含漱液、复方氯己定含漱液。维生素 B_2 每日 3 次，每次 1 粒，或将维生素 B_2 研成粉状加入消炎漱口液等。

（3）根据清洁效果选择口腔护理方案：主管护士与主管医师判断效果，是否需要更改口腔护理方案。如无溃疡发生，可继续初始护理方案；如溃疡面积增加，则需要根据溃疡程度选择处理方式。

溃疡 Ⅰ 度：冰生理盐水漱口 4 次 ＋ 根据 pH 选用漱口水漱口 3 次；漱口后用蒙脱石散外涂 3 次。

溃疡 Ⅱ 度：冰生理盐水漱口 6 次 ＋ 根据 pH 选用漱口水漱口 3 次，清洗后用粒细胞集落刺激因子 ＋ 维生素 B_2 外喷 3 次。

溃疡 Ⅲ 度：冰生理盐水漱口 6 次 ＋ 根据 pH 选用漱口水漱口 3 次，生理盐水早晚口腔冲洗 ＋ 紫外线照外线射 1 次 /d，清洗后用粒细胞集落刺激因子 ＋ 维生素 B_2 外喷 3 次。

溃疡 Ⅳ 度：冰生理盐水漱口 6 次 ＋ 根据 pH 选用漱口水漱口 3 次，生理盐水早晚口腔冲洗 ＋ 紫外线照外线射 1 次 /d，清洗后用粒细胞集落刺激因子 ＋ 维生素 B_2 外喷 3 次，必要时给予先使用镇痛药。

（4）低强度紫外线治疗：当有严重口腔溃疡（Ⅲ度以上），除给予口腔冲洗外，可给予低强度的紫外线治疗，有镇痛作用和抗炎（波长 630～650 nm）。操作：5 s/ 次，每天 1 次，以后每日照射递增 1 s，递增到 10 s/ 次后维持 8 d。总疗程为 14 d。

（二）肛周清洁

1. 肛周日常清洁

（1）保持大便通畅，保证每天大便。

（2）每次便后用温水外洗或盐水清洁肛周。

（3）如出现肛周瘙痒、破溃、便后滴血或肛周有疼痛时，予高锰酸钾坐浴，并及时请肛肠外科医师会诊。

2. 肛周问题预防

（1）饮食方面：多吃高维生素类食物，多吃水果和蔬菜。

（2）建立及维持规律的排便习惯。每日监测和记录患儿大便情况；监测排便习惯，包括排便次数和大便性质、形状、量及颜色。

（邵　霞　李春霞　刘卫娟）

第 3 节　饮食护理在儿童急性白血病中的防治作用

白血病是儿童最常见的恶性肿瘤之一。联合化疗是目前治疗儿童急性白血病的首选，但是化疗药物进入体内，除能杀灭白血病肿瘤细胞外，还能对正常组织有杀伤作用，导致对机体的损伤。作为支持疗法之一，保证营养摄入显得十分重要，除保证患儿生长发育外，营养摄入对被损伤机体修复与康复起着至关重要的作用。急性白血病联合化疗时最常见的并发症就是胃肠道反应，这样就直接影响患儿营养的摄取、治疗效果和机体的舒适程度。因此，医护人员需要在患儿不同的化疗期间、不同的化疗副反应时给予不同的饮食指导，根据患儿的爱好，采用个体化的菜谱或营养供给，使化疗患儿饮食做到结合实际、容易接受、营养全面。

一、护理评估

评估患儿年龄、配合程度、依从性、饮食习惯；陪护文化程度、依从性、沟通配合情况。发现患儿饮食存在问题，改变患儿不良饮食习惯，掌握科学合理的健康饮食习惯，保证患儿顺利完成化疗，提高生活质量。

二、不同化疗期间的饮食指导

（一）白血病患儿的饮食注意事项

饮食要注意以下各点：①补充足够营养，鼓励多喝水，选用高蛋白、高热量、高维生素类食物；②注意饮食卫生，不吃生、冷、油腻、刺激性大、不易消化的食物；③除过敏外，每天1个鸡蛋、1杯牛奶或豆浆；④可多吃各种菇类食物；⑤鱼类是很好的食品，但要仔细挑刺；⑥瘦肉类要认真捣碎，以免肌纤维嵌入牙缝；⑦不主张煲老火汤，因汤中的营养极少；⑧不宜吃蒸排骨及鸡翅类带骨的食物。

（二）化疗前饮食

化疗的效果与患者体质的强弱、营养状况有明显的关系。如果营养差、体质不好则化疗效果差、不良反应大。因此，化疗前总体要求是增强体质、增加营养。在饮食方面应鼓励多食用高蛋白、高热量、高维生素易消化的食物。按中医理论，可选择能补肾益血、健脾补肾的食品，如红枣、山药、猪肉、牛肉、鱼、奶类及一些蛋制品，选择的食物适合患儿口味，注意色香味的搭配，避免油腻、刺激的食物，为化疗打下良好的身体基础。

（三）化疗过程中饮食

鼓励进食易消化饮食。化疗时恶心、呕吐可使交感神经兴奋性增高，抑制消化腺分泌和胃肠平滑肌的蠕动，直接抑制消化功能，此时患儿易拒绝进食，以为不吃就不会吐，相反还有因胃内无物引起反复呕吐而致食管炎、胃炎，甚至加重不良反应。此时可鼓励食用流质或半流质食物，如稀饭、清汤、粥等易消化、营养高的食物。在用餐时间上合理安排，化疗后3~4 h易发生呕吐，化疗后2 h左右可适当予药物止吐来减轻恶心、呕吐症状，待患儿消化道症状轻时或者消失时再进食。对于年长儿童，家长可询问患儿想吃什么，应在饭菜的质量上和配置上下功夫，做到味香、色鲜，能刺激患儿的食欲，三餐尽量不要重复，饭菜花样要多。年幼儿：家长在患儿进食时适当转移患儿的注意力（如播放儿歌、动画片等），饭菜可加工成不同动物形状，增加患儿对食物的兴趣，另外家长还可在餐具的选择上下功夫，根据患儿喜好选择餐具，吸引患儿的注意力。

左旋门冬酰胺酶（L-ASP）是用于儿童急性淋巴细胞白血病联合化疗方案中的重要药物之一，但应用期间导致急性胰腺炎也是其最严重的不良反应之一，过去有主张在用L-ASP时应低脂饮食。

笔者所在单位发现，患儿往往低脂饮食转为普通饮食时，一是家属疼惜患儿，往往给予较多的动物性食物，而就在此时，突发腹痛、发热、腹泻等急性胰腺炎的表现，严重者发生休克，多数难以抢救，导致死亡。故笔者主张，患儿在使用 L-ASP 时，不必低脂饮食，食物以清淡为主，不宜油腻，不宜暴食，从而可以防止或降低急性胰腺炎发生，就算有发生，也多为轻型。在 L-ASP 使用期间（用药前 3 d、用药期间、用药后 5 d）选择清淡易消化食物，如米面类、薯类、水果类、蔬菜类。避免暴饮暴食，避免油腻食物。坚持普通饮食，减少食物更换频率，减少高脂类食物，保证维生素、蛋白质的摄入。

（四）化疗后饮食

做好患者康复期饮食指导。①日常生活要注意营养合理搭配，食物应做到多样化，多吃高蛋白、多维生素、低动物脂肪、易消化的食物。不吃陈旧变质或刺激性的东西，少吃熏烤、腌泡、油炸、过咸的食品，主食粗细粮搭配，以保证营养平衡。②香菇含有 7 种人体所必需的氨基酸和微量元素，能提高和增强人体免疫力。③多吃蔬菜、水果，每天坚持吃 5 种以上果蔬，且常年坚持。蔬菜、瓜果、豆类等含有丰富的维生素和微量元素。

三、不同化疗副反应的饮食护理

（一）食欲不振的饮食护理

给予高热量、高蛋白的优质食物，达到"量少质优"的效果。调整烹饪方法，增加食物的色香味来增强食欲。多食新鲜蔬菜和水果，可以增强食欲。应少食多餐，避免太油腻、太甜食物。

（二）口腔溃疡的饮食护理

化疗药物破坏了患儿的免疫机制，降低了机体抵抗力，引起患儿唾液量和成分的变化，抑制腺体分泌，所以引起口腔溃疡。避免过热、过酸、刺激性强及粗硬食物，补充高营养流食或半流食，如莲子羹、牛奶、豆浆和鲫鱼汤等。同时多食维生素 C 和 B 族维生素含量高的食物，以求溃疡尽快愈合。重视口腔护理，进食后及时用盐水、漱口水清洁口腔。急性炎性反应时，可口含冰块减少炎性渗出，必要是给予抗炎治疗。轻度溃疡者，应鼓励患者多饮水；溃疡较重者，用 2% 利多卡因含漱以缓解口腔溃疡疼痛而引起的进食困难，可用吸管进流质饮食。

（三）恶心、呕吐的饮食护理

轻度呕吐：随着化疗药物累积剂量的增加，患儿可能出现恶心、轻度呕吐，这时要灵活掌握进餐时间，化疗前 2 h 不进食，化疗结束后 1 h 不进食，以免加重呕吐。这样的患儿可进清淡饮食，少量多餐，多饮清水。冷和热的食物不要同时摄入，最好食温热食物，以免引起牙齿过敏、消化道不适。

重度呕吐：胃肠道反应较重者，频繁呕吐，完全没有食欲，也没有进食的生理和心理要求，不能强求患儿进食。可在间歇期时进食稀饭、粥等，适当加以调味品。这时化疗药物可安排在睡前或午睡时给予。呕吐严重不能经口进食者，则给予静脉营养。

（四）腹泻的饮食护理

抗代谢药物对增殖旺盛的胃肠上皮有抑制作用，使肠黏膜充血、水肿、溃疡形成，而引起腹泻。

对于腹泻患儿，在服用止泻药的同时，可提供纤维含量少的食物如粥、面条、烂饭等主食，茄子、西红柿等瓜茄类，以及炖烂的肉类等。避免过量的油脂、油炸物或甜食物。选用含钾量高的食物。如腹泻严重时，应考虑清淡饮食，如过滤米汤、清肉汤、果汁及菜汁等。及时静脉补液，维持水、电解质平衡。

（五）便秘的饮食护理

化疗期由于患儿身体软弱无力，以致活动减少，加之某些抗癌药物有神经毒性，使肠蠕动变慢，从而导致便秘。合理的饮食不仅可以预防便秘的发生，而且在疾病治疗中可起辅助作用。鼓励患儿多食用富含维生素 A、维生素 C、维生素 E 的新鲜蔬菜、水果及粗纤维的糙米、豆类等食物。多喝水或果汁，每日清晨喝一杯淡盐水或白开水，若情况允许可快速喝水效果更好。鼓励患儿适当运动，养成定时排便的习惯。给予腹部顺时针走向从右到左沿结肠走行按摩，每日 2 ~ 3 次，每次 20 ~ 30 min，以增加肠蠕动，促进排便。

（六）骨髓抑制期的饮食护理

骨髓抑制是化疗最常见的不良反应，导致患儿白细胞计数、血小板计数、血红蛋白三系减少。

白细胞计数低下时，忌食柿子、槟榔、荸荠、芥菜、薄荷及精细食品，宜选食羊肚、羊奶、乌骨鸡、海参、牛肚、阿胶、鸡肉、鸡蛋、鸽肉、鸽蛋、白鳝、甲鱼、太子参、山药、冬虫夏草、银耳、燕窝、猴头菇、枸杞子、黄精、胡桃肉、花生仁等。食物要新鲜，食具可煮沸消毒以确保卫生。

血小板计数低下时，患儿会出现口腔黏膜及消化道出血。因此，食物要软，少渣饮食，避免含骨头及刺类食物。饮食要清淡，不要过热，以免加重出血。严重的消化道出血期间应禁食，改静脉补液。少量出血者可进食稍温的流食和半流食，忌食用过热、过甜的食品。

血红蛋白低下时，多吃补血的食物，如鱼肉、瘦肉、猪肝、羊肝、鸡肝、大豆等富含优质动物蛋白的食物和豆制品。同时还可食用富含维生素 C 和铁的蔬菜，如西红柿、紫菜、蘑菇和海带等。

四、饮食健康教育

白血病患儿化疗期间饮食方面的健康教育主要是饮食及营养指导，以及化疗药物引起的不适及应对方法。希望通过合理的饮食来提高患儿自身的免疫力。有些家属道听途说，对饮食方面存在误区：一是盲目进补，认为有病就补，大吃补品如高丽参、人参等，进食过多引起不良反应；二是盲目忌口，对鱼、肉、蛋、禽类都忌口，引起营养失调，对身体健康和疾病恢复都很不利。家属在白血病患儿膳食调配供给过程中起着至关重要的作用，医护人员要及时给予患儿及其家属相关的指导，保证患儿顺利完成化疗。

1. 指导患儿家长予患儿高热量食物，保证机体营养需要，增强体力。

2. 补充足量的维生素类食物，比如维生素 C 含量多的食物，补充维生素 A 可多食用动物的肝脏、鱼、牛乳、蛋类、菠菜、西兰花、胡萝卜等。

3. 注意饮食时间。化疗前 2 h 不进食，避免因食物囤积在胃部导致恶心、呕吐。化疗 2 h 内患儿消化道反应较重应避免进食。根据个人情况，选择胃肠道反应轻时进食。

4. 饮食方法上，每次饮食量为正常量的一半，采用少食多餐的办法。饮食不可过快，要充分咀嚼，保证食物消化。饭后不能立即躺下，避免出现食物反流。饭后注意口腔清洁和护理。

5. 食物以清淡饮食为主，选择诸如豆类、水果、蔬菜等，以软食为主食。避免过冷、过热、过酸、有刺激性的食物，如咖喱、辣椒、大葱等。进食时不宜多饮水，进食前 1 h 最好别饮水。不进食时多饮水，可增加药物毒素代谢，减少对肾脏的损伤。若患儿不良反应较重，无法正常进食时，不应强迫其进食，避免加重患儿的心理压力，必要时给予肠外营养。

6. 避免食用以下不健康食品，如油炸、腌制类，加工肉类，汽水、可乐类，方便面类，罐头类，话梅蜜饯类，冷冻甜品类，烧烤类。

7. 饮食应清洁、卫生、新鲜，种类要丰富。

（刘　静　邵　霞　刘卫娟）

第 4 节　禁食患儿的营养维持与护理

在临床化疗过程中，会出现由于各种原因导致病情变化需要给予禁食的患儿。禁食患儿在禁食过程中仍须有足够的营养摄入以保障机体新陈代谢，保证生长发育的需要；如果禁食时间长，营养供应不足或不当，会引起机体抵抗力和修复力下降，影响治疗和预后，导致并发症和病死率增加。因此，在患儿禁食期间如何维持营养十分重要。白血病患儿在禁食下，常规补液不能满足患儿机体能量需求，合理的完全肠外营养（TPN）支持可以改善临床病情和营养状况，对提高危重患儿的救治成功率、减少并发症、提高患儿生活质量有显著作用。

合理的 TPN 支持是既要满足个体化的营养素供给量，又需要满足 TPN 营养液的合理配比，这样营养液中各营养素才能够发挥其最大的作用，达到营养支持设定的目标。TPN 开始的时间取决于患儿的个体情况（环境和年龄）、营养状况、疾病和治疗措施。患儿营养支持的目的是避免饥饿，尽可能减少负氮平衡和肌肉消耗；维持组织功能，尤其是免疫系统、骨骼肌和呼吸机功能；促使严重衰竭的患儿恢复正常体质量和身体组成。

一、营养液输注途径

在条件许可情况下，无论是短期还是长期全能量补充最好选择中心静脉进行输注为宜。

二、肠外营养液的配置

（一）配置前准备

配置的过程应严格无菌技术操作，应在空气净化台上操作。开启净化系统不少于 30 min，将所用物品准备齐全，避免在配置过程中多次走动取用物。检查所有用物的有效期及有无破损、变质等，并进行清洁去尘处理，经消毒液（75% 乙醇喷洒或浸泡）和紫外线消毒（30 min）。操作人员按规定洗手、消毒、穿戴无菌隔离衣并戴上无菌手套进行操作。

（二）配置程序

①将电解质和微量元素加入氨基酸液中；②将磷制剂加入葡萄糖液中；③用维他利匹特溶解水乐维他后，一起加入脂肪乳剂中；④其他添加成分分别加入剩余的氨基酸或葡萄糖液中；⑤用与输液袋配套的三叉式冲管袋，借助重力将上述氨基酸和葡萄糖液充入 3 L 袋，最后注入脂肪乳剂；⑥不间断地一次完成营养液的混合、充袋，并且不断翻动 3 L 袋，使其充分混匀；⑦充袋完毕时尽量挤出袋中剩余的空气，然后将配液管在接头处拔开，把连接输液袋的管口封闭。

（三）检查

配制好后肉眼观察有无沉淀变化，并检查袋是否有渗漏，合格后可使用，配制后 24 h 内输注完毕。

三、营养维护时的护理

（一）输液管道更换

输液管道每天更换 1 次。

（二）维持水、电解质平衡

为适应人体代谢能力和使所输入的营养物质被充分利用，应慢速输注；但对已有缺水者，应先补充平衡盐溶液后再输入全营养混合液。已有电解质紊乱者，先予纠正，再予以全营养混合液。

（三）输液速度控制

要求输液泵控制速度。

（四）加强监测

监测的目的是为配制全静脉营养液提供重要依据，每天必须监测电解质、BUN 及血糖 12 次，以及时调整营养液的配制比例。在营养液开始输入 68 h 后检测血糖，以调整输液速度和胰岛素用量，使血糖控制在 5.6 ~ 8.4 mmol/L，待患儿适应后可每周监测 12 次。准确记录 24 h 出入水量，避免发生水、电解质紊乱及酸碱失衡，每周测量体重及复查肝功能。

四、并发症的预防及护理

（一）导管堵塞

导管堵塞是常见的现象之一，表现为液体输注时有阻力和（或）血液回抽困难。故应在 TPN 输注过程中 4 ~ 6 h 用生理盐水脉冲式冲管，防止药物沉积堵管。

（二）导管相关性血流感染

由于输入液的污染、插管处皮肤的感染、其他感染部位的病菌经血行种植，这是与导管相关性的感染。其发病与置管技术、导管使用及导管护理密切关系。当患儿突然有原因不明的寒战、高热、穿刺口红肿或有渗液时应考虑导管相关性血流感染。发生上述症状后，先做输液袋内液体的细菌培养和血培养；更换新的输液袋及输液管进行输液，观察 8 h，若发热不退，拔除中心静脉导管，导管端送培养。若 24 h 后仍发热不退，应加强抗炎治疗。

（三）肠源感染

长期 TPN 时，肠道缺少食物刺激而影响胃肠分泌，以及体内谷氨酰胺缺乏，可致肠黏膜萎缩，造成肠屏障功能减退、衰竭。其严重后果是肠内细菌、内毒素易位，损害肝脏及其他器官功能，引起肠源性感染，最终导致多器官功能衰竭。应用强化谷氨酰胺的肠外营养液和尽早恢复肠内营养，对防治此类并发症有重要作用。

（四）其他

肠外营养途径所致并发症：肝功能异常，表现为转氨酶升高、碱性磷酸酶升高、高胆红素血症等。

五、健康教育

（1）告知患儿/家长营养不良对机体可能造成的危害，使他们认识到合理营养支持的临床意义。

（2）在病情许可情况下，应用强化谷氨酰胺的肠外营养液和尽早恢复肠内营养对防治此类并发症有重要作用。让患儿/家长充分认识肠内营养对维护肠道结构与功能、避免肠源性感染的重要意义。鼓励患儿经口饮食，避免肠源性感染的重要意义。

（3）长期应用肠外营养支持治疗的儿童易发生佝偻病等代谢性骨病，其原因是肠外营养液中所含的钙、磷极有限，远不能满足儿童生长发育所需的大量钙和磷。因此临床上除主要钙、磷的补充外，还应适量补充维生素 D，以防代谢性骨病的发生。总而言之，肠外营养可产生各种并发症或不良反应，在临床实施中应密切监测，尽可能避免或预防其发生，而一旦发生应及时处理，以确保肠外营养得以继续和安全实施。

（李春霞　刘卫娟　邵　霞）

第 5 节　粒细胞缺乏患儿的护理

化疗后骨髓抑制是化疗不良反应之一。骨髓抑制导致外周血三系减少，其中白细胞计数和粒细胞计数减少较为常见，严重者白细胞计数和粒细胞计数减少时较易出现各种感染，成为患儿死亡的主要原因。当外周血中性粒细胞计数 < $0.5×10^9$/L，称为粒细胞缺乏症（简称为粒缺）。粒缺患儿易并发各种感染，中性粒细胞减少持续时间决定了感染风险的高低，持续时间越长，感染的发生率就越高，也越严重。因此当血液病患儿由于化疗后出现骨髓抑制导致白细胞计数尤其是中性粒细胞计数减少时，除细菌感染外，常合并真菌感染。因此应给予患儿全方位预防感染的护理，这是需要医、护、患三方共同完成的事宜。

一、护理评估

（一）病史

本次化疗情况、实施化疗的方案、应用的化疗药物，了解血常规、骨髓检查结果。

（二）症状与体征

患儿中性粒细胞减少合并发热时，体格检查应仔细检查血管通路置管穿刺处、骨穿处、腰穿处、手术切口、活检部位、口腔黏膜、肛周部位皮肤及消化道感染、呼吸道感染、泌尿道感染、神经系统感染等可能的感染症状。

1. 创伤处感染症状

血管通路置管穿刺处、骨穿处、腰穿处、手术切口、活检部位皮肤出现发红、肿胀、皮温升高、疼痛明显、硬结及条索状改变。

2. 口腔黏膜感染症状

口腔黏膜明显充血、牙龈红肿，出现蛀牙及黏膜炎。

3. 肛周感染症状

肛周部位皮肤出现硬结、脓肿、局部疼痛。

4. 消化道感染症状

出现吞咽困难、腹痛、腹泻、恶心、呕吐。

5. 呼吸道感染症状

出现呼吸音异常、鼻塞、流涕、咳嗽、咳痰、胸痛及低氧血症。

6. 泌尿道感染症状

出现尿频、尿急、尿痛，单侧或者两侧腹部压痛、烧灼感。

7. 神经系统感染症状

出现头痛、颈项强直、咽喉痛、呕吐等脑膜炎表现，常伴发呼吸道疾患。两岁以下的儿童可表现为发热、拒食、呕吐、烦躁、抽搐、高声哭叫，囟门紧张甚至凸出。年长儿出现烦躁、意识模糊、嗜睡等精神症状。

（三）心理–社会状况

医护工作者应及时、全面了解患儿及家长的心理状况、应对能力、对病情的认识程度和对护理的要求、家庭经济状况，以及患儿依从性。

二、护理措施

（一）一般护理

1. 病室病床安排

感染患儿有条件时最好选择单人间或者双人间。白细胞计数 $1×10^9$/L 或中性粒细胞计数 $0.5×10^9$/L 以下，安排层流病房或层流病床。

2. 病房清洁要求

病房清洁要求要做到：①保持病房清洁及居家简单，患儿的床头不能堆放杂物，特别是不能放鲜花、盆景等含有水分的物体；②病室每日紫外线消毒 1 次，每次 30 min，定时开窗通风，维持环境清洁，调节适宜的温度和湿度；③每天用专用地拖清水拖地 2 次，每天更换消毒洗液；④患儿的食物必须经过消毒处理。

3. 对医护及接触患儿的所有人员的要求

①所有正在患病的人，都不能接触患儿，特别是患有呼吸道感染者；②只建议一名健康成人陪护；③医护人员应尽量少接触患儿，除非必要的检查与操作外，一般不要接触患儿；④不建议多名医护人员同时进入病房；⑤需要接触患儿的医护人员，必须穿戴好隔离衣帽及新换的一次性口罩；⑥接触患儿前，必须严格执行七步法洗手（医护人不清洁的手是院内交叉感染的主要途径）。

4. 生活护理

保持患儿皮肤、口腔、肛门等部位的清洁，强调患儿及家属注重洗手的重要性。定期洗澡更衣，更换床单被罩等，保持皮肤的清洁干燥。早晚用软毛牙刷刷牙，饭后漱口，避免食物残渣存留于口腔，引起感染。睡前和便后清洗外阴，每日更换内裤。预防：多食富含纤维素的食物；在可能情况下，健康家属要经常协助长久卧床的患者轻揉腹部，以防便秘，从而避免肛裂、痔疮等继发感染；及时修剪指甲，禁止挖鼻孔、掏耳朵或剔牙，以免造成损伤继发感染。

5. 饮食方面

（1）补充足够营养，鼓励多喝水，选用高蛋白、高热量、高维生素食物，多食用豆腐类食物。

（2）注意饮食卫生，不吃生、冷、油腻、刺激性大、不易消化的食物。

（3）除非对食物过敏外，每天保证一个鸡蛋、一杯鲜牛奶。

（4）有贫血者，可多食含铁丰富的食物，如动物肝脏、猪血等。

（5）鱼类是很好的食物，但一定要将鱼刺挑净；吃瘦肉一定要捣碎，以免肌纤维嵌入牙缝。不宜吃排骨等含骨类食物。

（6）不主张喝老火汤，因汤内所含营养物质极低。

6. 休息与愉悦心理

有节奏、愉快地生活，家长应注重家庭呵护，营造温馨、愉悦的生活氛围，减少过分责骂患儿。患儿日常保持愉悦心情。

（二）防治感染

1. 保护性隔离

根据不同条件采取不同方式，如将患儿置入单人房间、使用空气净化器、使用层流床等保护性隔离措施。与感染患者分开安置。患儿中性粒细胞计数 $< 1 \times 10^9/L$，中性粒细胞计数 $< 0.5 \times 10^9/L$ 进入层流病房，给予支持疗法。早期使用粒细胞集落刺激因子来预防由中性粒细胞计数减少过度而引起的感染，以加速白细胞的生成与成熟。同时观察患儿治疗后的反应。

2. 静脉管路的护理

每天每班核查使用中静脉管路情况，通过望、触、听的方法检查穿刺口情况、静脉走向情况、检查敷料使用情况。及时发现问题，及时解决，并记录在核查表中。

3. 严格执行无菌技术操作，遵守操作常规

进行各种护理、治疗操作时要严格执行无菌技术操作原则。

（三）病情观察

严密监测患儿病情变化、给药后效果，记录生命体征（特别是体温和血压）。注意患儿白细胞计数、

粒细胞计数。观察有无感染征象，如呼吸道、消化道、泌尿道情况。询问患儿不适情况。出现体温变化，医、护、患一起寻找感染源。发热者注意伴随症状，警惕败血症的发生，必要时抽血送培养。若中性粒细胞减少患儿合并高热应作为急症处理，以免发展成脓毒血症性休克。协助做好标本收集。

（四）健康教育

让患儿及其家属了解白细胞计数减少和中性粒细胞计数减少的危险，了解感染的症状和体征，能及早发现以便作出相应处理。掌握环境、饮食等基础护理内容，能更好地提高依从性，真正做到健康教育的知、信、行，最终达到健康促进的目的。

1. 普及知识

普及白血病相关知识。通过工休会、小讲课等方式组织患儿和陪护家属一起学习、了解白血病症状与体征；白细胞计数正常值；手卫生方法；口腔清洁方法；补充营养方法；预防感染方法，正确的卫生生活及饮食习惯；还可通过电视、健康教育单张等将以上知识反复灌输给患儿及陪护家属。

2. 提高认识，转变观念

改变患儿及陪护家属的观念，从饮食、配合治疗、管路使用等方面都能有较好的依从性。

3. 行为干预

（1）遵医嘱坚持药物和非药物治疗。

（2）培养良好的从医行为。患儿及其家属能够重视白细胞计数的变化情况，了解白细胞减少症和中性粒细胞减少症可能导致的并发症；当发生异常情况时患儿及家属能及时汇报；能保持良好的卫生习惯，护理人员应该指导患儿及其家属预防和控制感染的方法，强调洗手的重要性，做好口腔、皮肤护理，避免环境方面和社区生活方面的潜在感染危险。

（3）培养良好的饮食行为与卫生习惯。食用清洁新鲜食物，避免食用剩菜，不食用生食。对于水果和蔬菜要彻底地清洗并去皮。避免过大的环境温度变化。保持周围环境的整洁，消毒患儿的房间，让患儿远离灰尘。定期对患儿的玩具进行消毒。不要在房间摆放鲜花、植物。在休疗期间避免与感染者接触。避免接触水痘感染或者流感的儿童。避免与 2 周内接种过疫苗者接触。避免接触不健康的动物。佩戴防护口罩，可为戴口罩的患儿维持自我形象，如佩戴有颜色或者有趣的口罩。避免出现在人多拥挤的地方，如集会游行、社区聚会、各类节目现场、电影院、拥挤的商场等。避免参与体育运动，参与安静的活动，例如阅读、手工劳作。

（刘凤英　刘卫娟　邵　霞）

第 6 节　患儿不良情绪的安抚护理

白血病发病率在儿童恶性肿瘤中居第一位，其治疗周期长、难度大，患儿需要长期反复住院等，对患儿心理有着严重的影响。紧张情绪可导致身心防御功能下降而加重疾病；而正面情绪则可以刺激造血系统相对活跃，提高免病功能，有利于疾病的好转。当前，心理安抚护理对疾病的恢复具有重要意义。除对疾病本身的影响之外，如果不及时矫治儿童心理行为问题，还会妨碍儿童身心的正常发展，甚至对成年后人格特征、行为都产生不良的后果。因此，患儿的心理因素在疾病治疗过程中起着至关重要的作用，适当的心理护理可以优化患儿的身心状态，间接提高患儿的生存能力和生存质量。

一、治疗过程中存在的心理问题

（一）不安全感和恐惧感

过去认为白血病是"不治之症"，加上陌生的环境、人物、各种治疗措施，患儿始终感觉生活在恐怖和被伤害之中。婴幼儿期突出表现为哭闹烦躁，极度依恋亲人，妈妈或日常照顾者只要离开视线范围就会不停哭喊，吵着要回家等，有时甚至见到医护人员都会大声哭闹。稍年长的患儿则有可能因为对白血病的认知有限，又或者因同室病友的病情加重或死亡，使患儿处于极度的恐惧之中，这种负面情绪如不正确引导，及时纠正，必将影响患儿的治疗效果。

（二）自杀、焦虑及抑郁自卑的情绪

焦虑是预感威胁性刺激，而又无法应付的痛苦反应。许多研究表明，白血病患儿及家属存在不同程度的焦虑及抑郁等不良情绪。经历长时间的住院和漫长的化疗，患儿的身心均痛苦不堪，出现紧张、敏感等，易发生抑郁，表现为失去治疗信心、食欲下降、烦躁易怒、睡眠质量下降等。这多见于年长患儿，特别是当各种症状加重时，如出血、感染、疼痛等，则认为自己是否不久于人世，是否已成为父母的累赘等，容易产生自杀的念头和行动。也有学龄儿童担心经常住院而影响学业，被同学看不起，产生自卑情绪。学龄前儿童虽然不能完全理解白血病，但会对父母、亲人或医护人员等不同的行为产生一定困惑，会感到紧张、不安和焦虑。

（三）情绪不稳

学龄前期儿童常出现易于发脾气、挑食、挑玩具、摔东西等不良行为。研究表明，这一方面与本身这时期儿童心智发展水平有关，自制力很差，行为和情绪易受当时外界事物或环境的引诱而转移；另一方面患儿得病住院后，父母往往对其过分迁就和关心，导致其随意发泄，任性妄为，甚至辱骂医护人员和父母。

（四）性格改变

白血病患儿经过反复住院、化疗后，尤其是经历过重创的患儿，会从原本的乐观开朗、积极向上，在身体恢复后会变得沉默寡言、情绪低落、孤独等，又或者不愿意接近父母，不与人接触等。有的则表现为活动增多、终日爱说爱动、逗弄别人、惹是生非、不专心做事、注意力高度不集中，甚至做一些无意义的动作而影响到别人。还有的变得胆怯恐惧，怕黑暗、响声、独处，怕昆虫和小动物。这些变化往往导致患儿家属无所适从。

二、安抚护理

（一）根据不同的年龄分期采取不同的心理护理

1. 婴幼儿期

婴幼儿期临床不良心理主要是因住院环境陌生、各种侵入性治疗等所致的没有安全感，表现为

哭吵不安、烦躁、恐惧、不配合治疗等。这时的儿童需要人身体的接触和抚摸，尤其父母的陪伴，父母的拥抱、微笑能极大地消除患儿的恐惧感和孤独感。而对于部分一见到医护人员则大声哭闹不止的患儿，护士应尽可能地集中护理操作，少接触患儿。另外，指导家属积极参与到治疗活动中来，减少护士与患儿直接接触的时间。待患儿逐渐适应医院环境并对医务人员消除恐惧后，就可在操作过程中准备一些小玩具，如贴纸等，以吸引患儿的注意，与患儿一同玩耍，进一步增进感情；也可以用搂抱、亲吻、微笑等肢体语言与患儿交流，使患儿大脑的兴奋和抑制变得自然协调，消除患儿的孤独感和不安全感。

2. 学龄前期

学龄前儿童心智发展已有一定的水平，但自制力还很差，其行为、情绪易受外界事物或环境的引诱而转移，情感极不稳定，对周围气氛很敏感，加上药物的作用，往往时而兴奋欢快、调皮捣蛋，时而低落忧虑、少言寡语。该时期儿童对疾病只有模糊的认识，对真正的白血病含义不甚了解，焦虑、恐惧、抗拒型心理所占比例较高。对于该年龄段患儿，护士应积极帮助患儿在住院期间找到童趣，能够及时享受到健康儿童该有的幸福与快乐，可用如下几种方式来为患儿进行心理安抚：

（1）介绍同病区的患儿相互认识，让患儿在住院期间也有小伙伴的陪伴，不会感到孤独。

（2）把各项操作寓于娱乐，如对各种仪器感兴趣，护士可以把其当作新的玩具以吸引患儿，诱导鼓励为主，消除他们对各项操作，特别是一些有痛性操作的恐惧心理。如很多患儿对注射器感兴趣，护士则可以告知它的作用及使用方法，让他们在穿刺时能参与进来，并主动积极配合，并对主动配合治疗的患儿予以表扬、奖励。

（3）鼓励患儿从事平时喜爱的活动，如画画、玩积木、看童话故事，父母等家人尽量抽时间陪患儿一起玩耍，增进感情。

（4）定期举办一些儿童娱乐活动，使他们尽快融入医院这个大家庭，在漫长的住院期间不会觉得寂寞和孤独。

（5）如患儿经常哭闹不配合治疗时，应予足够的耐心，通过讲道理、做游戏等争取患儿信任。另外，可以针对儿童"争第一"的心理，在病区树立好榜样，通过个别带动整体。

3. 学龄期

学龄期儿童心理相对稳定，已有较强的认知能力和接受能力，对医护人员的说教能够理解，对白血病已有相当的理解和认识。大部分患儿对生存欲望强烈，大多能主动配合治疗，希望早日恢复健康，重返校园。少数患儿因为恐惧死亡、治疗带来的痛苦，担心和体谅家庭成员的辛苦等而产生孤独、抑郁、消极、绝望等负性心理，表现为终日精神萎靡，郁郁寡欢，少言、少动、少吃，心情沉重，甚至抗拒治疗、自杀等。对于该年龄段患儿，应根据患儿性格特点，尽量采取个性化的心理护理方法：

（1）通过反复与患儿谈话聊天了解患儿不断变化的心理需求。对于思想负担较重的患儿，应稳定其积极心理，创造一种亲切、生动的氛围，重点渲染生活的丰富多彩，帮助患儿走出病痛的困惑心境，增加生活的勇气。研究表明，该年龄阶段患儿接受心理护理的效果最佳，积极心态有助于患儿自身更好地配合治疗，提高治疗效果。

（2）做好疾病的宣教知识，告知其由于科学的进步，白血病目前不但是可治之症，而且治愈率很高，治愈后与正常人一样，可以学习、工作、结婚、生子，并告知其各项治疗护理操作的作用及意义，以取得配合。如有的患儿因为脱发、激素的不良作用而发胖等觉得难受时，应及时讲解导致这些症状的原因，告知其治疗结束后即可恢复原貌，并给予赞扬其衣物、装扮等，转移注意力，让其恢复自信。

（3）对于病情反复的患儿，同病室间尽量不安排危重患儿，以免增加其恐惧心理，诱发不良情绪，可安排同等年龄段并外向积极的患儿同室，以带动住院气氛向活泼、积极方向发展。

（4）当家庭有经济困难时，不要当着患儿的面谈论经济问题。

（5）做好患儿家属的安抚，尽其可能呈现乐观积极、向上的正能量，否则会对患儿心理造成很大影响。

（二）根据不同病期采取不同的心理护理

1. 初诊期

患儿来到医院，进入陌生的环境，首先会产生环境应激，医务人员亲切微笑并主动向其家长介绍病区的环境、各项规章制度及医师护士，可使其尽快消除陌生感。病房内适当增加卡通图案、用可爱动物图案的床单等，尽量把病房布置得活泼、亲切以适应儿童的心理特点。有条件时可在病区中设立图书室、游戏室等，既丰富了患儿的住院生活，又扩大其知识面，使病房有一种积极向上的氛围。当患儿确诊为白血病时，及时向年长患儿及家属介绍疾病的相关知识、护理注意事项等，引导患儿及家属尽快接受现实，积极参与治疗。

2. 治疗期

患儿会因药物作用而产生各种不良反应，如恶心、呕吐、疼痛、发热等。护士应循序渐进地讲解化疗的相关知识和注意事项，进行各项操作时最好先征得患儿同意后再进行，以增加配合程度和尊重患儿的心理要求。病情允许时多用转移注意力的方法，如听音乐等方法分散对疼痛的注意力，避免患儿专注于治疗带来的痛苦。鼓励患儿表达自己内心的意愿，满足患儿的正当需求，激发患儿战胜疾病的信心。

对于各种有创的检查和治疗手法，如腰椎穿刺，是患儿在治疗过程中最为惧怕的，可在操作前、中、后对其进行心理安抚：

（1）操作前应尽量用患儿易理解的语言，解释腰穿操作的必要性与治疗作用，对于其在治疗流程和操作过程中可能产生的不适感，如疼痛、酸胀，甚至头痛等，可用玩具模型等告知患儿如何进行操作，也可让患儿演示给医务人员看，并重点教导患儿在操作时应如何配合，让患儿明白骨穿或腰穿并不是一件可怕的事情，减轻患儿的恐惧感。也可教导患儿角色扮演，化身为动画片中的英雄人物，可战胜一切困难。可与患儿达成一定的协议，如"如果做得多的话，我可以……"之类的话。

（2）操作过程中，则以鼓励为主，让亲人陪伴在旁，尽量满足患儿的要求，或者分散其注意力，强调患儿一定能够完成任务。

（3）操作完毕后，不管患儿在操作中表现如何，都应及时给予表扬，并继续鼓励患儿，为下一次的操作打好基础。操作前允诺过患儿的奖励，事后必须及时兑现。

3. 病情反复时和临终期

这个时期患儿已经进行了较长时间的治疗，对病情有了一些认识，情绪波动较大，应该针对患儿心理做好思想工作，语气要亲切、温和，取得患儿的信赖，以便积极配合治疗，促使病情早日缓解。对于极少数可能要面对不能或难于治愈的患儿，医护人员要引导患儿和家长直面现实，特别是家庭经济困难的患儿及其家属。对于无治愈希望者，要向家属说明，白血病现在还不能全部治愈，应尽量满足患儿在弥留之际的要求和愿望，尊重患儿，使患儿能平静地度过生命的最后阶段。

（三）根据患儿不同心理特征的护理

1. 焦虑和抑郁

焦虑和抑郁是患儿普遍出现的一种心理状态。护理人员应对该类患儿进行一定的心理评估，根据评估结果采取有针对性的心理护理措施。可以谈话、宣教作为主要手段，适时讲一些小笑话来调节病房气氛，为患儿讲解急性白血病的相关知识来消除误解，消除不必要的担忧。帮助患儿进行心理宣泄，比如鼓励患儿向护理人员倾诉，从而把心中的负面情绪宣泄出来，等患儿的心情得到平复之后，护理人员再帮助患儿分析病情和预后。在做好消毒隔离措施前提下，安排一定的探视时间，允许亲戚、朋友、同学、老师前来交谈、探望、鼓励，唤醒他们对美好生活的渴望，有利于疾病的康复，对治疗有一定的促进作用。部分抑郁患儿还有自杀的倾向，因此护理人员要对他们加强防护，防止自杀行为的发生。

2. 恐惧

为患儿创造整洁、安静、舒适的治疗环境，医务人员不能疾言厉色、举止鲁莽，以免伤害幼小的心灵，让他们始终有一种良好的心理状态。年龄小的患儿以诱导鼓励、转移注意力为主，并适当给予拥抱。年龄稍大患儿则多与他们交谈、做朋友，以增进护患之间的了解和友谊。在医院允许情况下，可以在病室为患儿播放动画片，让患儿不感到生活的单调。另外，护理人员要尽量固定，连续护理以满足患儿感情上及其他方面的需要，通过与患儿不断接触就可以逐渐消除恐惧心理。

3. 依赖和愤怒

表现过度依恋父母，对于力所能及的事情往往需要照顾者代劳，动辄哭闹、向身边的亲友或者护理人员发脾气等。对此，护理人员要深入患儿的内心，找出造成这种依赖心理的根源，并通过给予患儿关心和爱护的方式，使患儿逐渐消除依赖心理。对此，护理人员不能迁怒于患儿，应以更加耐心的态度对待患儿，同时还要指导家属以宽容忍让的态度对待患儿，切莫因一时之气而伤害患儿心灵。

总之，白血病患儿普通化疗一般 2~3 年，在此治疗期间不同年龄段的患儿在不同时期均有着不同的心理变化，应不断地调整和制定相应的心理护理措施以适应患儿的心理变化，使患儿安全地度过治疗阶段，提高患儿的生存质量。

（温丽云 邵 霞 刘卫娟）

PART 01

第4篇

各 论

第 16 章

儿童急性淋巴细胞白血病

近 30 多年来，由于对儿童 ALL 认识的不断深入，治疗方案的不断改进，以及对化疗并发症防治手段的不断进步，其疗效有了长足的进步，国内外先进的医疗单位治疗 ALL 的 5 年无病生存率已达 90% 或更高。笔者单位统计 37 例高危或超高危病例，其 3 年无事件生存率（EFS）为 70.07%。

第 1 节　临床诊断

详见第 5 章。

第 2 节　细胞形态学诊断

随着分子生物学的发展，白血病能有如今细致的分型是生物科学不断发展的结果，最具历史意义的分型是 1975—1976 年美、英、法三国血液工作者组织的 FAB 协作组提出的 FAB 形态学分型法，后来由于免疫学及遗传学的进展又提出了 MIC 分型法，即形态学（M）、免疫学（I）及细胞遗传学（C）分型法；直至现代最先进的 MICM 分型，即在原来 MIC 分型的基础上，加上了分子生物学（M）的分型法。准确而深化的分型对白血病预后的判断非常有利，同时在一定程度上可指导治疗，故白血病治疗的效果亦随着白血病分型的不断深化而不断提高。可以说，儿童急性白血病，尤其是 ALL 之所以取得今天这样明显的效果，与儿童急性白血病准确而深化的分型是分不开的。

WHO 定义的前驱淋巴肿瘤包括 B 淋巴母细胞白血病 / 淋巴瘤（B-ALL/LBL）和急性 T 淋巴细胞白血病 / 淋巴瘤（T-ALL/LBL），主要发生在儿童。75% 的病例发生在 6 岁以下儿童。大约 85% 的 ALL 是前驱 B 细胞类型，而前驱 T 淋巴母细胞恶性肿瘤主要表现为淋巴瘤伴纵隔肿块。T 和 B 淋巴母细胞恶性肿瘤以男性居多。

一、FAB 定义

FAB 协作组定义急性淋巴细胞白血病骨髓和（或）外周血原始 + 幼稚淋巴细胞 ≥ 20%（ANC），并根据骨髓中原始淋巴细胞大小、核浆比例、核仁大小及数量等，辅以细胞化学染色将 ALL 分为 L1、L2、L3 三型。

1. L1 型

原始及幼稚淋巴细胞以小细胞（直径 < 12 μm）为主，通常幼稚淋巴细胞较多见；核形规则，偶有凹陷与折叠；核染色质较粗且致密，呈颗粒状。胞质量极少，嗜碱性（图 16-1）。

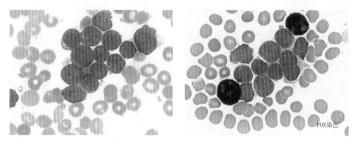

图 16-1 L1 型细胞化学染色图

2. L2 型

原始及幼稚淋巴细胞以大细胞为主（直径可大于正常小淋巴细胞 2 倍以构较一致，核仁少或无，较小而不清楚）；核形不规则，常可见凹陷与折叠；核染色质细而松散，或粗而凝集，结构较不一致；核仁一个或多个，较清楚；胞质量通常较丰富；胞质嗜碱性不定，可有较深染，有时其形态与 M0 型白血病较难区别，此时应采用免疫标记鉴别。细胞化学染色同 L1 型类似（图 16-2）。

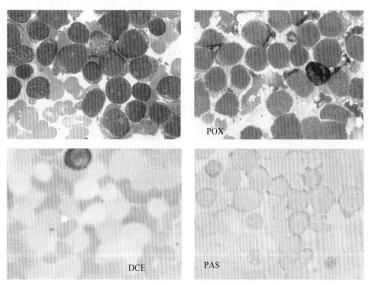

图 16-2 L2 型细胞化学染色图

3. L3 型

原始及幼稚淋巴细胞以大细胞为主，大小较一致；核形较规则，核染色质细致均匀分布，核仁明显，一个或多个，核上常有空泡，呈泡沫状；胞质量较多，深蓝色，胞质易见空泡，一空到底，呈蜂窝状（图 16-3）。

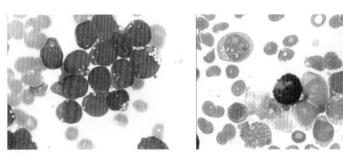

图 16-3 L3 型细胞化学染色图

二、WHO 定义

WHO 对原有急性淋巴细胞白血病 FAB 分型有较大改动。WHO 认为 L1、L2 的形态学分类与急性淋巴细胞白血病的免疫表型、遗传学以及临床特点无明显相关性，不予以保留该分类。建议骨髓中原始幼稚淋巴细胞＞ 25% 时，诊断使用急性淋巴细胞白血病这一名称，而当骨髓原始幼稚淋巴细胞＜ 25% 时，应使用急性淋巴母细胞淋巴瘤这一名称更为合适。同时将急性淋巴细胞白血病按免疫表型分为前体急性 B 淋巴细胞白血病 / B 淋巴母细胞性淋巴瘤（前体 B-ALL/B-LBL）、前体急性 T 淋巴细胞白血病 / T 淋巴母细胞性淋巴瘤（前体 T-ALL/T-LBL）。L3 与 Burkitt 淋巴瘤白血病期相对应，将 FAB 分类中 L3 型（Burkitt 型）归入成熟 B 细胞肿瘤。

2014 年儿童急性淋巴细胞白血病诊疗建议（第四次建议）

免疫学分型：根据世界卫生组织（WHO）2008 分型标准，可将 ALL 分为前体 B-ALL 和前体 T-ALL 两型，将 FAB 分类中的 L3 型（Burkitt 型）归入成熟 B 细胞肿瘤。①前体 B-ALL：TdT、CD34、HIA-DR、CD19、cytCD79a 阳性，多数 CD10 阳性，CD22、CD24 和 CD20 多有不同程度的表达。CD45 可阴性。伴 t（4；11）（q21；q23）/MLL-AF4+ 的患者 CD10 和 CD24 阴性。成熟 B-ALL 表达单一轻链的膜 IgM 和 CD19、CD20、CD22 及 CD10、BCL6，TdT 和 CD34 阴性。②前体 T-ALL：TdT、CD34、cytCD3 和 CD7 阳性；CD1a、CD2、CD4、CD5、CD8 有不同程度表达，多数 T 细胞受体克隆性重排阳性。ALL 中髓性相关抗原 CD13、CD33 等可以呈阳性，该阳性不能排除 ALL 的诊断。

1. 前体 B- 急性淋巴细胞白血病 / 淋巴母细胞淋巴瘤

B-ALL 原始细胞大小变化很大，从小细胞到大细胞均可见。小细胞胞质量少，核染色质致密，核仁不明显。大细胞胞质量较多，呈浅蓝至蓝灰色，偶见空泡，核染色质松散，核仁清晰数量多。少量病例可见粗大嗜天青颗粒。B-LBL 原始细胞核呈圆形或卵圆形，可有不同程度的脑回状核膜，核染色质不均一，核仁多不明显。

2. 前体 T- 急性淋巴细胞白血病 / 淋巴母细胞淋巴瘤

细胞中等大小，核浆比例高。原始细胞变化较大，小细胞染色质致密聚集，核仁不明显。大细胞染色质细致，核仁较清晰，胞质内可见空泡。少部分 T-LBL 患者伴有嗜酸性粒细胞增多和髓性增生。

3. Burkitt 淋巴瘤 / 白血病（BL）

①典型 BL：细胞中等大小，形态均一；核圆形，染色质聚集成块，副染色质清晰；一般含多

个位于中央的嗜碱性核仁。胞质强嗜碱性，多含有空泡。②变异型 BL：浆细胞样 - 胞质嗜碱、偏位；多数为一个核仁，位于核中央；胞质内含单一类型免疫球蛋白；核大小、形状多变。③不典型BL：由中等大小 Burkitt 细胞组成，核及细胞大小多形性明显，核仁清晰，数量较少。

三、细胞化学染色特点

原始淋巴细胞不表达髓过氧化物酶（myeloperoxidase，MPO），急性淋巴细胞白血病 MPO 阳性率＜ 3%，这些阳性细胞可能来自残留的髓性细胞。原始淋巴细胞糖原染色（PAS）可呈阳性，通常表现为粗大颗粒状。非特异酯酶（NAE）可弱阳性，且可被氟化钠抑制。

第 3 节　细胞免疫学诊断

一、B-ALL/LBL

B-ALL/LBL 中淋巴母细胞几乎均表达 B 细胞标志物 CD19、CD79a、胞质 CD22。但这些标志物本身无特异性。大多数病例原始细胞表达 CD10、CD22、CD24 和 TDT，但 CD20 与 CD34 表达情况不定。另外，也可表达髓性抗原 CD33、CD13。MPO 的阳性表达提示可除外 B-ALL、LBL 诊断。

二、T-ALL/LBL

在 T-ALL/LBL 中，淋巴母细胞呈 TDT（＋），可表达 CD1a、CD2、CD3、CD4、CD7、CD8。其中最常见的是 CD7 和胞质 CD3（cCD3），但仅 CD3 具有细胞种系特异性。原始细胞通常同时表达 CD4 与 CD8，CD10 可能阳性。约 10% 病例表达 CD79a。19%～32% 病例表达髓性抗原 CD13 和（或）CD33。CD117 偶尔阳性。需要注意的是，髓性标志物的出现不能排除 T-ALL/LBL 的诊断，也不能提示为混合表型白血病。

三、各型 ALL 的特点

根据免疫分型，各型急淋的特点如下：

（一）急性 T 淋巴细胞白血病

急性 T 淋巴细胞白血病（T-ALL）多见于男性，常有白细胞计数增多（常多于 30×10^9/L），纵隔肿物多见（50%），中枢神经系统侵犯占 15%。过去儿童 T-ALL 的预后如成年人一样，中位生存时间少于 10 个月，由于成人 T-ALL 治疗的进步，其 CR 率可达 80%，EFS 可达 45% 以上。临床和试验都证明，环磷酰胺和 Ara-C 对 T-ALL 的作用最为主要。对儿童或成人 T-ALL 的诱导方案，加进这两种药对取得缓解是有利的。但相较于成熟 T-ALL（CD7、CYCD3、CD2），前 T-ALL（CD7、cyCD3）预后要差，这可能是由于前 T-ALL 更易产生多药耐药性。前 T-ALL 复发多见于缓解后 1～2 年，也可见于 3～4 年，故究竟要维持治疗多久尚未有统一的意见。

（二）普通急淋

普通急淋 CD10 阳性，在成年人占 55%，在儿童占 65%，儿童的预后较好。

（三）成熟 B 急淋

成熟 B 急淋（mature B-ALL）SmIg 阳性，CyIg 阳性或阴性。男性占 83%，77% 有淋巴结肿大，纵隔肿大占 3%，中枢神经系统受累占 9%。此外，还有腹部肿物、肾及骨的侵犯。在成人病例，其预后不良，CR 率为 33%，多数在 9 个月复发（微量残留病所致）。而儿童病例，其预后则明显改观，CR 率达 81%~96%，EFS 达 80%。其原因是应用大剂量环磷酰胺、大剂量氨甲蝶呤（$0.5 \sim 8 \ g/m^2$）以及大剂量阿糖胞苷。此外还有多柔比星、常规量 Ara-C、VCR、VP-16 及 VM-26 等。这种儿童的治疗方案用于成年人同样有效。其 CR 率达 77%，EFS 达 58%。其复发几乎都在第 1 年内。

（四）髓抗原阳性急淋

由于免疫分型的进步，已发现有些髓抗原阳性急淋患者，具有髓样抗原（My⁺），称髓抗原阳性急淋，我国荣成会议命名为伴有髓性标志的急淋（My⁺-ALL）。这些患者除具有 ALL 的特异标记外，还有 20% 以上的细胞具有髓样标记 CD13、CD14、CD15、CD33 及 CDw65 等标记。是否具有 My 标记的 ALL 其预后较差，目前还没有一致的看法。

（五）Ph 染色体阳性急淋

Ph 染色体阳性急淋（philadelphia chromosome positive ALL）内容详见第 21 章。

（六）前体 B 细胞淋巴细胞白血病

前体 B 细胞淋巴细胞白血病（precursor B-cell lymphoblastic leukemia，BCP-ALL）是儿童 ALL 最常见的形式，占儿童 ALL 80% 以上。过去 ALL 是难治的，10 多年前统计，4 年的无病生存率可达 40% 以上，但现在生存概率高达 80%~90%。对于 BCP-ALL，年龄和白细胞计数是两个主要的预后因素。

第 4 节　细胞遗传学及分子生物学

一、B-ALL/LBL

几乎所有 B-ALL 病例都有 IGH 克隆性 DJ 重排。此外，在很大一部分病例中可见到 T 细胞受体基因的重排，因此这些重排对于区分 B 或 T 系分化并无帮助。有些较常见细胞遗传学异常 del（6q）、del（9p）和 del（12p）对预后无影响。与预后不良有关的遗传学异常包括罕见的 t（17；19）、E2A-HLF 和 21 号染色特内 *AML*1 基因的扩增（iAMP 21），后者在 ALL 中发生率约 5%。

此外，还有一类伴有特定遗传学异常的 B 淋巴母细胞恶性肿瘤，WHO 将其定义为 B 淋巴母细胞白血病 / 淋巴瘤伴重现性遗传学异常，包括 B-ALL/LBL 伴 t（9；22）（q34；q11）；BCR-AML1、t（n；11q23）；MLL 重排、t（12；21）（p13；q22）；TEL-AML1、t（5；14）（q31；q32）；IL3-IGH 等。此类恶性肿瘤无独特形态学及细胞化学特征可与其他类型 ALL 相区别。但其独特遗传学特征可区别于其他非特指型 ALL，伴重现性遗传学异常的 ALL 其免疫表型及临床预后均与非特指型不同。

二、T-ALL/LBL

大多数 T-ALL/LBL 存在克隆性 T 细胞受体基因（TCR）重排，但约 20% 病例同时出现 IGH 重排。50%~70% 的 T-ALL/LBL 病例中发现有异常核型。最常见为 14q11 上的 α 和 δTCR 位点、7q35 上的 β、7q14-15 上的 γ 位点与多种伙伴基因的异位。T-ALL 中也存在缺失，最重要的为 9p 缺失，它导致肿瘤抑制基因 *CDKN2A* 的丢失。

三、染色体数量改变

常见 2n < 45 的低二倍体和 2n > 50 的高超 2 倍体。高超二倍体核型急性髓细胞白血病（HH-AML）患者以 +8（77.3%，17/22）、+21（54.5%，12/22）多见。

四、染色体结构改变

4 种常见的与预后相关的染色体易位及其形成的融合基因有：① t（12；21）（p13；q22）/TEL-AML（ETV6-RUNX1）；② t（1；19）（q23；p13）/E2A-PBX1（TCF3-PBX1）；③ t（9；22）（q34；q11.2）/BCR-ABL；④ *MLL* 基因重排，其中以 t（4；11）（q21；q23）/MLL-A 最为常见。

第 5 节　儿童急性淋巴细胞白血病的诊疗

从 2002 年起，广州医科大学附属第一医院儿科在 CCLG-2008 STUDY2：HONG KONG 方案的基础上，建立了 ALL 四级危险度分型法（GYYALL2012，即改良的 ALL CCLG-2008 STUDY：HONG KONG 方案，本方案在 Ara-C 及 MTX 方面，剂量有所增加，以下划线为改良内容标志）。由原广州医科大学附属第一医院儿科医生吴丽萍摘译，由笔者拟订。

一、超高危 ALL（SHR-ALL）的诊疗

（一）超高危 ALL（SHR-ALL）的诊断

具备以下任何一项者：①继发性白血病。②肉瘤性白血病。③复发白血病。④费城染色体阳性及类费城染色体阳性白血病。⑤急性混合表型白血病。⑥ T 细胞急淋伴：年龄 < 12 个月的婴儿白血病或年龄 ≥ 14 岁；外周血白细胞计数 ≥ 100×10⁹/L；泼尼松试验反应不良，或二次诱导治疗不能缓解，或治疗 33 d 后 ≥ MRD10⁻²。⑦细胞及分子遗传学特征具以下任何两项：染色体数目 < 45 的低二倍体；t（9；22）（q34；q11.2）/ BCR-ABL；t（4；11）（q21；q23）/ MLL-AF4；其他 *MLL* 基因重排；t（1；19）（q23；p13）/ E2A-PBX1 阳性。以上细胞及分子遗传学特征各种中的任何一项。

（二）超高危 ALL（SHR-ALL）的治疗

改良的 ALL CCLG-2008 STUDY：HONG KONG 方案由原广州医科大学附属第一医院儿科医生吴丽萍摘译，本方案在 Ara-C 及 MTX 方面，剂量有所增加，以下划线为标志。

1. 化疗方案

1）诱导治疗 I

（1）泼尼松试验：泼尼松 60 mg/（m² · d），1～7 d，每天分 3 次口服。激素治疗期间，可引起消化道溃疡，所以维生素 B₂、VH₂ 受体拮抗剂需要联合使用。从第 29 天开始，每 2 天减量 1 次，7 天减停。

（2）泼尼松试验敏感性评估：患儿经泼尼松试验第 8 天，外周血幼稚细胞绝对值 < 1000/L 者为敏感；≥ 1000/L 者为不敏感。

（3）对于肿瘤高负荷的患者：白细胞计数 ≥ $100×10^9$/L、肝、脾明显肿大，需要从低剂量开始 Pred［0.2～0.5 mg/（kg · d）］，以防止肿瘤溶解综合征的发生（详见第 13 章）。

（4）鞘内注射（以下简称 IT）氨甲蝶呤和地塞米松：应在化疗开始的第 1 天给予，但当白细胞计数 > $50×10^9$/L 时，IT 需要延迟执行。第一次腰椎穿刺须由经验丰富的医师执行（避免损伤）。血小板计数高于 $25×10^9$/L 方才允许 IT。

IT d1 腰椎穿刺（腰穿）单用 MTX，d15、d33 则三联 IT；如果 d1 腰穿有损伤，则 d8、22 需要加强。第一次腰穿，要由有经验的医师执行，血小板计数应在 > $25×10^9$/L 时进行，如外周血白细胞计数 > $50×10^9$/L，时不宜腰穿。IT 的用法见表 16-1。

表 16-1 不同年龄鞘内注射药物及剂量（mg）

年龄（岁）	MTX	Ara-C	Dex
< 1	5	12	2
2～3	1～2	7.5	15
2	10	25	5
> 3	12.5	35	5

2）诱导方案 II（VDLD）

（1）长春新碱 1.5 mg/（m² · d），静脉注射（最大剂量为 2 mg），第 8、15、22、29 天各执行 1 次。

（2）柔红霉素 30 mg/（m² · d），每次静滴大于 1 h，第 8、15、22、29 天各执行 1 次（使用柔红霉素前须完善心电图及心脏彩超的检查）。

（3）埃希左旋门冬酰胺酶 20 000～25 000 U/（m² · d），每次静滴大于 1 h，第 8、10、12、14、16、18、20、22 周（共 8 次）。第一次使用左旋门冬酰胺酶时罕见变态反应，但每次输注门冬酰胺酶过程中都需要密切监测患者情况。如出现埃希左旋门冬酰胺酶过敏，并不建议在使用激素或抗组胺药的前提下继续使用同一种门冬酰胺酶制剂，因为这样会导致抗体产生而令门冬酰胺酶失效，建议以下两种选择替代：

培门冬酰胺酶（PEG-ASP）：2500～3500 U/（m² · d）（82.5 U/kg）。如 BSA < 0.6 m²，最大

量为 3750 U，肌内注射，共 2 剂，分 2 周执行。

欧文门冬酰胺酶（Erwinase）：10 000 U/（m² · d），肌内注射，隔天执行 1 次，每 6 剂欧文门冬酰胺酶替代 4 剂埃希门冬酰胺酶。

3）巩固治疗（CAT×2）

（1）巩固方案（CAT）

环磷酰胺 1000 mg/m²，d36。

阿糖胞苷 2000 ~ 3000 mg/m²，q12 h×2 或 3（滴注时间在 3 h 以上，必须充分水化碱化尿液，每天输液 3000 mL/m²），后者用于超高危患者（凡用大剂量 Ara-C 时均按此方法水化碱化尿液及滴注速度）d38 ~ 39，d38 ~ 41。

6-MP 60 mg/（m² · d）：d36 ~ 40。

三联 IT，d38。

（2）巩固方案（CAT 待骨髓增生恢复后进行第 2 次巩固方案 CAT（同上）

环磷酰胺 1000 mg/（m² · d），d1。

阿糖胞苷 2000 ~ 3000 mg/m²，q12h，d2 ~ 3。

6-MP 60 mg/m²，d1 ~ 5。

* 三联 IT，d1。

开始化疗的标准：

● 一般情况好。

● 无感染。

● 血细胞恢复到以下程度：

◆ 白细胞计数 ≥ 2×10⁹/L。

◆ 中性粒细胞绝对计数 ≥ 1×10⁹/L。

◆ 血小板计数 ≥ 50×10⁹/L。

环磷酰胺 1000 mg/（m² · d），静滴 1 h，第 1 天执行。

◆ 出血性膀胱炎的预防：水化碱化液体。

3000 mL/（m² · 24 h）（以下凡用大剂量 CTX 均此法以减轻其不良作用）

◆ 化疗期间每天均须进行尿血细胞检查。

◆ 美司钠解毒 200 mg/m²/ 剂，静脉注射，共 3 剂，在环磷酰胺化疗开始的第 0、+4、+8 h 执行。（以下凡用大剂量 CTX 均此法以减轻其不良作用）

◆ 血尿（肉眼血尿、尿血细胞检测阳性）或排尿痛提示存在出血性膀胱炎。在此情况下，需要加强水化 [4500 ~ 5000 mL/（m² · 24 h），呋塞米 0.5 ~ 1 mg/kg，静脉注射，每 4 ~ 6 小时 1 次]，使用镇痛药缓解疼痛，给予更多次数的美司钠。

阿糖胞苷 3000 mg/ m²，q12h，静滴 3 h，第 2、3 天。

◆ 为预防大剂量阿糖胞苷引起的角膜结膜炎，双眼需要预防性使用含激素成分的滴眼液。

◆ 在输注阿糖胞苷期间，必须密切监测患儿有无发生阿糖胞苷相关的神经毒性。如出现眼球震颤和（或）共济失调，则需要立刻停止输注。如以上症状不能消失，或重新输注阿糖胞苷后再次出现以上症状，则需要立即并且永远停用此药。不可逆的浦肯野细胞损坏也会发生。

◆ 期间需要进行水化：3000 mL/（m² · 24 h）（凡用大剂量 Ara-C 时均以上述方法以减轻其不良反应）。

6-MP 2 mg/（m² · d），口服，第 1 ~ 5 天，睡前空腹口服，不与牛奶同服。

常规口服维生素 B₂，防治黏膜损伤。

4）巩固 + 髓外复发预防

（1）巩固 + 髓外复发预防 1（组合方案 1）

CAM（C 为环磷酰胺、A 为阿糖胞苷、M 为 MTX）+VDL（V 为长春新碱、D 为地米、L 为左旋）

地米 20 mg/（m² · d），口服 / 静脉，分 3 次，d1 ~ d5。

长春新碱 1.5 mg/m²（最大剂量 2 mg），d1、d6。

HD-MTX 8000 mg/（m² · d），静滴 24 h，d1。

环磷酰胺 200 mg/（m² · d），静滴 q12h×5，d2 ~ 4（首剂在 MTX 结束后 7 h 执行）。

阿糖胞苷 3000 mg/m²，q12h×2，d5。

L-ASP 25 000 U/m²，d6 ~ 11 或每周 1 次，每次 25 000 U/m²，共用 26 ~ 30 次。

三联 IT，d1。

（2）巩固 + 髓外复发预防 2（组合方案 2）

VDLD+IM（DD 为柔红霉素、地米；I 为异环磷，M 为 MTX）。

地米 20 mg/（m² · d），口服 / 静滴，分 3 次，d1 ~ 5。

长春新碱 1.5 mg/（m² · d），d1、6（最大量 2.0 mg）。

HD-MTX 8000 mg/（m² · d），d1。

MTX 剂量还可加大，达 8 ~ 10 g/（m² · 次），（详见附录 Ⅱ）维生素 B₂ 防治黏膜损伤。

异环磷酰胺 800 mg/m²，q12h×5，d2 ~ 4（首剂在 MTX 结束后 7 h 执行）。

L-ASP 25 000 U/m²，d6 ~ 11 或每周 1 次，每次 25 000 U/m²，共用 26 ~ 30 次。

柔红霉素 30 mg/m²，d5。

三联 IT，d1，如果为 CNSL，d5 加强鞘内注射 1 次。

（3）巩固 + 髓外复发预防 （组合方案 3）

AELD（A 为 Ara-C，E 为 VP-16，L 为左旋，D 为地米）。

地米 20 mg/（m² · d），口服 / 静滴，分 3 次，d1 ~ d5。

HD-Ara-C 3000 mg/m²，q12h×4，d1、d2。

VP-16 100 mg/m²，q12h×5，d3 ~ 5。

L-ASP 25 000 U/m²，d6、d11 或每周 1 次，每次 25 000 U/m²，共用 26 ~ 30 次。

三联 IT，d5 1 次。

以上的组合化疗 1、2、3 重复一次。

5）早期强化

（1）早期强化Ⅱ/a（方案Ⅱ/a）（VALD：A 为多柔比星，D 为地米）

地米 10 mg/m²，d1～d7，d15～21（不减停）VALD（A 为多柔比星）。

多柔比星 25 mg/m²，d8、d15、d22、d29（4×）。

长春新碱 1.5 mg/m²，d8、d15、d22、d29（4×）（最大量 2.0 mg），如有严重的神经并发症，长春新碱可除去。

L-ASP 10 000 U/m²，d8、d11、d15、d18（4×）或每周 1 次，每次 25 000 U/m²，共用 26～30 次。

（2）早期强化Ⅱ/b（方案Ⅱ/b）CAT

环磷酰胺 1000 mg/（m²·d），d1。

Ara-C 75 mg/（m²·d），d3～6，d10～d13 或 Ara-C 1000～2000 mg/m²，q12h×2 或 3。

6-MP60 mg/m²，d1～14（14 d）。

IT，d1。

6）维持治疗（表 16-2）。

表 16-2 维持治疗方案

周	化疗	三联鞘内注射
第 1 周	6-MP qn+MTX qw	
第 2 周	6-MP qn +MTX qw	
第 3 周	Ara-C+CTX	*（共 10 次）
第 4 周	VCR+DEXA	

第 1、2 周：

6-MP 50 mg/（m²·d) 口服（d1～14），晚上睡觉前空腹口服，不与牛奶同服。

MTX 20 mg/（m²·周）口服（dd1～14），即每周 1 次，2 周共 2 次，与 6-MP 同时服用。

第 3 周：

CTX 300 mg/m²，静脉注射 1 h；

Ara-C 300 mg/m²，静脉注射 1 h（从第 49 周开始，第 3 周的 CTX 及 Ara-C 停用，改口服 6-MP 及 MTX，剂量及用法同上）。

第 4 周：

Dex 6 mg/（m²·d），每天分 2～3 次口服，共 5 d。

VCR 1.5 mg/m²，第 4 周的第 1 天静脉注射（从第 80 周开始，Dex 及 VCR 停用，改口服 6-MP 及 MTX，剂量及用法同上）。

三联 IT，每 4 周 1 次，共 10 次，与第 3 周的 CTX 及 Ara-C 同时执行。

以上方案每 4 周一个循环（男性 23 个循环，女性 17 个循环；从确诊白血病时开始计算，女性持续约 2 年，男性持续约 2.5 年）。

注：如遇以下情况，维持用药需要暂停使用。

- 存在感染。
- 存在 3 级以上的肝毒性：① ALT/AST 大于正常值 10 倍；②胆红素高于正常值 3 倍。
- 当白细胞计数及中性粒细胞绝对数升高时，需要排除口服激素或感染等原因，不可随意加量。
- 以上是四级分类超高 ALL 的诊断与治疗，本方案化疗强度较强，须慎用，一定要在各方面条件具备时方可应用。以下为高危 ALL（HR-ALL）的诊断与治疗（按全国儿童急性淋巴细胞白血病诊疗建议（第四次修订高危 ALL 处理）；中危 ALL 的诊断与治疗按第三次修订［原成都方案的 HR-ALL 标准（2006）］方案处理；低（标）危 ALL 按 1983 年（北海）：小儿急性白血病诊疗建议（草案）一般急淋化疗方案处理。

二、高危 ALL（HR-ALL）的诊疗

（一）高危 ALL（HR-ALL）的诊断

具备以下任何一项者：诊断时年龄 14 岁 ≥ 10 岁。诊断时外周血白细胞计数 $50 \times 10^9/L \sim 100 \times 10^9/L$。治疗反应：具备下列任何一项者，即泼尼松反应不良，但二次诱导治疗缓解；或二次诱导治疗不缓解，但治疗 33 d 后 MRD $\leq 10^{-2}$。细胞及遗传学特征具以下任何一项：染色体数目 < 45 的低二倍体；t（9；22）（q34；q11.2）/ BCR-ABL；t（4；11）（q21；q23）/ MLL-AF4；其他 *MLL* 基因重排；t（1；19）（q23；p13）/E2A-PBX1；t（1；19）（q23；p13）/E2A-PBX1 阳性。以上细胞及分子遗传学特征各种中的任何一项。

（二）高危 ALL（HR-ALL）的治疗

【高危 ALL（HR-ALL）治疗方案 1】儿童急性淋巴细胞白血病诊疗建议（第四次修订）。

1. 化疗原则

按不同危险度分型治疗，采用早期强化疗、后期弱化疗、分阶段、长期规范治疗的方针。治疗程序依次是：诱导缓解治疗、早期强化治疗、巩固治疗、延迟强化治疗和维持治疗，总疗程 2.0 ~ 2.5 年。

2. 化疗方案组成

ALL 治疗方案日趋成熟，治疗策略、原则大致相同，在此推荐 CCLG-ALL 2008 方案（表 16-3）。

表 16-3   CCLG-ALL 2008 方案的构成

治疗方案	低度危险	中度危险	高度危险
诱导缓解治疗	VDLD（DNR×2）	VDLD（DNR×4）	VDLD（DNR×4）
早期强化治疗	CAM	CAM×2	CAM×2
巩固治疗	HD-MTX 2 g/m²×4	HD-MTX 5 g/m²×4	（HR-1'，HR-2'，HR-3'）×2 次
延迟强化治疗 I	VDL4+CAM	VDL4+CAM	VDL4+CAM
中间维持治疗	—	6-MP+MTX	—
延迟强化治疗 II	—	VDLD+CAM	—
维持治疗	6-MP+MTX+VD+ 鞘注	6-MP+MTX/VD+ 三联鞘注	6-MP+MTX/CA/VD+ 三联鞘注

3. 方案释义

1）泼尼松试验治疗：d1~d7（具体方法见化疗说明）。

2）诱导缓解治疗

VDLD 方案：长春新碱（VCR）1.5 mg/（m²·d），静脉注射，d8、d15、d22、d29；柔红霉素 30 mg/（m²·d），静脉滴注，LR：d8、d15，IR 和 HR：d8、d15、d22、d29；左旋门冬酰胺酶 5000 U/（m²·d），肌内注射或静脉滴注，d8、d11、d14、d17、d20、d23、d26、d29；地塞米松 6~10 mg/（m²·d），口服，d8~28，d29 起每 2 天减半，1 周内减停。各地可以根据医疗水平及患儿具体状况选用泼尼松代替地塞米松。LR：鞘注氨甲蝶呤 d1、d15、d33；IR 和 HR：鞘注 MTX d1，三联鞘注 d15、d33，具体剂量见表 16-4。

表 16-4　按年龄鞘注的药物剂量（mg）

年龄（岁）	环磷酰胺	阿糖胞苷	地塞米松
< 1	6	18	2
1~2	8	24	2.5
2~3	10	30	3
≥ 3	12	36	4

3）早期强化治疗：补充和代替医疗方案。环磷酰胺 1000 mg/（m²·d），静脉滴注，d1；阿糖胞苷 75 mg/（m²·d），静脉滴注，d3~d6、d10~d13；6-巯基嘌呤 60 mg/（m²·d），口服，d1~d14。低风险：1 次 CAM，中风险和高风险：2 次 CAM。LR：鞘注 MTX，d3、d10。IR 和 HR：三联鞘注，分别在 2 次 CAM 的 d3。

4）巩固治疗：大剂量 MTX，LR：2 g/（m²·d），IR：5 g/（m²·d），静脉滴注，d8、d22、d36、d50；6-MP 25 mg/（m²·d），口服，d1~56。

LR：鞘注 MTX，IR：三联鞘注，d8、d22、d36、d50，共 4 次。水化、碱化、足量四氢叶酸钙（CF）解救：每次 15 mg/m²，静脉注射 3 次，分别于 42、48、54 h；或者 42 h 按每次 15 mg/m² 解救，48 h 及以后按 MTX 血药浓度解救。

HR 巩固治疗采用 2 次（HR-1、HR-2、HR-3）方案。

（1）HR-1：Dex 20 mg/（m²·d），口服或静脉滴注，每日 3 次，d1~5；VCR 1.5 mg/（m²·d），静脉注射，d1、d6；大剂量 MTX 5000 mg/（m²·d），静脉滴注，d1；CTX 每次 200 mg/m²，静脉滴注，每 12 小时 1 次共 5 次，d2~4；Ara-C 每次 2000 mg/m²，静脉滴注，每 12 小时 1 次共 2 次，d5；L-ASP 25 000 U/（m²·d），静脉滴注，d6。三联鞘注 d1。

（2）HR-2：Dex、大剂量 MTX 和 L-ASP 用法同 HR-1；长春地辛（VDS）3 mg/（m²·d），缓慢静脉注射，d1、d6；异环磷酰胺每次 800 mg/m²，静脉滴注，每 12 小时 1 次共 5 次，d2~4；DNR 30 mg/（m²·d），静脉滴注，d5；三联鞘注 d1，CNSL 者在 d5 增加 1 次三联鞘注。

（3）HR-3：Dex 和 L-ASP 用法同 HR-1；Ara-C 每次 2000 mg/m²，静脉滴注，每 12 小时 1 次共 4 次，d1~2；依托泊苷每次 100 mg/m²，静脉滴注，每 12 小时 1 次共 5 次，d3~5。三联鞘注 d5。

5）延迟强化治疗：VDLD+CAM 方案。对于 LR 患儿，VCR 1.5 mg/（m²·d），静脉注射，d1、d8、d15；多柔比星 25 mg/（m²·d），静脉滴注，d1、d8、d15；L-ASP 10 000 U/（m²·d），肌内注射或静脉滴注，d1、d4、d8、d11；Dex 10 mg/（m²·d），口服，d1~7、d15~21，无须减停。CAM 方案剂量和用法同 LR 早期强化治疗。IR 患儿在插入 8 周维持治疗（6-MP+MTX）后，再重复 1 次上述的（VDLD+CAM）。高危延迟强化治疗（VDLD+CAM）：VCR 1.5 mg/（m²·d），静脉注射，d8、d15、d22、d29；多柔比星 25 mg/（m²·d），静脉滴注，d8、d15、d22、d29；L-ASP 10 000 U/（m²·d），肌内注射或静脉滴注，d8、d11、d15、d18；Dex 10 mg/（m²·d），口服，d1~21，9 d 减停。CAM 方案剂量和用法与 IR-ALL 相同。

6）维持治疗：LR 和 IR。6-MP+MTX/VD 方案选择以下任 1 种：

（1）6-MP 50 mg/（m²·d），口服 8 周；MTX 20 m/（m²·d），口服或肌内注射，每周 1 次，持续至终止治疗；每 4 周叠加 VD［VCR 1.5 m/（m²·d），静脉注射，d1；Dex 6 mg/（m²·d），口服，d1~5］。

（2）1 周 VD 与 3 周 6-MP+MTX 序贯进行，每 4 周为 1 个循环。HR：（6-MP+MTX/CA/VD）：每 4 周 1 个循环，持续至终止治疗。第 1~2 周（6-MP+MTX），6-MP 50 mg/（m²·d），口服，d1~d14；MTX 20 mg/（m²·d），口服或肌内注射，d1、d8。第 3 周（CA），CTX 300 mg/（m²·d），静脉滴注，d15；Ara-C 300 mg/（m²·d），静脉滴注，d15。从维持治疗的第 49 周开始，由 6-MP+MTX 代替 CA。第 4 周（VD），VCR 2 mg/（m²·d），静脉注射，d22；Dex 6 mg/（m²·d），口服，d22~26。从维持治疗的第 81 周开始，由 6-MP+MTX 代替 VD。庇护所预防：LR：鞘注 MTX，d1，每 8 周 1 次共 6 次；IR：三联鞘注每 8 周 1 次，d1，共 4 次；T-ALL 及 HR：三联鞘注每 4 周 1 次，共 10 次。总疗程 LR 为 2 年，IR 和 HR：女孩 2.0 年，男孩 2.5 年。

7）t（9；22）/BCR-ABL1 阳性患儿的治疗：t（9；22）（q34；q11.2）/BCR-ABL1 阳性的儿童 ALL 应给予高危方案化疗，或进行造血干细胞移植。对有条件的患儿在化疗的同时可应用酪氨酸激酶抑制剂。

8）CNSL 和 TL 的治疗：初诊时合并 CNSL 的患儿在诱导治疗中每周 1 次三联鞘注治疗，直至脑脊液转阴至少 5 次。在完成延迟强化治疗后接受颅脑放疗，但＜1 岁不放疗；1~2 岁剂量为 12Gy；年龄≥2 岁剂量为 18Gy。复发的 CNSL 隔天 1 次三联鞘注治疗，直至脑脊液转阴，颅脑放疗同上。同时根据复发的阶段，重新调整全身化疗方案。初诊时合并 TL 的患儿在巩固治疗结束后进行楔形活检，确定是否睾丸放疗。TL 复发的患儿，一般做双侧睾丸放疗（即使为单侧复发），剂量 20~26 Gy，对年龄较小的幼儿采用 12~15 Gy 可保护正常的性腺功能。在做 TL 治疗的同时根据治疗的阶段，重新调整全身化疗方案。

4. 化疗说明

1）泼尼松试验 d1~7，从足量的 25% 用起，根据临床反应逐渐加至足量，7 d 内累积剂量＞210 mg/m²，对于肿瘤负荷大的患者可减低起始剂量 0.2~0.5 mg/（m²·d），以免发生肿瘤溶解综合征。第 8 天评估泼尼松反应，如在使用泼尼松过程中白细胞计数升高，表现泼尼松反应不良而被评估为高危患者，应转用 HR-ALL 方案。

2）在诱导缓解治疗的 d15、d33 行骨髓形态学检查，LR 患者 d15 骨髓原始及幼稚淋巴细胞 I＞25% 应转用 IR-AI 上方案；IR 患者 d15 骨髓原始及幼稚淋巴细胞 T＞25% 应转用 HR-ALL 方案；d33 骨髓原始及幼稚淋巴细胞＞5% 者应转用 HR-ALL 方案。

3）MTX 鞘注治疗应在泼尼松试验治疗第 1 天内就进行（白细胞计数＞100×10⁹/L 可延迟至第 2～3 天进行），尽量避免穿刺损伤性出血，第 1 次腰椎穿刺应由有经验的医师来操作，操作前应注意血小板计数及出血情况。

4）每个疗程化疗完成后，一旦血常规恢复（外周血白细胞计数＞12.0×10⁹/L，中性粒细胞计数绝对值 ≥0.5×10⁹/L，血小板计数＞50×10⁹/L），肝肾功能无异常，须及时做下一阶段化疗，尽量缩短 2 个疗程之间的间隙时间（一般 2 周）。

5）在每一个化疗疗程中，一旦疗程未完成时出现白细胞计数低下，尤其是诱导过程中出现骨髓抑制时，不能轻易终止，应该在积极支持治疗的同时继续完成化疗。一旦出现严重感染，应减缓或暂时中断化疗，待积极控制感染后继续尽快完成化疗。

6）遇严重出血时，及时大力止血，注意防治 DIC。血小板计数极低（＜20×10⁹/L）时，及时输注足量单采血小板悬液，以免发生致死性颅内出血。初诊患儿如血小板计数低，为保证鞘注不出血也建议输注血小板。

7）每个疗程前后必须检查肝肾功能，尤其是用大剂量 MTX 和 Ara-C 治疗前后。肝肾功能异常时，须及时积极治疗，以期尽早恢复。

5. 支持治疗及积极防治感染的要点

1）尽可能清除急、慢性感染灶。对疑似结核病者需要用抗结核等保护性治疗。

2）加强营养，不能进食或进食极少者可用静脉营养；加强口腔、皮肤和肛周的清洁护理；加强保护隔离；预防和避免院内交叉感染。

3）强烈化疗期间可酌情用成分输血，用少浆红细胞悬液或单采血小板悬液；还可酌情应用 G-CSF 或 GM-CSF 等。

4）建议在诱导缓解治疗后长期服用复方磺胺甲噁唑 25 mg/（kg·d），每周连用 3 d，预防卡氏囊虫肺炎，积极预防和治疗细菌、病毒、真菌等感染。

5）预防高尿酸血症，在诱导化疗期间充分水化及碱化尿液，白细胞计数＞100×10⁹/L 时必须同时服用别嘌呤醇 200～300 mg/（m²·d），连服 4～7 d。

6. 造血干细胞移植

对诱导缓解治疗失败（诱导治疗第 33 天骨髓未达完全缓解）、t（4；11）（q21；q23）/MLL-AF4 阳性、t（9；22）（q34；q11.2）/BCR-ABLl 阳性，特别是 MRD 持续高水平，以及骨髓复发的患者建议进行造血干细胞移植。

吴敏媛、李志刚、崔蕾执笔，参与本建议审定的专家（以姓氏拼音为序）：柴忆欢、方建培、高举、高怡瑾、顾龙君、金润铭、刘桂兰、栾佐、李志光、李志刚、孙立荣、汤静燕、唐锁勤、汤永民、吴敏媛、王天有、于洁、郑胡镛、张乐萍、张瑞东、竺晓凡。

摘自：《中华儿科杂志》2014 年 9 月第 52 卷第 9 期。

【高危 ALL 治疗方案 2】MCP 多中心协作方案（本次在 Ara-C、CTX 及 MTX 的剂量上比原方案有所增加，增加部分以下划线为标志）

美国癌症研究所（NCI）推荐的 MCP 多中心协作方案，亦是治疗高危儿童急性淋巴细胞白血病的一个较好的方案，此方案在我国首先由谢晓恬引用，笔者也应用了部分病例，效果良好。本方案共有 11 个疗程，其特点有三：①加强了缓解后的巩固治疗强度，这是当前治疗儿童急淋的专家共识。② L-ASP 及柔红霉素应用较多，适用于高危 B 细胞急淋。③加大了 Ara-C 及 MTX 的剂量，以防髓外复发，MTX 用一次，每次 5～8 g/m^2（用 8 g/m^2 时，一定要密切注意及时 CF 解毒及密切监测 MTX 血药浓度）。常规使用维生素 B$_2$ 口服及含维生素 B$_2$ 的漱口液漱口。

第 1 个疗程用 VDLDex 进行诱导

VCR 每次 1.4 mg/m^2，每周 1 次，用 4～5 次。

DNR 每日 45 mg/m^2，用 3 次，d8、d15、d29。

L-ASP 诱导第 1 天起每次用 6000 U/m^2，隔日 1 次，用 10 次。

Dex 6～10 mg/（m^2·d），口服，d1～d28。

第 2～4 个疗程用大剂量 Ara-C 为主的 CAM 方案 3 个疗程，方案如下，每个疗程之间待治疗条件许可即进行下一个疗程。

CTX 800～1000 mg/m^2，用 1 次 d1（如为 T 细胞急淋则用 1000/m^2）。

Ara-C 每次 <u>3000 mg/m^2</u>，每 12 小时 1 次，共用 4～6 次，d1～d2；d1～d3。

6-MP 每日 75 mg/m^2，共用 7 d，d1～d7（以上 CAM×4）。

第 5 个疗程用 VDLP，同第 1 个疗程。

第 6～7 个疗程用 COAT 两个疗程，方案如下。

CTX 每日 750～1000 mg/m^2，用 1d，d1（如为 T 细胞急淋则用 1000/m^2）。

VCR 每日 1.4 mg/m^2，用 1d，d1。

Ara-C 每日 150 mg/m^2，用 5d，d1～d5。

6-MP 每日 75 mg/m^2，用 7d，d1～d7。

第 8 个疗程用 VDLDex，同第 1 个疗程。

第 9～11 个疗程用大剂量 MTX 为主的方案。

MTX 每次 5～8 g/m^2，用法同前，HDMTX+CF 连续 3 个疗程后每 12 周重复 1 个疗程，共 6 个疗程。用大剂量 MTX 前后的水化、碱化及 CF 解救等同前述，特别是在用 8 g/m^2 时一定要有 MTX 的血药浓度监测和及时地进行 CF 的解毒。

6-MP 每次用 75 mg/m^2，用 7 d，d1～d7。

维持及定期强化方案与上述国内方案基本相同，维持用 6-MP+MTX 及 VDLDex+VCR 交替；定期强化用 VDLDex、COAT、VP-16+Ara-C 交替应用。每次强化结束，用大剂量 MTX 一次，累计 5～7 次后不再应用大剂量 MTX。三联鞘注第 1 个月诱导治疗时每周 1 次，共 4 次；第 2 个月起在强化治疗的 9 个疗程期间，每月 1 次；维护治疗期间，每半年 1 次。总疗程 3～5 年。

应用上述方案进行诱导治疗，ALL 患者一般在治疗后 1～4 周可望达到完全缓解，若治疗后 2 周，骨髓原始淋巴细胞与幼稚淋巴细胞未见明显减少，或 4 周时的原始加幼稚淋巴细胞 ≥ 5%，则应更改为超高危急淋（如上）的化疗方案。

总结本方案的特点，原方案 DNR 及 L-ASP 的用量较多；本次增加了 Ara-C、MTX 和 CTX 的应用。

Ara-C 在儿童急性白血病中的作用，近年来已得到充分的肯定，特别是诱导后的巩固治疗，加大 Ara-C 的用量，是提高儿童急性白血病（包括急淋与急非淋）长期生存的主要用药（见第 16 章）。

MTX 是防治髓外复发的主要用药，临床上发现，急性白血病的复发，多数是从髓外复发开始的，如髓外复发不能得到有效的防治，必将导致骨髓复发，这时治愈的希望极微；故如何防治髓外复发，是提高儿童急性白血病长期生存的主要课题，目前常用的大剂量 MTX 是 $5 \text{ g/（m}^2 \cdot \text{次）}$，这是目前应用的最大剂量，如再加大剂量，其不良反应明显，特别是黏膜损伤、肝功能损伤，限制了 MTX 的用量，如能有效地防止其不良反应的发生，继续加大 MTX 用量［如骨肉瘤在有效的 CF 解毒及血药浓度密切监测下可用到 $12 \sim 16 \text{ g/（m}^2 \cdot \text{次）}$］，这样就有可能会有效地防止其不良反应的发生，从而有可能大大减少髓外复发，提高其长期存活率，这是很值得临床探讨的问题（详见附录Ⅱ）。

CTX 对 T 细胞急淋的作用，比 B 细胞急淋更为明显，故在治疗 T 细胞急淋时，增加了 CTX 的用量（在用大剂量 CTX，其注意点已于上述）。

DNR 属蒽环类抗癌药，具有较广的抗癌谱，除对多种实体瘤有明显的作用外，对淋巴细胞原发性肿瘤如恶性淋巴瘤及急性淋巴细胞白血病作用更为明显。其不良反应，除了骨髓抑制外，主要是对心脏的毒性。为了减轻其心脏的毒性，可在用 DNR 同时，应用泛醌、维生素 E 及维生素 C 等。亦可用其他心毒性较小的蒽环类抗癌药，如吡柔比星、去甲氧基柔红霉素等。

L-ASP 是主要作用于急性淋巴细胞白血病的抗癌药，它对淋巴系统肿瘤细胞有选择性杀伤作用，特别是对 B 细胞淋巴细胞白血病作用更为显著，对幼稚单核细胞亦有部分作用。用 L-ASP 后缓解率明显增高，远期疗效较好。少数患者对 L-ASP 过敏，个别的可有致死性变态反应发生，故应用前应做皮试（详见第 9 章）。

三、中危 ALL（MR-ALL）的诊疗

（一）中危 ALL（MR-ALL）的诊断

（1）诊断时年龄 ≥ 10 岁。

（2）初诊时外周血白细胞计数 ≥ $50 \times 10^9/\text{L}$。

（3）初诊时已发生中枢神经系统白血病（CNSL）和（或）睾丸白血病（TL）。

（4）染色体数目为 ≤ 45 的低二倍体。

（5）除 t（9；22），t（4；11）以外的任何染色体或基因异常，如存在 *E2A-PBX*1（＋）。

（6）T 细胞白血病。

（二）中危 ALL（MR-ALL）的治疗

按儿童急性淋巴细胞白血病诊疗建议（第三次修订）中高危方案处理（原成都方案的 HR-ALL 标准 2006）。

1. 诱导缓解治疗

（1）VDLP 方案 4 周：长春新碱 1.5 mg/m²（每次最大量不大于 2 mg/m²）静脉注射，于 d8、d15、d22、d29。柔红霉素（DNR）30 mg/m²，用 5% 葡萄糖溶液 100 mL 稀释快速静脉滴注（30 min），于 d8 ~ 10，共 3 次。泼尼松 d1 ~ 7，为泼尼松试验，60 mg/(m²·d)，分次口服；d8 ~ 28 为 40 mg/(m²·d)，分次口服；d29 每 2 天减半，1 周内减停。

［说明］①对于高白细胞血症（白细胞计数 ≥ 100×10⁹/L）者，用戊羟脲 20 ~ 30 mg/(kg·d)，口服，至白细胞计数 < 50×10⁹/L 时开始化疗。对有肺部低氧和（或）脑部症状者，有条件的单位应做血浆置换去除高白细胞，预防细胞溶解综合征，并服用别嘌呤醇 200 ~ 300 mg/(m²·d)，预防高尿酸血症，充分水化和碱化尿液。DNR 推迟到白细胞计数 < 50×10⁹/L 时开始，连用 3 d。②于诱导缓解化疗的第 19 天必须复查骨髓涂片，可能出现 3 种不同的结果。M1：骨髓明显抑制，原淋 + 幼淋 < 5%。M2：骨髓呈不同程度抑制，原淋 + 幼淋 5% ~ 25%。M3：骨髓抑制或不抑制，原淋 + 幼淋 > 25%。M1 者提示疗效和预后良好；M2 者提示疗效较差，即改用方案 CAM（CTX+HDAra-C+6-MP）方案，用法见下述；M3 或不缓解者提示无效，属难治性白血病，必须及时改换为更强烈的化疗方案，如 DAEL 方案等。

DAEL：地塞米松 20 mg/(m²·d)，分次口服或静脉注射，d1 ~ 6；阿糖胞苷（Ara-c）2 g/m²，q12h，×5 次，静脉滴注 3 h，d1 ~ 3；依托泊苷（VP-16）100 mg/m²，q12h，×5 次，静脉滴注 3 h，d3 ~ 5；L-ASP 25 000 U/m²，静脉滴注 4 h，d6。第 3 天时 VP-16 与 Ara-C 间隔 12 h。

2. 巩固治疗

在诱导缓解治疗达 CR 时，尽早在诱导缓解治疗 d36±7 开始用 CAM 方案。环磷酰胺 1000 mg/m²，置于 0.9% 氯化钠 100 mL，快速静脉滴注，d1；Ara-C 1 g/(m²·次)，q12h×6 次，d2 ~ 4，或 2 g/(m²·次)，q12h，×4 次，d2 ~ 3，静脉滴注；6- 巯基嘌呤 50 mg/(m²·d)，晚间一次口服，d1 ~ 7。

3. 髓外白血病预防性治疗

①三联鞘注：于诱导治疗的第 3 天起仅用氨甲蝶呤 +Dex。此后 d8，d15，d22，d29 用三联鞘注，诱导期间共 5 次，早期强化治疗末用 1 次。大剂量氨甲蝶呤 + 甲酰四氢叶酸钙后三联鞘注每 8 周 1 次，共 22 次。初次鞘注时应避免损伤。② HDMTX+CF：于巩固治疗休息 1 ~ 3 周后，视血常规恢复情况，待中性粒细胞绝对数 > 1.5×10⁹/L，白细胞计数 ≥ 3×10⁹/L，肝、肾功能无异常时尽早开始，每 10 天 1 个疗程，共 3 个疗程。每疗程 MTX 5.0 g/m²，1/6 量（不超过 500 mg/ 次）作为突击量在 30 min 内快速静脉滴入，余量于 12 ~ 24 h 均匀滴入。突击量 MTX 滴入后 0.5 ~ 2 h，行三联鞘注 1 次。开始滴注 MTX 36 h 后用 CF 解救，剂量为 15 mg/m²，每 6 小时 1 次，首剂静脉注射，以后 q6h，口服或肌内注射，共 6 ~ 8 次。有条件者检测血浆 MTX 浓度（< 0.1 mol 为无毒浓度，不需要 CF 解救），以调整 CF 应用的次数和剂量。HDMTX 治疗前、后 3 d 口服碳酸氢钠 1 g，每日 3 次，并在治疗当天给 5% 碳酸氢钠 5 mL/kg 静滴，使尿 pH ≥ 7。用 HDMTX 当天及后 3 d 需要水化治疗［4000 mL/(m²·d)］。在用 HDMTX 同时，每晚顿服 6-MP 50 mg/m²，共 7 d，HDMTX+CF 连续 3 个疗程后每 12 周重复 1 个疗程，共 6 个疗程。如没条件监测 MTX 浓度的医院，则建议用 3 g/m² 的 HDMTX+CF。但应创造条件监测血浆 MTX 浓度，尽量争取做 5 g/m² 的 HDMTX+CF，以提

高高危 ALL 的远期疗效。③颅脑放疗：原则上适用于 4 岁以上患儿。凡诊断时白细胞计数 ≥ 100×10^9/L 的 T-ALL，诊断时有 CNSL，在完成 HDMTX+CF 4 个疗程后，于 CR 后 5 ~ 6 个月后进行；因种种原因不宜做 HDMTX 治疗者也可做颅脑放疗。总剂量 12Gy，分 15 次于 3 周内完成，同时每周鞘注 1 次。放疗第 3 周用 VDex 方案，VCR 1.5 mg/m^2，静脉注射一次；Dex 8 mg/（m^2·d），d1 ~ 7，口服。

不同年龄三联鞘注药物剂量见表：17-3

注：MTX 和 Ara-C 制剂均需要有合适的浓度，太浓时易引起化学性鞘膜炎。

4. 早期强化治疗

（1）VDLDex

VCR、DNR 均于 d1、d8，剂量和用法同诱导治疗方案；L-ASP 20 000 ~ 5000 U/m^2，d1、d3、d5、d7、d9、d11、d13 和 d15，共 8 次。

Dex 6 mg/（m^2·d），d1 ~ 14，第 3 周减停。

休疗 1 ~ 2 周（待血常规恢复，肝肾功能无异常）后用 VP-16+Ara-C 3 次（剂量与用法见下述）。

（2）VA

VP-16 或替尼泊苷 +Ara-C：① VP-16（或 VM-26）200 mg/m^2，静脉滴注 3 h；② Ara-C 300 mg/m^2，d1、d4、d8（每次滴注均是 VP-16 在先，Ara-C 在后）。

5. 维持治疗

（1）MM

6-MP+MTX：6-MP 75 mg/（m^2·d），夜间睡前顿服，d1 ~ 21。

MTX 20 mg/（m^2·次），肌内注射，每周 1 次，连用 3 周。

（2）接着 VDex（VCR+Dex）用 1 周，如此反复序贯用药，遇强化治疗时暂停。在 6-MP+MTX 用药 3 周末白细胞计数保持 3×10^9/L 左右，中性粒细胞绝对数（1.0 ~ 1.5）×10^9/L，根据白细胞计数和中性粒细胞绝对数和肝功能情况，调整 6-MP 和 MTX 剂量。

6. 加强治疗

COADex：自维持治疗起，每年第 3 个月、第 9 个月各用 1 个疗程。CTX 为 600 mg/m^2，d1。

VCR 1.5 mg/m^2，d1。

Ara-C 100 mg/m^2 分 2 次，q12h，皮下或肌内注射，d1 ~ 5。

Dex 6 mg/（m^2·d），d1 ~ d7。

在连续 3 个疗程 HDMTX+CF 后 3 个月重复进行 HDMTX+CF 治疗，每 3 个月 1 个疗程，共 3 个疗程。此后，每 8 周三联鞘注 1 次，共 22 次。做颅脑放疗者，不能再做 HDMTX+CF 治疗，只能采用三联鞘注，每 8 周 1 次。

疗程：女孩 2.5 年，男孩 3 年。

摘自：中华医学会儿科学分会血液学组　中华儿科杂志编辑委员会（1998 年 6 月，于山东荣成市）

（顾龙君、孙桂香、卢新天、汤静燕、吴敏媛整理）

四、标（低）危 ALL（LR-ALL）的诊疗

（一）标（低）危 ALL（LR-ALL）的诊断

不具备上述任何一项者。

（1）年龄 ≥ 1 岁，< 10 岁。

（2）初诊时外周血白细胞计数 < $50×10^9$/L。

（3）初诊时未发生中枢神经系统白血病和（或）睾丸白血病。

（4）染色体、基因无异常。

（5）早期治疗反应佳。第 8 天（经过 7 d 泼尼松预治疗后）外周血幼稚细胞 < 1000/μl。

（6）治疗第 15 天骨髓呈 M1 或 M2，第 33 天骨髓完全缓解（< 5%）。

（二）标（低）危 ALL（LR-ALL）的治疗

按小儿急性白血病诊疗建议（广西北海 1983 草案）：一般急淋化疗方案处理。

1. 诱导缓解治疗

采用 VP、VCP 或改良 VCP 方案。

V（ACR，长春新碱）1.5 ~ 2 mg/（m^2·次），静脉注射，每周 1 次，连用 4 ~ 6 周。

P（Pred，泼尼松）40 ~ 60 mg/（m^2·d），分 2、3 次口服，连服 4 ~ 6 周。

C（CTX，环磷酰胺）75 mg/（m^2·d），口服 4 ~ 6 周，或 200 mg/（m^2·次），静脉注射，每周 2 次，或 400 mg/（m^2·次），静脉注射，每周 1 次。

改良 VCP 方案为先用 VP 方案 2 ~ 3 周，待血常规好转后加用 CTX。如诱导治疗 3 周血常规无好转，或治疗 6 周骨髓未缓解，应改换治疗方案。

2. 巩固治疗

（1）继续用原诱导方案 2 周。

（2）L-ASP 100 ~ 400 U/（kg·d），静脉滴注连续 10 d，也可用其他强化方案 2 周。

（3）预防脑白：可于治疗第 3 周开始或诱导完全缓解时进行。①单纯药物鞘注：MTX 10 ~ 12 mg/（m^2·次）+ 地塞米松 2 ~ 4 mg/ 次鞘注，开始每周 1 次，连续 4 周后改为每 8 周 1 次，持续至全身停药；②颅脑放疗 + 鞘注：可于诱导第 3 周开始，放疗需要待诱导完全缓解时进行；③放疗：用 Co 或直线加速器颅脑照射，每周 5 次，连续 3 周，总量 2000 ~ 2400 rad（编者注：目前已不用，下同）。鞘注：MTX+ 地塞米松，剂全同③，放疗期间每周 1 次，放疗后每 4 ~ 6 个月再给鞘注 1 次；放疗期间用原诱导方案全身化疗，白细胞计数低者可减或停 CTX。脑白放疗完后停全身化疗药物，休息 2 周；④中剂量或大剂量 MTX 静脉注射：MTX 500 mg（中剂量）或 1000 mg（大剂量）/（m^2·次），先以 1/3 总量静脉推注，余 2/3 总量平均于 24 h 内静脉滴注。静脉滴注开始后 0.5 ~ 1 h 内鞘注 MTX 10 mg/m^2 + 地塞米松 2 ~ 4 mg。开始用药 48 h 肌内注射四氢叶酸钙 12 ~ 24 mg/ 次。同时用 VP 方案全身化疗 1 周。以上治疗每 3 周 1 次，连用 3 次。以后每 4 ~ 6 个月再给鞘注 1 次。

3. 维持治疗

6-MP 或 6-G 75（60 ~ 90）mg/d，口服，加 MTX 25 mg/（m^2·次），每周 1 次，口服，连用 3 周，

直至持续完全缓解 3 年后停药。

有关中枢神经系统白血病及睾丸白血病，参见第 24 章及第 25 章。

第 6 节 中国小儿非高危急性淋巴细胞白血病协作网降低化疗强度的经济诊治方案

目前我国治疗儿童急性淋巴细胞白血病（ALL）都以《中华儿科杂志》发表的"儿童急性淋巴细胞白血病诊疗建议"（简称通用方案）为基础进行。由于该方案主要是根据国内大城市少数医院及国外的经验制订，化疗强度较强，化疗相关并发症较多，所需费用昂贵，我国绝大多数患儿家庭很难负担该方案所需的费用，致使不少 ALL 患儿确诊后因经济原因无奈地放弃治疗。据 21 世纪初不完全统计，由于经济原因，在我国能得到治疗的儿童 ALL 患儿不到 20%，其中能得到完整有效治疗的不到 10%，这使不少本可以用化疗强度较弱、所需费用较低的方案治愈的 ALL 患儿失去了治疗的机会。

为了让更多 ALL 患儿得到治疗机会，我国早有制订适合我国国情的儿童急性白血病诊治经济方案的呼声。直至 2005 年，在杭州举行的"全国小儿血液 / 肿瘤学术会议"上，笔者制订了《中国小儿非高危急性淋巴细胞白血病协作网降低化疗强度的经济诊治方案（CCALLRCI 2005）》（以下简称"经济方案"），并成立了小儿非高危急性淋巴细胞白血病协作网。该经济方案已在《中国小儿血液与肿瘤学杂志》2005 年第 6 期刊登。

一、非高危 ALL 的经济方案治疗

（一）纳入指征

为了严格界定经济方案的指征，本方案提出绝对非高危 ALL 与相对非高危 ALL 的概念，后者相当于全国"儿童急性淋巴细胞白血病诊疗建议"（以下简称通用方案）中的中危 ALL。不具有高危 ALL 绝对指征与相对指征任何一项者，为绝对非高危 ALL。如仅具有高危 ALL 相对指征任何一项者，为相对非高危 ALL。进入经济方案治疗的必须是属于非高危 ALL。其中，绝对非高危 ALL是应用本方案的最佳指征，相对非高危 ALL 原则上不应进入本方案治疗，除非家人特别要求，并需要签署知情同意书。

绝对高危 ALL 指征：同上述超高危 ALL 诊断标准。相对高危 ALL 指征：同上述高、中危ALL 诊断标准。

（二）A 方案

1. 适用对象

适用于家庭经济条件可以接受经济方案治疗的非高危 ALL 患者。

2. 使用条件

每个疗程开始化疗前的条件是：白细胞计数 $\geq 3 \times 10^9$/L，和（或）外周血中性粒细胞绝对数

$\geq 1\times10^9/L$，血小板计数 $\geq 50\times10^9/L$，肝、肾功能正常及无感染病灶和（或）感染性发热。

3. 方案内容

1）诱导缓解：诱导缓解采用 VLP 方案。

（1）长春新碱每周 1 次共 4 次，每次 1.5 mg/m²（每次最大剂量不超过 2 mg），静脉滴注，完成泼尼松试验后开始，即于 d8、d15、d22、d29。

（2）左旋门冬酰胺酶隔日 1 次，每次 1000 U/m² 于 d9、d11、d13、d15、d17、d19、d21、d23、d25、d27，静脉滴注共 10 次（如果没有患者同时分用一支左旋门冬酰胺酶，可以不用左旋门冬酰胺酶，只用 VP 方案诱导，即长春新碱＋泼尼松）。

（3）泼尼松试验阶段（d1~7），每日 60 mg，d8 起每日 40 mg/m²，1 天量分 3 次口服。d29 起逐渐减量，每 3 天减半，清晨顿服，至 d36 停药。

（4）MTX、Ara-C 及 DEX 三联鞘内注射 6 次，d1、d8、d15、d22、d29、d36（如已有脑膜白血病者按脑膜白血病处理）。鞘内注射药物及剂量同前。

本诱导方案与通用方案相比，有两点不同：①减去了 DNR 可以减少粒细胞抑制剂感染的发生；②L-ASP 剂量从每次 5000~10 000 U/m² 减至每次 1000 U/m²，即仅为通用方案的 1/5~1/10，这样既保持了 L-ASP 的抗白血病作用，又可以减少其不良反应。在有小剂量剂型时，可以节省费用。隔日使用 L-ASP 每次 1000 U/m² 安全有效（见第 9 章）。

2）巩固治疗：用 CAM 方案。

（1）CTX：每次用 400~600 mg/m²，快速静脉滴注（静脉滴注 3 h），d1。

（2）Ara-C：每日 100 mg/m²，分 2 次，q12h。皮下注射或静脉滴注，d1~4，d8~11。

（3）6-MP：每日 50 mg/m²，晚间顿服，d1~14。

这方案与通用方案相比，除 Ara-C 外，其余两种药物的剂量都有所减少，可以减少骨髓抑制，从而减少感染的发生。目前已认识到巩固治疗时应用 Ara-C，对维持长期缓解的必要性，故本方案保留巩固治疗，且 Ara-C 用量大于通用方案中的低危 ALL 用量。

3）髓外白血病预防

MTX 通用方案：应用 HDMTX-CF 疗法，MTX 为 5 g/m²，本方案 MTX 每次 1~2 g/m²。静脉滴注 30 min，9/10 量于 23.5 h 内均匀滴注，每 10~14 天 1 次，共用 3 次（相对非高危 ALL 或 T-ALL 增加 1 次）。静脉滴注开始 36 h 后用 CF 解救，CF 的剂量为每次 15 mg/m²（首剂加倍），每 6 小时 1 次，共用 7 次，首次静脉注射，以后静脉注射或肌内注射。有条件可监测 MTX 血药浓度指导 CF 用量（24 h 有效浓度：T-ALL 48 μmol/L，B-ALL 34 μmol/L。解毒浓度 44 h 低于 2 μmol/L；66 h 低于 0.1 μmol/L）。HDMTX 治疗前、后 3 d 口服碳酸氢钠 1 g，每日 3 次，并在治疗当天给 5% 碳酸氢钠 5 mL/kg 静脉滴注，使尿 pH $\geq$ 7。用 HDMTX 当天及后 3 d 需要水化治疗（补液量为每日 3000 mL/m²）。因 6-MP 易引起骨髓抑制和延长治疗，故省去 6-MP 三联 IT：突击量 MTX 滴入后 0.5~2 h，行三联 IT 1 次。HDMTX 后，第 1 年内每 9 周 1 次，第 2 年起每 18 周 1 次，直至化疗结束。

4）早期强化

用 VLDex 或 VDLDex 方案。VL 同诱导治疗方案［如果诱导治疗时未用 D 和（或）L，应补用

D 和 L〕。

Dex：10 mg/m²，d1 ~ 7。

DNR：每次 25 ~ 30 mg/m²，每周 1 次，静脉滴注，共 2 ~ 3 次。

在 B1 方案中已不用早期强化治疗，说明非绝对高危病例，可不用早期强化治疗，或应用早期强化治疗，不用 DNR；对于绝对非高危 ALL 或经济条件不好者，可以采用 B2 方案中的一种；对经济条件较好或为相对非高危 ALL 患者应用 VDLDex 早期强化，这样可补用 DNR，以求取得更好的远期效果。

5）维持治疗

采用 MMVDA（M 为 MTX，M 为 6-MP，V 为 VCR，D 为 DNR，A 为 Ara-C）方案，即 6-MP+MTX 5 周，VCR+Dex 2 周，小剂量 Ara-C 1 周的序贯治疗。方法是 6-MP+MTX 5 周，随之 VCR+Dex 2 周，最后是小剂量 Ara-C 2 周。维持治疗期间不做加强治疗。

6-MP：每日 50 mg/m²，每晚空腹顿服，d1 ~ 35（5 周）。

MTX：每次 20 mg/m²，晚间空腹顿服，每周 1 次 ×5 次，d1、d8、d15、d22、d29（5 周）。

VCR：每次 1.5 mg/m²（每次最大剂量不超过 2 mg），静脉滴注，每周 1 次 ×2 次，d36、d43（2 周）。若为长春地辛（VDS），则为每次 3 mg/m²（每次最大剂量不超过 2 mg）。

Dex：每日 6 mg/m²（最多每天 9 mg），分 3 次口服，d36 ~ 50（2 周）。

Ara-C：每次 25 mg/m²，每日 2 次，连用 7 d，皮下注射，d51 ~ 57（2 周）。

BM 检查：3 ~ 6 个月 1 次（第一年每 3 个月 1 次，以后每 6 个月 1 次）。

总疗程从 CR 开始共 3 ~ 4 年（如经济条件许可或病情属相对非高危 ALL 的男性患者，可延长更久，最好有残留细胞检测作为是否停药的参考依据）。

（三）B 方案

1. 适用对象

适用于家庭经济条件不能支付"经济方案"中 A 方案治疗的非高危 ALL 患者，此方案可避免因经济原因而放弃治疗。可根据经济情况决定疗程的多少，可采取"有多少钱治多少疗程"的原则。

2. 方案内容

以下是化疗强度逐渐降低的各种方案，供不同经济条件患者应用。

1）B1 方案：本方案无巩固及早期强化治疗，其余用药同方案 A 诱导缓解、髓外白血病预防及 MMVDA 维持。本方案一般适用于绝对非高危 ALL 患者，但如家人要求应用，亦可适用于相对非高危 ALL 患者。

2）B2 方案：诱导缓解加 MMVDA 维持方案。本方案在诱导成功后即加 MMVDA 序贯维持治疗，原则上也只适用于绝对非高危 ALL 患者。

（1）诱导缓解：VLP 或 VP 用药方法同前。

（2）维持：MMVDA 方案用药方法同方案 A。

3）B3 方案：诱导缓解加 MM 口服（在家）维持方案。

（1）诱导缓解：VLP 或 VP 诱导，用药方法同前。

（2）MM 维持治疗：即 6-MP 每天口服 50 mg/m²，每晚空腹顿服。每周口服 MTX 20 mg/m²，晚间空腹顿服，每周 1 次，不计天数，只要血常规及肝功能不受损，应不间断维持 3 ~ 4 年或更久。

上述方案的维持治疗期间不再作加强治疗。

总疗程视经济能力而定，因 B 方案化疗强度较弱，故应争取足够长时间的维持治疗时间（一般为 CR 后 3 ~ 4 年或更长）。

以上各种方案的采用，必须与患者家属交代清楚，并需要签署知情同意书。

二、笔者对经济诊治方案的解读

（一）经济方案与国外降低化疗强度方案比较

儿童 ALL 的病情谱很大，即不同患者的病情对治疗的反应很不一样。大多数非高危 ALL 患者不使用通用方案亦能治愈，这一观点在一些发达国家也引起了较为广泛的关注。如荷兰、意大利、俄罗斯、美国进行了降低化疗强度（reduced chemotherapy intensity，RCI）治疗方案的临床试验。如荷兰 Dutch ALL Ⅵ Protocol（非高危组，非 T-ALL）的 5 年和 10 年无事件生存率（EFS）分别为（82.6±2.7）% 和（81.5±2.8）%，而总存活率分别为（89.5±2.2）% 和（86.1±2.2）%；美国儿童肿瘤组非高危 ALL 的 5 年 EFS 为 85%；意大利 AEIOP ALL-P9501 方案治疗标危组的 7 年 EFS 为（86.7±3.5）%。IDH-ALL-91（降低化疗强度的 BFM）在荷兰、意大利、匈牙利三国标危组中的 7 年 EFS 为（81.8±2.4）%。Dana-Farber ALL Consortium Protocol 87-01 在标危中的 9 年 EFS 为（77±4）%。巴基斯坦采用改良的 BFM 方案（对 L-ASP、MTX、DNR 减量）治疗 15 岁以下 ALL 的总无病生存率为 52.5%，而其中 59.5% 是高危的，所以在部分高危 ALL 中也有可能应用降低化疗强度的方案。

（二）对经济方案的说明

降低化疗强度的内容、特点及入选指征。

进入本方案治疗，以非高危 ALL 患者为主，正如上所述，在部分高危 ALL 中也有可能应用降低化疗强度的方案取得较好的效果。如患者为高危 ALL，家庭经济困难，要求应用经济治疗，在家属签署知情同意书后，也可应用本方案治疗。本方案将非高危 ALL 分为绝对非高危 ALL 与相对非高危 ALL 两大类，同时根据不同的经济状况，制订出不同化疗强度的方案（详见《中国小儿血液与肿瘤学杂志》2005 年第 10 卷第 6 期）。

化疗方案分 A、B 两大类，A 方案供经济条件稍好，或部分相对非高危 ALL 患者使用；B 方案供经济条件不好及绝对非高危 ALL 患者使用。根据不同的病情及经济条件，又在 B 方案中分出不同化疗强度的 B1、B2 及 B3 方案。以下是对经济方案中各种治疗方法的说明。

A 方案

诱导缓解治疗 在方案的组成上，诱导缓解治疗包括 VP 和 VLP 两种方案，与国外的降低化疗强度方案基本相同，即减去了柔红霉素，减少了蒽环类药物对骨髓的抑制，从而减少了感染的发生；本方案与国外的降低化疗强度方案不同的是，不但不用 DNR，同时还将左旋门冬酰胺酶（L-ASP）的剂量从每次 5000 ~ 10 000 U/m² 减至每次 1000 U/m²，这不但有别于通用方案，也与国外的降低化疗强度方案不同，既保持了 L-ASP 的抗白血病作用，又可以减少其不良反应，还可以节省费用。我们的研究表明，对于非高危 ALL，隔日使用 L-ASP 每次 1000 U/m^2 是安全而有效的（详见第 9 章）。由于目前还没有小剂量 L-ASP 的剂型供应，故一般将 1 支 L-ASP 分成数人共用。在没有人共用时，为了不造成浪费，可用两种办法解决，一种是用足量的 L-ASP，不用 DNR（特别是患者白细胞计数低下者）；另一种用 DNR，每周 1 次，每次 25 mg/m^2 静脉滴注，2~3 次，不用 L-ASP。

巩固治疗　近年来巩固治疗在 ALL 中的重要性受到很大重视。与过去强调加强诱导缓解治疗不同，通用方案早期阶段高危 ALL 与标危 ALL 治疗的不同，很大程度上是巩固治疗的不同，历次通用方案（"北海方案"及"荣成方案"）的改进也主要体现在对巩固治疗的加强，均说明巩固治疗的强度对 ALL 长期疗效的意义。但在国外的降低化疗强度方案中，都删除了巩固治疗，本方案不但保留了巩固治疗，在阿糖胞苷的应用方面，比通用方案中的标危 ALL［100 mg（m^2·d）比 75 mg/（m^2·d）］还有所加强，体现了本经济方案不仅强调经济意义，同时也注意到儿童 ALL 远期疗效的需要，如患者较长期处于骨髓抑制状态，或家属的经济条件很差时，也可不用巩固治疗而直接进入髓外白血病的预防阶段。

髓外白血病的预防　髓外白血病的预防性治疗，在 ALL 中的重要性众所公认，ALL 治疗方法的改进，很大程度上也体现在对髓外白血病预防性治疗的不断加强。对于高危 ALL，MTX 的用量已从过去的每次 500 mg/m^2，增加到目前的每次 5 g/m^2，但对于非高危 ALL，每次 1~2 g/m^2，本方案是每次用 1~2 g/m^2（或用 100~200 mg/m^2）。实验表明，当用 MTX 1 g/m^2 时，MTX 血药浓度可达 10^{-4} mol/L 水平，MTX 在血中达此浓度足可通过血-脑、血-眼及血-睾屏障。当 MTX 的血药浓度达 2×10^{-3} mol/L 时，可以使血中的 MTX 渗透进入细胞内，从而保持细胞内有足够的 MTX 浓度，故在应用经济方案时，不需要达到通用方案平时所要求的 "24 h 有效浓度：T-ALL 48 μmol/L，B-ALL 34 μmol/L" 的药物浓度水平。以上 MTX 用量在四氢叶酸（CF）解救下，很少产生对黏膜、骨髓细胞及肝的损害。故髓外白血病预防性治疗采用每次 1~2 g/m^2 安全有效。此外，由于总化疗强度减弱，MTX 的用量减少，故鞘内三联注射的次数可以增加。笔者的做法是在大剂量 MTX 以前，每周鞘内三联注射 1 次；在大剂量 MTX 应用以后，则在每个疗程或每隔 3 个月鞘内三联注射 1 次，直至停药。

早期强化治疗　在 UKALL-XI-92、CSG-1881、Dutch-ALL-VI方案中都省去了早期强化治疗，说明不用早期强化亦属可能。对于绝对非高危 ALL 或经济条件不好者，可以省去此阶段的治疗，笔者认为，早期强化对于保持长期缓解很有必要。对经济条件较好或为相对非高危 ALL 患者则应使用 VDLDex 强化，可补上 DNR，以求得到更好的远期效果。在诱导治疗阶段未用 VLP 者，应在早期强化阶段采用 VDLDex，特别对于相对非高危 ALL 患者，应在诱导缓解治疗阶段及早期强化阶段均应用 VDLDex 方案。早期不用 DNR，可避免开始用 DNR 产生骨髓抑制带来的并发症，并发症所需的巨大费用，往往使经济条件不好者放弃治疗，或因缺乏有力的支持治疗而死于化疗相关并发症。笔者的经验和国内同行的工作都验证了这点，如新华医院对 33 例儿童急性白血病的死亡原因分析发现，化疗相关性死亡大多数发生于诱导缓解治疗阶段。另外，也可通过观察患者在前几个阶段治疗中对药物的反应，从而更有针对性地决定 DNR 的用量及用法，故在早期强化期加用 DNR

可能更为安全、合理。

　　至于 B 方案的制订，则主要是由于经济原因不得已采取的权宜之计，不是理想的化疗方案，这些因为经济原因要放弃治疗的患儿，其中确有少数是可用很弱的方案治愈，对这些患儿如能用很少的钱治愈，尽管是少数，也很有价值；少数非绝对非高危 ALL 患者，不必应用强化疗方案治疗，从这方面来说，用弱化疗方案治疗非高危 ALL，不但有较好的经济价值，也可能有较好的治疗效果。

　　总疗程　对于总治疗时间的决定，由于经济方案的治疗强度较弱，有的因为经济原因未进行免疫学和细胞遗传学的检查，故有部分可能本属高危而误判为非高危的病例，且没有定期强化，故总治疗时间应比通用方案的化疗时间延长，应有 3～4 年。对于男性患者，特别是相对非高危 ALL，有条件时，最好有微量残留病检测作为停药的根据。

（吴梓梁　黎庆恩）

第 17 章

儿童急性髓系白血病

急性髓系细胞白血病（AML）指外周血、骨髓或其他组织中髓性原始细胞克隆性增生所致的髓性肿瘤。急性白血病诊断是以临床为前提，形态为基础，结合免疫学、细胞遗传学、分子生物学（MICM）的综合性诊断。

关于急性髓系白血病的形态学分类，目前国际上主要遵从 FAB 协作组及 WHO 两大分类，两者既有重叠又有不同。WHO 对 FAB 分类最显著的修改是推荐诊断 AML 的骨髓或外周血中原始细胞（包括原粒细胞、原 / 幼单细胞、异常早幼粒细胞、原巨核细胞）百分比 ≥ 20%。

WHO 结合形态学、免疫表型、分子生物学及遗传学将 AML 分为五大类：

（1）重现性细胞遗传学异常 AML。

（2）伴多系病态造血 AML。

（3）治疗相关 AML。

（4）不另作分类 AML。

（5）系列未明和双系急性白血病或系列不确定急性白血病。

1976 年法（F）、美（A）、英（B）三国协作组提出了一个急性白血病的形态学分型方案（FAB 分型）及诊断标准，将急性白血病分为 ALL 和 AML 两大类及其亚型；ALL 分为 L1、L2、L3，AML 分为 M1 ~ M6。1985 年进行修改（主要是将急性巨核细胞白血病划为 M7），1991 年又提出 AML 微分化型（M0）。目前 FAB 分型已被各国广泛采用。

本书对于急性髓系白血病的形态学诊断主要参考 WHO 分型，同时结合 FAB 分型标准，按 ≥ 20% 原始细胞进行诊断。下面将逐一分述。

在过去 30 年间，AML 患儿的 5 年存活率从低于 10% 提高到 50%，说明缓解后治疗有效减少了复发。另外，支持治疗的改善，使患者应用骨髓抑制性药物更为安全。在国外，大多数 AML 患儿都被送到儿童血液中心接受治疗，加入一些协作组织进行学术性研究或临床探讨，这些协作组包括美国的儿童肿瘤学临床协作组、儿童癌症协作组，德国的 Berlin-Frankfurt-Münster（BFM）协作组和英国的医学研究会，这样集中治疗便于总结，治疗的效果也较好，很多行之有效的化疗方案大多出自这些协作机构。这点在我国较难做到（原因见本书附录Ⅰ），在我国，只有通过小规模临床摸索，提供线索，如能在国内外得到认可，进行较大规模的验证，将成为根治儿童急非淋最有效、最经济、单用化疗就可达到治愈的目的，那是最理想的治疗方案。笔者首创的超大剂量阿糖胞苷

（SHDara-C）冲击疗法，显现了达到此目标的曙光。

第 1 节　分型与诊断

一、急性髓系白血病微分化型（FAB: AML-M0）

（一）FAB 定义

骨髓中原始细胞（Ⅰ＋Ⅱ型）≥ 90%（非红系），形态为胞质大多透亮或中度嗜碱，无嗜天青颗粒及 Auer 小体，核仁明显。细胞化学髓过氧化物酶（MPO），苏丹黑 B（SBB），氯乙酸 ASD萘酚酯酶（ASD-CE）染色均为阴性（–），染色阳性原始细胞小于 3%。

（二）WHO 定义

WHO 将 M0 归类于不另作分类 AML，微分化型是一种通过形态学及光镜细胞化学检查（如POX 等）无法发现髓性分化特征的急性白血病，细胞性质需要通过免疫标记和（或）超微结构细胞化学来确定。故此，所有病例需要通过免疫表型检测鉴别髓性白血病与淋巴细胞白血病。

（三）临床特点

常有骨髓衰竭表现，如贫血、血小板计数减少、中性粒细胞绝对数减少。外周血可有白细胞计数增多伴显著原始细胞增多。

（四）骨髓形态学特点

原始细胞大小不等，核染色质均匀稀疏点状，核圆形或轻度凹陷。核仁明显，常有 1～2 个核仁，胞质丰富，胞质无颗粒，染色着不同程度嗜碱性偏灰蓝色，无分化特征，很难与 ALL-L2 鉴别。少数情况下原始细胞小，染色质密集，核仁不明显，胞质少，似原始淋巴细胞。

（五）免疫表型

多数病例表达早期造血相关抗原（CD34、CD38 和 HLA-DR），粒系、单核系成熟相关抗原CD11b、CD15、CD14、CD65 常阴性；甚少表达 CD13、CD33、CD117 之一；约 1/3 患者 TdT 阳性。B- 和 T- 淋巴细胞系特异标志 cCD22、cCD3、cCD79a 均阴性，有时弱表达 CD7、CD2、CD19；虽然细胞化学染色 POX 为阴性，但流式细胞术或免疫组化中部分原始细胞 MPO 可呈阳性。

（六）细胞化学特点

髓过氧化物酶（MPO）、苏丹黑 B（SBB）、氯乙酸 ASD 萘酚酯酶染色阴性；α- 醋酸萘酚酯酶及 α-丁酸萘酚酯酶染色为阴性或弱点状阳性。

（七）鉴别诊断

M0 需要与急性淋巴细胞白血病（ALL-L2）、急性巨核细胞白血病（M7）、双表型 / 混合型急性白血病鉴别，个别与大细胞淋巴瘤的白血病期相鉴别。免疫分型检测对鉴别这些疾病必不可少。在日常工作中，镜下见原始细胞较大，胞质着色偏灰蓝，组化染色阴性者，必须通过免疫标记鉴别诊断，见图 17-1。

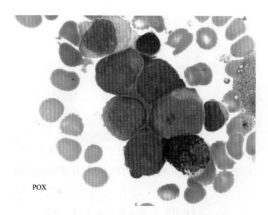

图 17-1 M0 原始细胞免疫标记图

二、急性髓系白血病未成熟型（FAB: AML-M1）

（一）FAB 定义

骨髓原始粒细胞 ≥ 90%（NEC），原始粒细胞 POX 或 SBB 染色呈阳性细胞 > 3%，早幼粒细胞以下的各阶段粒细胞或单核细胞 < 10%。

（二）WHO 定义

骨髓大量的原始细胞增生，无明显的向成熟中性粒细胞分化的特征。原始细胞占非红系细胞（NEC）≥ 90%，原始细胞 MPO 或 SBB 染色阳性（> 3%）或有 Auer 小体（图 17-2）。

（三）临床特点

通常有骨髓衰竭表现，如贫血、血小板计数减少、中性粒细胞绝对数减少，可有白细胞计数升高伴原始细胞显著增多。

（四）骨髓形态学特点

原始粒细胞明显增多，有些可见嗜天青颗粒和（或）Auer 小体。典型原始粒细胞形态学特点为胞体圆形或椭圆形，直径 12 ~ 20 μm。胞核圆形或椭圆，大而居中或稍偏，染色质呈紫红色细沙颗粒状，均匀平坦，有淡蓝色小核仁 2 ~ 6 个，周界明显，向外凸起感。胞质量少，明亮天蓝色，绕于核周围，无颗粒（Ⅰ型）或少量颗粒（Ⅱ型），有些原始细胞胞体较小类似淋巴细胞，缺乏嗜天青颗粒，称之为小原粒细胞。

（五）细胞化学特点

原始细胞 MPO 或 SSB 阳性率 > 3%，阳性强度较强。原始细胞 ASD-CE 染色为阴性，Ⅱ型原始细胞可在相当于高尔基体处有弱阳性。

（六）免疫表型

原始细胞群组表达 MPO 和一个或多个髓性相关抗原（如 CD13、CD33、CD117），约 70% 病例 CD34 和 HLA-DR 阳性。一般不表达 CD15、CD65、CD14、CD64。部分病例表达 CD11b。

（七）鉴别诊断

M1 原始细胞无颗粒或 MPO 染色阳性率低时应与 ALL 相鉴别；MPO 染色阳性原始细胞百分率较高时则应与 M2、M3（APL）相鉴别。

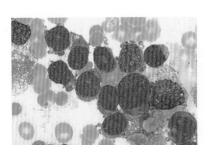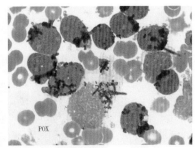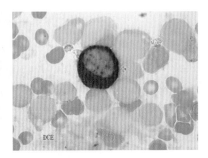

图 17-2　原始细胞占非红系细胞（NEC）≥ 90%，POX 染色几乎 100% 原始细胞阳性，ASD-CE 阴性

三、急性髓系白血病部分分化型（FAB: AML-M2）

（一）FAB 定义

1. M2a

原粒细胞（Ⅰ + Ⅱ 型）占 30% ~ 90%（非红系），早幼粒细胞以下至中性分叶核粒细胞 > 10%，单核细胞 < 20%。

2. M2b

AML-M2b 为我国首次提出的一类具有特殊形态学表现的急性粒细胞白血病，其与 WHO 分类中 AML 伴重现性遗传学异常 t（8；21）（q22；q22）和 AML1（CBFα）-ETO 密切相关，我国形态学专家将其单独归为 M2b。

FAB 的定义为：符合 AML-M2 诊断标准，以 Ⅱ 型原始粒细胞为主，出现大量异常中性中幼粒细胞。

（二）WHO 定义

1. M2a

骨髓（或外周血）原始细胞 ≥ 20%。早幼粒以下阶段粒细胞 ≥ 10%，常可见不同程度增生异常；单核细胞 < 20%。

2. M2b

AML 伴有 t（8；21）（q22；q22）和 AML1（CBFα）-ETO，以遗传学诊断为标准，无论骨髓中幼稚细胞比例如何，出现上述重现性遗传学异位即可诊断。

（三）骨髓形态学特点

1. M2a

原始细胞可有或无嗜天青颗粒，Auer 小体易见。与 M1 相比，M2 粒系出现向下分化成熟迹象，早幼粒细胞、中幼粒细胞及成熟中性粒细胞至少占骨髓有核细胞 10% 以上。常有不同程度发育异常。不成熟嗜酸性粒细胞常增多，但形态和细胞化学染色有异于 inv(16)AML。有时也可见嗜碱性粒细胞、肥大细胞增多（图 17-3）。

2. M2b

粒细胞系比例明显增多，以异常的中性中幼粒细胞为主，形态明显异常，核浆发育显著不平衡，胞质呈橘黄色或偏碱，含中性颗粒，常有空泡，有 1 ~ 2 个大核仁，有时中性晚幼粒细胞仍可见核仁，核可有凹陷，在核凹陷处有一淡染区（细胞化学常在此处呈团块状染色）。原粒细胞常增多，但可

< 30%。需要注意的是，在 AML 伴有 t（8；21）（q22；q22）和 AML1（CBFα）-ETO 病例中，骨髓亦可无此类异常中性中幼粒细胞出现（图 17-4）。

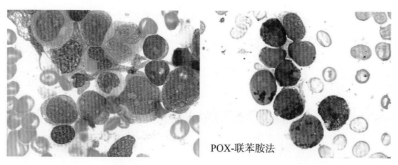

POX-联苯胺法

图 17-3　M2a：图中原始细胞较多，POX 染色阳性，可见中晚幼粒细胞

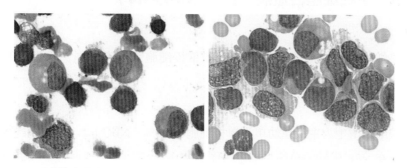

图 17-4　异常的中性中幼粒细胞核浆发育显著不平衡，胞质呈橘黄色，含中性颗粒，常有空泡，有 1～2 个大核仁，本病例 *AML1-ETO* 融合基因阳性

（四）细胞化学特点

1. M2a

原始细胞的 MPO 染色和溶菌酶反应阳性，MPO 染色阳性率及阳性强度大于 M1 原始细胞。

2. M2b

大多数异常中性中幼粒细胞的 MPO、SSB、AS-DCE、PAS 等化学染色均呈强阳性反应，典型异常中性中幼粒细胞核凹陷处呈团块状阳性反应，俗称"朝阳红"现象。

（五）免疫表型

1. M2a

原始细胞群组表达一种或多种髓性相关抗原，CD13、CD33、CD15 中至少一种阳性，CD117、CD34、HLA-DR 亦可阳性，单核系标志 CD14、CD64 通常阴性。20%～30% 的病例 CD7 阳性。

2. M2b

大多数伴有 t（8；21）（q22；q22）的 AML 原始细胞高表达 CD34、HLA-DR、MPO 和 CD13，相对弱表达 CD33。通常有粒系分化抗原表达。淋系抗原常有 CD19⁺、CD56⁺，通常 CD34⁺，有时 TdT 呈弱阳性。

（六）遗传学特点

M2b 具有特异的 t（8；21）（q22；q22）和 *AML1-ETO* 融合基因；部分患者无 t（8；21），但融合基因阳性；多数还伴有性染色体丢失或 del（9）（q22）等继发性染色体异常。

（七）鉴别诊断

1. M2a

原始细胞比例较低时，应与 MDS-RAEB 相鉴别，两者通常都伴有不同程度细胞发育异常；原始细胞比例较高时，需要与 M1 仔细辨别；单核细胞增多的病例则需要与急性粒 - 单核细胞白血病鉴别。

2. M2b

以分化较差异常中性中幼粒细胞为主的 M2b 应注意与使用促粒治疗初期大量早幼粒细胞增多骨髓象鉴别。

四、急性粒 - 单核细胞白血病（FAB: AML-M4）

（一）FAB 定义

急性粒 - 单核细胞白血病（M4）按粒细胞和单核细胞系形态不同，分为 M4a、M4b、M4c、M4Eo 四种亚型。

1. M4a

原粒和早幼粒细胞增生为主，原幼单和单核细胞 ≥ 20%（NEC）。双酯酶染色既有 AS-DCE 阳性的原粒细胞，也有 NSE 阳性的单核系细胞（图 17-5）。

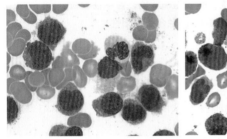
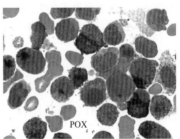
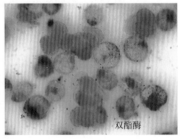

图 17-5　M4a 原始细胞免疫标记图

2. M4b

原、幼单核细胞增生为主，原粒 + 早幼粒细胞 > 20%（NEC）。白血病细胞以胞质丰富的原、幼单核细胞增生为主，NSE 染色有较多细胞阳性反应，同时有少量胞质量少、POX 染色强阳性的原粒细胞（图 17-6）。

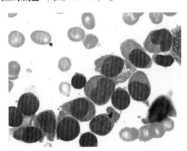
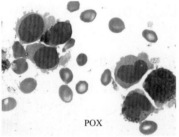
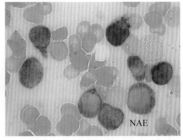

图 17-6　M4b 白细胞免疫标记图

3. M4c

原始细胞既具有粒细胞系，又具有单核细胞系形态特征者 > 30%（NEC）。白血病细胞表现原、幼单核细胞形态多些，但 NSE 染色阴性，POX 染色较强阳性，ASD-CE 染色部分细胞阳性，表示同时有粒系标志，该病例免疫表型：表达 CD13、CD33、CD14（图 17-7）。

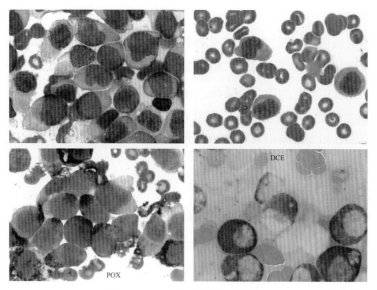

图 17-7　M4c 白细胞免疫标记图

4. M4Eo

除上述特点外，还有粗大而圆的嗜酸颗粒及着色较深的嗜碱颗粒，占 5%～30%（NEC）。双酯酶双染色阳性（图 17-8）。

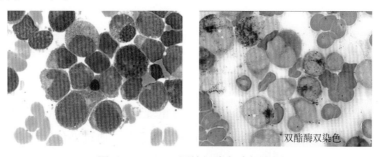

图 17-8　M4Eo 原始细胞免疫标记图

（二）WHO 定义

1. 非特指型

急性粒-单核细胞白血病为一种以粒系及单核系前体细胞增殖为特点的急性白血病，骨髓中原始细胞 ≥ 20%（包括幼单核细胞），粒细胞系及单核细胞系各占骨髓细胞的 ≥ 20%。此种硬性规定要求原始单核细胞和幼稚单核细胞最低下线为 20%，以便区别 AMML 与 AML 成熟型或未成熟型，而伴有单核细胞增多者，可有外周血单核细胞增多（通常 ≥ $5×10^9$/L）。

2. 伴有重现性遗传学异常 inv（16）（p13q22）或 t（16;16）CBFβ–MYH11 AML

特点是常有单核细胞与粒系细胞分化，骨髓中有特征性异常嗜酸性粒细胞，与 FAB 分型中 M4Eo 相对应。伴异常嗜酸性粒细胞的急性粒-单核细胞白血病可称为急性粒-单核细胞白血病伴异常嗜酸性粒细胞（AMMLEo/M4Eo）。但需要注意的是，尽管大多数 inv（16）（p13，q22）的病例被认为是 AMMLEo，但偶尔有此种遗传学异常的病例无嗜酸性粒细胞增多，仅表现为髓性分化而无单核细胞成分或仅达少量原始细胞（＜20%）。此种情况下有特征性遗传学异常inv（16）（p13，q22）也应诊断为 AML。

（三）形态学特点

骨髓增生大多明显或极度活跃，可见粒系和单核系同时增生，原、早粒细胞比例增高。原单核细胞胞体大，胞质丰富，中度或强嗜碱性，胞核圆形，染色质纤细网状，有 1 个或多个大核仁。幼单核细胞形态不规则，核扭曲，胞质淡嗜碱性，有时见较明显颗粒。

M4c 骨髓中原始细胞既具有粒细胞系，又具有单核细胞系形态特征，分类计数＞20%。M4Eo 除上述特点外，骨髓中还出现一类形态异常嗜酸性粒细胞，胞质含有粗大而圆的嗜酸颗粒及着色较深的嗜碱颗粒，占 5%～30%。

（四）细胞化学特点

至少 3% 原始细胞 MPO 染色阳性。原、幼单核细胞和成熟单核细胞非特异性酯酶（NSE）染色多数呈阳性或弱阳性，不被氟化钠抑制。PAS 染色部分原幼单核细胞可呈细颗粒状散在阳性。M4Eo 异常嗜酸性粒细胞 PAS 染色可有粗颗粒阳性反应。

（五）免疫表型特点

一般显示有几个不一样表达髓性抗原 CD13、CD33、CD65、CD15 的原始细胞组群。原始细胞组群之一通常也显示某些单核细胞分化特征标志阳性，如 CD14、CD4、CD11b、CD11c、CD64、CD36，巨噬细胞限制性 CD68、CD163 和溶菌酶等。

（六）临床特点

典型的临床表现有贫血、血小板计数减少、发热及虚弱。白细胞计数可增多，外周血中有大量原始细胞。

（七）细胞遗传学及分子生物学特点

形态学出现异常嗜酸性粒细胞（M4Eo）多数伴有重现性遗传学异常 inv（16）（p13q22）或 t（16；16）（p13；q22），均可导致 $CBF\beta$ 基因与 MYH11 基因融合。通过染色体及 FISH 可检测以上异常染色体异位，偶尔伴有异常嗜酸性粒细胞 AML。可没有 16 号染色体核型异常的证据，然而通过分子遗传学方法可检测 $CBF\beta$-MYH11 融合基因存在。少部分病例出现其他髓性非特异性遗传学异常，如 +22、+8、del（7q）等。

（八）鉴别诊断

M4 是形态学中最难诊断的一类白血病，当骨髓原始细胞形态不典型时（被称为"四不像"），需要与 M1、M2、M5 多种髓性白血病相鉴别，有时结合细胞化学染色诊断仍然相当困难，需要结合多种检测手段综合诊断。

五、急性单核细胞性白血病（FAB: AML-M5）

（一）FAB 定义

急性单核细胞白血病分为两个亚型：

1. M5a（未分化型）

骨髓中原始单核细胞Ⅰ + Ⅱ型（NEC）≥ 80%

2. M5b（部分分化型）

骨髓中原始 + 幼稚单核细胞（NEC）> 30%，原始单核细胞（Ⅰ + Ⅱ型）< 80%。

（二）WHO 定义

急性原始单核细胞白血病与急性单核细胞白血病是髓性白血病，其≥ 80% 的白血病细胞为单核系细胞，包括原始单核细胞、幼稚单核细胞及单核细胞。可有少量中性粒细胞（< 20%）。急性原单核细胞白血病与急性单核细胞白血病区别在于原单核细胞和幼单核细胞的相对比例。急性原单核细胞白血病大多数单核系细胞是原单核细胞（≥ 80%），急性单核细胞白血病大多数单核系细胞是幼单核细胞。

（三）细胞形态学特点

1. M5a

骨髓增生可明显活跃或极度活跃，单核系比例明显增高，以原始单核细胞为主。原始单核细胞胞体大，胞质丰富，可有中度及高度嗜碱性胞质，可见伪足及散在分布细的嗜天青颗粒及空泡。胞核呈圆形，核染色质细致、稀疏，有 1 个或多个大的显著核仁，急性原始单核细胞白血病 Auer 小体罕见。红系及巨核系多增生受抑。NAE 染色阳性或弱阳性，NAE-NaF 染色有抑制（图 17-9）。

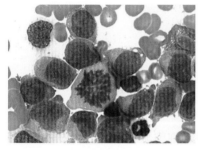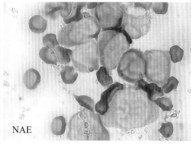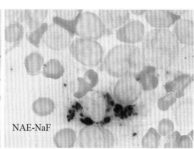

图 17-9　M5a 原始单核细胞免疫标记图

2. M5b

除原单核细胞增多外，骨髓单核系增生以幼稚单核细胞为主，幼稚单核细胞形态较不规则，核不规则扭曲。胞质轻度嗜碱性，有时有明显的颗粒，偶有大的嗜天青颗粒及空泡。红系及巨核系多增生受抑。NAE 染色强阳性，NAE-NaF 染色有明显抑制（图 17-10）。

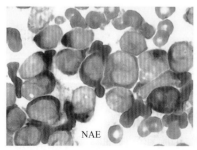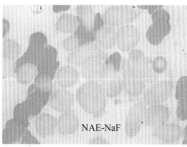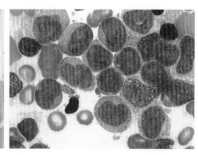

图 17-10　M5b 原始细胞免疫标记图

（四）细胞化学特点

原幼单核细胞 MPO 及 SSB 染色呈弱阳性，阳性率＞3%。大多数病例原幼单核细胞非特异性酯酶（NAE）染色强阳性，被氟化钠（NaF）抑制。但 10%～20% 急性原单核细胞白血病 NAE 染色阴性或极弱阳性。部分幼稚单核细胞 PAS 染色呈散在颗粒状弱阳性。

（五）临床特征

出血是常见的表现，常见髓外肿块及皮肤、牙龈浸润和中枢神经系统侵犯。

（六）鉴别诊断

急性原单核细胞白血病（M5a）主要鉴别诊断包括 M0、M1、M7（急性巨核细胞白血病）以及急性淋巴细胞白血病。髓外髓性（原单核细胞性）肉瘤可能与恶性淋巴瘤或软组织肉瘤相混淆。通过细胞化学染色及免疫表型分析可加以区分。急性单核细胞白血病（M5b）需要与慢性粒 - 单细胞白血病、急性粒 - 单细胞白血病相区别，良好的形态学涂片观察可加以区分。

六、急性红白血病（FAB: AML-M6）

急性红白血病（红系 / 粒系型）主要见于成人，占 AML 的 5%～6%。纯红系白血病（M6b）极为罕见，可见于任何年龄，包括儿童。偶尔 CML 急性红系变，表现与红白血病（M6a）相似，或者更为少见的是与纯红系白血病相似。

（一）FAB 定义

根据有无原始细胞显著增多而分为：

1. 红白血病（M6a）

骨髓中有核红细胞比例≥50%，且原始细胞（原粒 / 原单核）占骨髓非红系（NEC）≥20%。

2. 纯红系白血病（M6b）

为有核红细胞恶性增殖性疾病，红系比例≥80%，且无原始髓性细胞显著增多。

（二）WHO 定义

急性红白血病为红系细胞增生为主的急性白血病。根据有无显著的髓（粒）系成分可分为两种亚型。

红白血病（红系 / 粒系型）：骨髓中红系前体细胞占有核细胞≥50%，原始粒细胞占非红系的≥20%。

纯红系白血病：代表专一定向于红系未成熟细胞（未分化细胞或原红细胞）的肿瘤性增生（占骨髓细胞＞80%），无原始粒细胞。

（三）细胞形态学特点

1. M6a

可见不同成熟阶段的红系前体细胞。红系前体细胞发育异常，巨幼样核和（或）双核或多核。偏幼稚细胞的胞质，常有边界不清的空泡，可相互融合。可有大的多核红系细胞。原始粒细胞为中等大小，常有少数胞质颗粒，偶有 Auer 类似于 AML。常见成熟中性粒细胞和巨核细胞发育异常改变。

2. M6b

未分化型红细胞特点为中至较大原始红细胞，核圆，染色质细致，1 个或多个核仁。胞质深嗜碱性常无颗粒，常有边界不清的空泡，极少数情况下原始红细胞较小，与 ALL 中的原始淋巴细胞相似，见图 17-11。

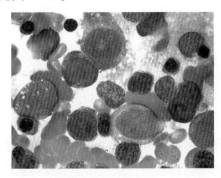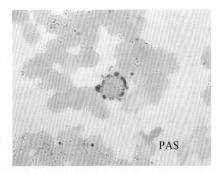

图 17-11　M6 原始细胞免疫标记图：图中原红较多，仅一个原粒细胞，PAS 染色呈球形强阳性

（四）细胞化学特点

1. M6a

MPO、SSB 染色原粒细胞可呈阳性。PAS 染色红细胞可呈阳性块状或弥漫性。

2. M6b

未分化红细胞 MPO、SSB 染色阴性，α- 醋酸萘酚酯酶、酸性磷酸酶及 PAS 染色阳性，且 PAS 染色呈团块状反应。

（五）临床特点

M6a 可分为原发或来源于 MDS。RAEB 或 RCMD 伴有或不伴有环形铁粒幼细胞。M6b 临床表现多样，但常见明显贫血及正成红细胞增多。

（六）免疫表型特点

原粒细胞表达髓性抗原如 CD13、CD33、CD117、MPO 等，CD34、HLA-DR 可阳性；有分化的红细胞可表达血型糖蛋白 A 和血红蛋白 A，不表达其他髓性抗原，CD34、HLA-DR 常阴性；更幼稚的红细胞血型糖蛋白常阴性，但可表达其他标志如碳酸酐酶 I、抗 Gerbich 血型 Gero 抗体或 CD36。

（七）遗传学特点

此类型 AML 没有特异性染色体异常。常有复杂核型伴多种结构性异常，以 –5/del（5q）、–7/（del7）和 +8 最常见。但如果出现 AML 伴骨髓增生异常相关改变的其他改变，有 –5/del（5q）、–7/（del7）和（或）复杂核型异常病例应该归类为该类白血病。

（八）鉴别诊断

红白血病（红系 / 粒系型）应与 RAEB 及 AML 成熟型伴红系前体细胞增多鉴别。应计数骨髓全部有核细胞，若红系前体细胞占所有骨髓细胞 ≥ 50%，应计算非红系的细胞所占比例，若原始细胞占非红系细胞（NEC）≥ 20% 应诊为红白血病。若 < 20% 应诊为骨髓增生异常综合征 RAEB 型。

在进行有核细胞分类时，红系计数若占 50% 以上，此时原始细胞计数只有 6%，应除红系后重新进行原始细胞计数。还要与 AML 伴多系发育异常鉴别，若粒系或巨核系发育异常的细胞 ≥ 50%，应诊为 AML 伴多系发育异常。

另外，纯红系白血病与维生素 B₁₂ 或叶酸缺乏性巨幼细胞性贫血应鉴别。后者对维生素治疗有效，并且发育异常不如纯红系白血病显著，出现巨大粒细胞和分叶过多粒细胞是巨幼细胞贫血的另一标志。

七、急性巨核细胞白血病（FAB: AML-M7）

急性巨核细胞白血病在儿童及成年人均可发生，这种疾病不常见，占 AML < 5%。

（一）FAB 定义

①外周血中有原始巨核（小巨核）细胞。②骨髓中原始巨核细胞≥ 30%。③如原始细胞呈未分化型，形态不能确定时，应做电镜血小板过氧化物酶活性检查，或用血小板膜糖蛋白Ⅱb/Ⅲa 或Ⅲa 或Ⅷ R：Ag 以证明其为巨核细胞系。④骨髓细胞少，往往干抽，活检原始和巨核细胞增多，网状纤维增加。⑤用免疫酶标技术证实有原巨核细胞增多。

（二）WHO 定义

WHO 将急性巨核细胞白血病定义为一种原始细胞≥ 20%，其中至少 50% 为巨核系细胞的急性白血病。但此种类型需要排除 AML 伴骨髓增生异常相关改变，AML 伴 t（1；22）（p13；q13），inv（3）（q21；q26），t（3；3）（q21；q26）和 Down 综合征相关病例。

（三）细胞形态学特点

原始巨核细胞胞体较大，核圆或稍不规则，呈锯齿状，染色质细网状，有 1 ~ 3 个核仁。胞质嗜碱性，常无颗粒，可有明显空泡或假伪足。有些细胞甚至似巨原红细胞，其最大特点就是"大"。如发现原始细胞较其他白血病类型的细胞要大，SBB 或 POX 染色阴性，NAE 染色可为阳性，建议做 CD41（血小板糖蛋白Ⅱb/Ⅲa）、CD61（Ⅲa）或较成熟的血小板相关标记 CD42（Ⅰb）鉴别诊断。有一些患者以小原始细胞为主，核浆比高，类似于淋巴系细胞；同一患者中可见大、小原始细胞。原始细胞偶呈小簇分布（图 17-12）。

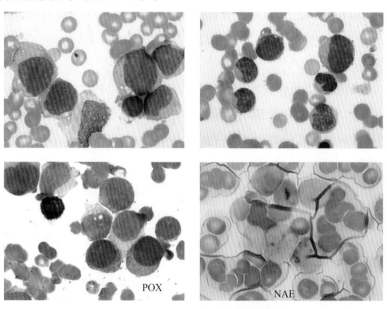

图 17-12　M7 原始巨核细胞免疫标记图

SBB 或 POX 染色阴性，NAE 染色可为阳性外周血中可见小巨核细胞、原始巨核细胞碎片及发育异常的大血小板和少颗粒中性粒细胞（小巨核细胞有 1～2 个圆形核，染色质较致密，胞质成熟，不属原始细胞）。

某些患者因广泛骨髓纤维化而"干抽"，这时应通过骨髓病理切片来计数原始细胞百分数。骨髓纤维化是本型患者的特点之一，但并不见于所有患者。

（四）细胞化学特点

原始巨核细胞 SBB 或 POX、CAE 染色阴性，PAS、酸性磷酸酶（ACP）和 NAE 染色可为阳性。电镜下核膜和内质网的血小板过氧化物酶（PPO）染色阳性，但 MPO 染色仍为阴性。

（五）免疫表型特点

原巨核细胞特异性表达 CD41（血小板糖蛋白 Ⅱ b/ Ⅲ a）、CD61（Ⅲ a）或较成熟的血小板相关标记 CD42（Ⅰ b）。CD13、CD33 可阳性，但 CD34、CD45 和 HLA-DR 常阴性，CD36 特征性阳性。抗 MPO 阴性、TdT 阴性，可异常表达 CD7。

（六）临床特点

患者有血细胞减少。血小板计数常减少，少数病例血小板计数可增多。肝脾大不常见。

（七）鉴别诊断

急性巨核细胞白血病常需要跟 M0、ALL、AML 伴骨髓增生异常改变、纯红系白血病及急性全髓增生伴骨髓纤维化等相鉴别。一般通过典型的免疫表型可区分纯红系白血病、ALL 及 M0。一般来说，急性巨核细胞白血病是巨核系增殖，而急性全髓增殖的特征是三系增殖。

八、重现性细胞遗传学异常

这组疾病的特征是出现具有预后意义的重现性遗传学异常。这些结构性的染色体重排，每一种都可造成一个融合基因，这组疾病大多具有独特的形态学特点和免疫学特征。需要注意的是，伴有 t（8；21）（q22；22）、inv（16）（p13；1q22）、t（8；21）（q22；q22）、t（15；17）（q22；q12）的患者无论骨髓或外周血原始细胞计数多少，均应诊断为急性白血病。

（一）伴 t（8:21）（q22;22）；AML1（CBF-α）-MTG8（ETO）AML

约见于 5% 的 AML 患者，该型患者骨髓检查原始细胞具有独特的形态学特点，通常表现为中性粒细胞的分化成熟障碍。此型患者在 FAB 分型中以 M2 多见，尤其以 M2b 最为常见，故将 M2b 形态学特点一并在此叙述。部分 M4 型也可出现。

出现在 M2b 患者中的形态学和细胞化学特征有：

1. 血常规

多数患者全血细胞减少，白细胞计数大多正常或减低，患者贫血显著，血小板计数中度到重度减少。分类计数可见各阶段幼稚粒细胞，原始细胞增多以原粒细胞为主，有时伴嗜酸、嗜碱性粒细胞增多。

2. 骨髓象

有核细胞增生明显活跃，以粒系增多尤其以原粒细胞增多为主，原粒细胞特征体积大小不一，细胞核染色质粗颗粒状，核周清晰，凹陷处可见一发白或发红淡染区。胞质丰富，嗜碱性强，常可见 Auer 小体及较多细小密集嗜天青颗粒。另在 M2b 患者骨髓中以一种异常中性中幼粒细胞增多为主要特征，该细胞特点为核浆发育显著不平衡，胞质呈橘黄色或偏碱，可见细小中性颗粒，常有空泡，染色质粗颗粒网状，有核仁，有时中性晚幼粒细胞仍可见核仁，核周可有凹陷，在核凹陷处有一淡染区。

3. 化学染色

POX 染色原始细胞呈阳性反应，异常中有粒细胞核周淡染区呈团块状阳性反应，形态上称为"朝阳红"。DCE 染色部分原始细胞呈阳性反应，异常中有粒细胞可见朝阳红反应。PAS 染色多数原粒细胞阴性。NAE 染色可呈弱阳性反应，不被 NaF 抑制。

（二）伴有 inv（16）（p13q22）或 t（16;16）CBFβ-MYH11 AML

此型患者骨髓常表现为单核系和粒系分化异常，并伴有特征性异常嗜酸粒细胞增多，在 FAB 分型中以 M4Eo 最为多见，其形态学特征将一并讲述。

1. 血常规

中度到重度贫血，血小板计数重度减少。白细胞计数不定，分类可见幼稚粒、单细胞和异常嗜酸性粒细胞增多，原幼单核细胞有时可达 30%~40%，粒系早幼粒各阶段均易见。

2. 骨髓象

骨髓增生明显或极度活跃，大多数患者粒、单核两系均增生，红系、巨核系增生受抑。除了具有 AML 一般形态学特征外，此型疾病最显著特征为骨髓中可见各阶段异常嗜酸性粒细胞增多，通常 > 5%，主要为中、晚幼嗜酸性粒细胞。异常嗜酸性粒细胞胞质中含有不成熟嗜酸性颗粒，这些颗粒粗大、大小不一、颜色深紫甚至棕黑色。部分细胞胞质内可见到异常嗜酸颗粒及橘黄色的嗜酸颗粒，少数覆盖在核上。

3. 化学染色

POX 染色原粒细胞及原单核细胞呈阳性或弱阳性，异常嗜酸性粒细胞呈强阳性。CE 染色异常嗜酸性粒细胞呈橘红色阳性，正常嗜酸性粒细胞为阴性。PAS 染色异常嗜酸性粒细胞包内颗粒呈阳性，正常嗜酸性粒细胞胞内颗粒为阴性。

（三）急性早幼粒细胞白血病（APL）伴 t（15;17）（q22;q12）；PML-RARA

急性早幼粒细胞白血病（APL）伴 t（15；17）（q22；q12）；PML-RARA 是一种以异常早幼粒细胞增多为主的 AML，FAB 形态学分型有多颗粒型、少颗粒型和无颗粒型。

九、影响预后的因素

目前，对影响儿童急非淋预后相关的因素尚未达成共识，但一般将下列指标视为影响急非淋预后的因素。

（一）有利因素

除 APL、Down 综合征白血病外，目前较公认的有利的预后因素见表 17-1。

表 17-1　与儿童急非淋预后良好相关的因素

相关指标	有利因素
细胞遗传学	T（15；17），t（8；21），inv（16）或融合基因的分子生物学检查为 P mL/RARa、AMLL-ETO、CBFβ-MYH11 阳性者
白细胞计数	$< 100×10^9/L$
FAB 分类	带有 Auer 小体的 M1、M2，M3 和 M4Eo
达到完全缓解的疗程	1 个疗程能达缓解者

（二）不利因素

上海新华医院提出的影响急非淋的不利因素有：①发病年龄小于 1 岁；②诊断时白细胞计数超过 $100×10^9/L$；③染色体核型 -7 缺失；④ MDS-AML；⑤标准化疗方案治疗 2 个疗程不能获得完全缓解。

笔者认为影响急非淋的不利因素有：①起病时白细胞计数超过 $100×10^9/L$；②脏器浸润明显，特别是以髓外浸润为首发表现者；③ M0、M1、M5，以及 M5 型白血病；④起病年龄小于 18 个月；⑤ DNA 掺入指数超过 10%；⑥高二倍体；⑦继发急非淋，如 MDS、郎格罕细胞组织细胞增生症，或慢粒急变等继发性 AML 均属难治性 AML；⑧混合性白血病（笔者发现过 1 例）M2/M3 混合性白血病，5 个诱导治疗疗程才缓解，最后骨髓复发。

第 2 节　化疗方案

一、缓解诱导治疗

缓解诱导治疗是在患者的情况稳定，做好了一切准备工作（包括慢性病灶清除、肝肾功能纠正等）后开始的。在做好了一切准备后（一般 24 h 内）应立即开始缓解诱导期治疗。治疗过程中应尽早放置内置式中央静脉插管。新近的支持治疗，包括在中性粒细胞减少期间预防性应用氟康唑，用复方磺胺甲噁唑片（SMZ）预防卡氏肺囊虫感染，用维生素 B_2 防治黏膜糜烂。缓解期间和强化过程中使用造血刺激因子（G-CSF 或 GM-CSF）。全部的血制品应予照光以防移植物抗宿主反应。除 M3 型外，其他 AML 诱导缓解治疗的方法基本相同。

诱导治疗有两个重要原则，一是两药联合治疗的疗效优于单药，三药联合治疗的疗效优于两药；二是诱导缓解治疗的目的，在于迅速达到骨髓抑制。对 AML 患者，最有效的缓解诱导药物是蒽环类抗生素（柔红霉素、多柔比星或米托蒽醌）及阿糖胞苷。选择强烈的、有效的化疗方案乃是提高 AML CR 率的关键，而且一疗程达 CR 又是争取长期无病生存的有利条件，但诱导缓解治疗与长期生存无明显相关性，只起到迅速消灭白血病细胞，以及作为观察白血病细胞危险度的因素之一。

回顾近 30 年 AML 化疗发展的历程，20 世纪 70—80 年代，诱导缓解治疗以 DA（柔红霉素、阿糖胞苷）和 AA（多柔比星、阿糖胞苷）作为国际上通用的标准方案，其缓解率达 60% ~ 70%；

70 年代中期，国内鉴定了（高）三尖杉生物碱后，以三尖杉酯碱取代柔红霉素或多柔比星，设计了 HOAP（三尖杉酯碱、长春新碱、阿糖胞苷、泼尼松）方案，经过近 30 多年的实践衍变，成为与 DA 相当的 HA（三尖杉酯碱、阿糖胞苷）方案，其 CR 率与 DA 相仿；80 年代末至 90 年代初国内外多开始采用三个药物联合治疗，国外较多用 DAT（DA+ 硫鸟嘌呤）和 ADE（DA+VP-16），国内在采用 DAT 和 ADE 的同时还有的用 HAD（DA+ 高三尖杉酯碱）。

在治疗中，杀伤白血病细胞的剂量与破坏正常骨髓细胞的剂量接近，因而可致长期的骨髓抑制。除 M3 型 AML 外，所有其他类型的 AML 患者为获得缓解，必须经过一个严重骨髓抑制期。在某些方案中，要求在治疗开始后 14 d 再重复做骨髓穿刺及活检，若白血病细胞仍持续在 5% 以上，意味着需要加强治疗，应开始进行第 2 个疗程的诱导化疗。诱导期全血细胞减少的持续期，从化疗开始起算，为 21～30 d，而在需要第二个缓解诱导化疗的患者，这个持续期还要更长。在缓解诱导期除骨髓抑制所致的感染外，常见的胃肠道毒性表现有腹泻及黏膜炎。已发现阿糖胞苷可引起肠道黏膜改变，这种毒性特别严重的表现是回肠盲肠炎或称回盲综合征（ileocecal syndrome）。当治疗方案中用柔红霉素取代多柔比星后，回肠盲肠炎的发生率降低，故诱导期毒性亦降低，并已发现，对年龄 < 1 岁的儿童化疗的剂量应按每公斤体重来计算，而不应按体表面积来算，这样可减轻胃肠道的毒性。目前以 DAE 为主要诱导治疗方案。

二、缓解后治疗

多数 AML 患者完全缓解后，体内仍潜伏大量的残留白血病细胞（详见第 5 章第 3 节），因此需要缓解后治疗以防复发。在过去 10 年里，缓解后治疗的最佳强度和时间，和第一次缓解后骨髓移植的作用，一直为研究的热点。在这些研究中，5 年无病生存率（DFS）均小于 30%。这些令人失望的结果，促使研究者探索进一步调整化疗方案（加强巩固及早期强化治疗）的必要性。

阿糖胞苷（Ara-C）是治疗 AML 最常使用的强化化疗药物。实验研究表明，剂量增加 1 个对数单位能克服某些耐药机制。缓解后 HDAra-C 化疗的最佳循环次数尚未确定，此问题目前已由笔者首创的超大剂量 Ara-C 冲击治疗方案初步获得解决（见下述）。

诱导缓解达 CR 后，即进入缓解后治疗。CR 后必须做强有力的巩固治疗，以进一步减少残留白血病细胞，减少复发。最近已注意到不同的缓解后治疗方法和剂量强度会影响患者的长期生存。美国东部肿瘤协作组（Eastern Cooperative Oncology Group，ECOG）比较了 20 世纪 70 年代以来不同时期对成人 AML 采取不同的缓解后治疗所达到的远期疗效，治疗分四组进行，包括缓解后给予：①停药观察；②长期小剂量维持化疗；③常规剂量联合化疗巩固加长期小剂量维持化疗；④含 HDAra-C 方案的巩固强化后停药，不再加用维持治疗。以上四组患者的 4 年 DFS 依次为 0、15%、20% 和 30%。可见强烈的缓解后治疗可以改善长期生存。亦可见在取得完全缓解后，应用含 HDAra-C 方案巩固强化治疗的必要性，但是进一步做定期加强是否更能提高疗效是个很值得探讨的问题。美国儿童肿瘤协作组临床试验的初步结果亦表明，当患者达缓解后，早期给予第二轮强烈化疗以加强诱导化疗的作用，其无病生存率明显增加。尽管如此，仍有 15%～20% 的 AML 患儿不能进入缓解状态，< 10% 的病例，早期死于感染、出血或其他毒性反应，加强诱导化疗后的长期无

病生存率仍很低。

诱导后治疗，如无明显骨髓抑制提示化疗的效果不佳，但抑制过甚则可能发生化疗相关并发症，甚至导致化疗相关性死亡。故用药剂量及化疗并发症的防治措施显得十分重要。必须有严格有效的隔离措施及训练有素的医护人员才能进行笔者首创的超大剂量 Ara-C 冲击治疗方案。具体方案内容如下：

（一）本治疗方案的内容

1. 诱导治疗

当前以 A3D7E5 ~ 8 为主导方案，还有其他多种诱导治疗方案（见上述），此处从略。

2. 巩固治疗

Ara-C 3 g/m^2，q12h，d1 ~ 6，Ara-C 剂量共 36 g/m^2。

3. 早期强化

进行 Ara-C 3 g/m^2，q12h，每周 d1、d3、d5，共用 3 个疗程，Ara-C 总量达 108 g/m^2；个别高危 AML 病例，可用 4 周，Ara-C 总剂量为 144 g/m^2。

4. 晚期强化

经过以上 2 个大疗程，可以出院，开始 1 次，2 个月后回院加强 1 次（方案同早期强化），每次加强只用 1 周。根据病情，逐渐加长间隔时间。半年后，根据微量残留病情况，Ara-C 剂量逐渐减少。治疗 3 年，停药后，继续追踪至满 5 年。

（二）本治疗方案的特点

（1）唯一的单药化疗治疗 AML，取得最好疗效的化疗方案。Ara-C 是对 AML 最有杀伤力、短期的超大剂量使用，不但高浓度进入中枢神经系统及睾丸，有力地防止髓外复发，还可减少耐药性的产生。如加用其他 AML 常用化疗药如柔红霉素、VP-16、米托蒽醌、高三尖杉等，都有骨髓抑制作用，如再加上这类药，不但不能进一步增加抗白血病正作用，反而叠加其不良反应。

（2）重点在早期强化加大了 Ara-C 的剂量，使 Ara-C 总量达 108 ~ 144 g/m^2。本方案 Ara-C 的剂量为 Herzig 首创大剂量 Ara-C 治疗 AML 方案的 3 ~ 4 倍，从而起到清洗性杀伤白血病细胞的作用。

（3）增加了晚期定期强化治疗。这点应当引起重视，因 AML 常规晚期不进行任何治疗。

笔者认为，AML 同样需要晚期的加强化疗，并在临床上得到佐证。例如一例 8 岁的 M2 型 AML 患儿，经早期强烈化疗，1 个疗程后病情得到缓解，治疗反应良好，但因经济原因未进行晚期定期加强化疗，9 个月后骨髓复发，证明 AML 也有晚期定期强化治疗的必要性。

（吴梓梁　黎庆恩）

第 18 章

儿童急性早幼粒细胞白血病

急性早幼粒细胞性白血病属急非淋中的 M3 型，其流行病学特点还有待进一步研究。每年新发病例 600 ~ 800 例，并认为其发病率与年龄相关，即发病率在 10 岁以下儿童少见，10 岁以后逐渐增加。目前发现，本型白血病在我国儿童中并不少见，最小年龄为 5 岁，婴儿期也有发病。过去，本型是 AML 最凶险的一种类型，常在发病早期因并发 DIC 致死。自应用了全反式维甲酸、三氧化二砷以来，本型 AML 成为预后良好的类型，但其长期生存率仍须继续关注。

一、诊断与分型（见第 16 章）

二、危险度分组

根据周围血中的白细胞计数及血小板计数分为以下三种危险组。

（一）低危组

诱导治疗前外周血白细胞计数 ≤ 10×10^9/L，血小板计数 > 40×10^9/L。

（二）中危组

治疗前外周血白细胞计数 ≤ 10×10^9/L，血小板计数 ≤ 40×10^9/L。

（三）高危组

白细胞计数 > 10×10^9/L，血小板计数 ≥ 40×10^9/L。

三、化疗方案

（一）诱导治疗

1. 诱导治疗方案

（1）低危组：① ATRA+ 柔红霉素或去甲氧基柔红霉素；② ATRA+ 亚砷酸或口服砷剂 + 蒽环类药物；③ ATRA+ 亚砷酸或口服砷剂双诱导治疗。

（2）中危组：方案同低危组。

（3）高危组：① ATRA+ 亚砷酸或口服砷剂 + 蒽环类药物；② ATRA+ 蒽环类药物；③ ATRA+ 蒽环类药物 ± 阿糖胞苷。

2. 诱导治疗药物

（1）全反式维甲酸：ATRA 对儿童 APL 作诱导分化治疗，其作用是使白血病细胞分化、成熟，以恢复正常功能。本疗法的优点是能防止 DIC 的发生，不引起骨髓抑制，并发症少。多数患者不良作用轻微，缓解率高。且对化疗无效和化疗缓解后初次复发的患者都有效。但单用 ATRA 必然复发，因此必须是除了上述治疗外，还需加用化疗药物。

经过多年的临床实践，儿童 APL 诱导缓解方案一般为 ATRA 每天 45 mg/m^2（近来有主张用 15～25 mg/m^2）连续口服，白细胞计数高者加用 DA37，有效者用药 35～45 d（范围 1～3 个月）大都可获 CR。但有主张，用 ATRA 每日 20～30 mg/m^2 口服，用药时间是 40～60 d，多数患者在 28～42 d 获 CR，CR 率可达 90% 左右。通常用药后 1～2 周，患者有外周血白细胞计数升高（一般可达治疗前白细胞计数的 5～20 倍，甚至百倍以上），持续周余，同时早幼粒细胞渐趋成熟，然后白细胞计数恢复正常，血常规和骨髓象逐渐缓解。

ATRA 治疗的一般不良反应有口唇、皮肤黏膜干燥、脱屑、阴囊皮炎、鼻塞、头痛、恶心、呕吐，腹泻，骨关节痛及肝功能异常等。见于服 ATRA 后 2～28 d，多在治疗后 3 周内出现。国外报道一般不良反应的发生率达 25%。严重者发生全反式维甲酸综合征，主要表现为发热、呼吸困难、肺间质浸润、胸膜和（或）心包渗出、心力衰竭、低血压、水潴留、肾损害等，有的患者出现左室射血分数（left ventricular ejection fraction，LVEF）降低、致命性心肌梗死（myocardial infarction，MI）和血栓形成。我国儿童 APL 用 ATRA 治疗发生维甲酸综合征者，远比欧美白种人儿童 APL 发生率低（< 5%）。如不早期识别并给予皮质激素治疗，患者将死于进行性缺氧和多器官功能衰竭。ATRA 综合征原因不明，但多发生于治疗前体内白血病细胞高负荷或治疗中白细胞计数迅速增高的患者，故主张在 ATRA 治疗期间，对白细胞计数升高者加用羟基脲或小剂量化疗，或采用白细胞单采术，或减少 ATRA 用量，以降低白细胞计数。严重者则应停用 ATRA。与 ATRA 相关的其他不良反应还有颅高压综合征、高组胺血症等。儿童 APL 用 ATRA 发生颅高压症者约 60%，比成人颅高压症发生率高。

为减轻 ATRA 的不良反应，有主张采用小剂量 ATRA，即每天 15～25 mg/m^2 治疗。临床试用证明，疗效与常规剂量 ATRA 治疗相同，而常见不良反应则有不同程度减少。并可用羟基脲 1 g/m^2 口服 3～5 d 和联合应用地塞米松，可有效控制维甲酸综合征。单用 ATRA 诱导缓解的患者缓解后如 PML-RARA 仍为阳性，不经巩固化疗，最终所有患者均复发。20 世纪 90 年代中期后，多主张应用 ATRA 联合蒽环类药物于诱导缓解。最近多个研究机构完成的一项实验结果表明，在应用 ATRA 的基础上，联合应用柔红霉素和阿糖胞苷，能显著提高无病生存率，APL 的长期无病生存率在儿童 AML 中最高可达 60%～70% 或更高。

（2）三氧化二砷：1979 年，哈尔滨医科大学附属第一医院校张亭栋等首先用"癌灵一号"注射液治疗急性粒细胞型白血病，"癌灵一号"的主要成分是三氧化二砷（ATO）即亚砷酸。其作用机制是诱肿瘤细胞导凋亡（apoptosis），可使难治的和复发的 APL 的 CR 达 90% 左右，为 AML 的治疗开拓了除化疗、ATRA 以外的第三条治疗途径。

ATO 治疗初发或复发的 APL 均能获得较好的疗效，其剂量为每天 0.2～0.25 mg/kg 静脉滴注，

1 个疗程 20 ~ 28 d，多在 1 个月左右获 CR，CR 率达 90% 左右。或成人亚砷酸 10 mg［儿童 4 ~ 6 mg/（$m^2 \cdot d$）］用 5% 的葡萄糖稀释，每日 1 次静滴，静滴时间约 2 h，连用 28 d 为 1 个疗程，间隔期为 1 周，直至 CR。其诱导 APL 的缓解率为 70% ~ 90%，平均需要 51 d。静脉滴注 ATO 无明显毒性，根据现有报道，除了砷元素排泄慢而潴留于机体内，仅有少数患者有轻度肝损害。儿童 APL 应用 ATO 潴留的经验，有待于今后进一步积累。有学者将 ATO 加化疗与全反式维甲酸加化疗进行比较，结果其 CR 率相近，但前者的 5 年持续缓解率比后者高，对 ATRA 维持复发者前者的再诱导成功率亦高于后者。有学者提出 ATO 作为上述治疗方案缓解后维持治疗的药物之一。北京大学人民医院使用 ATRA20 ~ 40 mg/（$m^2 \cdot d$）口服 ATO 30 d、0.16 mg/（$kg \cdot d$）加入 5% 葡萄糖 500 mL 静脉滴注 30 d 为 1 个疗程，同时口服泼尼松 40 ~ 60 mg/（$m^2 \cdot d$）和醋氮酰胺 0.5/（$m^2 \cdot d$），研究结果显示，ATO 联合 ATRA 治疗具有更高的诱导缓解率，能较快地改善凝血功能，无严重的不可逆性不良反应发生。

ATO 治疗 APL 的 CR 率与长期生存率均高，复发率低，不良反应较少。其不良反应主要表现为低钾血症、高血糖、恶心、头痛等。亦可引起类似维甲酸综合征的表现。它耐药性较低，与全反式维甲酸和其他化疗药物无交叉耐药性，是目前治疗 APL 较理想的药物。

惠州市中心人民医院血液科陈立、谢晓玲在 2005 年 12 月至 2010 年 12 月收诊 20 例急性早幼粒细胞白血病病例，并将患者分为治疗组与对照组。对照组采用维甲酸联合化疗（维甲酸 30 ~ 50 mg/d，分 3 次口服，白细胞计数高至 10×10^9 以上者联合化疗），1 周为 1 个疗程。治疗组在对照组方案的基础上联合采用亚砷酸治疗，ATO 按 10 mg/d，加入 5% 葡萄糖 500 mL 稀释，持续输注 18 h，4 周为 1 个疗程，直至达到完全缓解。结果显示亚砷酸在治疗 APL 中临床疗效显著，提高了完全缓解率，缩短了完全恢复时间及平均住院时间，并且降低了并发症及不良反应的发生率。较高浓度的 ATO（输注后几个小时内）可诱导白血病细胞凋亡（浓度在 0.5 ~ 2 mmol）。这种作用是通过 ATO 细胞毒性作用在细胞中直接诱导细胞凋亡或通过 ATO 对白血病细胞中不同调节途径的影响而间接作用于白血病细胞。ATO 不仅对全反式维甲酸和化疗后的复发病例有效，而且对先前用 ATO 治疗后的复发病例也有效。单独或联合使用 ATO 对 APL 复发病例的缓解诱导有效。在完全缓解者 10 例复发。1999—2010 年，伊朗德黑兰医科大学肿瘤学和干细胞移植研究中心 Kamran Alimoghaddam 临床上使用 ATO 治疗复发病例 31 例，其中 77% 病例完全缓解，4 名患者在缓解诱导期间死亡，2 年的无病生存率和总生存率分别为 54.6% 和 81.1%。

单独使用 ATO 进行缓解诱导和 APL 患者的巩固治疗，缓解率为 85.8%，5 年无病生存率为 66.7%。一些患者仅接受一次 ATO 缓解诱导和巩固治疗，在 14 年的随访中得到持久的临床缓解。亚砷酸应用的同时所带来的不良反应也引起了越来越多的关注，尤其是对肝脏，进而影响着亚砷酸在肝脏转化为活性产物中的疗效。

（3）蒽环类类药物在 APL 的应用：APL 对以柔红霉素（DNR）或其他蒽环类（如去甲氧柔红霉素、rabidazone 等）为基础的化疗方案高度有效，故主张在诱导缓解治疗时加用 DA（DNR+Ara-C），以及维持治疗中用 DA 或 HA 与 ATRA 或 ATO 交替使用。有学者认为，柔红霉素的使用有助于阻断 APL 的凝血障碍。单用 DNR 治疗 APL 的疗效，并不亚于 DNR+Ara-C，尤其对外周血白细胞计数较低、血小板计数相对较高的病例。由于引发致命出血的可能性较少，故其疗效也较好。化疗中诱发出血常是导致 APL 患者不能获得 CR、患者早期死亡的首要因素。因此，治疗中给予及时、有效的支持治疗，如血小板、冷沉淀物输注，纠正凝血异常，是取得成功缓解的关键。

（二）诱导缓解后治疗

自应用 ATRA 治疗 APL 以来，其完全缓解率明显提高，预后大为改观。但由于未找到合适的维持方案，大多数病例都在缓解后不久复发。实践证明，APL 的维持治疗很重要，而且单用 ATRA 或单用化疗维持，均不能有效地防止复发。只有采用了化疗与 ATRA，甚至是再加上 ATO 的多种药物交替使用后，才使其长期存活率有望改善。经验表明，化疗对 APL 来说，无论是作为诱导缓解治疗，还是缓解后的维持治疗都十分重要。

如单用 ATRA 治疗而取得缓解，患者的 *PML-RARα* 融合基因表达，大多数还持续阳性，且其表达与白血病的复发高度相关。但如加用化疗，则可使 *PML-RARα* 表达转阴，患者的缓解生存期也显著延长，说明化疗对 APL 在诱导缓解中的作用不容忽视。

如在取得完全缓解后单用 ATRA 维持，则很快产生耐药性，主要是因为患者血浆中生成了 ATRA 代谢酶，这可使 ATRA 的血药浓度下降，不足以维持白血病细胞继续分化成熟；或白血病细胞在 ATRA 诱导下合成 ATRA 结合蛋白，从而阻止药物进入细胞核发挥其诱导分化作用。同样，ATRA 也能增加 APL 对化疗的敏感性，从而减少本病的复发。诱导后缓解治疗采用 ATRA 又有助于 APL 延长缓解，两者互相促进，取得协同作用。

APL 的缓解后治疗包括单用化疗，化疗加 ATRA 联合使用，以及造血干细胞移植三种方法（现已不再用造血干细胞移植）。在化疗方面，一般多用含蒽环类的方案，如 DNR 或 Ida+Ara-C 等。有学者认为 ATRA 治疗缓解后，通常连续给予化疗 3 个疗程，可使 > 90% 的患者 *PML-RARα* 转阴。

国内全反式维甲酸治疗白血病协作组比较化疗（HOAP、HA、DA 和 6-MP+MTX 两种化疗方案）与 ATRA 序贯、交替治疗和单用化疗三种不同缓解后治疗方法，提示缓解后序贯、交替使用 ATRA 和化疗的 3 年生存概率比单用化疗高。自 20 世纪 90 年代末开始，有使用化疗、ATRA 与 ATO 三种方案交替使用作为维持方案，总疗程 3 年，事实证明应用上述方案治疗 APL，一般很少复发，但如复发，再用 ATRA 或加用 ATO 仍有望获得二次 CR。笔者单位主要采用这种方案维持治疗，同样取得不错效果。

四、预防中枢神经系统白血病治疗

在 APL 治疗过程中，需要进行中枢神经系统白血病的预防。同样是用氨甲蝶呤、阿糖胞苷和地塞米松三联药物鞘内注射（剂量同急淋治疗方案），在诱导缓解及巩固治疗时，每 2 周 1 次；维持治疗时，每 8 周 1 次，直至停药。

（吴梓梁）

参考文献

［1］陈立,谢晓玲,秦晓铧,等.亚砷酸治疗急性早幼粒细胞白血病的临床疗效观察[J].中国医药指南,2011,9（16）: 294-295.

［2］ALIMOGHADDAM K. A review of arsenic trioxide and acute promyelocytic leukemia[J]. Int J Hematol Oncol Stem Cell Res, 2014, 8(3): 44-54.

［3］ALIMOGHADDAM K, GHAVAMZADEH A, JAHANI M, et al. Treatment of relapsed acute promyelocytic leukemia by arsenic trioxide in Iran[J]. Arch Iran Med, 2011, 14(3): 167-169.

［4］GHAVAMZADEH A, ALIMOGHADDAM K, ROSTAMI S, et al. Phase Ⅱ study of single-agent arsenic trioxide for the front-line therapy of acute promyelocytic leukemia[J]. J Clin Oncol, 2011, 29(20): 2753-2757.

［5］隋美娟,张卓,周晋.亚砷酸治疗急性早幼粒细胞白血病时肝功能损害的特点及保肝药物应用现状[J].医学综述, 2015,21（5）:831-833.

第 19 章

混合表型白血病

急性不明系列白血病是指没有显示出明确的朝单一系列分化的一类白血病，包括不表达系列特异性抗原的急性未分化白血病和原始细胞表达一种以上系列抗原的混合表型急性白血病。其中，急性未分化白血病是指白血病原始细胞没有髓分化形态学的特征，细胞化学及免疫表型也缺乏足够证据来划分髓系细胞或淋巴系细胞。混合表型急性白血病（mixed-phenotype acute leukemia，MPAL）包括急性双系列白血病和急性双表型白血病，不多见，占急性白血病 4% 以下，成年人比儿童多见。

未明系列白血病的诊断有赖于免疫表型分型。流式细胞术是确定诊断的首选方法，尤其是诊断双表型白血病时，取决于证实在同一细胞上有淋系和髓系分化抗原同时表达。预后较差，主要取决于混合细胞的种类。

一、诊断与分类

混合表型白血病的分类主要依照白血病免疫特征欧洲小组双表型急性白血病诊断积分法，可以分为 B 系、T 系、髓系三种类型（表 19-1、表 19-2）。

表 19-1　白血病免疫特征欧洲小组双表型急性白血病诊断积分法

积分	B 系	T 系	髓系
2	CytCT79a、CytIgM、CytCD22	CD3（eyt/m）、anti-TCRα/β、anti-lysozyme、anti-TCRγδ	anti-MPO
1	CD19、CD10、CD20	CD2、CD8、CD5、CD10	CD13、CD117、CD33、CDw65
0.5	TdT、CD24	TdT、CD7、CD1a	CD14、CD15、CD64

注：Cyt，胞质性；m，胞膜性；MPO，髓过氧化酶；TCR，T 细胞受体；TdT，末端脱氧核苷转移酶。摘自：顾龙君．儿童白血病．北京：人民卫生出版社，2017。

表 19-2　2008 版白血病分类：系统确定

系列	标记
髓系	髓过氧化酶（流式细胞术、免疫组化、细胞化学）或单核细胞标志：非特异性脂酶、CD11c、CD14、CD64、溶菌酶中的两个阳性
T 系	胞质 CD13 或细胞表面 CD3
B 系	CD19 强表达，同时至少有 CD79a、胞质 CD22、CD10 中的一个强表达，或 CD19 弱表达，同时至少有 CD79a、胞质 CD22、CD10 中的一个强表达

摘自：顾龙君．儿童白血病．北京：人民卫生出版社，2017。

二、细胞学特征

（一）急性未分化细胞白血病

原始细胞的形态学、细胞化学和免疫表型缺乏任何分化特征。系列特异性抗原如 cCD79a、cCD22、CD3 和 MPO 均阴性，可表达 HLA-DR、CD34 和（或）CD38，TDT 可阳性。

（二）急性双系列白血病

此类型白血病特点为骨髓原始细胞分两群，分别表达各自系列表型特征，如髓系/淋巴细胞系，或 B 淋巴细胞/T 淋巴细胞系，大多数病例原始细胞无独特形态学特征，形态学上类似急性淋巴细胞白血病，或可见两型组群，一组类似于原淋巴细胞，另一组类似于髓系原始细胞。此类型白血病确诊必须依据流式细胞术的免疫表型分析，见图 19-1。

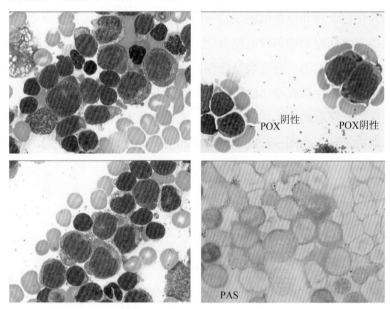

图 19-1　急性双系列白血病流式细胞术免疫表型分析

本病例骨髓片见原始细胞达 47.5%。在形态学上原始细胞似有两系细胞，一系细胞较大，形态似原粒细胞，比例为 27%；另一系细胞较小，形态似淋巴系细胞，原淋＋幼淋的比例为 43.5%，尚可见少量晚幼、杆状粒细胞，可见嗜酸细胞、嗜碱性粒细胞少。结合流式细胞仪检出两群细胞，分别有髓系和淋巴免疫标记，故诊断为急性髓系和淋巴系混合细胞白血病。POX 可见 10% 原始细胞阳性。PAS 可见部分细胞核周颗粒状阳性，部分细胞阴性。

（三）急性双表型白血病

指原始细胞同时表达髓系和 T 淋巴细胞或 B 淋巴细胞系特异性抗原，或同时表达 T 淋巴细胞系和 B 淋巴细胞系特异抗原，极少数罕见病例原始细胞可同时表达髓系及 T/B 淋巴系三系抗原标志。

三、治疗与预后

总体来说，任何一种上述混合表型白血病，均比单表性白血病严重。除了上述混合表型白血病外，广州医科大学附属第一医院儿科发现 1 例髓髓混合的 M2/M3 混合性白血病。从单表达来说，M2

及 M3 均为髓性白血病中的易治 AML，但两者混合后的混合性白血病，就成为 AML 中的难治性白血病（详见第 17 章）。故从预后的严重性，可概括为髓髓混合＞髓 T 淋＞髓 B 淋混合＞T 淋混合＞B 淋混合。因此，髓髓混合＞髓 T 淋＞髓 B 淋混合以 AML 方案治疗，并比单表 AML 化疗更为加强（详见第 17 章）；T 淋混合＞B 淋混合，应以超高危 ALL 化疗方案治疗，并比单表超高危 ALL 化疗强度加大（详见第 16 章）。

（吴梓梁　黎庆恩）

第 5 篇

特殊类型儿童急性白血病

第 20 章

儿童难治性白血病

白血病俗称血癌，谈癌色变，目前仍是影视作品的癌症代表病（其中有为博取眼球的利益因素）。因此，绝大多数民众还认为白血病是难治病，甚至是不治之症。其实，随着医疗条件的改善、化疗方案的改进，儿童急性白血病的长期生存率已有了较大的提高。因此，对难治性白血病的认识不断更新，难治性白血病的定义也应随之改变。笔者提出一个动态的、对诊治难治性白血病有指导作用的定义，供临床工作者参考。

当前，大多数儿童急性白血病均能获得 5 年的长期生存（临床治愈）。80% ~ 90% 的 ALL 患者可获得 5 年长期生存（临床治愈），仍有 10% ~ 20% 的患者属难治性白血病。75% ~ 80% 的 AML 患者可获得 5 年存活率（见第 17 章），有 20% ~ 25% 属难治性白血病患者。至于少数继发性白血病，主要看引发白血病的诱发病，一般指用当前的一切治疗手段均难以治愈的白血病，才属于真正意义的难治性白血病。

一、难治性白血病诊断标准

目前尚无难治性儿童急性白血病明确的诊断标准。

1997 年，我国制定了成人难治性髓细胞性白血病的诊断标准，其基本条件为：①急性髓细胞性白血病（M3 除外）经 2 个疗程化疗方案未获完全缓解者；②完全缓解后半年内复发，或完全缓解后半年内复发，再经标准化疗方案未获完全缓解者。符合以上条件之一即为难治性髓细胞性白血病。参考条件为：①外周血白细胞计数 ≥ $100×10^9$/L，骨髓白血病细胞数 ≥ 90%，伴有髓外浸润者；②免疫表型 CD13、CD14、CD19、CD34 高表达者；③染色体为复杂核型者，*MDR* 基因表达阳性者；④慢性髓细胞性白血病急变或由 MDS 转化为白血病者。1994 年，Vioani 提出难治性急性淋巴细胞白血病的诊断标准为：①以长春新碱及泼尼松治疗，血常规不能达 CR 者；②诱导治疗第 14 天，骨髓幼稚细胞仍 ≥ 50% 者。

以上均为成人标准，且过于粗糙，不适用于儿童难治性白血病的诊断标准。笔者认为，儿童急性白血病之所以没有明确的诊断标准，是因为儿童急性白血病的治疗进展迅速，其难治性变化较快，而且不同治疗条件、不同治疗水平其难治性不同。笔者认为，儿童难治性白血病应分为绝对难治性白血病与相对难治性白血病两种。其中，绝对难治性白血病是指在当前最好的医护条件下，用最佳的治疗方法仍难以使其达到长期生存的白血病，即一般所指的难治性白血病。相对难治性白血病是指由于某些条件不足造成的难治性白血病。

对儿童急性淋巴细胞白血病来说，我国《儿童急性淋巴细胞白血病诊疗建议（第四次修订）》提出的高危急淋条件，基本上是难治性急淋的条件。笔者在上述修订建议的高危指征基础上稍作修改，增加了超高危指征（见第 16 章儿童急性淋巴细胞白血病），形成了更加明确的绝对难治性白血病的诊断标准。以上所述儿童难治性急性白血病是绝对难治性急性白血病的诊断标准，但随着化疗手段的改进，靶向治疗、免疫治疗及芯片技术的应用，难治性白血病的诊断标准也在变化中。所谓相对难治性儿童急性白血病，其难治性是由不同时期、不同的医疗环境、不同的医护水平、不同的患儿经济状况、不同患儿的情绪与体质等因素决定的。

二、不同的难治性儿童急性白血病

（一）不同时期有不同的难治因素

不同时期治疗的儿童急性白血病，其难治性的认定不同。在 30 多年前，外周血白细胞计数大于 $50×10^9$/L、年龄大于 6 岁、肝和（或）脾直径大于 5 cm、淋巴结肿大直径大于 2.5 cm，均列为急淋的危险因素（即为难治性因素）。随着治疗经验的积累，化疗方案的不断改进，以上这些因素都已不是儿童急性白血病的难治因素。目前急淋的危险因素认为有外周血白细胞计数大于 $100×10^9$/L、年龄大于 10 岁、（肝大不成为危险因素）脾只有达脐的巨脾、纵隔淋巴结肿大。随着全反式维甲酸与三氧化二砷的应用，过去认为最难治疗的早幼粒细胞性白血病（M3 型）已成为最易治的急非淋（见第 18 章）。同样，在笔者提出超大剂量 Ara-C 冲击疗法以后，除 M3 以外的儿童急非淋已不再是难治性白血病（见第 17 章）。

（二）不同的医护水平造成的难治性

儿童急性白血病在不同医护水平下其难治性不同。一般来说，边远地区或刚开展白血病诊治的医院，由于医疗条件较差、治疗经验不足，即便是中危急淋，甚至是标危急淋，也有可能治疗失败，成为难治性白血病。具备基本的白血病医护技术是诊疗白血病的医护人员必须具备的素养。按照我国《儿童急性淋巴细胞白血病诊疗建议》的要求，从以下几点评估医院的化疗水平：①规范化地按照《建议》的原则，对患者进行分型及处理，并取得应有治疗效果，这属基本水平；②不但能正确地按照《建议》的原则，还能灵活应用《建议》，根据患儿的病情对《建议》的要求进行适当调整，取得更好的治疗效果；③不但能按《建议》要求，还能有所创新，治好按《建议》难以治好的患儿，属于治疗儿童急性白血病高水平的医院。

显而易见，专科医院的医护水平，一般优于综合医院；三甲医院的医护水平，优于二甲医院；大城市医院的医护水平，优于中小城市的医护水平。医护水平的高低，决定了白血病不同的难治性。

（三）不同的医疗环境造成的难治性

良好的医疗环境可能降低白血病的难治性。对高危白血病患者，需要有较严密的隔离环境。越是高危的患者，其化疗强度越强，对骨髓的抑制越重，严重者可达到粒缺（见第 17 章）的程度，如没有好的隔离环境，将发生不同程度的感染，多数为混合感染（多种细菌与真菌、病毒感染），从而加大化疗相关性死亡的可能性。所以，具有足够的层流病房及层流病床是使原本难治的病例变为易治的必备条件。

（四）不同的患儿经济状况造成的难治性

与发达国家及地区相比，发展中国家治疗白血病的难治性较大。虽然近 30 年多来，我国经济发展迅速，人民生活及我国的国力大大提高，但由于我国地广人多，贫富差距悬殊，部分儿童急性白血病患者仍很难承担疾病治疗必需的诊疗费用。由于患儿家庭的经济原因，医护人员不可能做到按需用药、按需检查，增加了白血病治疗的难治性。因此，在白血病的治疗过程中，要积极地为患儿谋求各方面的经济资助，同时尽量为患儿节省诊疗费用，以求完成必要的治疗过程，提高治疗效果。

（五）不同患儿的情绪与体质所致的难治性

现在越来越重视心理因素对治疗疾病的作用。患儿在相同治疗条件下，不同的情绪其预后可不同。如笔者同时收治过 2 例超高危急淋患儿，其中一例 10 岁男性患儿，具 5 个高危因素，入院诊断为急性淋巴细胞白血病（超高危型）；同时收治的另一例 11 岁男性患儿，具 3 个高危因素，入院诊断为急性淋巴细胞白血病（超高危型）。此两例用同一超高危方案治疗，前例乐观、开朗，现已无病生存 9 年，后者悲观、孤僻、厌食，最后导致化疗相关性死亡。因此，在白血病治疗中不能只靠药物，还要注意患儿的营养支持及心理辅导。对于大龄患儿，如有良好的情绪、较好的体质，可使其免疫功能增强，提高治疗的效果。

（六）白血病细胞属性决定其难治性

除了医院的隔离条件，医、护技术，患者的配合条件外，难治性白血病的决定因素还在于白血病细胞本身，不同的白血病细胞有不同的难治性。如急非淋比急淋难治，T 细胞急淋比 B 细胞急淋难治。白血病细胞对药物的敏感性及耐药性不同更是影响治疗效果的决定因素。但是，随着精准芯片及靶向治疗的广泛应用，将会增加白血病细胞特性的准确判断，及时采取针对性治疗，使目前的少数难治性白血病变成可治性白血病。

三、难治性儿童急性白血病的治疗

（一）难治性儿童急性淋巴细胞白血病的治疗

具体见第 16 章儿童急性淋巴细胞白血病的诊疗中治疗超高危 ALL 诊断标准及治疗。

（二）难治性儿童急性非淋巴细胞白血病的治疗

除 M3 型外，其他各型难治性儿童急性非淋巴白血病的危险度不像 ALL 明显，可用同一化疗方案治疗。笔者首创的超大剂量 Ara-C 冲击化疗方案治疗（见第 17 章）是当前可供选择的化疗方案，必要时增加造血干细胞移植（以完全配型为宜）。

（吴梓梁）

第 21 章

费城染色体阳性及类费城染色体阳性白血病

随着对儿童急性淋巴细胞白血病（ALL）认识的深入，亚型危险度分层的细化以及针对性治疗，儿童 ALL 的 5 年无病生存率和总体生存率都有了长足的提高。然而，仍有一部分患者的治疗效果不佳，如费城染色体阳性 ALL（Philadelphia chromosome positive ALL，Ph+-ALL）患者，目前总体治愈率只有 50%。随着 ALL 基因组学研究的深入，研究工作者发现，有一群并不携带费城染色体的 ALL 患者，却具有和 Ph+-ALL 相似的特征，根据临床表现、治疗、预后极差（隶属高危型 ALL）、基因表达谱聚类特征等因素，一个新的概念——Ph-like（Ph 样）ALL 在 2009 年被提出并逐渐被广泛认可，在 2016 年世界卫生组织"髓性肿瘤和急性白血病分类"正式将其命名为 B-ALL 的一种特殊亚型。虽然将具有与 Ph+-ALL 相似基因表达谱的 ALL 都纳入 Ph-like ALL，但是现已逐渐认识到 Ph-like ALL 这群患者中存在显著的异质性，共同特征主要为细胞因子受体和激酶信号通路活化相关的分子异常，同时常伴有淋系发育相关转录因子的异常。

一、Ph+-ALL 和 Ph-like ALL 发病率

Roberts 等（2017）发现随着年龄增长，Ph+-ALL 呈年龄依赖性增高，而 Ph-like ALL 发病率则呈抛物线分布规律，在青中年（21 ~ 39 岁）达到高峰，随着年龄增长而发病降低，其中在儿童 ALL 中占 11.9%，其比例远超于 Ph+-ALL，这也就说明既往被认为标危或中危 ALL 的患者中，有将近 30% 是高危型，对此认识不足也是造成治疗效果不佳的一个主要原因。Ph+-ALL 和 Ph-like ALL 占成人 ALL 的 50%，也正是成人 ALL 治疗效果远比儿童差的一个原因。目前这些数据大部分来源于欧美人群，而对中国人群还没有大数据量提供该亚群儿童 ALL 的发病率。

二、Ph+-ALL 和 Ph-like ALL 基因组学异常差异

Ph+-ALL 是一组携带编码融合基因 *BCR-ABL*1 的费城染色体 9 和 22 号染色体平衡易位的急性淋巴细胞白血病。然而，业已认识到 Ph-like ALL 是临床亟须加深认识的一组 ALL 亚型。大量基因组学研究显示该群患者具有显著异质性特点，然而他们都具有一些共同特征，如：①细胞因子和（或）受体异常并活化下游通路；②激酶信号通路活化；③大部分伴有淋系发育相关转录因子异常。目前有学者将该类 Ph-like ALL 根据其基因组异常细致地分为七类（表 21-1）。

表 21-1　Ph-like ALL 分类及其相应的基因组异常

组类	基因组异常	涉及基因	比例
I	*ABL* 融合基因相关	*ABL*1、*ABL*2、*CSF*1*R*、*PDGRFB*、*EBF*1、*TNIP*1、*ZEB*2、*ETV*6、*NUP*214、*RANBP*2、*RSCD*1、*SNX*2、*ZMIZ*1、*PAG*1、*ZC3HAV*1	22%
II	*EPO*、*JAK*2 相关融合基因	*IGHJ*5、*IGHV*4、*IGHJ*4、*IGHV*3、*IGKV*3、*IGKV*2、*IGHV*1、*IGVH*3、*SSBP*2	18%
III	*CRLF*2 重排	*IgH*、*P2R*	20%
IV	*JAK-STAT* 信号途径异常活化	*IL-7R*、*FLT*3、*JAK*1、*JAK*3、*TYK*2	20%
V	其他激酶活化	*NTRK*3、*NF*1、*PTPN*11、*SH2B*3、*TSLP*	1%
VI	*RAS* 信号途径活化	*NRAS*、*KRAS*	10%
VII	其他	无伴激酶突变异常	9%

如表 21-1 所示，大部分 Ph-like 都有细胞因子 / 受体或激酶活化特征。这些特征也分别具有年龄特征。总体而言，具有 *CRLF*2 重排特征的占 Ph-like 的 40%～60%，而在非 *CRLF*2 重排的 Ph-like 患者中，*ABL*1 和 *JAK*2 或 *JAK-STAT* 信号异常活化的占了绝大多数。研究发现，大多数的 Ph-like 基因组学异常都是潜在的治疗靶点，如 *JAK*2、*ABL*、*RAS*、*PDGRFB*、*CSF*1*R* 等。

三、Ph⁺-ALL 和 Ph-like ALL 的诊断进展

Ph⁺-ALL 的诊断方法就较为直接，已经有商品化的检测方法，可以通过染色体层面、融合基因层面进行检测。

Ph-like ALL 代表了一组高危患者，约占 B-ALL 的 20%，大部分患者可获益于 ABL-TKI、JAK-TKI 等靶向治疗药物。若不能有效鉴别，这类患者常被划分到中危组，用常规方案化疗，从而贻误治疗。因此 Ph-like ALL 的早期诊断至关重要。由于 Ph-like ALL 主要是根据基因表达谱聚类的一组疾病，所涉及的基因众多，且基因组水平的异常复杂多样。除了 *CRLF*2 表达亚型的 Ph-like ALL 外，目前有大约将近 100 种 Ph-like ALL 相关的融合基因，对这些融合基因的鉴定，有助于寻找靶向药物。与 *CRLF*2 相关的 ALL，该亚型的诊断较为直接。*CRLF*2 通常不是在 B 细胞中表达，将 *CRLF*2 抗体添加到 ALL 诊断，流式组合中有助于对 *CRLF*2 相关 Ph-like ALL 的诊断。

除此之外，可以设计 IgH-CRLF2、P2RY8-CRLF2 特异性引物进行多重 PCR 鉴定携带 *CRLF*2 相关的 Ph-like ALL。理论上需要结合基因表达谱分析、转录组测序、外显子组测序等多种技术，才能比较准确和全面地鉴定 Ph-like ALL 及其基因异常（表 21-2）。但目前这些技术的临床应用还存在一定的限制，为全面检测和应用带来困难。

（一）基因表达谱分析

从样本处理到原始数据出来需要 2～3 周，然后对信息进行分析才能进行 Ph-like ALL 的判定。然而，目前生物公司通常都是批量操作，所以会延误样本处理和结果的报告。同时一份样本从基因表达谱芯片以及分析费用需要约 2000 元人民币，这样只能进行对其表达谱进行分析，而不能对其融合基因情况、基因突变情况和染色体核型等进行判别。

表 21-2　Ph-like ALL 鉴定的相关方法

临床路径	方法学	优缺点
患者风险评估	细胞遗传学	选择 B-others ALL 同时要排除所有特征性 B-ALL 细胞遗传学异常
	治疗反应及 MRD 状态	可以缩窄那些可能的耐药性 Ph-like ALL
	基因表达情况	选择一组 Ph-like 相关基因进行表达分析，但是目前国际公认的 Ph-like 基因检测仍没有达成共识
对特异性异常进行检测	流式细胞学检测	CRLF2 相关性 ALL
	动态磷酸化流式检测	这个方法比较耗费，只对那些潜在靶向的患者可以考虑进行
	MLPA，基因组学芯片，LDA 和 RNAseq	可以检测 *P2RY8-CRLF2*、*IKZF1* 缺失等
	FISH	可以确认主要的 Ph-like 亚群，但是目前这些探针都暂时没有商品化而且标准化
	多重 RT-PCR 和靶向 RNA 测序	可以检测所有已知的融合基因，但是不能检测未知的融合基因

（二）转录组学测序

转录组学能对白血病细胞的 RNA 进行系统测序，这样既能达到融合基因的检测、表达谱分析，还能较为快速地对基因突变进行阅读，目前转录组学测序及分析费用约 4600 元人民币。现在，转录组学测序的生物信息分析已经很成熟，在检测转录水平的基础上同时能分析突变，已经被临床广泛应用。

（三）外显子测序

该技术能准确判定基因突变情况以及基因表达水平，但是对于融合基因的检测效价不高；目前该测序和分析费用价格大概也是 4600 元人民币，但是存在个体化分析的差异性。

综上所述，目前的技术都不能快速进行 Ph-like ALL 的判定，所以现在临床应用比较可行的是结合荧光原位杂交（fluorescence in situ hybridization，FISH）、染色体核型分析和靶向基因测序，检测 Ph-like ALL 中常见的基因易位和突变，针对 *CRLF2*、*ABLI*、*PDGFRB* 易位等进行探针设计，用靶向基因测序检测 *JAK*1、2、3，*CRLF*2，*IL-7R* 突变，以及用基因分型检测 *IKZF*1 内部缺失，这样的快捷方式能够覆盖将近 80% 的 Ph-like ALL 诊断，有助于临床进行更精确的危险度分层，使患者获益于有效的靶向治疗药物。

四、Ph+-ALL 和 Ph-like ALL 治疗进展

（一）Ph+-ALL 的治疗进展

目前为止，关于伊马替尼（Imatinib）在儿童 Ph+-ALL 使用的系统性研究不多，可以找到的具有完整数据的暂时有两个，分别是美国儿童肿瘤协作组（Childrens Oncology Group，COG）和西班牙儿童急性淋巴细胞白血病合作小组（Spanish Cooperative Group for Childhood Acute Lymphoblastic Leukemia Group，SHOP）的系统研究结果。其中，COG（入选年龄为小于 21 岁）的研究长期使

用 TKI（tyrosine kinase inhibitor，TKI）剂量为 340 mg/（m² · d），研究结果显示，相较于那些化疗缓解后紧接进行造血干细胞移植的患者，单纯以化疗联合 TKI 使用的患者，其总体 3 年无病生存率达到 85%，总体效果不亚于进行造血干细胞移植的患者。但是该研究存在一定的局限性，这并不能准确回答是否化疗联合 TKI 使用能够代替造血干细胞移植在 Ph⁺-ALL 治疗中的地位。尽管如此，从研究的结果至少能看到这样的曙光：引入 TKI 的使用，的确能改善这群原本预后极差的 ALL 患者的治疗效果，接下来，要关注的是该研究的长期预后特征，以及 TKI 使用 / 停用的复发、急变情况。同样类似的研究在西班牙也有报道，尽管入选病例只有 16 例，而且该研究中 94% 的患儿都接受了造血干细胞移植（hematopoietic stem cell transplantation，HSCT），其 3 年无病生存率达到 78.7%，而其中对照组只接受化疗而没有 TKI 使用的，其 3 年无病生存率只有 29.6%（表 21-3）。这些结果都突显了 TKI 在 Ph⁺-ALL 治疗中的地位，无论是缓解后接受 HSCT，还是无条件接受 HSCT 或者暂时不能接受 HSCT，TKI 的使用都能改善 Ph⁺-ALL 的总体治疗效果。尽管化疗联合 TKI 使用，缓解后 HSCT 是目前 Ph⁺-ALL 的标准治疗方案，但是仍有几个问题值得临床一线工作者深思：①移植前 TKI 的使用剂量和使用时间；②移植前处理；③移植后是否需要继续使用 TKI，如果需要使用还要持续的时间。

表 21-3 儿童 Ph⁺-ALL 的 TKI 临床报道

作者	研究机构	TKI 剂量	例数	CR（%）	移植率（%）	3 年 OS（%）
Schultz	COG	340 mg/m²	50	—	29	80
Rives	SHOP	260 mg/m²	16	100	94	79

1. TKI 在移植前的使用

越来越多的证据显示，联合 TKI 的诱导缓解和强化治疗方案，紧接清髓性异体造血干细胞移植是最为理想的 Ph⁺-ALL 治疗方案，然而这是不是唯一的 / 适合于所有 Ph⁺-ALL 方案呢？至今仍没有定论。多个协助组临床研究显示，在联合 TKI 化疗同时进行 HSCT 的患者中，其 3 年总体生存率为 55% ~ 77%，而没有进行 HSCT 移植的患者总体预后则很差。日本白血病协作组（Japan Adult Leukemia Study Group，JALSG）的临床结果显示，在 TKI 联合 HSCT 治疗，Ph⁺-ALL 的 3 年无病生存率为 65%。而 GMALL 协作组研究显示，同样化疗联合 HSCT 移植，引入 TKI 的治疗方案，其 3 年无病生存率，由无 TKI 的 57% 提升至 72%，这些结果都提示在移植前引入 TKI 的重要性。总的来说，早期 / 持续应用 TKI 联合化疗与 HSCT 后良好预后相关。

2. 移植前处理

清髓性还是非清髓性异体同基因造血干细胞移植前处理，这是一个值得探讨的临床问题。目前大量数据都是基于清髓性移植前处理的结果。但是移植相关性死亡（transplant-related mortality，TRM）限制了清髓性移植前处理的应用，该移植前处理方法适合于年轻和身体状况良好的患者，要求年龄不超过 55 岁。越来越多的临床工作者关注到非清髓性移植前处理在 HSCT 中的作用。在第一次完全缓解后进行非清髓性移植前处理的研究中，已经有一些很有希望的数据，让人们对该方法充满期待：① TRM 不超过 30%；②无须特殊的移植前处理药物；③移植物抗白血病效应可被检测到；④一些研究显示，清髓性或非清髓性移植前处理，移植后的无白血病生存率没有显著性差异。其中美国西雅图的一个小范围研究（25 例 Ph$^+$-ALL）结果显示，其 3 年总体生存率为 62%，但是也要注意到，这个单中心研究中所有患者都持续口服 TKI 至骨髓恢复后 1 年。尽管至今没有随机多中心临床试验去对比清髓性和非清髓性移植前处理对 HSCT 移植效果的影响，但是也能看到现在 Ph$^+$-ALL 的治疗效果在逐渐改善。

3. TKI 在移植后的使用

有关 TKI 是否应该在移植后使用，以及在什么情况下应该联合应用 TKI 的问题，至今仍没有准确的结论，仍没有足够的证据提示所有移植后患者都需要给予 TKI。其中一个问题在于移植后 TKI 的临床耐受性问题，西班牙血液学治疗方案（Programa Español de Tratamientos en Hematología，PETHEMA）前期研究报告提示，清髓性异体造血干细胞移植后患者，对 TKI 的耐受性不良，只有约 62% 的患者能在移植后 4 个月内开始使用 TKI，而且大多数患者在用药期间都会有中断用药或者降低使用剂量等。然而，多个组织的研究报告提示，HSCT 后联合使用 TKI 的患者总体预后要比没有应用 TKI 的要好。这样的现实就存在了矛盾，如何科学地在 HSCT 后使用 TKI 是一个值得进一步研究的问题。现在有几种观点：①根据移植会 BCR-ABL1 MRD 情况选择是否应用 TKI，作为 HSCT 移植后用药的依据；②条件允许的情况下，建议在 HSCT 后 3 个月开始使用 TKI。

（二）Ph-like ALL 的治疗进展

由于大部分 Ph-like ALL 都携带有 ABL 相关或其他激酶如 JAK 激酶异常，儿童该亚群患者对常规化疗方案并不敏感，治疗效果总体预后差，因此应用 ABL、JAK 激酶或者其他激酶途径抑制剂有可能改善临床治疗疗效。对 Ph-like ALL 的认识，也进一步改善了儿童 ALL 的治疗，尤其是各种特异性靶向药物在临床上的试验，以及根据其药物反应进行治疗调整。同时由于对该亚型 ALL 的认识以及 MRD 监测的系统化，也促进了基于 MRD 检测调整治疗强度的发展，进一步改善了 Ph-like ALL 的治疗效果。目前已经有多种酪氨酸激酶抑制剂（tyrosine kinase inhibitor，TKI）在临床试验，已经有一定的作用。Ph-like ALL 的相关靶向治疗中，ABL 途径相关 ALL 的临床转化治疗进展比较快，同时已经有 2 例成功治疗 EBF1-PDGFRB 的临床报道，但是同时也要强调一点，Ph-like ALL 与 Ph$^+$-ALL 一样，单纯 TKI 靶向药物使用并不能完全有效。

1. 常规儿童 ALL 化疗方案在 Ph-like ALL 中的应用以及改良

St. Jude 儿童研究医院在儿童 Ph-like ALL 领域中一直处于领先地位，在 Pui 等对 422 例儿童 B-ALL 进行临床 Total XV 治疗研究，其中 344 例患者有足够的样本进行基因表达谱检测，同时也对这些患者进行基因组测序。其中 40（11.6%）例患者归类到 Ph-like ALL，按照常规化疗方式该群患者 D19 以及化疗结束时 MRD 水平显著高于其他组 ALL。该 40 例 Ph-like ALL 患者中，11 例携带 CRLF2 重组，6 例携带 ABL- 或 -JAK2 相关融合基因（这些患者对 TKI 以及 JAK 抑制剂反应敏感），以及 7 例有 RAS 信号通路基因突变。基于 MRD 进行优化危险程度分级而调整治疗方案能明显改善该群患者的总体治疗效果，其 5 年无事件生存率达到（88.4±1.9）%，而总体生存率则达到（95.1±1.3）%，这说明只要能及早识别这群患者，对其 MRD 进行系统监测，根据其 MRD 的状态及时调整化疗能够有效改善这群患者的总体预后。

然而，即使是以 MRD 作为调整化疗方案的依据，仍有一部分 Ph-lkie ALL 患儿不能化疗缓解或者缓解后复发，那么针对这群患者又该如何处理呢？由于大部分 Ph-like ALL 患者在基因组学上都发现有这样或那样的激酶通路活化，那么相关特异性激酶抑制剂是否有一定的临床应用潜质呢？这些问题仍是临床上亟待解决的问题。

2. TKI 在 Ph-like ALL 中的应用

从上面对 Ph-like ALL 的介绍，我们都很清楚大部分 Ph-like ALL 对常规方案治疗不敏感，此外这群患者大多携带 ABL 或其同源激酶、JAK 激酶通路或其他激酶通路的异常活化，因此大量研究都在探索是否存在特异性激酶抑制剂可以改善治疗效果。研究显示，不同激酶的活化对激酶抑制剂的反应性并不一致。如伊马替尼对 *ABLI*、*ABL2*、*PDGFRB*、*CSFIR* 易位有效，其二代抑制剂达沙替尼效应更强；JAK 抑制剂芦可替尼对 *JAK2* 易位有效，同时对 *CRLF2* 重排以及 *EPOR* 重排的白血病细胞也是有效的；克唑替尼则对 *ETV6-NTRK3* 易位有效。最近一项 TKI 治疗伴有激酶基因易位的 12 例 Ph-like ALL 患者的临床研究发现，其中 11 例获得了快速而持久的治疗反应，提示 TKI 在 Ph-like ALL 治疗中具有强大的潜质。同时临床和基础研究都提示对携带 *EBFl-PDGRFB* 易位的患者，常规化疗效果极其不佳，而联合 TKI 治疗后则明显改善疗效，更甚者，单用 TKI 治疗 *ATF71P-PDGFRB* 易位的 Ph-like ALL 也取得了较为喜人的疗效。这些临床试验结果都提示 TKI 的巨大前景（表 21-4）。

表 21-4　Ph-like ALL 相关激酶重组及其潜在靶向药物

Ph-like ALL 相关激酶	TKI	5' 相关基因
ABL1	伊马替尼 / 达沙替尼	*ETV6*、*NUP*214、*RCSD1*、*RANBP2*、*SNX2*、*ZMIZ1*
ABL2	伊马替尼 / 达沙替尼	*PAG1*、*RCSD1*、*ZC3HAV1*
CSF1R	达沙替尼	*SSBP2*
PDGRFB	达沙替尼	*EBF1*、*SSBP2*、*TNIP1*、*ZEB2*
CRLF2	芦可替尼	*IGH*、*P2RY8*
JAK2	芦可替尼	*ATF7IP*、*BCR*、*EBF1*、*ETV6*、*PAX5*、*PPFIBP1*、*SSBP2*、*STRN3*、*TERF2*、*TPR*
EPOR	芦可替尼	*IGH*、*IGK*
DGKH	暂时不明确	*ZFAND3*
LI2RB	JAK1/JAK3 抑制剂	*MYH9*
NTRK3	克唑替尼	*ETV6*
PTK2B	FAK 抑制剂	*KDM6A*、*STAG2*
TSLP	芦可替尼	*IQGAP2*
TYK2	TYK2 抑制剂	*MYB*

五、Ph⁺-ALL 和 Ph-like ALL 展望

随着对 Ph-like ALL 临床特征、免疫表型和基因组学特征认识的深入，我们必将触及其最基本的根源。然而也由于对其认识的加深，我们也发现 Ph-like ALL 是一组异质性很强的 ALL 群体，其

对临床常规 ALL 化疗的反应性其异质性也很大，其中一小部分通过常规化疗就能达到治疗目标，大部分通过调整化疗，以及添加 TKI 都能达到治疗目标。然而，仍有一小部分即使添加 TKI 仍未能改善治疗，只能试图通过 HSCT 达到治疗目标。随着分子生物学技术的不断发展，结合对其基因组学特征进行系统认知，从临床治疗角度出发，我们接下来将对以下几个问题进行回答：①寻求高效、低价，符合国情的 Ph-like 诊断方法，早期甄别出该群患者，及早启动相应的治疗策略；②鉴定出 Ph-like ALL 中只需要常规化疗就能治愈的患者，避免对该群患儿进行过度治疗；③明确精确激酶靶点，系统设计 TKI 临床试验，达到个体化精准治疗的目的；④鉴定出需要 HSCT 治疗的那群 Ph-like ALL 患者，让该群患者尽早进行 HSCT，避免拖延有效治疗时机。

（张　辉）

参考文献

［1］INABA H, GREAVES M, MULLIGHAN C G. Acute lymphoblastic leukaemia[J]. Lancet, 2013, 381(9881): 1943-1955.

［2］BLECKMANN K, SCHRAPPE M. Advances in therapy for Philadelphia-positive acute lymphoblastic leukaemia of childhood and adolescence[J]. Brit J Haematol, 2016, 172(6): 855-869.

［3］ROBERTS K G, GU Z, PAYNE-TURNER D, et al. High frequency and poor outcome of philadelphia chromosome-like acute lymphoblastic leukemia in adults[J]. J Clin Oncol, 2017, 35(4): 394-401.

［4］DEN BOER M L, VAN SLEGTEN HORST M, DE MENEZES R X, et al. A subtype of childhood acute lymphoblastic leukaemia with poor treatment outcome: a genome-wide classification study[J]. Lancet Oncol, 2009, 10(2): 125-134.

［5］GRAUBERT T A. A call to action for acute lymphoblastic leukemia[J]. New Eng J Med, 2014, 371(11): 1064-1066.

［6］ROBERTS K G, PAYNE-TURNER D, HARVEY R C, et al. Targetable kinase-activating lesions in Ph-like acute lymphoblastic leukemia[J]. New Engl J Med, 2014, 371(11): 1005-1015.

［7］MULLIGHAN C G. The genomic landscape of acute lymphoblastic leukemia in children and young adults[J]. Hematology Am Soc Hematol Educ Program, 2014(1): 174-180.

［8］MARTINELLI G, IACOBUCCI I, SOVERINI S, et al. New mechanisms of resistance in Philadelphia chromosome acute lymphoblastic leukemia[J]. Expert Review Hematol, 2009, 2(3): 297-303.

［9］IZRAELI S. Beyond Philadelphia: 'Ph-like' B cell precursor acute lymphoblastic leukemias-diagnostic challenges and therapeutic promises[J]. Curr Opin Hematol, 2014, 21(4): 289-296.

［10］MULLIGHAN C G. The genomic landscape of acute lymphoblastic leukemia in children and young adults[J]. Hematology Am Soc Hematol Educ Program, 2014, 2014(1): 174-180.

［11］ROBERTS K G, PEI D, CAMPANA D, PAYNE-TURNER D, et al. Outcomes of children with BCR-ABL1-like acute lymphoblastic leukemia treated with risk-directed therapy based on the levels of minimal residual disease[J]. J Clin Oncol, 2014, 32(27): 3012-3020.

［12］BOER J M, STEEGHS E M, MARCHANTE J R, et al. Tyrosine kinase fusion genes in pediatric BCR-ABL1-like acute lymphoblastic leukemia[J]. Oncotarget, 2017, 8(3): 4618-4628.

［13］HUNGER S P. Tyrosine kinase inhibitor use in pediatric Philadelphia chromosome-positive acute lymphoblastic anemia[J]. Hematology Am Soc Hematol Educ Program, 2011(2011): 361-365.

［14］SCHULTZ K R, BOWMAN W P, ALEDO A, et al. Improved early event-free survival with imatinib in Philadelphia chromosome-positive acute lymphoblastic leukemia: a children's oncology group study[J]. J Clin Oncol, 2009, 27(31): 5175-5181.

[15] RIVES S, ESTELLA J, GÓMEZ P, et al. Intermediate dose of imatinib in combination with chemotherapy followed by allogeneic stem cell transplantation improves early outcome in paediatric Philadelphia chromosome-positive acute lymphoblastic leukaemia (ALL): results of the Spanish Cooperative Group SHOP studies ALL-94, ALL-99 and ALL-2005[J]. Brit J Haematol, 2011, 154(5): 600-611.

[16] MIZUTA S, MATSUO K, YAGASAKI F, et al. Pre-transplant imatinib-based therapy improves the outcome of allogeneic hematopoietic stem cell transplantation for BCR-ABL-positive acute lymphoblastic leukemia[J]. Leukemia, 2011, 25(1): 41-47.

[17] WASSMANN B, PFEIFER H, GOEKBUGET N, et al. Alternating versus concurrent schedules of imatinib and chemotherapy as front-line therapy for Philadelphia-positive acute lymphoblastic leukemia (Ph+ ALL)[J]. Blood, 2006, 108(5): 1469-1477.

[18] GIEBEL S, CZYZ A, OTTMANN O, et al. Use of tyrosine kinase inhibitors to prevent relapse after allogeneic hematopoietic stem cell transplantation for patients with Philadelphia chromosome-positive acute lymphoblastic leukemia: A position statement of the Acute Leukemia Working Party of the European Society for Blood and Marrow Transplantation[J]. Cancer, 2016, 122(19): 2941-2951.

第 22 章

肉瘤性白血病

肉瘤性白血病（sarcomatous leukemia，SL）属急性白血病中的一种特殊类型，尚未见有公认而明确的定义，其特点是白血病细胞不是来源于骨髓中的造血干细胞，而是由骨髓外组织的造血干细胞向白血病细胞转化，早期多表现为外表的肉瘤性肿块。在未浸润到骨髓前，根据肉瘤细胞种类而命名，其中最常见的为髓细胞肉瘤。本章仅作为一个问题，收集和归纳各方面资料，供临床工作参考。

一、肉瘤性白血病的诊断标准

2005 年，符仁义、刘玉峰主编的《儿童血液与肿瘤疾病》中提出了肉瘤性白血病诊断标准。具有以下几点临床特点：①胸腔平第五胸椎水平，X 线片纵隔宽度占前后胸径 33%；②脾尖达脐下；③单个淋巴结直径 ≥ 3 cm 或一组淋巴结直径 ≥ 5 cm，实验室检查表现 T 细胞表型；④白细胞计数 ≥ $50×10^9$/L，或血红蛋白 > 100 g/L。

二、形态学、病理学、影像学诊断

广州医科大学附属第一医院检验科副主任技师黎庆恩认为，髓系肉瘤（myeloid sarcoma，MS）可发生于各年龄组人群，亦可累及全身各部位。最常侵犯软组织、骨、腹膜、淋巴结和胃肠道，其他受累部位有泌尿生殖系统、中枢神经系统等。临床表现与病变部位、范围以及是否伴有骨髓增殖性疾病等因素密切相关。

（一）形态学特征

对于骨髓穿刺、骨髓活检、外周血涂片发现急性髓系白血病、骨髓增生异常综合征或骨髓增生性疾病证据的 MS，诊断容易。而孤立性 MS 的诊断，主要依靠肿瘤活检或穿刺的组织病理。WHO 在关于淋巴造血组织肿瘤分类（2001）中提出了 MS 的组织形态学分型，包括三种类型。①粒细胞肉瘤（granulocytic sarcoma，GS）：这是 MS 最常见的类型。根据瘤细胞的分化程度，GS 又分为三型，即主要由原始粒细胞构成的母细胞型，主要由原始粒细胞和早幼粒细胞组成的幼稚型，主要由早幼粒细胞和偏成熟的中幼粒细胞组成的分化型。②原始单核细胞肉瘤：主要细胞成分为原始单核细胞。③由三系造血细胞组成的肿瘤：在骨髓增殖性疾病的急性转化期，可出现粒、红、巨核三系造血细胞增殖形成的 MS，肉瘤的主要细胞成分可以是红系前体细胞或巨核细胞。

（二）病理学特征

髓性分化和幼稚嗜酸性粒细胞是 MS 的特征性病理改变，它们的存在可以提示 MS 的诊断。如果组织形态缺乏髓性分化和幼稚嗜酸性粒细胞的线索，只表现为原始或幼稚髓细胞的特点，即核圆形、卵圆形或核裂样，染色质细，可见核仁，基于组织形态的诊断会有 75% 的误诊率。最易误诊为非霍奇金淋巴瘤，常见有弥漫大 B 细胞淋巴瘤、Burkitt 淋巴瘤和淋巴母细胞淋巴瘤，以及非造血系统的小圆细胞恶性肿瘤，包括胚胎性横纹肌肉瘤、神经母细胞瘤、尤文肉瘤 / 原始神经外胚叶肿瘤（primitive neuroectodermal tumor，PNET）和髓母细胞瘤等。

（三）鉴别诊断

近 10 年来利用免疫组化和流式细胞仪技术分析 MS 的免疫表型并应用于 MS 的鉴别诊断，从而将误诊率降至 25% ~ 47%。MS 的免疫表型即膜、胞质、核抗原在髓性未成熟细胞的联合表达。这些抗原分为阶段特异性和系特异性两大类。造血细胞阶段特异性抗原包括 CD34、HLA-DR、CD43 和 TdT 等。Chang 等用 CD34 和 HLA-DR 评价 MS 中髓性细胞的分化成熟程度，结果显示，1/3 的 MS 表达 CD34，慢性粒细胞性白血病（chronic myelogenous leukemia，CML）和 MDS 相关 MS 表达 CD34 的阳性率高于 AML 相关 MS，MS 的髓性未成熟细胞表达 HLA-DR 的阳性率高于 CD34。此研究提示，CD34 阴性不能排除 MS 的诊断。CD34 还表达于 75% 的前急性 B 淋巴细胞白血病，因而 CD34 阳性也不能明确 MS 的诊断。CD43 标识最早期的造血祖细胞表达于所有髓性和淋系细胞，TdT 主要表达于淋巴母细胞的胞核，10% ~ 15% 的原始髓性细胞胞核也有表达。可见，MS 和 NHL 的鉴别不能仅仅根据造血细胞阶段特异性抗原 CD34、HLA-DR、CD43 和 TdT 的表达，还需要结合髓性和淋系特异性抗原的联合表达来综合分析。

溶菌酶（lysozyme）是一种存在于髓性细胞胞质的酶，是髓性细胞最敏感的标志物，100% 的 MS 表达溶菌酶。而且溶菌酶在分化不成熟的髓性细胞表达而不交叉表达于淋系细胞，有助于 MS 和 NHL 的鉴别诊断。髓过氧化物酶（myeloperoxidase，MPO）对髓性细胞也具有高度敏感性和特异性，但 MPO 的阳性率依髓性细胞的分化程度而异，88% 的 MS 表达 MPO。CD68/KP1 表达于所有 MS，识别髓性细胞的敏感度高于 MPO。CD68/PG-M1 则更多表达于有单核细胞分化的 MS。当骨髓原始细胞显示单核细胞分化时，CD56 常在 MS 表达阳性。第Ⅷ因子（factor Ⅷ）和血型糖蛋白 A（glycophorin A）分别是巨核细胞系和红系相关抗原，CD20、CD79a 和 CD3 分别是 B 细胞和 T 细胞相关抗原。对于组织形态特征似 NHL 而 B 细胞和 T 细胞特异性抗原表达阴性的肿瘤，可以加做溶菌酶、MPO、CD68/KP1、CD68/PG-M1、CD56、第Ⅷ因子和糖蛋白 A 等一组髓性特异性抗体以排除 MS 的可能。

（四）细胞遗传学特征

MS 患者存在多种细胞遗传学改变。其中① t（8；21）最常见，儿童患者常有眶部病损，inv（16）也较多见，尤其见于累及腹部的 MS。② lnV（16）形成的融合基因 *AML1/ETO* 和 *CBF*［*3/MYH11*］是预后好的标志。③ 11q23 易位及其形成的 *MLL* 基因重排常见于婴儿 MS。在 MS 检出的染色体畸变还有 t（9；11）、del（16q）、t（8；17）、t（8；16）和 t（1；11）。Pileri 利用荧光原位杂交方法发现 54% 的 MS 患者存在染色体数量或结构的异常，包括 7 单体、4 三体、8 三体、

11 三体、del（5q）和 del（20q）。除上述细胞遗传学的改变外，文献报道 14% MS 有 *NPM*1 基因突变，15% MS 有 *FLT*3 基因突变。MS 发生 *NPM*1 和 *FLT*3 突变的概率与 AML 不一致，其生物学意义尚不清楚。

综上所述，MS 的诊断和鉴别诊断需要根据肿瘤组织的形态、免疫分型和细胞分子遗传学改变并结合骨髓穿刺、骨髓活检、外周血涂片的结果进行综合分析。

三、常见的肉瘤性白血病

（一）髓细胞肉瘤

中国人民解放军总医院儿内科刘英教授（2014 年）对髓细胞肉瘤的命名、临床表现、诊断等都有较全面叙述。MS 是肉瘤性白血病的一种，是发生在骨髓以外的器官，可先后或同时有骨髓浸润而形成的一种恶性肿瘤。该肿瘤有多种命名，如粒细胞肉瘤（granulocytic sarcoma，GS）、绿色瘤（chloroma）、髓外髓样肿瘤（extramedullary myeloid tumor，EMT）等。本病亦见于骨髓增生异常综合征和骨髓增殖性疾病（MPD）。较少见的还有孤立性 MS，是指无 AML、MDS、MPD 的病史，骨髓活检无 AML、MDS 和 MPD 的证据，且在确诊后 30 d 内未发展为 AML 的 MS。

（二）绿色瘤或粒细胞肉瘤

绿色瘤或粒细胞肉瘤是指幼稚粒细胞在髓外部位形成的局限性实体性肿瘤，因新鲜肿瘤组织切面呈绿色而得名。常见于儿童和青年 AML 患者，尤以 M2b 亚型患者为多，个别患者以绿色瘤为首发症状，男多于女，多侵犯骨膜、硬脑膜及韧带组织。好发于眼眶骨膜之下，引起突眼症，大多累及一侧，少数两侧均受累，严重者伴眼睑水肿、结膜外翻、角膜溃疡、眼肌瘫痪，常导致视力急速下降，甚至失明。其他也见于颞骨、副鼻窦、胸骨、肋骨及骨盆，向外隆起形成结节或肿块。骨髓腔内、乳腺、消化道、泌尿道、子宫颈、唾液腺、纵隔、胸膜、腹膜等也可被累及。绿色瘤浸润之处皆呈绿色，是由于含大量髓过氧化物酶所致。离体的绿色瘤色泽会逐渐消退，浸入过氧化氢溶液后，绿色会再现出来。

典型的绿色瘤诊断不太困难，只要临床上有骨膜下绿色的肿瘤，同时有白血病特点，骨髓证实是粒细胞白血病，即可确定诊断。但绿色瘤在临床上很少见，文献也多是零星报道。甚至有些报道将白色肉瘤当成绿色瘤。正因为绿色瘤少见，容易在诊断上出现误诊，这就需要通过再学习来提高。组织学对绿色瘤有诊断作用，但组织活检对患者损伤较大；血液细胞学对绿色瘤也有诊断作用，其绿色瘤血液细胞学很有特征性，但需要诊断人员具有丰富的诊断经验；影像学可以看到肿瘤的生长情况，但其诊断是间接的；从肿瘤部位穿刺取材印片或涂片查细胞学，是最简单、实用的诊断绿色瘤的方法。

四、绿色瘤误诊病例分析

下面结合我们的病例对绿色瘤在细胞学、病理学、影像学上的诊断难点进行分析并提出对策。

（一）患者概况

患儿（图 22-1），女，3 岁。因双眼睑肿胀 1 个月余，鼻根肿胀 10 d 入院。1 个月前发现患儿双眼睑肿胀，10 d 前玩耍碰伤鼻根，遂发现鼻根肿块，按外伤处理，效果欠佳并逐渐加重。

（二）检查概况

1. 体格检查

体格检查结果显示，颌下可触及两个花生米大小淋巴结，双侧颈部可触及数个黄豆大小淋巴结，质中、活动、表面光滑，前额肿胀畸形，眶外侧，双颞侧多处肿胀，但无明显突眼，鼻根部有一肿块约 2.5 cm×2.5 cm，隆起、质硬，双颞近耳根处骨质隆起，鼻腔狭窄，张口呼吸，无发绀，心、肺正常。

2. 实验室检查

Hb 99 g/L，RBC $3.6×10^{12}$/L，WBC $4.5×10^9$/L，PLT $465×10^9$/L。

取患者的血、骨髓涂片，上腭部肿瘤组织，外耳道肿瘤组织做印片或涂片并做瑞氏染色、POX 染色及 MPO 染色，取上腭部肿瘤组织标本进行常规切片 HE 染色，并以 MPO、溶菌酶、S-100、L 26、LCA、UCHL1 做免疫组化；对患者做头颅 CT 检查（图 22-2）。

（1）血涂片见少量原始细胞；骨髓涂片见较多绿色瘤细胞（图 22-3），有些绿色瘤细胞特别巨大（图 22-4），这些巨大细胞的 POX 染色（图 22-5）及 MPO 染色均呈强阳性反应（放大 1000 倍）。骨髓诊断：绿色瘤。

（2）上腭部肿瘤组织印片、外耳道肿瘤组织穿刺涂片同样可见大量绿色瘤细胞（图 22-6），这些细胞的 POX 染色及 MPO 染色也呈阳性反应。上腭部肿瘤组织病理所见有大量均一性的、有明显核仁的肿瘤细胞。免疫组化见：MPO（＋）、溶菌酶（＋）、S-100（－）、L 26（－）、LCA（－）、UCHL1（－）（图 22-7、图 22-8，放大 1000 倍）。病理诊断：上腭部粒细胞肉瘤（原始细胞型）。

（3）头颅 CT 意见：恶性淋巴瘤可能性大（外院）。黄色瘤（笔者所在医院）。

（三）诊断难点

1. 临床上的诊断难点

绿色瘤临床典型病例多有突眼、鼻根和眼眶等出现肿物，但这些症状并非绿色瘤特有，在白色肉瘤也可见。郎格罕组织细胞增生症和转移性神经母细胞瘤也可见到类似的症状。本病例以双眼睑肿胀，鼻根肿胀，前额、眶外侧、双颞侧多处肿胀为主要表现，突眼不明显。值得一提的是本病例在骨髓细胞学和病理学已诊断为绿色瘤以后，因当时没有留意病理组织切面有没有绿色，临床上结合骨髓片出现组织细胞样细胞和治疗上一开始只用小剂量化疗[VP方案，长春地辛 3 mg/（m²·d），qw，泼尼松 1～2 mg/（kg·d），共 13 周]，患者肿物即消失缓解，曾坚持诊断为朗格汉斯组织细胞增生症，没有做进一步化疗。直到 5 个月后患者肿瘤复发，经检查病理组织切面有绿色，证实为绿色瘤，但已错过最佳治疗时机，再化疗时已出现耐药现象。可见，临床容易出现误诊。我们认为，细胞学和组织学是通过组化或免疫组化来协助诊断的，对于绿色瘤，肿瘤细胞 POX 和 MPO 染色阳性就是一个重要的诊断指标。临床医师应尊重这一客观诊断。

2. 细胞学上的诊断难点

关于绿色瘤的血液细胞形态学描述，仅在 1967 年和 1987 年出版的血液组织学图谱中有介绍，其后新出版的血液细胞学图谱均未介绍。过去介绍的绿色瘤病例，细胞学更接近急性粒细胞性白血

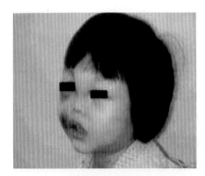

图 22-1 患儿

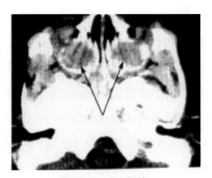

图 22-2 CT 影像

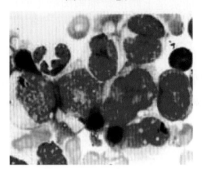

图 22-3 骨髓片中的绿色瘤细胞

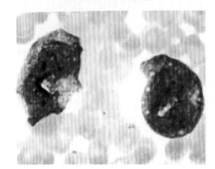

图 22-4 骨髓片巨大绿色瘤细胞

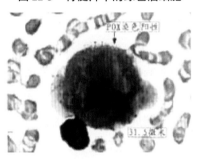

图 22-5 巨大绿色瘤细胞 POX 染色

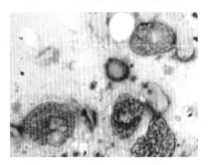

图 22-6 口腔活检的绿色瘤细胞

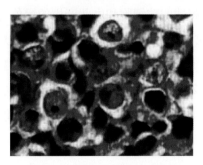

图 22-7 绿色瘤细胞 HE 染色

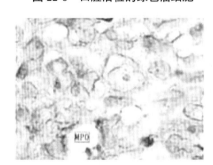

图 22-8 绿色瘤细胞 MPO 染色

注：图 22-1 为绿色瘤患儿，图 22-2 为绿色瘤患者的头颅 CT，图 22-8 为绿色瘤组织 MPO 染色，其余为绿色瘤细胞形态学。

病的细胞形态。我们看到的病例，更具有肿瘤细胞特征。绿色瘤细胞体积较大，有些细胞核有扭曲、折叠，形态上像组织细胞，同时还有一些特别巨大的肿瘤细胞，直径可达 31 μm 以上，形态更似巨大组织细胞（图 22-4）。这就造成形态学鉴别的困难。临床医师根据骨髓所见，再结合治疗反应，会考虑朗格汉斯组织细胞增生症。但这些细胞 POX 和 MPO 染色阳性，特别是在巨大的肿瘤细胞中

POX 或 MPO 阳性，这给骨髓细胞学诊断为绿色瘤提供了重要证据。在此，我们特别强调，如果在特别巨大的肿瘤细胞中 POX 染色阳性或 MPO 染色阳性，就极有可能是绿色瘤细胞。

同时，我们还从肿瘤部位穿刺涂片查细胞学，同样见到具有 POX 染色或 MPO 染色阳性的肿瘤细胞。我们认为从肿瘤部位穿刺涂片查细胞学是最简单实用的诊断绿色瘤的方法。

3. 病理学上的诊断难点

本病例上腭部肿瘤组织切片 HE 染色所见，有大量均一性的、有明显核仁的肿瘤细胞浸润，形态学很容易误诊为分化不良的恶性淋巴瘤，但免疫组化显示肿瘤组织没有淋巴细胞标志，S-100 阴性，也没有组织细胞特征，MPO 阳性显示具有粒细胞特征，证实是上腭部粒细胞肉瘤（原始细胞型）。

4. CT 上的诊断难点

该病例的 CT 所见，双上颌窦内见软组织样密度影充填，各窦壁骨质被不规则破坏，并见软组织影侵入双侧颞下窝、眶内及上颌窦前壁软组织内，鼻腔咽后壁见软组织密度影充填，鼻额部、双眶外侧亦有肿块影。外院 CT 影像考虑"恶性淋巴瘤可能性大"（图 22-2）。笔者所在医院 CT 考虑"黄色瘤"。影像学只能看到肿瘤对组织器官的浸润影，并不清楚肿瘤的性质。恶性淋巴瘤、黄色瘤、绿色瘤等肿瘤在影像学上可能会出现相类似的影像，容易误诊。我们认为：影像学只是一种间接诊断手段，容易误诊是可能的。建议在影像学诊断上有困难时，最好结合其他检查结果（如细胞学、病理学等）决定诊断。

5. 绿色瘤与白色肉瘤的区分

曾有文献《以绿色瘤为主要表现的小儿急性淋巴细胞白血病 1 例》和《急性淋巴细胞白血病伴绿色瘤和 Mikulicz 综合征一例》以绿色瘤为名来报道值得商榷。看文章内容似是一种白色肉瘤而非绿色瘤。此两例患者出现白血病伴有局部实体肿瘤，其肿瘤细胞成分是淋巴细胞来源，也没有绿色表面。参照《中华外科病理学》"ALL 形成的局限性肿瘤切面呈白色鱼肉状，称白色肉瘤"，故此两例只能命名为白色肉瘤而非绿色瘤。患者只是有类似绿色瘤的临床表现如突眼、鼻根和眼眶等出现肿物，而没有确定绿色瘤诊断的基本要素——肿瘤细胞性的粒细胞和由此产生的绿色素。

我们认为，在这些诊断难点上，绿色瘤的临床表现可以因人而异，各有不同。CT 影像也是间接诊断，容易误诊。起决定性诊断作用的还是细胞学和组织学的诊断。在巨大肿瘤细胞上出现 POX 染色或 MPO 染色阳性，是绿色瘤的重要诊断指标（图 22-8）。我们建议，如果要鉴别实体瘤是不是绿色瘤，最简单的方法是用肿瘤穿刺物印片或涂片做 POX 染色，如果肿瘤细胞出现 POX 染色阳性，表示其具有粒细胞特征，就有绿色瘤的可能。

（吴梓梁　刘　英　黎庆恩　何　萍）

第 23 章

继发性白血病

在讨论继发性白血病（secondary leukemia，SL）之前，首先要明确原发性白血病（primary leukemia）的概念。一般所见的急性白血病，没有明确诱发疾病或其他诱发因素的，统归于原发性急性白血病，由于大多数急性白血病属此类白血病，故只称急性白血病，不加原发性。至于继发性白血病，则比较复杂，它是一种有明确诱发因素的急性白血病，一般继发于某些已知的疾病，如骨髓增生异常综合征、朗格汉斯细胞组织细胞增生症（Langerhans cell histiocytosis，LCH）、慢粒急性变等。药物、放疗，或有肯定的环境或职业接触史，及其他疾病同时存在，或先后发生的急性白血病。为了规范名称，现初步提出以下分类，供广大白血病工作者参考，希望广大同仁在实践中不断补充、修正。

一、辐射性白血病

辐射同样是白血病的病因之一，但在因果关系明显时，则称为辐射性白血病。最先是在接受放疗的类风湿性脊椎炎患者，经放疗发生白血病而发现，但核辐射导致白血病与接受核辐射的剂量有关。广岛核爆炸产生的 400cGy 以下的核辐射，导致白血病发生率大约为 1.87%；接受 300~1500cGy 脊髓照射的强直性脊柱炎患者，白血病发生率与之相同；小剂量慢性照射，在实验动物可致白血病的结果表明，放疗与继发性白血病发生关系直接。关于霍奇金病的研究表明，大剂量局部放疗比全身放疗所致继发性白血病发生率低，大剂量短期放疗比小剂量多次放疗致继发性白血病发生率较低。

一般家用电器，其辐射量极少，不能构成诱发白血病的决定因素，归入病因学范畴（详见第 4 章）。只有大剂量接触辐射者发生的白血病，才称为辐射性白血病（以下化学物质相关性白血病同理）。Meinert 等的研究表明，总体来说，如不是直接接受放射线照射，或大剂量放射线照射，不诊断辐射性白血病。

二、化学物质相关性白血病

20 世纪 40 年代，化疗药物进入临床，60 年代开始了联合化疗，发现一种药物进入临床至观察到该药的致癌不良反应需要 5~20 年。1962 年开始用美法仑（马法兰）治疗多发性骨髓瘤，1967 年开始用 MOPP（氮芥、长春新碱、甲基苄肼、泼尼松）方案治疗霍奇金病，此后，烷化剂在各种肿瘤治疗中被广泛使用。1970 年，Kyle 等首次报道烷化剂的致癌作用，随后发表了大量不同原发肿瘤用烷化剂后有继发性白血病发生率显著增加的报道。已知可导致白血病发生的烷化剂有氮芥、苯丁酸氮芥、环磷酰胺、白消安、卡莫司汀、洛莫司汀、司莫司汀和非典型烷化剂甲基苄肼。各种烷化剂致白血病发生率各异，化疗所致的白血病中约 65% 为美法仑、苯丁酸氮芥和环磷酰胺引起。在接受美法仑或环磷酰胺治疗的卵巢癌患者中，诱变剂相关性白血病的比较研究发现，美法仑的致白血病发生率高于环磷酰胺烷化剂。这种由肿瘤化疗引起的白血病，也称第二肿瘤（见下述）。

三、其他疾病诱发性白血病

其他疾病诱发性白血病是本章的重点，因为有些是传统的继发性白血病的诱因，如骨髓增生异常综合征，其中有的属于白血病前期，有的已经是慢性粒 - 单核细胞白血病（chronic myelomonocytic leukemia，CMML），还有免疫相关的良性血液病，如自身免疫性溶血性贫血、慢性血小板减少性紫癜、组织细胞性坏死性淋巴结炎、噬血细胞综合征等，这些疾病与白血病的关系在临床上是公认的，有的在免疫性血液病基础上确有同时或先后发生恶性淋巴系增殖性疾病，如恶性淋巴瘤及急性淋巴细胞白血病等。

（一）骨髓增生异常综合征

骨髓增生异常综合征（MDS）转化性白血病是传统意义的继发性白血病，它是起源于造血干细胞的一组异质性髓性克隆性疾病，特点是髓性细胞发育异常，表现为无效造血、难治性血细胞减少、高风险急性髓系白血病转化率。从定义与特点可以明确，它是一种有高度向白血病转化的异质性疾病，有的已归入白血病范畴（慢性粒 - 单核细胞白血病），有的正在向白血病转化中。如骨髓中原始细胞 < 5%、外周血中原始细胞 2%~4% 的难治性贫血伴原始细胞增多 1 型（refractory anaemia with excess blasts-1，RAEB-1），难治性血细胞减少伴单系发育异常（refractory cytopenia with unilineage dysplasia，RCUD），风湿性和肌肉骨骼疾病（rheumatic and musculoskeletal disease，RMD）患者，外周血原始细胞为 1% 的 MDS-U，并伴有 Auer 小体，原始细胞在外周血中 < 5%，骨髓中原始细胞 < 10% 的 RAEB-2 等。其他类型可以转化，也可不转化。在未转化的类型中，不能称为继发性白血病。

美国国家综合癌症网络、MDS 国际工作组（International Working Group，IWG）、欧洲白血病网（European LeukemiaNet，ELN）组织专家在维也纳提出了 MDS 诊断标准的新建议。诊断 MDS 首先要满足两个必要条件：①持续血细胞减少，排除其他疾患；②发育异常（形态学病态造血）。即三个确定条件之一：一是发育异常，骨髓涂片红细胞系、中性粒细胞系、巨核细胞系中任一系至少 10%，环状铁粒幼细胞 > 15%；二是原始细胞，骨髓涂片中持续 5%~19%；三是典型染色体异常（常规核型分析或荧光原位杂交技术）。根据建议，MDS 诊断需要满足一个确定条件即可。当患者未满足确定条件，则需要有不典型的染色体核型异常、发育异常（形态学条件）才能诊断。

MDS 患者常伴有乳酸脱氢酶（LDH）的升高，考虑与 MDS 的病态造血与原位溶血有关。LDH ≥ 300 U/L 时，其生存时间明显缩短，转白率明显增加。可将 LDH 作为 MDS 的一个预后参考指标，同时要除外可引起 LDH 升高的疾病因素，如溶血性贫血、心肌炎及其他肿瘤性疾病。

根据 MDS 患者外周血和骨髓细胞病态造血，特别是原始细胞比例、环形铁粒幼细胞数、Auer 小体及外周血单核细胞数量，将 MDS 分为以下 5 型：难治性贫血（refractory anemia，RA）、环形铁粒幼细胞性难治性贫血（refractory anemia with ring sideroblast，RAS）、难治性贫血伴原始细胞增多（refractory anemia with excess blasts，RAEB）、难治性贫血伴原始细胞增多转化型（RAEB in transformation，RAEB-t）、慢性粒 - 单核细胞白血病。不同类型的 MDS，血常规与骨髓象表现也不同。

RAS 的中位存活期比 RCMD-RS 显著延长，存活时间是 RA ＞ RCMD ＞ RAEB，复杂染色体核型比例是 RA ＜ RCMD ＜ RAEB，白血病转化率是 RA ＜ RCMD ＜ RAEB。故由 MDS 转化的白血病是以 MDS 处于哪个阶段为主要线索。

（二）自身免疫相关性白血病

自身免疫相关性白血病，最多见于风湿性疾病，其中以系统性红斑狼疮（SLE）最为多见。目前发现，有多种血液系统疾病可继发自身免疫性白血病，如特发性血小板减少性紫癜、自身免疫溶血性贫血、组织细胞性坏死性淋巴结炎、噬血细胞综合征等。

为了证实自身免疫病，首先要确定自身免疫代表性疾病（SLE）的诊断标准，故列出国内外诊断标准如下。

1. 美国 SLE 诊断标准

1997 年，美国风湿病协会（American Rheumatism Association，ARA）对此诊断标准进行修订，具体如下。①颊部红斑：固定红斑，扁平或高出，在两颧突出部位；②盘状红斑：片状高起于皮肤红斑，黏附有角质脱屑和毛囊栓，陈旧病变可发生萎缩性瘢痕；③光过敏：对日光有明显的反应，引起皮疹，从病史中得知或医师观察到；④口腔溃疡：经医师观察到口腔或鼻咽部溃疡，一般为无痛性；⑤关节炎：非侵蚀性关节炎，累及 2 个或更多的外周关节，有压痛、肿胀或积液；⑥浆膜炎：胸膜炎或心包炎；⑦肾脏病变：尿蛋白＞ 0.5 g/124 h 或＞ +++，或管型（红细胞、血红蛋白、颗粒管型或混合管型）；⑧神经病变：癫痫发作或精神病，除外药物或已知代谢紊乱；⑨血液学疾病：溶血性贫血或白细胞计数减少或淋巴细胞绝对数减少，或血小板计数减少；⑩免疫学异常：抗 dsDNA 抗体阳性或抗磷脂抗体阳性（包括抗心磷脂抗体、狼疮抗凝物或至少持续 6 个月梅毒血清试验假阳性三者中具备 1 项阳性）；⑪在任何时候和未用药物诱发"药物性狼疮"情况下，抗核抗体滴度异常。11 项满足 4 项者可诊断为 SLE。

2. 《2020 中国系统性红斑狼疮诊疗指南》

中华医学会风湿病学分会、国家皮肤与免疫疾病临床医学研究中心、中国系统性红斑狼疮研究协作组（Chinese Lupus Treatment and Research Group，CSTAR）按照循证临床实践指南制定的方法和步骤，基于最新的研究证据，结合我国临床实际，于 2020 年制定了《2020 中国系统性红斑狼疮诊疗指南》（以下简称本指南）：

临床问题 1：如何诊断 SLE

推荐意见 1：推荐使用 2012 年国际狼疮研究临床协作组（SLICC）或 2019 年 EULAR/ACR 制定的 SLE 分类标准对疑似 SLE 者进行诊断（1B）；在尚未设置风湿免疫科的医疗机构，对临床表现不典型或诊断有困难者，建议邀请或咨询风湿免疫科医师协助诊断，或进行转诊 / 远程会诊（2C）。

为进一步提高 SLE 分类标准的敏感性和特异性，2019 年 EULAR 和 ACR 基于 1997 年 ACR 制定的 SLE 分类标准，共同推出了 2019 年 EULAR/ACR SLE 分类标准，该标准包括 1 条入围标准、10 个方面、18 条标准，每条标准均须排除感染、恶性肿瘤、药物等原因所致，既往符合某条标准者亦可计分，在每个方面取最高权重得分计入总分，总分 ≥ 10 可分类为 SLE。针对新标准的验证队列研究显示，2019 年 EULAR/ACR、2012 年 SLICC、1997 年 ACR 的 SLE 分类标准的敏感性分别为 96%、97%、83%，特异性分别为 93%、84%、93%，2019 年 EULAR/ACR 的 SLE 分类标准的敏感性与特异性均最优；针对新标准的诊断准确性研究显示，在成人 SLE 患者中，2019 年 EULAR/ACR（初始草拟版）、2012 年 SLICC、1997 年 ACR 的 SLE 分类标准的敏感性分别为 93%、100%、83.0%，特异性分别为 73%、75%、82%，显示成人 SLE 中 2012 年 SLICC 分类标准相对最优。基于上述研究结果，本指南推荐使用这两个分类标准对我国 SLE 患者进行分类。在临床诊治工作中，建议参照这两个分类标准对 SLE 患者进行诊断。但是，由于仅有 1997 年 ACR 的 SLE 分类标准曾在我国 SLE 人群中进行过验证，结果显示该标准对我国 SLE 患者具有良好的适用性，因此，未来需要在我国 SLE 患者中验证 2012 年 SLICC、2019 年 EULAR/ACR 的 SLE 分类标准的适用性。

横断面研究显示，由初级卫生保健医师确诊的 71 例 SLE 患者中，仅有 23% 的患者满足 1997 年 ACR 的 SLE 分类标准（符合 4 条及 4 条以上的标准），而由风湿免疫病专科医师确诊的 249 例 SLE 患者中，79% 的患者满足 1997 年 ACR 的 SLE 分类标准（符合 4 条及 4 条以上的标准）。由此可见，风湿免疫专科医师参与 SLE 患者的诊断，有助于提高诊断的准确性。

临床问题 2：SLE 患者的治疗原则和目标是什么

推荐意见 2：SLE 的治疗原则为早期、个体化治疗，最大限度地延缓疾病进展，降低器官损害，改善预后（1C）。SLE 治疗的短期目标为控制疾病活动、改善临床症状（1C），达到临床缓解或可能达到的最低疾病活动度；长期目标为预防和减少复发，减少药物不良反应，预防和控制疾病所致的器官损害，实现病情长期持续缓解，降低病死率，提高患者的生活质量（1C）。

系统评价显示，早期较高的疾病活动度会增加患者发生器官损害和死亡的风险，早诊早治有利于控制疾病活动，改善患者预后。目前 SLE 的治疗包括糖皮质激素、抗疟药、免疫抑制剂和生物制剂等多种药物，各类药物的疗效及不良反应差异很大，应尽可能根据患者的具体情况，制订个体化的治疗方案。

对 SLE 疾病缓解的定义仍存争议。目前的共识为应将病情控制在临床缓解的理想状态，如无法实现临床缓解，则应将病情活动度控制在可能达到的最低疾病活动水平。病程 ≤ 4 年的 SLE 患者中，约 25% 的患者经过治疗可达临床缓解，45% 的患者出现器官损害。复发是 SLE 患者常见的临床特点，研究显示，SLE 患者 4 年内总复发风险为 60%。复发是疾病活动度明显增加的标志，亦是导致器官损害和不良预后的主要原因。复发的高危因素包括发病年龄低、持续的临床疾病活动及血清学活动。达到疾病缓解或最低疾病活动度后，通常需要调整治疗策略来预防和减少复发。队列研究显示，与疾病活动度控制不佳的 SLE 患者相比，达到疾病缓解（HR=0.60，95% CI 0.43 ~ 0.85）和低疾病活动度（HR=0.66，95% CI 0.48 ~ 0.93）均可降低 SLE 患者的新发损伤，与预后密切相关。

预防、减少复发和控制疾病所致的器官损害、降低患者病死率、提高生存率和生活质量是 SLE 治疗的长期目标。

临床问题 3：如何选择评估 SLE 疾病活动和脏器损害程度的工具

推荐意见 3：对初诊和随访的 SLE 患者，建议选择 SLE 疾病活动指数（SLEDAI—2000）评分标准，并结合临床医师的综合判断进行疾病活动度评估（2C）；基于 SLEDAI—2000 评分标准，可将疾病活动分为轻度活动（SLEDAI—2000 ≤ 6）、中度活动（SLEDAI—2000 7 ~ 12）和重度活动（SLEDAI—2000 > 12）（2D）；对处于疾病活动期的 SLE 患者，建议至少每个月评估 1 次疾病活动度（2C），对处于疾病稳定期的 SLE 患者，建议每 3 ~ 6 个月评估 1 次疾病活动度。如果出现复发，则应按照疾病活动度来处理（2D）。

现有 SLE 疾病活动度评估工具 7 个，每个工具均需要医师对病史、体格检查和实验室检查进行综合评估。医师的个人偏好和专业知识、评估成本（是否需要使用计算机，检查成本）和用时等均会影响对评估工具的选择。目前国内临床实践中常采用 SLEDAI—2000 和英岛狼疮评定组指数（BILAG—2004）来进行疾病活动度评估，SLEDAI—2000 的结果为 0 ~ 105，BILAG—2004 的结果分为 A、B、C、D、E 5 个类别。相比 BILAG—2004，使用 SLEDAI—2000 进行评估，医师所用时间更短，并且其墨西哥简化版因去除了免疫学检测，评估更简便，可以优先选择此工具。

在 SLEDAI—2000 的基础上，目前还有将疾病活动度进行分级的标准，本指南针对主要的 4 种疾病活动度分级标准进行了讨论，建议优先选择 EULAR 提出的标准，即轻度活动为 SLEDAI—2000 ≤ 6，中度活动为 SLEDAI—2000 7 ~ 12，重度活动为 SLEDAI—2000 > 12。由于较高的 SLEDAI—2000 预示着患者器官损害风险（HR=1.18，95% CI 1.02 ~ 1.37）和死亡风险增加（HR=1.14，95% CI 1.02 ~ 1.22），因此需要定期对 SLE 患者的疾病活动度和器官损害进行监测。由于仅基于 SLEDAI—2000 和 BILAG—2004 进行疾病活动度的评估均存在一定的局限性，因此还需要结合临床医师的整体判断（physician global assessment，PGA），参照 SLE 患者的临床表现和其他表现，来提高评估的准确性。

对 SLE 患者的监测频率，目前尚缺乏相关证据。英国 SLE 指南建议，对处于疾病活动期的 SLE 患者，至少每 1 ~ 3 个月评估 1 次疾病活动度，而西班牙 SLE 指南建议，至少在第 1 年内，每 3 ~ 4 个月评估 1 次疾病活动度；对处于疾病稳定期或低疾病活动的 SLE 患者，英国和西班牙 SLE 指南均建议，可每 6 ~ 12 个月评估 1 次。本指南建议，对疾病处于活动期的 SLE 患者至少每个月评估 1 次疾病活动度（共识度 83.33%），对疾病处于稳定期的患者，每 3 ~ 6 个月评估 1 次疾病活动度（共识度 94.44%）。SLE 国际合作组损伤指数（SDI）是唯一一个国际公认的且已得到验证的 SLE 器官损害评估标准，该标准对 12 个器官系统独立进行评分，是临床中有效评价器官损害的工具，为更好地判断 SLE 患者的预后提供了依据。除此之外，临床监测频率需要根据疾病的演变和治疗强度进行调整，如病情出现反复，应按活动性疾病处理，应至少每个月进行 1 次疾病活动度评估，直至疾病稳定。

建议使用国家风湿病数据中心（Chinese Rheumatism Data Center，CRDC）作为统一的慢病管理平台，对 SLE 患者进行随访。

临床问题4：如何使用糖皮质激素对 SLE 患者进行治疗

推荐意见4：激素是治疗 SLE 的基础用药（1A）；应根据疾病活动及受累器官的类型和严重程度制订个体化的激素治疗方案，应采用控制疾病所需的最低剂量（1B）；对轻度活动的 SLE 患者，羟氯喹或非甾体抗炎药疗效不佳时，可考虑使用小剂量激素（≤ 10 mg/d 泼尼松或等效剂量的其他激素）；对中度活动的 SLE 患者，可使用激素［0.5 ~ 1 mg/（kg·d）泼尼松或等效剂量的其他激素］联合免疫抑制剂进行治疗（2C）；对重度活动的 SLE 患者，可使用激素［≥ 1 mg/（kg·d）泼尼松或等效剂量的其他激素］联合免疫抑制剂进行治疗，待病情稳定后，适当调整激素用量（2C）；对狼疮危象的 SLE 患者，可使用激素冲击联合免疫抑制剂进行治疗（1B）；临床医师需要密切关注 SLE 患者的疾病活动，并根据疾病活动度来调整激素用量，对病情长期稳定的患者可考虑逐渐减停激素（1C）。

激素在治疗 SLE 中发挥着至关重要的作用，是 SLE 诱导缓解治疗最常用且国内外指南一致推荐的控制 SLE 病情的基础药物。

对 SLE 患者，应根据疾病活动度及受累器官的类型和严重程度制订个体化的激素治疗方案，并应根据病情活动度、用药时间长短及激素的不良反应等情况来调整用药剂量与用法。

轻度活动的 SLE 患者，一般不需要采用激素治疗，当羟氯喹或非甾体抗炎药不能控制病情时，可考虑使用小剂量激素（泼尼松≤ 10 mg/d 或等效剂量的其他激素）来控制疾病。

中度活动的 SLE 患者，推荐使用中等剂量的激素［0.5 ~ 1 mg/（kg·d）］泼尼松或等效剂量的其他激素进行治疗。中等剂量激素难以快速控制病情的中度 SLE 患者，在适当增加激素剂量的基础上，可联合使用免疫抑制剂，以减少激素的累积使用剂量，降低发生长期不良反应的风险。

重度活动的 SLE 患者，推荐使用标准剂量的激素［1 mg/（kg·d）泼尼松或等效剂量的其他激素］联合免疫抑制剂进行治疗，待病情稳定后调整激素用量。同时，对病情严重的 SLE 患者，必要时可使用激素冲击治疗。

对发生狼疮危象的 SLE 患者，推荐使用激素冲击联合免疫抑制剂进行治疗。激素冲击治疗为静脉滴注甲泼尼龙 500 ~ 1000 mg/d，通常连续使用 3 d 为 1 个疗程，疗程间隔 5 ~ 30 d。冲击治疗后改口服泼尼松 0.5 ~ 1 mg/（kg·d）或等效剂量的其他激素，通常治疗时间为 4 ~ 8 周，但具体疗程应视病情而定。与常规剂量的激素治疗相比，冲击治疗可使疾病快速得到控制，而不良反应发生率并未显著增加。

使用激素时应根据疾病活动度、激素不良反应发生情况对剂量进行调整和确定减、停药的时机，减量过程必须逐步而缓慢，避免突然停药；对病情稳定的患者，亦应尽早开始激素减量，减量过程必须逐步而缓慢，以避免疾病复发。

激素相关不良反应的发生率＞ 30%，最常出现的近期不良反应是胃部不适、兴奋、心悸、失眠等，长期不良反应有继发感染、脆性骨折等。由于激素的不良反应随剂量的增加而增多，因此临床医师应尽可能采用控制病情所需的最低剂量，同时也应避免激素用药不足或误用引起的风险。有研究显示，接受＞ 7.5 mg/d 泼尼松的 SLE 患者更易发生激素相关心血管（包括心肌梗死、心力衰竭和脑血管疾病）、肾、肌肉骨骼等损害，而接受≤ 7.5 mg/d 泼尼松治疗与 SLE 患者的累积损伤无关。

对病情长期稳定的患者可考虑减停激素。

临床问题 5：如何使用羟氯喹治疗 SLE

推荐意见 5：对无禁忌的 SLE 患者，推荐长期使用羟氯喹作为基础治疗（1A）；服用羟氯喹的患者，建议对其进行眼部相关风险评估：高风险的患者建议每年进行 1 次眼科检查，低风险的患者建议服药第 5 年起每年进行 1 次眼科检查（2C）。

SLE 患者长期服用羟氯喹可降低疾病活动度，降低发生器官损伤和血栓的风险，改善血脂情况，提高生存率。长期服用羟氯喹者，5 年后可观察到羟氯喹导致的视网膜病变，而一些高风险人群［长期服用和（或）使用高剂量的羟氯喹、伴有肝肾疾病、同时使用他莫昔芬、有视网膜或黄斑疾病史、高龄等］更易诱发视网膜病变。应对服用羟氯喹无高风险因素者进行基线和 5 年后的年度眼科检查，监测药物带来的眼部不良反应。而对于发生视网膜病变高风险的患者，服药前与服药后每年需要进行 1 次眼科检查。

临床问题 6：如何使用免疫抑制剂对 SLE 患者进行治疗

推荐意见 6：对激素联合羟氯喹治疗效果不佳的 SLE 患者，或无法将激素的剂量调整至相对安全剂量以下的患者，建议使用免疫抑制剂（2B）；伴有脏器受累者，建议初始治疗时即加用免疫抑制剂（2C）。

免疫抑制剂的使用可降低激素的累积使用量及预防疾病复发。对难治性（经常规疗法治疗效果不佳）或复发性 SLE 患者，使用免疫抑制剂可减少激素的使用量，控制疾病活动，提高临床缓解率。

狼疮肾炎患者初始治疗时（诱导缓解期），相对单用激素而言，联合使用免疫抑制剂可显著提高临床缓解率，因此，初始治疗时即可考虑加用免疫抑制剂。伴有脏器受累的 SLE 患者，应依据患者的临床表现、生育要求、药物安全性和成本等因素进行综合考虑，选择恰当的免疫抑制剂。

临床问题 7：如何使用生物制剂对 SLE 患者进行治疗

推荐意见 7：经激素和（或）免疫抑制剂治疗效果不佳、不耐受或复发的 SLE 患者，可考虑使用生物制剂进行治疗（2B）。

对难治性（经常规治疗效果不佳）或复发性 SLE 患者，使用生物制剂能较为显著地增加患者的完全和部分缓解率，降低疾病活动度、疾病复发率及减少激素用量。虽然有多种生物制剂已经尝试用于 SLE 的治疗且取得一定的临床疗效，但目前仅有贝利尤单抗获得美国食品药品监督管理局和国家药品监督管理局（原国家食品药品监督管理总局）的批准用于治疗 SLE。然而，贝利尤单抗在中国 SLE 患者中的有效性和安全性还有待进一步验证。

临床问题 8：SLE 患者出现器官和系统受累时，应如何处理

推荐意见 8.1：Ⅰ型狼疮肾炎患者，建议根据肾外表现来选择治疗（2C）。Ⅱ型狼疮肾炎患者，建议使用激素和（或）免疫抑制剂治疗（2C）。

推荐意见 8.2：Ⅲ型、Ⅳ型和非单纯Ⅴ型（Ⅴ+Ⅲ或Ⅴ+Ⅳ型）狼疮肾炎患者，诱导缓解期建议使用激素联合环磷酰胺（1B）或霉酚酸酯（1B）治疗，维持期建议使用霉酚酸酯（1B）或硫唑嘌呤治疗（1B）。

推荐意见 8.3：单纯Ⅴ型狼疮肾炎，有肾性蛋白尿者建议使用中等剂量激素联合霉酚酸酯（1B）

或钙调蛋白酶抑制剂（2B）或硫唑嘌呤（2B）治疗，并建议使用血管紧张素转换酶抑制剂（ACEI）/血管紧张素Ⅱ受体阻滞剂（ARB）严格控制血压（2C）。

推荐意见 8.4：建议通过临床表现、血液学与脑脊液检查以及神经影像学表现对神经精神狼疮进行诊断，并与抗磷脂综合征引起的神经症状进行鉴别（2C）。

推荐意见 8.5：对重度神经精神狼疮患者，建议首先进行激素冲击（2B）治疗，效果不佳时可加用环磷酰胺（2B）。

推荐意见 8.6：对出现血小板减少症或自身免疫性溶血性贫血的患者，建议使用激素（2D）或静脉注射免疫球蛋白（2D）治疗，效果不佳者可加用免疫抑制剂（2D）治疗；上述治疗均无效者，或出现危及生命的血液系统受累者，可考虑使用利妥昔单抗（2C）治疗。肾活检指征和狼疮肾炎的病理学分类应按最新指南和标准执行，为后续相应治疗提供指导。Ⅱ型狼疮肾炎患者有发生组织学类型转化的风险，可进展为Ⅲ型或Ⅳ型，尤其是对起始治疗效果不佳者，建议使用激素和（或）免疫抑制剂治疗。

网状 Meta 分析显示，Ⅲ型/Ⅳ型/Ⅴ+Ⅲ型/Ⅴ+Ⅳ型狼疮肾炎患者进行诱导治疗时，口服霉酚酸酯相对于静脉注射环磷酰胺而言，其疾病完全缓解率类似（*OR*=1.44，95% *CI* 1.00～2.06），钙调蛋白酶抑制剂相对于静脉注射环磷酰胺而言，其疾病完全缓解率类似（*OR*=1.74，95% *CI* 1.09～2.79）；Ⅲ型/Ⅳ型/Ⅴ+Ⅲ型/Ⅴ+Ⅳ型狼疮肾炎患者进行维持治疗时，相对于硫唑嘌呤而言，霉酚酸酯的复发风险较小（*OR*=0.53，95% *CI* 0.31～0.90），而钙调蛋白酶抑制剂（*OR*=0.64，95% *CI* 0.22～1.88）与环磷酰胺（*OR*=1.68，95% *CI* 0.51～5.51）治疗的复发风险差异无统计学意义。但另一项系统评价显示，维持治疗期间，口服霉酚酸酯相比硫唑嘌呤而言，其病死率、终末期肾病发生率、疾病复发率差异均无统计学意义。

网状 Meta 分析显示，Ⅴ型狼疮肾炎患者（大多数患者合并肾性蛋白尿）诱导缓解治疗时，相比于单用激素而言，激素联合霉酚酸酯和钙调蛋白酶抑制剂更有效，而硫唑嘌呤联合激素的效果与单用激素差异无统计学意义。非肾性蛋白尿的单纯性Ⅴ型狼疮肾炎患者，预后良好，仅需采用 ACEI/ARB 进行血压控制即可，无须采用免疫抑制剂治疗。

目前尚无统一的神经精神狼疮的诊断标准，亦无特异的辅助确诊的实验室检查指标，主要以排他性临床诊断为主。弥漫性神经精神狼疮患者，脑脊液抗体和抗核糖体 P 抗体检测有助于诊断；局灶性神经精神狼疮患者，抗磷脂抗体或异常的头颅磁共振成像（MRI）影像学表现有助于诊断。神经精神狼疮患者 MRI 异常（包括脑萎缩、T1 和 T2 加权病变等）更为常见，并且与特定的神经精神狼疮表现相关，因此，MRI 是诊断神经精神狼疮有效的影像学检查。

重度神经精神狼疮患者，大剂量甲泼尼龙冲击治疗联合静脉注射环磷酰胺可改善其精神症状，疗效优于单用甲泼尼龙冲击治疗，其总改善率分别为 94.7% 和 46.2%。

激素治疗 SLE 合并严重自身免疫性溶血性贫血的初始缓解率可达 96%，治疗 SLE 相关免疫性血小板减少症的有效率可达 80%，而静脉注射免疫球蛋白和激素联合免疫抑制剂治疗可改善 SLE 合并自身免疫性溶血性贫血患者的血液系统症状。SLE 合并重度难治性血小板减少症的患者，低剂量利妥昔单抗（每周静脉输注 100 mg，共 4 次）治疗的缓解率达 80%，可有效改善患者的结局，在出现危及生命的急性溶血性贫血时，利妥昔单抗是有效的治疗措施。

临床问题 9：还有其他哪些措施可用于治疗 SLE

推荐意见 9：对重度或难治性 SLE 患者，可考虑使用血浆置换或免疫吸附辅助治疗（2C）；难治性或合并感染的 SLE 患者，可考虑在原治疗基础上加用静脉注射免疫球蛋白（2D）。

2018 年中国医师协会儿科医师分会血液净化专家委员会在 22 家医院开展的血液净化治疗儿童重症 SLE 的流行病学调查结果显示，血浆置换和 DNA 免疫吸附可改善重度 SLE 患儿的临床症状，好转率分别为 87.3% 和 87.8%。血浆置换和免疫吸附在重度或难治性 SLE 患者中可短期改善临床症状，但不能改善其最终结局，可作为辅助治疗措施。

难治性或合并感染的 SLE 患者静脉注射免疫球蛋白可能改善患者的临床结局，但证据质量极低。

雷公藤用于治疗 SLE 有一定疗效。然而，使用雷公藤治疗时应警惕其生殖毒性（发生率 17.9%，95% CI 14.1% ~ 22.5%）。

临床问题 10：如何预防和控制 SLE 患者的感染

推荐意见 10：感染是 SLE 患者死亡的首位病因，在 SLE 整个治疗期间，应及时评估可能的感染风险，通过多种途径识别、预防和控制感染（1B）。

我国 SLE 患者因感染导致死亡的比例呈逐年上升趋势，目前感染已成为我国 SLE 患者死亡的首位病因，超过 50%。不恰当使用激素（OR=3.05，95% CI 1.15 ~ 8.07）和免疫抑制剂（OR=2.01，95% CI 1.21 ~ 3.32）、SLEDAI 高（OR=0.44，95% CI 0.32 ~ 0.59）、受累器官数量多（OR=2.53，95% CI 1.87 ~ 3.42）以及患者发病年龄轻（OR=2.09，95% CI 1.50 ~ 2.91）等，是 SLE 患者合并感染的主要危险因素。血清超敏 C 反应蛋白在 50 mg/L 以上、降钙素原在 0.5 μg/L 以上、淋巴细胞计数 ≤ $1.0×10^9$/L，均提示感染的风险增加（HR=4.7，95% CI 1.6 ~ 13.7），应及时评估患者的临床表现，加强对感染的识别与预防。

临床问题 11：SLE 围妊娠期患者如何进行管理

推荐意见 11：对 SLE 育龄期女性，若病情稳定至少 6 个月，无重要脏器损害，停用可能致畸的药物至足够安全的时间，可考虑妊娠（2B）；如果计划妊娠，备孕前应向风湿免疫科、妇产科医师进行生育咨询并进行相关评估（1B）；对妊娠的 SLE 患者，应密切监测 SLE 疾病活动度及胎儿生长发育情况（1C）；若无禁忌，推荐妊娠期全程服用羟氯喹（1B），如出现疾病活动，可考虑使用激素及硫唑嘌呤等控制病情（2C）。

为减少育龄期女性 SLE 患者的妊娠并发症，获得良好的妊娠结局，需要在受孕前做好充分的准备，并在妊娠期间对疾病进行严密监控。器官功能严重受损和（或）存在严重器官损害的 SLE 女性患者，应告知其妊娠相关风险。活动性狼疮肾炎患者与非活动性狼疮肾炎患者比，妊娠期间病情恶化（OR=2.04，95% CI 1.21 ~ 3.45）、子痫前期或子痫（OR=2.62，95% CI 1.36 ~ 5.05）、胎儿丢失（OR=4.90，95% CI 1.54 ~ 15.59）、早产（OR=4.26，95% CI 2.19 ~ 8.31）等不良妊娠的发生率均明显升高。妊娠前 SLE 缓解 6 个月以上，0.5 年<蛋白尿<1 年的患者，比妊娠前 6 个月处于疾病活动的患者，足月分娩率（76.47%：23.08%）和婴儿活产率（80.39%：30.77%）均明显升高，发生妊娠高血压（17.65%：23.08%）和子痫前期或子痫（9.80%：15.38%）的风险显著降低。

SLE 患者孕前咨询对成功妊娠至关重要，有计划地妊娠相对于意外妊娠可显著降低妊娠期间疾病复发与发生不良妊娠结局的风险。SLE 本身会显著增加发生不良妊娠结局的风险，因此妊娠前应严格控制病情，由多学科团队（至少包括风湿免疫科专家和妇产科医师）对患者进行孕前评估，严格把握妊娠适应证，在整个妊娠期间对患者的病情进行严格监控以实现改善孕产妇和胎儿预后的目标。风湿免疫科专家和妇产科医师对 SLE 妊娠患者进行多学科管理的具体措施，可参见《中国系统性红斑狼疮患者围产期管理建议》。

密切监测妊娠期 SLE 患者的疾病活动度与胎儿生长发育情况对母体和胎儿的转归至关重要，妊娠前应对与发生妊娠期间并发症相关的危险因素进行筛查与检测，如抗磷脂抗体等，妊娠期间应对患者的病情活动性、胎盘功能与胎儿的生长发育情况进行严密监测。

羟氯喹可降低 SLE 孕妇的早产率、减少狼疮复发、减轻病情，同时降低发生胎儿不良结局的风险，持续的羟氯喹治疗可降低妊娠期间和产后 SLE 的复发，如无禁忌，建议在整个妊娠期间持续使用。对妊娠期疾病活动的患者，可考虑激素、羟氯喹与在妊娠期间可用的免疫抑制剂联合使用来控制病情。SLE 患者妊娠期间使用硫唑嘌呤不会造成胎儿致畸，同时可降低疾病复发的风险并改善胎儿结局。羟氯喹、激素、硫唑嘌呤、环孢素 A 和他克莫司可用于预防或控制妊娠期间的 SLE 复发，但不应使用霉酚酸酯、环磷酰胺、来氟米特和氨甲蝶呤等。

临床问题 12：如何选用非药物干预措施对 SLE 患者进行治疗

推荐意见 12：调整生活方式有助于 SLE 治疗。SLE 患者应遵循下述原则：①避免接触常见的危险物质；②防晒；③适度运动；④注重心理支持；⑤戒烟；⑥补充维生素 D（1C）。皮肤是 SLE 最常受累的器官，亦是感受外界环境变化的主要器官之一，某些化妆品中含有可能诱发红斑狼疮、加重病情的物质；此外，SLE 患者应避免接触染发剂和纹眉剂等。紫外线照射可诱发 SLE，防晒（如防晒霜）可避免紫外线对 SLE 患者皮肤的刺激，减轻患者的皮肤炎症，减少疾病复发。接受运动干预的患者，可降低抑郁（$SMD = -0.40$，95% CI $-0.71 \sim -0.09$），减轻疲劳（$MD = -0.52$，95% CI $-0.91 \sim -0.13$）。心理干预可降低焦虑（$SMD = -0.95$，95% CI $-1.57 \sim -0.34$）、精神压力（$SMD = -0.63$，95% CI $-1.02 \sim -0.23$）和抑郁（$SMD = -1.14$，95% CI $-1.84 \sim -0.44$）的发生，有助于控制疾病活动（$SMD = -0.34$，95% CI $-0.57 \sim -0.11$）。SLE 吸烟者相对不吸烟者，其发病风险增加（$OR = 1.49$，95% CI $1.06 \sim 2.08$）、SLEDAI 更高（15.6±7.8 比 9.0±5.8）。骨质疏松是 SLE 患者主要的共存疾病。SLE 患者的血清维生素 D 水平明显低于健康人群，补充维生素 D 可减轻 SLE 患者的炎症和疾病活动度。

SLE 用 CTX 治疗是治疗 SLE 的重大进展，目前尚未被普遍认识，贻误不少花季少女的青春，多数预后较差，不仅需要长期透析，而且还遗留毁容后遗症。

组织细胞性坏死性淋巴结炎（histocytic necrotizing lymphadenitis，NIL）继发 ALL 的病例分析

广州南方医院朱氏与广西玉林红十字会医院邓氏（2004）报告两例组织细胞性坏死性淋巴结炎，属自身免疫性疾病，从报告中发现，恶性淋巴系细胞增殖性疾病，如非霍杰金病、急淋与组织细胞性坏死性淋巴结炎的关系在临床上确有不少联想之处。现摘其病历并讨论如下。

例 1，女，17 岁，患者因发热伴颈淋巴结肿大 79 d，于 2003 年 10 月 11 入广西玉林红十字会医院，

肿大的淋巴结无痛及压痛，抗炎及激素治疗无效，B 超发现甲状腺实质性团块，穿刺病理活检，诊断为亚急性甲状腺炎（自身免疫性疾病），骨髓为反应性骨髓象。CT 见纵隔淋巴结肿大，右侧少量胸腔积液，多次血培养阴性。颈淋巴结肿大，淋巴结活检，诊断为组织细胞性坏死性淋巴结炎（自身免疫性疾病），转入南方医院。仍有不规则发热。双侧颈部淋巴结如花生米大小。左侧腋下均有 2 cm×2 cm 大小的淋巴结，ASO 4×10 IU/L，ESR 92 mm/h。用激素治疗发热反复不退。起病约半年后（2004 年 1 月），发现胸前多发性斑节，最大为 3 cm×1.8 cm，小者为 0.5 cm×0.5 cm，表面皮肤发红，右侧大腿内侧大片红色斑块。胸壁皮下结节活检，病理诊断为皮下脂膜炎伴 T 细胞淋巴瘤（恶性淋巴系细胞增殖性疾病）。B 超发现甲状腺实质性团块，穿刺病理活检，诊断为亚急性甲状腺炎（自身免疫性疾病），右侧大腿内侧大片红色斑块。胸壁皮下结节活检，病理诊断为皮下脂膜炎样 T 细胞淋巴瘤。随之转移至骨髓成转移性急性淋巴细胞白血病。

例 2，男，23 岁，1999 年 5 月因双颈部腋下淋巴结肿大入广西玉林红十字会医院。淋巴结大者如大拇指头大小，当时无明显发热，入院第 2 天起不规则发热，最高达 40℃，退热后淋巴结似有缩小，抗炎治疗无效。血常规：WBC（2.1～2.75）×10^9/L、N 0.35×10^9/L、L 0.65×10^9/L、RBC 2.9×10^{12}/L，未见异常细胞。骨髓涂片显示幼稚淋巴细胞增多。先后取颈部与腋下淋巴结活检，病理诊断为组织细胞性坏死性淋巴结炎（自身免疫性疾病）。用强的松 30 mg/d，体温降至正常出院，出院后 3 个月又发热，颈淋巴结增大、增多，乏力、头晕、牙龈出血、体重下降。查体：体温 .38℃，重度贫血，牙龈渗血，双下肢皮肤瘀斑。双颈侧腋窝、腹股沟等处淋巴结肿大。肝肋下 2 cm，脾肋下 6 cm，WBC 2.337×10^9/L、N 0.50×10^9/L、L 0.15×10^9/L，幼稚细胞 0.17×10^9/L，RBC 1.9×10^{12}/L、HB 50 g/L、PLT 20×10^9/L。骨髓象：原淋 0.48，幼淋 0.40，淋巴母细胞 0.11。诊断：急性淋巴细胞白血病。

【编者分析】从报告中发现，以上 2 例临床及病理诊断，原发病均为组织细胞性坏死性淋巴结炎（自身免疫性疾病），例 1 经过亚急性甲状腺炎（自身免疫性疾病）、皮下脂膜炎样 T 细胞淋巴瘤（恶性淋巴细胞系增殖性疾病），最后转移至骨髓成急性淋巴细胞白血病（恶性淋巴细胞系增殖性疾病），都可确诊无误。例 2 在骨髓涂片显示幼稚淋巴细胞增多时，先后取颈部与腋下淋巴结活检，病理诊断均为组织细胞性坏死性淋巴结炎（自身免疫性疾病），由此可提示，组织细胞性坏死性淋巴结炎正在向恶性淋巴细胞系增殖性疾病（皮下脂膜炎样 T 细胞淋巴瘤）演变中。因此推测，恶性淋巴细胞系增殖性疾病与自身免疫性疾病有可能互相转化，如组织细胞性坏死性淋巴结炎变成亚性急甲状腺炎（自身免疫性疾病），以后才继发为皮下脂膜炎样 T 细胞淋巴瘤，最后又转移至骨髓成急性淋巴细胞白血病。但从未发现有由恶性淋巴细胞系增殖性疾病反向转变成良性的自身免疫性疾病的报道。以上各种临床现象的出现，均可支持良性自身免疫性疾病（如 SLE、组织细胞性坏死性淋巴结炎）有继发成恶性淋巴细胞系增殖性疾病的可能。

如上所述，部分自身免疫病患者，有继发急淋巴细胞性白血病或恶性淋巴瘤问题。据此认为，如已继发 ALL 或恶性淋巴瘤，可用超高危 ALL 方案处理（详见第 16 章）。如单为 SLE，则应包括 MTX 在内的 SLE 治疗方案（本章有简短介绍，详查 SLE 专著）处理。

（三）转移性白血病

1.恶性淋巴瘤骨髓转移

恶性淋巴瘤是起源于淋巴结及髓外淋巴组织的免疫系统的恶性肿瘤，大多数与免疫应答过程中淋巴细胞增殖分化、某种免疫细胞恶变有关。在未转移到骨髓前，只称恶性淋巴瘤或非霍奇金病，在浸润到骨髓时已成为白血病，且其预后比原发性急性淋巴细胞白血病更为严重。在儿童病例中应用超高危急淋的化疗方案。过去此种白血病没有明确统一命名，由于有上述的临床特点，建议称恶性淋巴瘤白血病为恶性淋巴瘤转移性白血病，或恶性淋巴瘤骨髓转移。笔者曾诊断一例髓性肉瘤白血病，属于髓性肉瘤（包括绿色瘤）的骨髓转移（详见第 22 章），经病理活检证实，属难治性AML，其预后较原发性 AML 更为严重。

2.实体瘤的骨髓转移

实体瘤的骨髓转移最常见的是神经母细胞瘤。其临床表现与急性白血病相似，均有发热、贫血。最常见的转移部位为淋巴结、骨髓、肝。当浸润到骨髓时，其瘤细胞酷似原始血细胞。凡实体瘤转移至骨髓时，按常规以原发瘤加骨髓转移命名，如神经母细胞瘤骨髓转移。

3.第二肿瘤与体质性白血病

目前对于第二肿瘤，还没有一个明确的定义，易与辐射、药物相关的继发性白血病混淆。顾名思义，第二肿瘤应是两种或两种以上肿瘤在同一患者同时或先后发生。诱发第二肿瘤的药物一定是肿瘤化疗时用过的某些药物，最常见的是拓扑抑制剂酶 II 抑制剂（依托泊苷、替尼泊苷、蒽环类、烷化剂等）。有报道，CTX 总量用到 $6.24 \sim 15 \text{ g/m}^2$，易发生第二肿瘤。鉴于自身免疫性疾病继发为恶性淋巴细胞系增殖性疾病较有可能，第二肿瘤必须是在同一患者同时或先后发生的肿瘤。如 2 次或 2 次以上的不同肿瘤，又没有明显诱发第二肿瘤的物理或化学因素存在，属多基因遗传性疾病，应称体质性肿瘤。如发生的肿瘤是白血病，则称为体质性白血病。临床上 EB 病毒常引起异常淋巴、单核细胞系增生，如传染性单核细胞增症，有的经过噬血细胞综合征继发急性淋巴细胞白血病。

四、治疗

在治疗原发病因基础上，加上难治性白血病治疗。如为淋巴细胞白血病，按超高危白血病治疗，参照第 16 章超高危 ALL 方案治疗。如为 AML，参照第 17 章超大阿糖胞苷方案治疗。

五、专家对肉瘤性白血病的点评

广州医科大学附属第一医院病理科副主任、主任医师、硕士研究生导师何萍对肉瘤性白血病作了如下点评：

《造血与淋巴组织肿瘤 WHO 分类》主要按照细胞系别将肿瘤分为髓性、淋系及组织细胞/树突状细胞。每种肿瘤都推测有一种对应的正常细胞，尽管分类的目的是确定每种肿瘤的细胞系别，但系别的可塑性可发生于前体或未成熟的肿瘤。前体细胞肿瘤（急性髓系白血病、淋巴母细胞淋巴瘤/白血病、急性系别未定的白血病及母细胞性浆细胞样树突状细胞肿瘤）被认为不同于更为成熟的肿瘤而在分类中被独立出来。因此，笔者将起源于造血干细胞较早期的原始细胞或早期的幼稚细胞，并出现髓外肿块的肿瘤统称为肉瘤性白血病具备相应的理论依据。这一类肿瘤推测的对应正常细胞为造血干细胞，在临床表现及治疗方面具有一定的共性，可一并讨论。

目前，造血与淋巴组织肿瘤分类中尚无界定所有疾病的"金标准"，尽管形态学非常重要，但免疫表型与遗传学特点日渐成为肿瘤界定中重要的组成部分。在许多髓性肿瘤中，特异性的遗传学异常是诊断的关键性标准，而在某些疾病中，遗传学异常则可以作为预后因素。加入免疫表型及遗传学异常来界定疾病，不仅提供了诊断疾病的客观标准，而且也确认了能用于靶向治疗的抗原、基因或通路，是造血与淋巴系统肿瘤分类的发展方向。

现附上由笔者所在医院儿科提供的肉瘤性白血病 1 例如下：

患儿，女，1 岁 1 个月，因"反复发热伴两系减少 1 个月余"入院。体检发现右面颊及头颅数个小结节，直径 5～6 mm，双侧颈部及耳后可触及数个黄豆大小淋巴结。骨髓细胞学检查示：骨髓增生明显减低，可见原始细胞（难分型）约 10%。取右颌下小结节及头皮肿物病理活检，镜下见原始细胞弥漫成片分布，细胞核圆形或折叠，染色质纤细，可见核仁，核分裂象多见（图 23-1）。免疫表型分析显示，原始细胞不表达 T 系及 B 系淋巴细胞标记，而表达粒细胞标记 MPO（图 23-2A）、CD68（图 23-2B）、CD117 等，故髓性肉瘤诊断明确。虽然该患儿骨髓涂片原始细胞比例未达白血病诊断标准（髓性白血病通常以原始细胞比例 ≥ 20% 为标准），但在体内形成破坏组织结构的髓外肿块，可视为肉瘤性白血病。

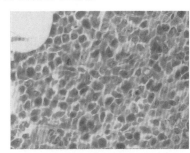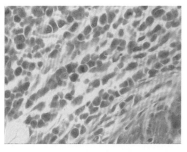

图 23-1　肿瘤由原始细胞组成，瘤细胞弥漫分布，胞质少，核圆形或卵圆形，
染色质细腻，部分细胞可见核仁，核分裂象易见

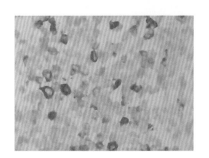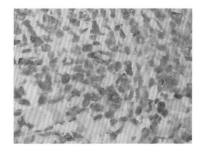

图 23-2A　肿瘤细胞免疫组化 MPO 阳性　　　　图 23-2B　肿瘤细胞免疫组化 CD68 阳性

近 1/4 儿童 AML 伴 t（8；21）（q22；q22）可出现髓性肉瘤，头颈部、眼眶、颅骨和中枢神经系统的髓性肉瘤是这型白血病最常见的发病部位。在儿童患者中，皮肤浸润往往倾向于年龄较小的患者（中位年龄 2.6 岁）。皮肤病变最常与 11q23 易位和 16 号染色体异常有关，此时最常见粒 - 单核细胞形态。遗憾的是，该患儿因家庭经济原因未行遗传学检查。

六、对肉瘤的认识

笔者认为，肉瘤有多种，但肉瘤性白血病，是专指起源于髓外造血干细胞的较早期的原始细胞或早期的幼稚细胞，可以浸润到骨髓的一种肉瘤。它不但发生于髓性细胞系，也可发生于淋巴细胞系、单核细胞系等。这肿块的母细胞或幼稚细胞可在髓内、髓外同时出现，也可先后出现。当肿块的细胞未侵犯到骨髓时，称为某细胞肉瘤，如来自髓性细胞系的髓性细胞肉瘤、淋巴细胞系（纵隔肿大及肝、脾、淋巴结肿大可能就是其髓外浸润的表现）的恶性淋巴瘤、急性淋巴细胞白血病，以及单核细胞系的单核细胞肉瘤；在已侵犯到骨髓时，则称为某细胞性白血病，源于淋巴细胞系的恶性淋巴瘤、急性淋巴细胞白血病（多数为 T 淋巴胞白血病）、源于单核细胞系的急性单核细胞肉瘤，以及源于粒、单核细胞系的急性粒单核细胞肉瘤等。

肉瘤性白血病有如下几个特点：①均有髓外的肿瘤细胞肿块。②这肿块的原始细胞或幼稚细胞可在髓内、髓外同时出现，也可先后出现。③如为 ALL，多数有纵隔肿大。如符仁义、刘玉峰等所述，在胸腔平第五胸椎水平，X 线片纵隔宽度占前后胸径的 33%。④不管是肉瘤性 ALL 或肉瘤性 AML，其恶性程度都比非肉瘤性白血病为高，预后极差。⑤对于肉瘤性 ALL、肉瘤性 AML 的处理，具有上述肉瘤性白血病诊断中的任何一项，均应按超高危 ALL 或高危 AML 处理。如在具有肉瘤性 ALL，则应按笔者提出的"四级分类法"的超高危 ALL 方案的基础上，需要加强治疗强度（见第 16 章）。同样，髓性肉瘤性 AML 更属难治，单用化疗很难治愈，可能要在笔者建立的超大剂量冲击治疗方案的基础上（见第 17 章），再加强治疗强度，或需要加上其他的治疗方法联合治疗。

（吴梓梁　蓝淑玲）

第 24 章

儿童中枢神经系统白血病

随着联合化疗方法的不断改进，对儿童急性白血病的治疗，已使急性淋巴细胞白血病和急性髓性细胞白血病长期（5 年）生存率达 80% 左右，但仍有 20% 左右发生髓外复发，其中最常见的是中枢神经系统白血病（central nervous system leukemia，CNSL）的复发，继而引起骨髓复发，最终导致治疗失败。因此，CNSL 的防治已成为儿童急性白血病（尤其是 ALL）患者长期无病生存的关键之一。

一、CNSL 的发生时间

一般认为，CNSL 可发生于疾病的任何时期，确诊时、治疗中或停药后。急性非淋巴细胞白血病患者的 CNSL，绝大多数发生在白血病进展期或疾病的晚期（未经治疗或治疗无效）。急性单核细胞白血病在缓解期亦易于 CNSL 复发。ALL 患者的 CNSL 可发生在任何时期，除了在全身广泛浸润时期外，大多数患者见于完全缓解期后的维持化疗期。

二、CNSL 的危险因素及临床表现

内蒙古自治区人民医院儿童血液科郜丽、侯慧（2014）复习文献后提到，以下几种临床表现预测 CNSL 的发生：①初发病时外周血白细胞计数 $> 100 \times 10^9$/L 或血小板计数 $< 40 \times 10^9$/L；②遗传学有 Ph^+ 或 t（4，11）；③肝、脾、淋巴结明显肿大或伴纵隔肿块；④ T 细胞型或成熟 B 细胞型 ALL，M4 或 M5a 型 AML。

CNSL 的临床表现轻重不一，可分为有神经系统症状的 CNSL 和无症状的 CNSL。后者无临床症状和体征，仅在脑脊液涂片中发现白血病细胞后才得以诊断。

三、CNSL 的诊断与分类

近年来，CNSL 的诊断标准为：

在有或无中枢神经系统症状和体征的条件下，①诊断或治疗过程中脑脊液（CSF）中白细胞计数 $\geq 5 \times 10^6$/L；②在 CSF 沉淀制片标本中有形态学可确定的原始或幼稚细胞；③排除其他原因引起的中枢神经系统病变。在上述诸条件中，以 CSF 涂片中找到白血病细胞最具诊断意义。Mahmoud 等将初诊 ALL 患者根据 CSF 检查结果进行分类：① CNSL-1，为 CSF 中白细胞计数 $< 5 \times 10^6$/L，

未见原、幼细胞；② CNSL-2，为 CSF 中白细胞计数 < 5×10^6/L，可见原、幼细胞；③ CNSL-3，为 CSF 中白细胞计数 ≥ 5×10^6/L，可见原、幼细胞，或影像学颅内肿块，或伴有颅神经麻痹症状，即临床诊断的 CNSL。其中以 CNSL-3 最为严重，CNSL-2 的 CNS 复发率高于 CNSL-1。美国儿童肿瘤协作组观察发现，高危患者同等治疗条件下 CNSL-2 组骨髓复发和 CNSL 复发率均高于 CNSL-1 组。德国柏林 - 法兰克福 - 蒙斯特（BFM）协作组对 2021 例 ALL 患儿做回顾性分析发现，CNSL-2 的 CNSL 复发率（10%）高于 CNSL-1（3.5%）。对初诊 ALL 患儿进行 CSF 分类，以制订分层治疗方案，可有效提高患儿的长期无病生存率。

四、CNSL 的防治

（一）髓外复发

主要以中枢神经系统和睾丸复发为多见，因为抗肿瘤药物绝大多数难以进入中枢神经系统和睾丸组织，而白血病细胞则可广泛地侵入这些组织，故这些组织成了白血病细胞的庇护所。当氨甲蝶呤达到一定的血药浓度时，可以进入上述组织，在未做 CNSL 预防性治疗的年代，CNSL 复发率高达 50% ~ 65%。自 20 世纪 60 年代后期，单用鞘内应用 MTX 预防性治疗后 CNSL 的复发率下降到 23% 左右。1971 年起，采用 ^{60}Co 头颅照射加鞘注 MTX 治疗后 CNSL 的复发率降至 10% 左右。1973 年，Freeman 等采用剂量为 500 mg/m^2 的中剂量 MTX+ 四氢叶酸钙（IDMTX+CF）作为 CNSL 预防性治疗，CNSL 复发率是 20% 左右。目前为了进一步降低 CNSL 发生率，提高长期无病生存率，特别是对高危型 ALL 患者采用鞘内注射、强烈的多疗程大剂量 MTX（HDMTX+CF）疗法以及头颅放疗联合鞘内化疗等综合措施，更加明显地降低了 CNSL 的发生率。但头颅放疗不良反应较大，后遗症较多，如生长发育障碍、内分泌失调、白质脑病，有的还发生第二脑瘤。加大 MTX 剂量，有望进一步增强防止髓外复发。以上多为 ALL 的研究结果，对于 AML 的预防性用药则未受到足够的重视（见附录Ⅱ）。故目前多数不主张应用放疗。现就 CNSL 诊断和防治等有关问题阐述如下。

表 24-1 MTX 开始滴入后的正常血药浓度范围

时间	浓度（μmol/L）
23 h	≤ 150.0
44 h	≤ 1.0
68 h	≤ 0.1

表 24-2 根据 MTX 浓度调整 CF 用量

血浆 MTX < 5.0 μmol/L	具体见表 24-3
血浆 MTX > 5.0 μmol/L	CF 解救至血浆 MTX ≤ 5.0 μmol/L 之后 CF= 血浆 MTX 体重（mg）

表 24-3　44 h MTX 浓度小于 5.0 μmol/L 时 CF 用量

即时浓度（μmol/L）	即时 CF 用量（mg）
4 ~ 5.0	75
3 ~ 4.0	60
2 ~ 3.0	45
1 ~ 2.0	30
< 1.0	15

（二）各种防治髓外复发措施的探讨

近来普遍认为，HDMTX+CF 治疗替代头颅照射预防 CNSL，可取得同样疗效，并避免放疗引起的远期毒性（生长发育和智力障碍等）。若已做过头颅放疗，不宜再用 HDMTX 治疗，因放疗破坏了血 - 脑脊液屏障，将大大增加 HDMTX 对中枢神经系统的毒性，引起脑白质变性。早期上海新华医院 ALL-XH-99 方案用 3 g/m² 的 HDMTX+CF 用于低危 ALL，5 g/m² 用于中危和高危 ALL 治疗组，一般不做头颅放疗，CNSL 发生率是 1.3%。

笔者认为，髓外复发的预防有三种方法可供选择：放疗、以 MTX 为主的药物鞘内注射及 MTX 的静脉滴注用药。由于头颅放疗的不良反应的限制，目前已基本被弃用。MTX 鞘内注射，由于其剂量不可能加大，故按目前情况处理。只有 MTX 静脉滴注，其剂量有可能加大，目前 MTX 最大量为每次 5 g/m²。从 MTX 用于骨肉瘤的经验看，MTX 还有加大剂量的空间，可试加大 MTX 的剂量的方法，以图减少髓外复发（见附录 Ⅱ）。

（三）急性非淋巴细胞白血病预防髓外复发

多数作者对 AML 不作积极的预防性 CNSL 治疗，因 AML 在缓解期较少发生 CNSL。故一般在诱导缓解后仅鞘注"三联"2 次。但也有些医院对 AML 作 CNSL 积极防治（方法同 ALL）。广州医科大学附属第一医院儿科对 AML 仍积极进行 HDMTX+CF 治疗及"三联"鞘内注射。因应用超大剂量阿糖胞苷冲击治疗方案后，AML 存在的问题仍然是髓外复发（见上述），故髓外复发的预防同样在 AML 治疗中值得重视。在诱导治疗后治疗晚期，应定期进行晚期强化（见第 17 章），鞘注"三联"4 次，缓解后每 12 周鞘注"三联"1 次，其具体方法同 ALL。

五、CNSL 复发的预后

一般认为，单次 CNSL 复发者的积极治疗和预防，仍可取得长期无病生存。但多次 CNSL 复发者，CNSL 复发间隔时间常越来越短（即使定期作鞘注药物预防再次复发），至少有 65% 的患者在 3 年内引起骨髓复发，并导致死亡。通过对 CNSL 增殖动力学的研究，得知 CNSL 时脑脊液中白血病细胞增殖缓慢，很难通过鞘注 Ara-C、MTX 等药物的一般剂量，难以根治，在此情况下加大 MTX 用量亦为一种可供选择的方法（详见附录 Ⅱ）。

（吴梓梁）

第 25 章

睾丸白血病

睾丸复发是除中枢神经系统复发（见第 24 章）外，最常见的复发类型，名为睾丸白血病（testi leukimia，TL，简称睾白）。

一、睾丸白血病的发病情况

各种类型的白血病均可发生睾白，但发生于急性白血病多于慢性白血病。特别多见于 ALL，且主要见于 8 岁以下的儿童，约占全部睾白的 86.6%，占全部急淋复发病例的 3% 左右，占男性急淋复发白血病的 20%。重庆医科大学硕士研究生魏仪（魏光辉教授指导 2015）学位论文，总结 137 例儿童睾丸肿瘤中，64 例畸胎瘤，61 例卵黄囊瘤，4 例白血病性睾丸肿瘤，3 例腺瘤样瘤，3 例表皮样囊肿，1 例性索间质细胞肿瘤，1 例淋巴瘤，可见睾白在睾丸肿物中并不是常见的疾病，故在诊断睾白时，要慎重鉴别上述疾病。睾白可发生于急性白血病的任何时期，可为白血病的首发表现，也可在停止化疗期后发生。但强化巩固及维持治疗者，睾白的发生率较低；而非正规抗白血病治疗或治疗不彻底者，睾白发生率则较高。有极少数急性白血病患儿，未经化疗自然缓解，但最后多数复发。

二、睾丸白血病的临床表现

多表现为患侧无痛性睾丸肿大、变硬、有颜色变深及轻度压痛，有的有硬性结节，透光试验阴性。如同时有 ALL，可有纵隔肿大，淋巴结、肝脾肿大，以及白血病的其他表现。有的因无自觉症状漏诊。

睾白早期可以无任何表现，仅在睾丸活组织检查中发现。睾白常侵犯双侧睾丸。此外，少部分患者可有睾丸肿大伴胀痛、下坠感。

三、睾丸白血病的诊断

睾丸白血病的早期诊断比较困难。对于急性白血病患者，尤其是儿童急性淋巴细胞白血病患者，当出现睾丸肿大、局部变硬、阴囊皮肤色泽改变、透光试验阴性，睾白的可能性较大。睾丸肿大多数为单侧性，也可以双侧肿大，即使是单侧肿大，另一侧通常也有亚临床的显微镜下改变。如病理证实有白血病细胞浸润即可确诊。如组织检查失败，可用末端脱氧核苷检查，仅在睾丸活组织检查中发现。

睾丸白血病诊断标准：睾丸单侧或双侧肿大，质地变硬或呈结节状缺乏弹性感，透光试验阴性，超声波检查可发现睾丸呈非均质性浸润灶，活组织检查可见白血病细胞浸润。

四、睾丸白血病的预防与治疗

为了减少睾白的发生，对高危白血病患者，应采用高危或超高危急性白血病治疗（详见第16章及第17章）。睾白复发患儿，一般做双侧睾丸放疗（即使为单侧复发），剂量 20～26 Gy；对年龄较小的幼儿，采用 12～15 Gy，可保护正常的性腺功能。在做睾白治疗的同时，根据治疗的阶段，重新调整全身化疗方案。

尽可能延长持续缓解时间。过去多采用放疗，其效果较好。但因放疗对患者生长发育有一定影响，并有脏器损伤、继发肿瘤等缺点，故目前不主张进行预防性放疗。有学者认为，积极开展双侧睾丸活检及停止化疗前检查，可能是预防的重要手段。笔者认为，如通过临床表现、超声波检查已明确诊断，尽量减少进行损伤性活检。如化疗效果不好，可考虑用低剂量放疗。

如病变仅局限在睾丸，单纯采用睾丸局部放疗对控制睾丸局部病变有效。睾丸白血病常并发中枢神经系统白血病，故在治疗睾白的同时，除加强化疗外，还要加强对中枢神经系统白血病的预防和治疗（详见第24章）。

（吴梓梁）

第6篇

儿童少见白血病

第 26 章

唐氏综合征白血病

唐氏综合征（Down Syndrome，DS）又称 21- 三体综合征，是最常见的儿童先天遗传病之一。唐氏综合征儿童患白血病风险较高，比正常儿童高 10~20 倍，每 100~200 个唐氏新生儿即有 1 例发生白血病。唐氏综合征患儿群体存在两种异常原始巨核细胞增殖现象，一种是常见的、先天发生并可以自发缓解的急性巨核细胞白血病，又称一过性白血病（transient leukemia，TL）；另一种是较晚期发生的，多继发于 TL 的传统意义的急性巨核细胞白血病（acute megaka-ryoblastic leukemia，DS-AMKL）。众多研究资料显示，10% 的 DS 新生婴儿会发生一过性白血病，在外周血、骨髓、肝脏大量原始巨核细胞短期内快速增殖，绝大多数患者在 3 个月内可以自发缓解，但仍有 30% 的一过性白血病可进展成 DS-AMKL。最近研究发现，红系巨核系转录因子 GATA-1 的基因突变是促使 TL 发生的主要分子事件。

一、一过性白血病的发生及临床表现

尽管在非唐氏综合征儿童群体中急性淋巴细胞白血病比较常见，但在唐氏综合征儿童中最常见的白血病类型却是急性髓细胞白血病，并且唐氏综合征儿童急性髓细胞白血病中有超过 50% 的患者是 DS-AMKL。在研究唐氏综合征患儿急性巨核细胞白血病的过程中，有一种独特的血液学现象引起了各国学者的广泛关注，即可以自发缓解的急性巨核细胞白血病，此现象又称一过性白血病（TL）。关于 TL 的性质，学术界尚有争议，有的学者认为 TL 是一种白血病前期，也有的学者认为 TL 仅仅是一种良性反应，是暂时的造血不稳定状态。在唐氏综合征出生婴儿中，在出生当天或数日内大概有 10% 的新生儿会在外周血或骨髓检测到快速增殖的大量原始巨核细胞，常伴有肝脏浸润，临床可无任何不适表现，血常规也可在正常范围，只是在做外周血常规检查和涂片镜检时偶然发现。这种异常细胞在形态学、免疫表型，甚至电镜结构分析，均符合原始巨核细胞特征，血液表现与急性巨核细胞白血病极其相似。不同之处在于唐氏综合征婴儿外周血和骨髓中的这种异常细胞可以自行消失，换句话说，这种独特的急性巨核细胞白血病可以在 1~3 个月不治而愈。发生在唐氏综合征患儿的这种现象被称为一过性白血病，又称一过性髓性增殖疾病（transient myeloproliferative disorder，TMD）、一过性髓性增生综合征（transient myeloproliferative syndrome，TMS）。

由于并不是每个 DS 新生婴儿都进行血常规检查和涂片镜检，并且轻微的临床表现易被忽视等原因，DS-TL 的发病率很可能会被低估。尽管绝大多数 DS-TL 可自发缓解，仍有高达 30% 的 TL 会在 1~4 年发展成 DS-AMKL。当然，极其罕见的严重 TL 可直接导致死亡，最常见的死亡原因是肝脏大量原始巨核细胞浸润所引起的广泛肝脏纤维化。Gamis 等提出 TL 的异常细胞来源于胎肝造血前体细胞，并基于这一假说进一步推测，将 TL 自发消失现象归因于 DS 婴儿出生后缺乏继续支持肝脏造血的微环境所致。体外试验也发现，在 TL 动物的卵黄囊和胎肝存在一种独特的、以前未曾认识的前体细胞异常增殖。尽管 TL 是发生于 DS 婴儿的特有现象，但也有个别报道，在非唐氏儿童中发现 TL。Magalhaes 报道尽管 TL 患儿并非唐氏综合征，但该患儿造血原始细胞核型分析却显示 21 号染色体三体异常，由此可见，21 号染色体三体与 TL 发生关系密切，具体机制尚待进一步研究。

二、一过性白血病与传统的急性巨核细胞白血病的区别和联系

在唐氏综合征儿童关于髓性异常增殖的研究中，TL 和 DS-AMKL 这两种异常巨核细胞增殖现象一直备受关注。这两者是同一种疾病在不同时期的表现，还是不同性质的两种疾病，学术界尚有争议。但在临床工作中，正确区分 TL 和 DS-AMKL 具有重要的现实意义。有学者提出，可借助流式术，应用表面抗原和生长因子来区分 TL 和 DS-AMKL。两者共同的免疫表型特征为 $CD33^+$、$CD13^\pm$、$CD14^-$、$CD38^+$、$CD117^+$、$CD7^+$、$CD56^\pm$、$CD36^+$、$CD71^+$、$CD42^+$、$CD4dim^+$、$CD34^\pm$、TPO^+、EPO^-、$IL\text{-}3\text{-}\alpha^+$、$IL\text{-}6\text{-}\alpha^-$，只是相对于 DS-AMKL 而言，TL 更多表达 CD34 和 HLA-DR，据此曾有学者推测，认为一过性白血病的细胞来源可能更加幼稚。也有学者对 TL 和 DS-AMKL 原始细胞内 mRNA 表达谱系研究后提出，肿瘤抗原 PRAME 可以作为区分 TL 和 DS-AMKL 的标志，该抗原只在 DS-AMKL 中表达，在 TL 中不表达。与唐氏综合征相关的白血病研究，是理解癌症多步骤发生理论的良好模型。流行病学认为，癌症是一种多步骤发生的疾病，导致癌症发生的步骤和事件的数目为 4~6 个，从分子生物学的角度看，这些步骤和事件就是原癌基因发生突变，或是抑癌基因缺失。对于 DS-TL-AMKL 而言，首先是唐氏综合征，21 号染色体体质性三体，这是第一次遗传学改变，然后是 GATA-1 基因突变，导致原始巨核细胞异常增殖，从而引发一过性白血病，尽管原始巨核细胞通过这次突变获得了增殖优势，但却无法维持异常的原始细胞长期生存，只能一过性存在，于是，从理论上讲，TL 须借助额外的遗传学改变才能导致 AMKL 的发生，P53 是在晚期肿瘤发展中常见的抑癌基因缺失现象，在 DS-AMKL 中得到证实，与流行病学所作出的预测基本吻合。根据癌症的分子机制，就可以预测癌症的进程，在癌症的早期阶段作出诊断，并提出相应的治疗方案，就有办法阻止癌症的发生。但在 TL 阶段，是否有必要采取措施干预，选择何种方案治疗，尚待进一步研究。21 号染色体，这个在人类遗传学核型分析中最小的染色体，包含大约 329 个基因，但它的数目和结构异常却是儿童急性白血病中最常见的遗传学改变之一。

为什么只在唐氏综合征儿童群体会存在一过性白血病现象？为什么唐氏综合征儿童会有如此高的比例患急性巨核细胞白血病？21 号染色体在疾病进程中到底发生何种作用？在今后的临床实践中，大量样本筛查唐氏综合征出生婴儿的血常规，并进行涂片镜检十分必要，同时如果有条件，还应采用单链构象多态性（single-strand conformation polymorphism，SSCP）分析等分子生物学手段检测 GATA-1 的基因改变。

（王东侠　张文艺）

第 27 章

低增生性白血病

低增生性急性白血病（hypocellular acute leukemia，HAL）是一种骨髓中原始细胞数量增多，而骨髓呈增生低下的急性白血病。外周血全血细胞减少，偶见原始细胞或幼稚细胞。骨髓增生低下，但原始细胞仍大于 30%。低增生性急性淋巴细胞白血病病情进展快，常有明显发热，贫血，出血，肝、脾、淋巴结肿大和关节痛。主张采用强度低的化疗方案。我们的经验是外周血幼稚细胞低于 $1×10^9$/L，就不做泼尼松试验，诱导方案中的柔红霉素不用或减少剂量应用。对预后的判断，以观察诱导后 15 d 骨髓中的幼稚细胞数决定，如幼稚细胞数没有改变，则判为较高一级的危险度，再观察 33 d 的幼稚细胞是否小于 5% 及 MRD 少于 10^{-5}。根据预后决定应用哪种化疗方案。低增生性髓性白血病在儿童少见，临床上淋巴结、肝、脾肿大不明显。治疗上粒细胞集落刺激因子的应用和强化疗可能有效。鉴别诊断如下：

（1）再生障碍性贫血：本病与再生障碍性贫血鉴别不难，再生障碍性贫血外周血三系细胞减少，但血及骨髓无原始细胞增多，亦无白血病的单核吞噬细胞系统浸润的临床表现（无肝、脾、淋巴结肿大，详见第 7 章）。

（2）骨髓增生异常综合征：骨髓增生异常综合征大多无骨髓增生低下，骨髓中原始细胞小于 30%（详见第 7 章）。

（湛洁谊）

第 28 章

先天性白血病

先天性白血病（congenital leukemia, CL）是指从出生至生后 4 周内起病的白血病。常伴先天畸形，如 21- 三体综合征、Turner 综合征、9- 三体及 13- 三体综合征。以急性髓细胞性白血病为多见。

一、临床表现

可伴有发热、出血、面色苍白。多数患儿有呼吸困难、黄疸。患儿肝、脾大多见，淋巴结肿大少见。25%～30% 病例可有皮肤浸润，表现为皮肤表面蓝色、红色、紫色或褐色的结节，直径为 0.2～5.0 cm，质地较为坚硬，大多可移动；皮肤损害亦可表现为丘疹、还可呈肿块样、多形性红斑、出血斑，湿疹或疱疹样损害。皮肤病变多先出现在头面部，以后可涉及全身。造血组织外的组织及器官广泛受累，早期发生中枢神经系统和睾丸白血病。

二、实验室检查

多数患者出现白细胞计数增高，有研究认为伴有 11q 畸变的患者中白细胞计数增高（大于 $50×10^9/L$）者多见。血和骨髓中出现大量髓性或淋巴系未分化细胞或幼稚细胞。常见的细胞遗传学异常涉及 11q21-q23 的重排。Ferguson 等报道出现 11q23 重排的细胞遗传异常者常提示预后不良。t（4；11），t（1；4）及 IgHcJ 基因扩增重排预后差，t（11；9）预后好。应用单克隆抗体检测细胞表面抗原，多为髓性表达。

三、诊断

血和骨髓中出现大量髓性或淋巴系未分化细胞或幼稚细胞。非造血器官有相应细胞浸润。

四、鉴别诊断

（一）伴 Down 综合征的骨髓增生症（暂时性白血病样反应）

伴 Down 综合征的骨髓增生症（暂时性白血病样反应）临床及血液学上与先天性白血病难以区别，但其在几周至数月内可恢复正常。染色体为 21- 三体嵌合体。

（二）类白血病反应

类白血病反应是由于某些因素，如感染、中毒及急性失血、溶血等原因刺激机体造血组织引起的一种类似白血病的血液学改变。表现为外周血白细胞计数增高并伴幼稚细胞出现，部分病例可同时伴有贫血及血小板计数减少。但该病临床表现以原发病为主。本病与白血病的区别主要在骨髓象的不同。类白血病反应患者的骨髓象呈增生明显或极度活跃，常以一系增生为主，多数以成熟细胞为主，可有核左移或成熟障碍，无幼稚细胞数的增多。而白血病患者骨髓象中的幼稚细胞的比例超过 30%（详见第 7 章）。

五、预后

先天性白血病病情进展快，病程短，化疗反应差，多在生后数天至数月内死亡。但也有自然缓解的可能。建议支持、对症治疗为主，避免化疗药物的不良作用。但是，自然缓解的患儿多数存在远期复发的危险。建议对所有先天性白血病的患儿，自然缓解后仍应长期随访。

（湛洁谊）

第 29 章

婴儿白血病

婴儿白血病（infant leukemia，IL）的定义至今尚未统一，多数学者认为发病年龄 1 岁以内的急性白血病称为婴儿白血病。但也有部分学者认为发病年龄 2 岁以内的急性白血病都属于婴儿白血病范畴。婴儿急性白血病（infantile acute leukemia，IAL）包括婴儿急性淋巴细胞白血病（infant acute lymphoblastic leukemia，IALL）和婴儿急性髓细胞性白血病（infant acute myeloid leukemia，IAML），以 IAML 为多。与较大年龄儿童相比，婴儿白血病具有起病急、病程短、进展快、肿瘤负荷高、髓外浸润明显、病死率高等特点，更多表现外周血白细胞计数显著增高、肝脾大明显、中枢神经系统白血病浸润较多见以及皮肤白血病（皮肤浸润）。

一、婴儿急性淋巴细胞白血病

（一）临床表现

临床特征为外周血白细胞计数显著增高、肝脾大明显、中枢神经系统白血病浸润较多见。免疫表型多为 CD10 阴性的 B 系前体细胞且共表达髓系抗原；遗传学常伴有累及染色体 11q23 的混合谱系白血病（mixed lineage leukemia，MLL）基因异常，常见易位为 t（4；11），t（11；19）和 t（9；11）。

（二）治疗方案

对没有 MLL/11q23 基因重排、CD10 阳性且诱导早期治疗反应好的患儿仅须采用标准前体 B 细胞 ALL 方案。而对有 MLL/11q23 基因重排、CD10 阴性的患儿需要选择更强的治疗方案。Interfant-99 方案是目前规模最大的关于婴儿 ALL 的多中心随机对照研究（表 29-1）。方案特点是在以往 ALL 方案中"杂合"了急性髓细胞白血病的治疗方案，即在巩固治疗阶段使用大剂量氨甲蝶呤（HD MTX 5 g/m²，维持 24 h）的同时，使用了大剂量阿糖胞苷（HD Ara-C 3 g/m²，每 12 小时 1 次，连用 4 d），获得不错的治疗效果，而且并未增加治疗相关并发症。CD10 阴性的 B 系前体细胞较 CD10 阳性的细胞对糖皮质激素和 L-ASP 耐药。由于小年龄放疗的不良作用大，目前婴儿急性淋巴细胞白血病伴中枢神经系统白血病的治疗方案中去除颅脑放疗，而加强全身化疗和鞘内注射治疗。造血干细胞移植是否可以提高婴儿急性淋巴细胞白血病的治愈率，目前还没有定论。

表 29-1　Interfant-99 方案（广州医科大学附属第一医院儿科卫凤佳提供）

药名	给药方式	剂量	试验阶段日
诱导期（5 周）			
泼尼松	IV 或 PO	60 mg/（$m^2 \cdot d$），分为 3 次（肿瘤负荷高的患者开始剂量较低）	1 ~ 7
地塞米松	IV 或 PO	6 mg/（$m^2 \cdot d$），分为 3 次	第 8 ~ 28 天维持，1 周内减停
长春新碱	静脉推注	1.5 mg/m^2	8，15，22，29
阿糖胞苷	IV	75 mg/（$m^2 \cdot d$），30 min 注射完	8 ~ 21
柔红霉素	IV	30 mg/（$m^2 \cdot d$），60 min 注射完	8，9
L-门冬酰胺酶*	IV 或 IM	5000 IU/m^2，1 h 注射完	15，18，22，25，29，33
氨甲蝶呤	IT	†	1
氨甲蝶呤和泼尼松	IT	†	29
阿糖胞苷和泼尼松	IT	†	15
MARAM 巩固阶段（4 周）			
6-巯基嘌呤	PO	25 mg/（$m^2 \cdot d$）	1 ~ 14
氨甲蝶呤	IV	5000 mg/m^2，维持 24 h	1，8
用叶酸救援	PO 或 IV	15 mg/m^2 氨甲蝶呤开始后，36，42，48 h 时	
氨甲蝶呤	IT	†24 h 氨甲蝶呤输注结束时	2，9
泼尼松	IT	†24 h 氨甲蝶呤输注结束时	2，9
阿糖胞苷	IV	3000 mg/m^2，每次维持 3 h，每天 2 次，间隔 12 h	15，16，22，23
L-门冬酰胺酶*	IV 或 IM	最后一次阿糖胞苷输注完成后 2 ~ 3 h 内，每天 5000 IU/m^2	16，23
OCTADD 再诱导期（7 周）			
地塞米松	PO	每日 6 mg/（$m^2 \cdot d$）分为 3 次	维持第 1 周，第 14 周，1 周内减停
6-硫鸟嘌呤	PO	60 mg/（$m^2 \cdot d$）	1 ~ 28 和 36 ~ 49
长春新碱	静脉推注	1.5 mg/m^2	1，8，15，22
柔红霉素	IV	30 mg/m^2 60 min 内注射完	1，8，15，22
阿糖胞苷	静脉推注	75 mg/（$m^2 \cdot d$）	2 ~ 5，9 ~ 12，16 ~ 19 和 23 ~ 26
阿糖胞苷和强的松	IV		1，15
阿糖胞苷	静脉推注	75 mg/（$m^2 \cdot d$）	37 ~ 40 和 45 ~ 48
环磷酰胺	IV	500 mg/m^2，1 h 内注射完	36，49
VIMARAM 强化阶段（4 周）			
MARAM 阶段药物			
长春新碱	静脉推注	1.5 mg/m^2	1，8，15，22

续表

药名	给药方式	剂量	试验阶段日
维持 IA 阶段（3 个周期，每个周期 14 周）			
6- 巯基嘌呤	PO	50 mg/（m² · d）	
氨甲蝶呤	PO	每周 1 次 20 mg/m²	
地塞米松	PO	每日 6 mg/（m² · d）分为 3 次	第 1 周和第 2 周
长春新碱	静脉推注	1.5 mg/m²	第 1 周和第 2 周的第 1 天
氨甲蝶呤和泼尼松	IT	†	周期 1 和 3 的第 1 天
阿糖胞苷和泼尼松	IT	†	周期 2 的第 1 天
维持 IB 阶段（针对高危患者；3 个周期，每个周期 14 周）			
维护 IA 阶段药物，此外：			
依托泊苷	IV	120 mg/m² 2 h 内注射完	第 8 周和第 9 周的第 1 天
阿糖胞苷	IV	1000 mg/m² 1 h 内	第 8 周和第 9 周的第 1 天
维持 2 阶段（到诊断后 104 周）			
6- 巯基嘌呤	PO	每日 50 mg/（m² · d），14 周	
氨甲蝶呤	PO	20 mg/m² 每周 1 次，维持 14 周	

　　*L-天冬酰胺酶（Medac，汉堡，德国）或大肠埃希菌天冬酰胺酶（Elspar，Merck，West Point，法尼亚州，美国），剂量为 10 000 IU/m²。† 鞘内剂量不取决于体表面积，并根据年龄类别确定。鞘内注射强的松或泼尼松龙的剂量为 6 mg（1 岁以下）和 8 mg（1 岁或 1 岁以上）；12 mg（1 岁以下）或 16 mg（较大婴儿）可使用氢化可的松替代。1 岁以下儿童鞘内注射氨甲蝶呤 6 mg，1 岁或 1 岁以上儿童鞘内注射氨甲蝶呤 8 mg。年龄小于 1 岁的患者鞘内注射阿糖胞苷的剂量为 15 mg，年龄大于 1 岁的患者服用 20 mg

PO，口服；IV，静脉注射；IM，肌肉注射；IT，鞘内注射

（三）预后

　　对于泼尼松试验敏感或 *MLL* 基因重排阴性的 IALL 患儿，只要选用合适的治疗方案，仍有较大的治愈希望。治疗失败的主要原因为复发，大多数为早期复发。对预后造成不良影响的因素有月龄＜ 6 个月；早期患中枢神经系白血病；白细胞计数处于高值，白细胞计数 ≥ 300×10⁹/L 是婴儿 ALL 独立预后因素；CD10 阴性；伴髓系表达 Mag（myeloid antigen coexpression，髓样抗原和表达）阳性；存在 *MLL* 基因重排的 11q23 染色体畸变以及对类固醇反应差等。

二、婴儿急性髓细胞性白血病

　　婴儿 AML 的特征为高白细胞计数，肝脾大，绿色瘤和中枢神经系统受累率高。11q23 重排是婴儿 AML 最常见的异常，最常见易位为 t（4；11），t（9；11）和 t（11；19）。婴儿 AML 的预后和年长儿相近，年龄小于 1 岁的 IAML 属于预后良好的低危 AML。高白细胞计数和男孩预后差，但也有文献认为，婴儿 AML 年龄、性别、外周血白细胞计数及 *MLL* 基因重排均不影响预后。约 25% 婴儿白血病伴 Down 综合征，婴儿 Down 综合征合并 M7，有自愈倾向。Down 综合征伴白血病患儿化疗效果好，白血病细胞对蒽环类和 Ara-C 较其他 AML 者更敏感。异体干细胞移植不用于

Down 综合征的患者。IAML 的化疗方案与年长儿无差别。

（一）诱导治疗

1. 长春新碱：0.05 mg/kg，静脉推注，d1、15；0.03 mg/kg，静脉推注，d8。

2. 泼尼松：40 mg/（m²·d），分 3 次口服，d1 ~ d21，d22 ~ d29 减停。

3. 柔红霉素：d1、d2，通过中心静脉管道持续静脉滴注 30 min 以上，剂量根据诊断时年龄如下：< 6 个月者 2 mg/（kg·d），6 ~ 9 个月者 2.5 mg/（kg·d），≥ 9 个月者 3 mg/（kg·d）。

4. CTX：250 mg/（m²·d），d3 ~ d4，同时每次用药前用美司那 125 mg/m²。

5. 左旋门冬酰胺酶：6000 U/m²，肌内注射，d4、d6、d8、d10、d12、d15、d17、d19。

6. 三联鞘注：≤ 1 岁者，MTX 7.5 mg，氢化可的松 7.5 mg，Ara-C 15 mg，d1、d8、d15；> 1 岁者，MTX 8 mg，氢化可的松 8 mg，Ara-C 16 mg，d1、d8、d15。

7. G-CSF：5 μg/（kg·d），d5 ~ d20。

8. 骨髓检查：d8。

（二）强化治疗

1. d22：大剂量 MTX 4 g/m²，其中，200 mg/m² 静脉注射 20 min，3.8 g/m² 在 24 h 内注射完，鞘内注射，药物及剂量同诱导治疗。MTX 开始后 42 h 用亚叶酸钙解救，10 mg/m²，静脉推注每 6 h/ 次，用 2 次，后改为口服每 6 小时 1 次，用 3 次。

2. d29：重复一次大剂量 MTX。

3. d36 ~ d40：VP-16 100 mg/（m²·d），2 h 滴完，用 5 d；CTX 300 mg/（m²·d），30 min 滴完，用 5 d，同时用美司那 150 mg/（m²·次）。

（三）再诱导治疗

重复诱导方案 3 周，其中在 d1、d15 时鞘内注射，药物及剂量同诱导治疗，年龄以患者接受本次治疗时为准。

（四）巩固治疗

1. 疗程 1（第 11 周）：大剂量 MTX 加鞘内注射，药物及剂量同诱导治疗，年龄以患者接受本次治疗为准。

2. 疗程 2（第 12 周）：大剂量 MTX。

3. 疗程 3（第 13 周）：CTX/VP-16。

4. 疗程 4（第 15 周）：大剂量 Ara-C/L-ASP。Ara-C：3 g/m² 加 300 mL 盐水静脉注射 3 h，每 12 小时 1 次，共 4 次；L-ASP：末次 Ara-C 后 3 h 用 L-ASP 6000 U/m²，肌内注射。

（五）继续治疗

1. 第 1 周期（18 ~ 25 周）：第 18 周，VCR 0.05 mg/kg，静脉注射，d1；泼尼松 40 mg/（m²·d），分 3 次口服，连用 5 d；d1 行三联鞘注。第 19 ~ 21 周，MTX 20 mg/m²，肌内注射，1 次 / 周；6-MP 75 mg/（m²·d），口服，连用 21 d。第 22 周，同 18 周。第 23、24 周，同第 19 ~ 21 周，6-MP 用 14 d。第 25 周，CTX/VP-16，剂量同前。第 26、27 周休息。

2. 第 2 周期：第 28 ~ 35 周重复第 1 周期。第 36、37 周休息。

3. 第 3 周期：第 38 周同第 18 周。第 39～41 周，MTX 20 mg/m^2，肌内注射，每周 1 次；6-MP 75 mg/（m^2·d）口服，连用 21 d。第 42 周，同 18 周。第 43～46 周，MTX 20 mg/m^2，肌内注射，每周 1 次；6-MP 75 mg/（m^2·d），口服，连用 28 d。第 47 周，结束治疗。

（吴梓梁）

附　录

创新思维的原则与方法

医学创新思维是指导临床工作和临床科研的思维方法，这可扩大视野、开拓思路、举一反三、启发创新。这种知识的传播，笔者翻阅了目前出版的各种医学著作，尚未发现一本涉及此问题的专述，而这却是广大医务工作者，特别是年轻医师及好学上进的青年学子非常必要与有益的教材。笔者曾有机会多次向在读医学生及年轻医师讲述该课题，备受关注，效果明显。有鉴于此，耄耋之年获此封笔之作的良机，将笔者从医大半个世纪创新的经验与体会，如创新原则、方法与实践，进行详述，使之有益于后来者更快地成长和医学更快地进步。

创新有两种，一种是已存在的现象或规律，被人们首先提出，并在实践上证明可行、有效、推动了学科进步，称为发现，其中，国外已经应用但是国内没有的则属国内首创，特别是当其开始提出时，在学术界有不同的质疑，甚至遭到强烈反对而坚持成功的，其意义更大。另一种是基于自己的经验，受各种启发而首创的一种新方法或理论，经临床证实，这是更高层次的创新，称为发明。大的发明可改变该领域最大的难题，开创该领域的一个新的历史时期。

创新的基本点，要有良好的医德，有医比天高的前提，并具远大的理想、不断的追求、坚韧的毅力，有时还需有不顾个人安危，视患者如亲人；勇于承担风险，一切为了患者的精神。只有具上述精神的人，才能做出前人未做，或不敢、不能做的、有价值的创新。

一、创新的原则

创新有以下几个原则，现简述如下：

（一）必要性原则

医学的创新，是为了解决临床实际需要，或有益于学科发展的理论而进行的，不是为创新而创新。目前为晋升需要或研究生进行的研究课题，绝大多数达不到创新的水平。多数基因研究，都有可能获得一个阳性或阴性的结果。如与数据有关的研究，可获得两组间差异的显著性，有或无差异的显著，未经实践检验，都不可能达到创新的标准。

（二）有效性原则

创新的内容与结果必须接受实践检验，只有对临床的诊治有益的才属创新。

（三）可行性原则

可行性原则，也称依从性原则，发现或发明一种诊治方法或新理论，虽然有效，如果在经济上或当时客观条件限制，难以在临床上推广应用，那也只能算是一种线索，称不上创新。基础理论固然重要，但只限于临床上用得上的，如离临床应用太远，甚至很难期待其对临床的指导作用，这属无效的结论。

（四）可重复性原则

医学研究的结论要经实践检验，可重复的才属创新。但重复可能会遇到诸多障碍，因此，在进行创新时，强调随机性及双盲实验，这在目前我国部分地区很难做到。前者因功利思想，急于求成，弄虚作假现象较难避免；双盲实验中，多数人不愿分入阴性对照组，虽说双盲，实际上多有倾向性，研究者和被研究者很难做到保密，这必然产生心理因素对实验的影响。双盲既难做到，随机分组的影响因素诸多，那只有用可重复性来检验。重复性试验可在原研究单位进行，也可由别单位进行，重复性研究需在公平、公正、不带偏见的情况下进行，如协作精神差，或有同行相嫉，创新往往被埋没，如有品行不良者，特别是有权者，可能利用权力，压制掩盖成果，这点很难避免。创新是改革的内容，改革必触及某些既得利益者，故创新一般阻力较大，希有良知的学术团体、出版部门，主持正义，使创新得到公平、公正的重复，真理得到发扬，以造福于更多的患者。为了克服以上许多弊病，笔者建立了一种"量化评估恶性肿瘤效价比指数"，不受上述各弊病限制，全部资料都有看得见、难以造假的硬指标。如住院医护费用、患者自确诊至评估时存活天数，即可获得准确的效价比指数（详见附录Ⅲ）。指数越大，其评价越高。这样，就可不受评委影响，客观、公平、公正地评估项目、成果、论文、著作的效价比。

（五）无选择性原则

无选择性原则是在临床工作中，有时患者已处于用常规的方法治疗无法挽救生命，或因经济原因限制不能应用常规方法，这时要让患者获得生存的机会，可采取一种非常规手段，或可得到生存或好转可能。这首先要决策者有丰富的临床经验，全面掌握国内外进展，做出准确判断，并且要有一定的把握，将采取非常规措施的利弊详尽地告知家属，征得家属同意才能施行。如家属因各种原因放弃治疗，那应以家属意见为主，不能勉强从事；如家属拿不定把握，处于两难，应视患者如亲人，为了患者，敢于负责，千方百计地打破常规，尽最大努力抢救患者。笔者曾应用致死量4～8倍阿托品剂量，成功地抢救一例呼吸停止5 h的流行性脑膜炎患者，就属无选择性原则的实例之一。

二、创新的方法

（一）抓主要矛盾方法

1967年年底至1968年年初，全国暴发过一次极为严重的流行性脑脊髓膜炎，300多万人感染，16万人死亡。当时笔者在中山医学院儿科（现中山大学附属孙逸仙医院前身）工作，广州各医院都临时组建流行性脑脊髓膜炎抢救小组，中山二院未设传染科（现改名为感染科），临时组建抢救小组，设四个病区，从各科抽调医护人员，院领导任命笔者为抢救小组组长。责任重大，抢救条件极差，无ICU病房，无呼吸机，无电子血压计，就在普通病房抢救。笔者就是在此条件下学习到抢救知识、积累经验。当时本病病死率在5%左右，笔者所在的中山二院，病死率不到1%，上述应用大于致死量 4~8 倍阿托品的案例，也是在这次抢救首次尝试的。

选择创新内容时，要善于发现问题，解决问题的过程，也可能是创新的机遇。难题有的是由于经验不足，上级医师能解决更多的下级医师难题，这属大多数；少数是用常规的方法解决不了的问题，这常见于诊治疑难重症病例，如上述，抢救 1 例 18 岁、呼吸停止 5 h 的流行性脑膜炎患者，当时患者的主要问题是脑水肿、脑毛细血管痉挛，呼吸中枢缺氧，主要矛盾是解除痉挛的脑毛细血管，这可通过观察眼底血管情况，了解脑毛细血管情况，应用解除血管痉挛药阿托品，解除痉挛的脑毛细血管，是解决矛盾的主要方面，但由于患者处在特殊状态下，对药物的敏感性与耐受性发生改变，结果用到 4~8 倍致死量（375 mg）的阿托品，才使痉挛的脑毛细血管松解，从而恢复自主呼吸，成功地抢救这位通常认为必死的患者。由于笔者在抢救工作中有诸多创新措施，使中山二院的流行性脑膜炎病死率从 5% 左右，降到 1% 以下。这主要是在临床实践时，抓住了威胁患者生命的主要矛盾，从而取得成功的创新。

（二）实践是发现真理的途径

一切真理都是经过实践发现和证实的，在变化多端的现象中，有心人才会注意到某种习以为常的现象，有可能获得创新的启示。1983 年 Herzig 等有篇难治性白血病的论文，应用大剂量阿糖胞苷治疗难治性 AML 患者，观察患者对阿糖胞苷最大剂量是 6 g/（m^2·d），连用 6 d，总量 36 g/m^2 被认为是治疗 AML 疗效最好、剂量最大的化疗方案。直到 2001 年，笔者发现 Herzig 等并未做进一步加大阿糖胞苷剂量的对照研究，也未发现阿糖胞苷相关死亡是否增加，还不能得出以上结论，还可能有继续加大阿糖胞苷剂量的空间。笔者加大 Herzig 主张阿糖胞苷的 3~4 倍的量，1 个疗程总量用到 108 g~144 g/m^2，成为笔者首创的超大剂量阿糖胞苷冲击治疗儿童 AML 的重要组成部分。随后发现，单有早期的冲击治疗，复发导致的死亡比化疗相关死亡多，说明当前 AML 只治疗半年还很不够（这是当前治疗 AML 的普遍主张），应在早期强化治疗后，继续进行晚期的定期加强治疗，才能使儿童 AML 5 年长期生存率得到提高。笔者既吸取了 Herzig 的经验，并加以改进，再加上笔者本人对 AML 易于复发的原因判断，从而增加了晚期强化治疗，达到单用化疗取得 AML 5 年 EFS77.4% 的结果，达到目前最好的治疗效果（见第 17 章 "儿童急性髓系白血病"）。笔者体会到，只有通过实践，才能发现真理及检验真理。

总之，做学问要对专业无限热爱，做事业的有心人，不能满足现状，要想到事业的将来，这样，就没有做不成的事。对于有心人来说，只要思维符合逻辑，没有本可做成而没做成的困难事。

（三）不要轻易地同意家属的 "放弃"

无选择性原则的病例举例：笔者曾遇见这样一例病例，患儿男性、10 岁，因 "腹痛 1 个月余，加重 5 d，发现腹部包块 5 d" 于 2009 年 10 月 11 日来笔者所在医院。入院后剖腹探查发现上下肠管 10 cm 处回盲部切除术及肠系膜淋巴结清扫术。

经广东省淋巴瘤病理协作组病例讨论，考虑为非霍奇金淋巴瘤，B 淋巴母细胞性淋巴瘤的可能性较大。按 St. Jude NHL 分期系统为 Ⅱ 期。经手术切除后，还应进行诱导缓解、巩固治疗、再诱导和维持治疗，甚至还要局部放疗。当时患者面临 3 种选择：①化疗，需住院半年或更久，医疗费用当时约 10 万人民币，还需家属陪护，还有化疗相关死亡风险，经济上更难负担；②放弃，约半年内绝大多数死亡；③微化疗，用对恶性淋巴瘤有效，最便宜、最方便的口服药，回家治疗，专人远程指导，定期复查。本例因经济原因，家属放弃治疗，经过医护人员的再三解释，最终决定采纳第三种选择，经过微化疗治疗 3 年，至今已 10 年无复发。这属无选择性原则中的最佳选择。

对儿童急性白血病的主要创新

以下就笔者对儿童急性白血病的主要创新内容，根据前述创新原则，简述如下。

首先提出对儿童急性白血病的治疗主要是化疗，一般不需要造血干细胞移植（以下简称移植，属新观点，详见前言）。

（一）对 ALL 的创新

①单用化疗，可治愈绝大多数儿童急性白血病；②对儿童 ALL 主要在巩固期加大阿糖胞苷（Ara-C）用量，全国建议的用量是 1 个疗程 $6 \sim 8 \ g/m^2$，笔者用量是 1 个疗程 $12 \sim 18 \ g/m^2$，取得更好的疗效（见第 16 章）；③首次提出《中国儿童非高危急性淋巴细胞白血病降低化疗强度的经济方案》，取得与全国"建议"方案治疗非高危患者相似的疗效（详见第 16 章）；④首次提出在儿童 ALL 危险度分型中增加超高危 ALL，更具个体化原则，并在临床上证明其优越性（见第 16 章）；⑤对 L-ASP 应用的改进：必要时可用 10% 的 L-ASP 剂量代替全量，应用 L-ASP 期间强调低脂饮食更易诱发胰腺炎（详见第 9 章第 2 节）。

（二）对 AML 的创新

①在早期强化治疗期 Ara-C 的用量加大到 Herzig 等认为最大 Ara-C 剂量的 $3 \sim 4$ 倍的超大剂量，并取得良好疗效（见第 17 章）；②打破在维持期间的不用加强治疗常规，增加了 AML 晚期定期间强化；③创立了近代应用单药治疗 AML 新经验；④首创了单用化疗治疗 AML 有效的化疗方案，并取得了单用化疗治疗 AML 5 年 EFS 达 77.4% 的最高水平（见第 17 章）。

（三）对防止急性白血病复发的预防设想，属经验与逻辑推理思维，在军事学为"集中优势力量打歼灭战"

1. 前提（必要性）

决定急性白血病治疗成败的指征主要有两点。一是化疗相关死亡，如排除了医疗环境、医护水平外，主要是用药过度所致，化疗相关死亡可通过加强医疗条件改善、医护水平提高解决。二是骨髓复发，这是当前急性白血病难治的主要问题。如上所述，复发提示化疗强度不足（除白血病细胞对化疗药物产生耐药性外）。临床上只能根据复发时间初步推测，临床判断的标准为化疗后 18 个月内复发，多为化疗强度不足。否则，可能是白血病细胞化疗药物产生耐药性所致。根据临床判断，化疗强度不足是导致白血病复发的主要原因（准确判断及治疗，有赖白血病基因芯片的应用及靶向治疗，目前尚难推广应用）。因此，加强化疗强度是目前防止白血病复发的主要措施。

目前，复发多先发生髓外复发（详见第 24 章、第 25 章），随后发生骨髓复发，以致不治。

2. 解决办法（可行性）

化疗相关死亡问题，已如上述。如能解决复发，则有可能单用化疗即可达到完全征服儿童急性白血病的目的。

（1）化疗方案的建议：以超高危 ALL 为例（复发以此型急性白血病多见），以下方案是加强预防髓外复发阶段的 MTX 剂量的设想，供有志者参考。

（2）初拟的方案：在预防髓外复发治疗期（其他治疗阶段用药不变），删除 MTX 以外的骨髓抑制及肝损药（柔红霉素、异环磷酰胺）。加大 MTX（参照骨肉瘤患者，其 MTX 的剂量从每次 5 g/m^2，增加为每次 8 ~ 10 g/m^2），用于难治性 ALL，以预防髓外复发治疗，密切注意血药浓度，及时以四氢叶酸解毒。除鞘内注射不变外，应用如下方案。

在应用"高危 ALL 治疗方案 2"MCP 多中心协作方案基础上，均用以下方案预防髓外复发，其他阶段按原方案处理。如复发多于化疗相关死亡，MTX 的剂量还可加大；反之，可减少 MTX 的用量。

预防髓外复发的方案：

地塞米松：20 mg/（m^2·d），口服 / 静滴，分 3 次，d1 ~ 5；

长春新碱：1.5 mg/（m^2·d），d1、6（MTX 2 mg）（详见第 16 章）；

HD-MTX：8 ~ 10 g/（m^2·d），d1。

量化评估恶性肿瘤效价比指数

目前对于肿瘤疗效的评估只有医疗指标，量化评估恶性肿瘤效价比指数，就更为客观、公正、公平。

以下对 16 例笔者单位的真实病例举例，属回顾性首创儿童急性髓系白血病，根据住院费用、存活天数，追踪 5 年以上，复发 3 例、死亡 1 例，计算出量化评估其效价比指数。

一、评估恶性肿瘤效价比指数

（一）住院费用指数

住院费用指数（hospitallization expense index，HEI）为一种评估恶性肿瘤疗效的经济指标，其计算方法：某一病例第 1 年住院总费用为分母，该中心或医院同型病例第 1 年全体患者的总平均费用为分子，计算出的比值为该患者住院费用指数。协作研究计算各协作单位 HEI，为各个协作中心或医院第 1 年住院同型病例总费用的平均值为分母，全部协作单位同型病例第 1 年全体患者的总平均费用为分子，计算出的比值即为各协作单位的总医疗费用指数（total hospitallization expense index，THEI）。指数越大，其经济价值越好，平均分值应为 1.0。

（二）疗效评估指数

疗效评估指数（efficacy evaluation index，EEI）为一种评估恶性肿瘤疗效的疗效指标，其计算方法：某一病例的 5 年或 3 年存活天数为分子，该中心或医院同型病例总平均 5 年或 3 年存活天数为分母，计算出的比值为该患者 5 年或 6 年存活天数的评分指数（EEI）。如为协作研究，则各协作单位 EEI 为分子，各协作中心或医院同型病例总 EEI 的平均值为分母，计算出的评分指数即为该协作组的总评分指数（TEEI）。疗效评估积分指数越高，其疗效价值越好，总平均价值应为 1.0。这是相对比值，还应包含例数，可列出总存活天数与例数比，如下举例为 4.265 ∶ 25（正常国际参考值为 3.845 ∶大样本）（以 AML 前瞻性改良 5 年 EFS 为 75% 计）。

疗效评估指数在评估诊治效价比中占更重要地位，这是评估医护水平的基础。在评估医疗效价比中占较大比重，一般 HEI ∶ EEI 比值为 2 ∶ 4。

二、指数的实际应用案例分析

对于 AML，剔除易治的 M3 AML、Down 白血病和难治的继发性 AML、混合性 AML 等，其余 AML 各型别之间，其危险度相差不大，故 AML 计算 HEI 及 EEI，如病例例数在 20 例以内（大样本应精确分度），可以不分危险度，计算 HEI 及 EEI，其指数为相对评估指数（绝对评估指数，还应补充下列各项影响因素）。

（一）计算时间

时间为 12～18 个月。

（二）首创、改良与继承

首创指新建立的一种方法或化疗方案，临床上证实对诊治水平有明显提高者。

改良指在原有诊治方法或方案的基础上，新建立的一种方法或化疗方案，临床上证实对诊治水平有明显提高者。

继承是能使用当前最先进的医护技术诊治疾病，达到国内或国际水平的工作。

（三）前瞻性回顾性研究

前瞻性指统一方案，应用双盲法，设研究组与安慰组，用同一方案，收集有完整记录的，不设年限，AML 不少于 20 例。ALL 各危险度不同，主要研究高危及超高危 ALL。对于 AML 的前瞻性研究，其病例数在剔除了易治的 M3 及 Down 白血病及难治的继发性白血病，包括慢性粒细胞白血病急性变、朗格汉斯组织细胞增生症中幼年型粒-单白血病（JMML、混合型 AML 外），不分型别，例数不少于 20 例。其余要求同 ALL。

（四）特殊情况的首创、改良或继承的处理

原属首创或改良，但因各种难以做到的原因，只能做回顾性分析，第一次正式报道，经规范统计出的结果，其结果可靠，仍属首创或改良。国内无报道的，属国内首创或国内改良；国际无报道的，属国际首创或国际改良。

在计算期间，有的有复发和治疗相关死亡，同样应列入计算内，应在公式内得到反映。

（五）评估积分计算法

以 25 例儿童 AML，复发 3 例，死亡 1 例，回顾性首创 5 年计，评估积分计算法公式，HIE1.2 分，EEI1.0 分，应在住院费用指数的基础上（以这数据较易、较准取得），加入以下诸因素：①观察时间≥ 18 个月 +0.02，追踪时间≥ 5 年 +0.08，≥ 3 年 +0.05；②例数≥ 20 例 +0.03；③前瞻性首创 +1.3，回顾性首创 +1.2，前瞻性改良 +0.8，回顾性改良 +0.6，前瞻性继承性 +0.4，回顾性继承 +0.2；④复发 3 例≤总例数 1.5/10–0.012；⑤死亡 1 例≤总例数 1/10–0.015；⑥均以总例数 25 例，3 例复发，1 例死亡。计算的结果如下，前瞻性首创总得分 4.345 分，回顾性首创 4.265，前瞻性改良 3.845 分，回顾性改良 3.645 分，前瞻性继承 3.215 分，回顾性继承 2.3 分。正常要求最低指数为 2.3 分。

（六）结论

在不同范围比较，以上得分即为当地的最高水平，即国际水平、国内水平，省、市、地区、学校水平等。该案例属单用化疗，回顾性首创 4.265 分，治疗儿童 AML 国际领先水平为前瞻性改良 3.845，为国际水平的 1.11 倍。

16 例可查到住院费用、存活天数及 AML 类型与危险度分布，详见附表 1（2016）。从危险度来看，高危共 4 例，包括 M2a、M2/M3、M4a、M4a；中危共 9 例，包括 M2a、M1、M2、M5、

M0、Ma、Ma；低危共 2 例，包括 M6、M6；资料缺失 1 例。从年龄上看，10 岁以上的病例共 4
例。从存活天数及 AML 类型与危险度分布可见，危险度分布为高中低比为 4∶9∶2，呈两头少、
中间大的趋势。在 4 例高危 AML 中，一般认为较易治的 AML M2a 1 例、中危险度 M4a 2 例，M2/
M3 1 例；低危险度 AML 的 2 例均为 M6 型 AML，故 AML 各型之间，其危险度差别不大。

附表 1　16 例儿童急性髓系白血病患者住院费用、存活天数、AML 分型与危险度分布情况表

系列号	姓名	发病年龄（岁）	分型	危险度	总费用（万元，人民币）	总费用（万元，美元）	第一年费用（万元，人民币）	转归	存活时间（d）
1	A	7	M2a	中	33.05	5.16	24.59	存活	3260
2	B	8	M2a	资料丢失	22.43	3.5	16.48	存活	3155
3	C	12	M4a	高	25.26	3.95	17.9	存活	2868
4	D	7	M1	中	27.83	4.35	19.93	存活	2591
5	D	8	M2/M3	高	22.48	3.51	22.48	复发	392
6	E	2	M5	中	20.49	3.2	20.49	复发	311
7	F	7	M4a	中	48.08	5.16	28.78	死亡	511
8	G	5	M4a	中	89.54	13.99	56.6	存活	798
9	H	4	M2a	中	38.71	6.05	19.9	存活	746
10	I	4	M6	低	40.75	6.37	25.81	存活	634
11	J	3	M6	低	52.93	8.27	37.37	存活	543
12	K	4	M2a	中	49.55	7.74	35.74	治疗中	395
13	L	1	M5	中	41.43	6.47	26.01	治疗中	414
14	M	11	M0	中	63.11	9.86	53.54	治疗中	246
15	N	11	M4a	高	39.52	6.17	39.52	治疗中	253
16	O	11	M4a	高	47.96	7.49	42.98	治疗中	135

注：总生存天数，17 252；平均生存天数，10 825。高中低危共 15 例。

以上结果，比较客观地反映出论文或作品真实效价比的价值，值得推广应用。由于这是第一次
提出的量化评估恶性肿瘤效价比指数，具有一定的时代背景，对当前正在或即将全面开展的医疗、
卫生、医学出版事业的改革，希望能提供一种可行的方法，并希望在应用中，不断完善、改进。本
指数的时代性、首创性、可行性及其作用性，尚须在实践中加以检验及调整。

（吴梓梁　杨　艺）

后 记

这本篇幅不大的《新编儿童急性白血病药物治疗学》终于出版了！真是经过千辛万苦、困难重重，用"唐僧取经"来形容也不过分。

笔者近 20 年的儿童急性白血病的创新成果，均在本书中得到体现。患者家属不能获悉笔者所建立的创新方案的优越性，不少难得的病例转院治疗，致使所需病例流失。笔者在对最难治的 AML 的治疗效果，单用化疗取得的显著疗效，赶上国际上采用多种昂贵治疗 AML 的治疗效果，这点如不总结，无人知晓，所以说，这是埋藏了 20 年的成果被挖掘出来，希望造福于全球经济贫困的白血病患儿！

至于本书的贡献，笔者敢用"造福于全球贫困的白血病患儿"这种气势，自我评估这本小书，且看内容，在附录Ⅰ："创新思维的原则与方法"及附录Ⅱ："对儿童急性白血病的主要创新"中作了简介，具体创新内容详尽地体现在本书的有关章节中。

在本书中提供了笔者对儿童急性白血病，应用笔者首创的治疗 AML 及改良的 ALL 方案，均在本书的有关章节进行了详细介绍，并在附录Ⅲ中首次提出量化评估恶性肿瘤效价比指数。

此外，在肉瘤性白血病（详见第 22 章）及继发性白血病（详见第 23 章）均有新的观点及建议，在其他同类参考书均未叙述，希同行共同探讨。

本书只能是体现笔者对急性白血病化疗方面所做努力进行的总结，要完全征服这仍在威胁儿童健康的血液恶性肿瘤，还要全球同道协作，共同努力。化疗对儿童急性白血病的贡献巨大，无论 ALL 或 AML 均能取得 80% 左右的长期存治率（即临床治愈），这虽是可观的效果，但还有改进的空间，在化疗方面的进一步提高，主要靠临床医师的努力，扩大病例数量，不断完善方案。最终由于原发与继发的耐药，还可能有 10% 左右的患者是化疗难以解决的。目前准确预警白血病的基因技术应用，可预测白血病患病的分子水平的变化，预测白血病患病和复发的可能，加上免疫、靶向及精准等针对性的治疗技术，最终彻底消灭这威胁儿童最大的顽症的最终目的，一定可以达到。

本书能够出版，是在很多关心和支持笔者的亲朋好友及相关领导下完成的。首先要感谢上海交通大学医学院附属上海儿童医学中心血液肿瘤科主任医师、教授、博士生导师汤静燕；浙江大学医学院附属儿童医院血液肿瘤中心主任医师、教授、博士生导师汤永民；同济大学附属同济医院儿科血液肿瘤专科主任、主任医师、教授、博士生导师谢晓恬；中山大学附属第一医院主任医师、教授、博士生导师罗学群；中山大学孙逸仙纪念医院儿科主任、博士生导师周敦华；广东省人民医院沈亦遴主任；广州市妇女儿童医疗中心血液肿瘤科主任医师、硕士研究生导师叶铁真；上海交通大学医学院附属上海儿童医学中心血液肿瘤科主任张辉；广州医科大学附属第三医院主任医师、硕士研究生导师赖永洪；南方医科大学南方医院副主任医师蓝淑玲；原广州医科大学附属第一医院儿科医生吴丽萍；广州医科大学附属第一医院病理科副主任、主任医师、硕士研究生导师何萍；中国医学科学院肿瘤医院深圳医院检验输血科主任、主任技师、教授、博士生导师林勇平；广州医科大学附属第一医院检验科副主任技师黎庆恩；以及广州医科大学附属第一医院儿科主任、主任医师、教授、博士研究生导师陈德晖，主任医师、教授、硕士研究生导师邹亚伟，主任医师卫凤桂、林育能，主治医师关镜明、吴泽霖、陈晓雯、杨艺、吴上志，儿科秘书徐敏等。同时，要感谢人民卫生出版社曲春晓编审及陈蕊责任编辑的指导、关心与支持。特别感谢清华大学出版社孙宇副总编、编辑杨淑娇，以及南方医科大学马林威的翻译与参加讨论。笔者年老体弱，本书约稿达 5 年有余，从未催稿，亲自跟进，具体指导，为本书的质量提供了有力的保证。不足与错误在所难免，希望见谅。

另外，有一点需要说明，关于参写者的职务与职称，由于本书编写持续太久，有很大变迁，如有转院或转专业者，只写现任工作单位及目前从事的专业。凡由广州医科大学附属第一医院儿科供稿的，除主编需简介外，一律不署职称，对外约稿，尊重作者意愿，可写可不写。敬请见谅！

申明：本书首创内容较多，实行的要求条件高，一定要有层流病房，避免感染，要在有经验的医师指导下才能实行，否则，出现一切事故概与本书内容无关。

吴梓梁

2022 年 2 月于广州

专业术语索引表

中文全称	英文全称	英文缩写	页码
高香草酸	homovanillic acid	HVA	92
个体化治疗	individualized treatment		28，81，117，118，316
更昔洛韦	ganciclovir	GCV	151

H

中文全称	英文全称	英文缩写	页码
红细胞生成素	erythropoietin	EPO	66，134
环磷酰胺	cyclophosphamide	CTX	64，97，100，117，119，120，123，137，159～161，164，166～169，171，172，174，179，184，186，188，206，220，247，251～253，255，260，262，314，319，320，322，340，351
患病率	prevalence rate	PR	8
混合表型急性白血病	mixed-phenotype acute leukemia	MPAL	291
活性氧	reactive oxygen species	ROS	140
霍纳综合征	horner syndrome		91

J

中文全称	英文全称	英文缩写	页码
急性 B 淋巴细胞白血病	B-cell ALL	B-ALL	206，246，308
急性 T 淋巴细胞白血病	T-acute lymphoblastic leukemia	T-ALL	244，246，247
急性非淋巴细胞白血病	acute non-lymphocytic leukemia	ANLL	7，16，125，298，327，329
急性红白血病	acute erythroid leukemia	AEL	278
急性呼吸窘迫综合征	acute respiratory distress syndrome	ARDS	147，181，198，216
急性巨核细胞白血病	acute megaka-ryoblastic leukemia	AMKL, or AML-M7	269，270，278，280，281，334，335
急性粒 - 单核细胞白血病	acute myelo-monocytic leukemia	AMMOL	274，275

K